Einführung in die
Röntgendiagnostik von
Thoraxerkrankungen

Hans Kulke

Einführung in die Röntgendiagnostik von Thoraxerkrankungen

179 Abbildungen in 201 Einzeldarstellungen · 13 Tabellen

VERLAG D. E. WACHHOLZ K. G. NÜRNBERG

Priv.-Doz. Dr. med. Hans Kulke
Arzt für Radiologie
Arzt für Innere Medizin
Universitätskliniken Würzburg
Josef-Schneider-Straße 2

D-8700 Würzburg 1

CIP-Kurztitelaufnahme der Deutschen Bibliothek

Kulke, Hans
Einführung in die Röntgendiagnostik
von Thoraxerkrankungen / Hans Kulke. –
Nürnberg: Wachholz, 1991.
  ISBN 3-8133-1242-9

ISBN 3-8133-1242-9   Verlag D.E. Wachholz K.G. Nürnberg

Das Werk ist urheberrechtlich geschützt. Die dadurch begründeten Rechte, insbesondere die der Übersetzung, des Nachdruckes, der Entnahme von Abbildungen und Tabellen, der Funksendung, der Wiedergabe auf photomechanischem, elektronischem oder ähnlichem Weg einschließlich der durch Video-Systeme und der Speicherung in Datenverarbeitungsanlagen und Video-Systemen bleiben, auch bei nur auszugsweiser Verwertung, vorbehalten. Bei der Vervielfältigung für gewerbliche Zwecke ist gemäß § 54 UrhG eine Vergütung an den Verlag zu zahlen, deren Höhe mit dem Verlag zu vereinbaren ist.

Die Wiedergabe von Gebrauchsnamen, Handelsnamen, Warenbezeichnungen usw. in diesem Werk berechtigt auch ohne besondere Kennzeichnung nicht zur Annahme, daß solche Namen im Sinne der Warenzeichen- und Markenschutz-Gesetzgebung als frei zu betrachten wären und daher von jedermann benutzt werden dürften.

© by Verlag D.E. Wachholz K.G. Nürnberg · 1991 · Printed in Germany

Satzherstellung: Fotosatz-Service KÖHLER, Würzburg · Lithoherstellung: Buwe-Repro Bundschuh & Wehner, Würzburg · Druck und buchbinderische Verarbeitung: Konrad Triltsch Druck- und Verlagsanstalt, Würzburg.

D.E.W. 255714   Artikel-Nr. 543461

Inhaltsverzeichnis

Widmung IX
Danksagung XI
Vorwort XIII
Wilhelm Conrad Röntgen XV

1	Grundlagen der Röntgenuntersuchung des Thorax	1
1.1	Allgemeine Grundlagen der Röntgenuntersuchung des Thorax	3
1.1.1	Einzeluntersuchungen	4
1.1.2	Informationsmenge	5
1.2	Anatomische und physiologische Grundlagen	6
1.2.1	Brustkorb	7
1.2.2	Lungen- und Bronchialsystem	8
1.2.3	Interstitium	11
1.2.4	Gefäßsystem	12
1.2.5	Lymphsystem	12
1.2.6	Lungenhilus	13
1.2.7	Pleurasystem	13
1.2.8	Mediastinum mit Herz und großen Gefäßen	15
1.2.9	Weichteile	18
1.3	Untersuchungstechnische Grundlagen	19
1.3.1	Aufnahmetechnik	20
1.3.2	Kennzeichnung der Röntgenaufnahme	21
1.3.3	Patientenposition	21
1.3.4	Röntgenfilmverarbeitung	23
1.3.5	Aufnahmekriterien	23
1.3.6	Besondere Aufnahmesituationen	24
1.4	Strahlenschutz	27
1.4.1	Strahlenschäden	27
1.4.2	Grundlagen des Strahlenschutzes	29

1.4.3	Strahlenschutzverantwortlicher und Strahlenschutzbeauftragter	29
1.4.4	Strahlenschutzmaßnahmen	30
1.5	Qualitätssicherung	33
1.5.1	Grundlagen der Qualitätssicherung	33
1.5.2	Qualitätskontrolle	34
1.6	Röntgenkontrastmittel	35
1.6.1	Negative Röntgenkontrastmittel	35
1.6.2	Positive Röntgenkontrastmittel	35
1.6.3	Röntgenkontrastmittelnebenwirkungen	37
2	**Deskriptionsbereiche des Thorax**	**39**
2.1	Gemeinsame Grundlagen der Deskriptionsbereiche des Thorax	41
2.2	Abgrenzungen der Deskriptionsbereiche	42
2.2.1	Zwerchfell und Sinus phrenicocostales laterales	43
2.2.2	Lunge, Lungenhilus und Pleura	45
2.2.3	Mediastinum mit Herz und großen Gefäßen	51
2.2.4	Skelettanteile	64
2.2.5	Umgebende Weichteile	71
2.2.6	Fremdmaterialien	73
2.3	Normale Deskriptionsbereiche	76
3	**Sprachliche Regelungen**	**79**
3.1	Grundlagen sprachlicher Regelungen	81
3.2	Basiselemente sprachlicher Regelungen	83
3.3	Topographische Angaben	84
3.4	Schreibweise	85
4	**Deskriptionsmerkmale**	**87**
4.1	Allgemeine Grundlagen pathologischer Veränderungen und Besonderheiten	89
4.1.1	Pathologische Veränderungen	89
4.1.2	Besonderheiten	89
4.2	Basiselemente der Deskription	91
4.2.1	Differenzierung der Schatten	98
4.2.1.1	Einteilung der Schatten nach ihrer Form	98
4.2.1.2	Einteilung der Schatten und Materialien nach ihrer Dichte	98
4.3	Beschreibungsweise	104

5	**Pathologische Veränderungen und Besonderheiten der Deskriptionsbereiche**	**105**
5.1	Bereich Zwerchfell und Sinus phrenicocostales laterales	107
5.1.1	Zwerchfell	107
5.1.1.1	Form- und Lageveränderungen	107
5.1.1.2	Verschattungen	125
5.1.1.3	Aufhellungen	137
5.1.2	Sinus phrenicocostales	138
5.1.2.2	Verschattungen	138
5.1.2.3	Aufhellungen	142
5.2	Bereich Lunge, Lungenhilus und Pleura	143
5.2.1	Lunge	143
5.2.1.1	Aufhellungen	143
5.2.1.2	Verschattungen	155
5.2.1.3	Strukturveränderungen	194
5.2.2	Lungenhilus	218
5.2.2.1	Verschattungen	218
5.2.2.2	Form- und Lageveränderungen	220
5.2.3	Pleura	224
5.2.3.1	Verschattungen	224
5.2.3.2	Form- und Lageveränderungen	225
5.3	Bereich Mediastinum mit Herz und großen Gefäßen	233
5.3.1	Mediastinum	233
5.3.1.1	Form- und Lageveränderungen	233
5.3.1.2	Verschattungen	239
5.3.1.3	Aufhellungen	241
5.3.2	Herz	245
5.3.2.1	Form- und Lageveränderungen	245
5.3.2.2	Verschattungen	290
5.3.2.3	Aufhellungen	292
5.3.3	Große Gefäße	294
5.3.3.1	Form- und Lageveränderungen	294
5.3.3.2	Verschattungen	301
5.4	Bereich Skelettanteile	304
5.4.1	Form- und Lageveränderungen	304
5.4.2	Verschattungen	319
5.4.3	Aufhellungen	322
5.4.4	Strukturveränderungen	326
5.5	Bereich Umgebende Weichteile	329
5.5.1	Form- und Lageveränderungen	329

5.5.2	Verschattungen	333
5.5.3	Aufhellungen	339
5.6	Bereich Fremdmaterialien	350
5.6.1	Besondere Materialien	350
5.6.2	Fremdkörper	362
5.6.3	Deskription der Fremdmaterialien	366
6	**Zusatzuntersuchungen**	**369**
6.1	Allgemeine Grundlagen der Zusatzuntersuchungen	371
6.2	Ergänzende Untersuchungen	372
6.3	Weiterführende Untersuchungen	373
6.3.1	Organbezogene Röntgenuntersuchungen	373
6.3.2	Sonographie	373
6.3.3	Computertomographie	374
6.3.4	Angiographie	374
6.3.5	Magnetresonanz-Tomographie	374
6.3.6	Nuklearmedizinische Untersuchungen	375
6.3.7	Interventionelle Verfahren	375
7	**Befundung**	**377**
7.1	Allgemeine Grundlagen der Befundung	379
7.2	Apparative Ausstattung	380
7.3	Durchführung der Befundung	381
7.3.1	Deskription	382
7.3.2	Beurteilung	383
7.4	Angewandte Befundung	385
8	**Informationsfluß**	**405**
8.1	Allgemeine Grundlagen des Informationsflusses	407
8.2	Übermittlung	407
8.3	Archivierung	408
9	**Literaturverzeichnis**	**409**
10	**Sachverzeichnis**	**419**

*Meinem verehrten Lehrer
Herrn Professor Dr. H. Braun
in großer Dankbarkeit
gewidmet*

HANS KULKE

Danksagung

Die große Anzahl der Patienten mit der großen Vielfalt der Erkrankungen, die die Grundlage dieses Buches darstellen, konnte nur auf dem Boden einer langjährigen und vertrauensvollen Zusammenarbeit untersucht werden.

Aus diesem Grund ist es mir ein Anliegen, Herrn Prof. Dr. K. Kochsiek, Direktor der Medizinischen Universitätsklinik Würzburg, Herrn Prof. Dr. H. A. Kühn, ehemaliger Direktor der Medizinischen Universitätsklinik Würzburg, und den Mitarbeitern dieser Klinik, ferner Herrn Prof. Dr. H. K. Müller-Hermelink, Direktor des Pathologischen Institutes der Universität Würzburg, Herrn Prof. Dr. H.-W. Altmann, ehemaliger Direktor des Pathologischen Institutes der Universität Würzburg, Herrn Prof. Dr. H. P. R. Seeliger, ehemaliger Direktor des Institutes für Hygiene und Mikrobiologie der Universität Würzburg, Herrn Prof. Dr. H. Frohmüller, Direktor der Urologischen Klinik und Poliklinik der Universität Würzburg, Herrn Prof. Dr. W. Bohndorf, Direktor der Klinik und Poliklinik für Strahlentherapie der Universität Würzburg, sowie Herrn Prof. Dr. W. Börner, Direktor der Klinik und Poliklinik für Nuklearmedizin der Universität Würzburg, aufrichtig Dank zu sagen.

Ebenso danke ich vielmals Herrn Prof. Dr. W. A. Fuchs, Direktor des Röntgendiagnostischen Zentralinstitutes der Universität Zürich, und Herrn Prof. Dr. F. Kainberger, ehemaliger Direktor des Röntgeninstitutes des Krankenhauses der Barmherzigen Brüder Salzburg, für ihre Mitteilungen aus dem Bereich der nationalen Strahlenschutzgesetzgebung.

Für die künstlerischen Originalzeichnungen dieses Buches danke ich vielmals Herrn Anton Atzenhofer, dem Zeichner der Universität Erlangen-Nürnberg.

Mein ganz besonderer Dank gilt Herrn Akadem. Direktor Dr. E. Brugger, dem ehemaligen Leiter der Lungenmedizinischen Abteilung der Medizinischen Universitätsklinik Würzburg.

Nicht zuletzt danke ich allen Mitarbeiterinnen und Mitarbeitern der ehemaligen Abteilung für Röntgendiagnostik in der Medizinischen Universitätsklinik Würzburg für die langjährige angenehme Zusammenarbeit.

HANS KULKE

Vorwort

Die Röntgenuntersuchung des Thorax stellt weltweit die am häufigsten durchgeführte radiologische Untersuchung dar. Die Röntgenaufnahme des Thorax als ihr wesentlichster Bestandteil ist die am häufigsten angefertigte Röntgenaufnahme. Und obwohl in manchen Bereichen der medizinischen Diagnostik Röntgenuntersuchungen durch andere Untersuchungsverfahren teilweise ersetzt wurden, behält die Röntgenuntersuchung des Thorax auch unter Berücksichtigung der diagnostischen Möglichkeiten, die sich aus neueren Untersuchungsverfahren ergeben, weiterhin ihren erstrangigen Stellenwert als die Untersuchung mit der umfangreichsten radiologischen Information.

Bei der sich hieraus ergebenden Vielzahl von individuellen Befundungsmöglichkeiten ergab sich die Frage nach einem einheitlichen und auch für neuere Kommunikationsverfahren verwertbaren Befundungssystem, das alle pathologischen Veränderungen und Besonderheiten der Röntgenaufnahmen des Thorax erfaßt und gleichzeitig eine ausführliche Beurteilung ermöglicht.

So wird zuerst als Grundlage des Lesens einer Röntgenaufnahme des Thorax ein Überblick über gültige Daten der Entstehung und damit zusammenhängende Fragen gegeben, wie u.a. über die Bereiche Untersuchungstechnische Grundlagen, Strahlenschutz, Qualitätssicherung, Röntgenkontrastmittel und Radiologische Zusatzuntersuchungen.
Aufbauend auf anatomischen Bereichen schließt sich die Einführung in die Röntgendiagnostik von Thoraxerkrankungen anhand eines eigens entwickelten Systems an. Hierbei erfolgt ausgehend vom optischen Erfassen von Veränderungen, die vom Normalbefund abweichen, ihre exakte systematische und bildliche Beschreibung und danach deren Zuordnung zu genau definierten organbezogenen Deskriptionsbereichen, woraus unter Berücksichtigung pathophysiologischer Vorgänge und klinischer Daten die Erstellung der Beurteilung möglich wird.

Zugrunde liegt eine Vielzahl von Röntgenaufnahmen bei den unterschiedlichsten Erkrankungen und Besonderheiten, für deren Wiedergabe zur besseren Detailerkennbarkeit die vorliegende Abbildungsgröße gewählt wurde. Um auch bei den Abbildungen der Alltagssituation möglichst nahe zu kommen, wurde bei der Auswahl der Röntgenaufnahme auf Idealsituationen verzichtet. Alle genannten Befunde und Ergebnisse sind histologisch, bakteriologisch, endoskopisch, manometrisch oder autoptisch gesichert.

Sonderbereiche, wie Röntgenuntersuchungen des Thorax bei Kindern, wurden nicht aufgenommen, da sie einerseits für eine Einführung weniger geeignet sind und andererseits zu dem heute weitgehend selbstständigen Bereich der Kinderradiologie zählen.

Das Buch, das weder eine Einführung in die Untersuchungstechnik des Thorax noch ein Lehrbuch der röntgenologischen Differentialdiagnostik von Thoraxerkrankungen ist, möge zum besseren Erkennen von Erkrankungen des Thorax beitragen, denn auch bei Verwendung neuer elektronischer Techniken kann die richtige Diagnose weiterhin nur vom Arzt gestellt werden.

Würzburg, im April 1991   HANS KULKE

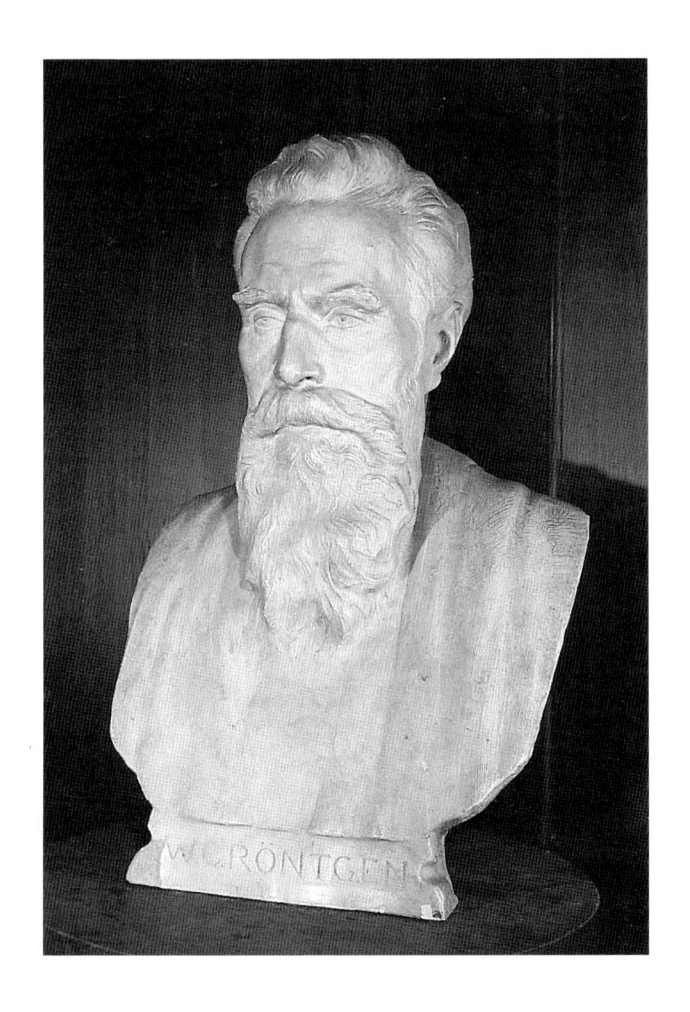

Wilhelm Conrad Röntgen

Geboren am 27. März 1845 in Lennep.
Gestorben am 10. Februar 1923 in München.

Am 8. November 1895 entdeckte er
im Physikalischen Institut der Universität Würzburg
die nach ihm benannten Strahlen.

1 Grundlagen der Röntgenuntersuchung des Thorax

1.1 Allgemeine Grundlagen der Röntgenuntersuchung des Thorax

Die eingehende Röntgenuntersuchung des Thorax setzt sich aus der Anfertigung der Röntgenaufnahmen des Thorax im dorsoventralen und im seitlichen Strahlengang sowie aus der Röntgenkontrastmitteldarstellung des Retrokardialraumes und der Röntgendurchleuchtung zusammen (FRASER u. Mitarb. 1988, SCHULZE 1983). Diese Einzeluntersuchungen stellen die vollständige Grundlage der Befundung dar.

Diese eingehende Röntgenuntersuchung wird vorwiegend bei unklaren Erkrankungen der Thoraxorgane, bei Erstuntersuchungen anläßlich eines Klinikaufenthaltes mit entsprechender Indikation, bei Begutachtungsuntersuchungen, bei Untersuchungen für eine besondere Berufstauglichkeit, wie z.B. für Berufspiloten, oder für eine besondere Sporttauglichkeit und bei manchen Einstellungsuntersuchungen durchgeführt. Da die Röntgenaufnahme des Thorax im dorsoventralen Strahlengang von allen diesen Einzeluntersuchungen einerseits die weitaus meisten Informationen enthält und andererseits der Verlauf pathologischer Prozesse auf dieser Aufnahme mitunter ausreichend dokumentiert wird, kann insbesondere bei Verlaufsuntersuchungen auf die anderen Untersuchungsformen häufig verzichtet werden, obwohl die Röntgenaufnahme des Thorax im seitlichen Strahlengang eine Sonderstellung einnimmt; denn auf ihr kommen Bereiche und Organe des Brustkorbes sowie pathologische Veränderungen und Besonderheiten, die auf der Röntgenaufnahme im dorsoventralen Strahlengang nicht zur Darstellung kommen können, zur Darstellung bzw. kommen andere in der zweiten Ebene zur Darstellung, wodurch ihre Zuordnungs- und Beurteilungsmöglichkeit wesentlich erleichtert wird. Trotzdem ist es aus Gründen des Strahlenschutzes, der Untersuchungskosten und der Durchführbarkeit nicht immer möglich, alle diese einzelnen Untersuchungsformen auszuführen. Somit wird die Röntgenaufnahme des Thorax im dorsoventralen Strahlengang zur wichtigsten Röntgenaufnahme. Bei Fragestellungen, die mit diesen Untersuchungsformen nicht geklärt werden können, kann man mit Hilfe von radiologischen Zusatzuntersuchungen bzw. mit weiterführenden Untersuchungen Klärungen anstreben.

1.1.1 Einzeluntersuchungen

Während die Röntgenaufnahmen des Thorax im dorsoventralen und im seitlichen Strahlengang in den folgenden Kapiteln behandelt werden, wird auf den Informationsgehalt der Röntgenkontrastmitteldarstellung des Retrokardialraumes und der Durchleuchtung des Thorax hier hingewiesen.

Die Röntgenkontrastmitteldarstellung des Retrokardialraumes dient dazu, die dorsale Kontur des Herzens und dabei insbesondere die des linken Vorhofes, die auf der Röntgenaufnahme im seitlichen Strahlengang meistens nur sehr schwer abzugrenzen ist, sichtbar zu machen. Dies geschieht durch eine Röntgenkontrastmittelmarkierung der Speiseröhre. Hierzu wird während des Schluckaktes des stehenden Patienten – er trinkt bariumsulfathaltiges Röntgenkontrastmittel – eine Röntgenaufnahme des Thorax im seitlichen Strahlengang angefertigt, und zwar am besten dann, wenn der Ösophagus im Retrokardialbereich mit Röntgenkontrastmittel möglichst prall gefüllt ist. Diese Untersuchung kann auch im Rahmen und am Ende der Röntgendurchleuchtung des Thorax durchgeführt werden, ebenso zusammen mit der Anfertigung der Röntgenaufnahme des Thorax im seitlichen Strahlengang. Eine häufige Indikation zu dieser Untersuchung stellen Mitralklappenfehler dar.

Bei der Röntgendurchleuchtung des Thorax werden dynamische Vorgänge erfaßt, im Gegensatz zur Anfertigung der Röntgenaufnahme, bei der eine statische Situation dokumentiert wird. Dabei kann neben den willkürlichen Bewegungen auch die Eigendynamik von Thoraxorganen beobachtet werden; zur Dokumentation werden hierbei sog. Zielaufnahmen angefertigt. Das Erfassen dynamischer Abläufe gilt insbesondere für die Prüfung der Atembeweglichkeit des Zwerchfelles sowie für das Differenzieren von Pulsationen der Hilusgefäße und des Herzrandes. Unklare Veränderungen einschließlich von Überlagerungen können durch eine andere Position des Patienten, wozu auch Positionen im Liegen und in Seitenlage wie auch in Kopftieflage zählen, leichter geklärt werden.

Ferner dient die Röntgendurchleuchtung zur durchleuchtungsmäßigen Beobachtung von direkt oder indirekt invasiven Maßnahmen. So erfolgen das Einbringen von Fremdmaterialien, u.a. von Venenkathetern, Drainagen und Herzschrittmachern, sowie die Durchführung perkutaner oder transbronchialer Biopsien, therapeutischerseits das Einbringen von sog. Stents oder von Embolisationsmaterial im Rahmen der interventionellen Radiologie (GÜNTHER 1988, OLBERT u. Mitarb. 1985) ebenso bei Durchleuchtung wie das Einbringen von Strahlenquellen im Rahmen der Strahlentherapie; hierbei ist die Röntgendurchleuchtung des Thorax jedoch nicht als Bestandteil der eingehenden Röntgenuntersuchung des Thorax zu sehen, vielmehr wird sie bei diesen Maßnahmen zum Bestandteil dieser Untersuchungen oder Behandlungen.

1.1.2 Informationsmenge

Auf einer Röntgenaufnahme des Thorax findet sich eine überaus große Vielzahl von Informationen. Legt man bei einem Filmformat von 40 × 40 cm 16 Millionen Bildpunkte zugrunde und berücksichtigt man, daß jeder Bildpunkt mindestens 256 verschiedene Grauwerte annehmen kann, so ergibt sich daraus eine Informationsmenge von 16 MByte. Diese Informationsmenge entspricht dem Text von 8.928 ganzseitig beschriebenen Schreibmaschinenseiten (GUDDEN 1984). Auch wenn man davon ausgeht, daß auf einer Röntgenaufnahme des Thorax nie die gesamte Fläche des Filmformates zur Abbildung genutzt werden kann, und daß aus der Ermittlung dieser Informationsmenge noch keine Aussage über ihren Wert gemacht werden kann, so ist dennoch ersichtlich, welche diagnostischen Möglichkeiten sich aus einer solchen Röntgenaufnahme ergeben. Um diese Informationen erfassen und verwerten zu können, sind umfangreiche Kenntnisse der anatomischen und der physiologischen Grundlagen sowie der untersuchungstechnischen Grundlagen, des Strahlenschutzes, der Qualitätssicherung, der verwendeten Röntgenkontrastmittel und von Zusatzuntersuchungen erforderlich; unabdingbare Voraussetzung für die Interpretation sind anatomisch-pathologische und klinische Kenntnisse von Erkrankungen der Thoraxorgane.

1.2 Anatomische und physiologische Grundlagen

Grundlage der Abbildungsmöglichkeit der Thoraxorgane auf der Röntgenaufnahme ist einerseits die Eigenschaft der Röntgenstrahlen, von Stoffen verschiedener Dichte (spezifisches Gewicht) sowie von Stoffen verschiedener Ordnungszahl (chemische Beschaffenheit) unterschiedlich absorbiert zu werden und andererseits die Zusammensetzung des Thorax aus Stoffen sowohl verschiedener Dichte als auch Ordnungszahl. Außerdem ist die Absorption der Röntgenstrahlen noch von ihrer Energie (Wellenlänge) und von der Dicke des zu durchdringenden Stoffes abhängig. Ferner wird die Abbildung von Organen auf der Röntgenaufnahme des Thorax bzw. das Erkennen und Interpretieren von Informationen erst dadurch möglich, daß es sich hierbei um eine Summationsaufnahme handelt. Das bedeutet, daß auf dieser Aufnahme, die eine folienartige Dicke hat, Informationen, d. h. Einzelheiten der Thoraxorgane bzw. diese selbst abgebildet werden, obwohl diese sich in einem Raum von ca. 20 cm Durchmesser, d. h. Tiefe verteilen. Dabei erfolgt eine Summation der einzelnen Dichten dieser verschiedenen Einzelheiten, wobei die Dichte das wesentliche physikalische Substrat darstellt. Diese Summation und außerdem die anatomisch-pathologischen Kenntnisse des Betrachters ergeben erst Wert und Bedeutung dieser Informationsquelle.

Unter dem röntgenologischen Begriff Thorax versteht man das, was anatomisch als die Brust bezeichnet wird, während man unter der anatomischen Bezeichnung Thorax die knöchernen Anteile, den Brustkorb versteht. Die Brust enthält vor allem die wichtigsten Organe des Kreislauf- und Atmungssystems. Im Hinblick auf die Form und den dorsoventralen Durchmesser weist sie Unterschiede auf, die durch das Geschlecht und den Konstitutionstyp bedingt sind, wobei sich diese ebenso wie die Größe im Lauf des Lebens verändern (WALDEYER u. MAYET 1987).

Anatomische Grundlagen 7

1.2.1 Brustkorb

Der Brustkorb wird von den Skelettanteilen Brustbein, Rippen, Schlüsselbeine und Wirbelkörper gebildet. Die knöchernen Teile werden von dem Bänder-, Muskel- und Gleitapparat zusammengehalten. Nach kaudal wird der Brustkorb durch das Zwerchfell begrenzt, nach kranial durch seine konische Form, die in die kraniale Thoraxapertur übergeht (Abb. 1). Der Brustkorb ist wie kein anderer Teil der Brust durch seine röntgenologische Dominanz gekennzeichnet. Diese wiederum ist durch den Mineralsalzgehalt bedingt und schwankt dementsprechend mit dem Grad höherer oder verminderter Mineralisation, und zwar in generali-

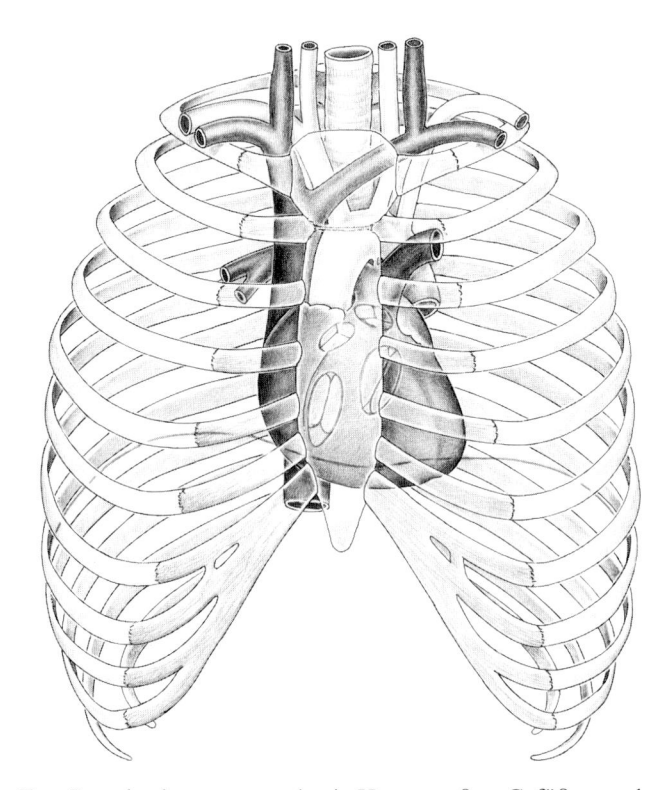

Abb. 1 Der Brustkorb von ventral mit Herz, großen Gefäßen und deren Ästen sowie mit der Trachea.

sierter oder auch in umschriebener Weise. Die hauptsächliche Funktion des Brustkorbes, nämlich durch Vergrößerung und Verkleinerung seines Innenraumes die Atmung zu ermöglichen, führt dazu, daß bei Wiederholungsaufnahmen des Thorax eine von der ersten Röntgenaufnahme abweichende Form auffallen kann, wobei einzelne Skelettanteile besser oder weniger gut als auf der ersten Röntgenaufnahme zur Darstellung kommen können. Physiologische Alterungsvorgänge des Brustkorbes, wie Verkalkungen von Rippenknorpeln, können auf der Röntgenaufnahme des Thorax so ausgedehnt und ausgeprägt erkennbar sein wie bei keinem anderen Organ. Da die knöchernen Anteile des Brustkorbes nicht selten anatomische Varianten und Anomalien aufweisen und Verletzungen des Brustkorbes häufig zu bleibenden Veränderungen führen, enthält das Skelettsystem der Brust die sichersten Merkmale für die röntgenologische Personenidentifikation (GREMMEL 1974, NEISS 1974). Zur gesonderten Diagnostik von Skelettveränderungen werden eigens Röntgenaufnahmen des Skelettsystems angefertigt.

1.2.2 Lungen und Bronchialsystem

Die rechte Lunge mit Ober-, Mittel- und Unterlappen sowie die linke Lunge mit Ober- und Unterlappen füllen die rechte und die linke Brusthöhle gänzlich aus (Abb. 2a u. 2b). Die einzelnen Lungenlappen unterteilen sich in Segmente, die sich wiederum in Subsegmente und diese sich in Lungenläppchen aufteilen (Tab. 1). Den anatomischen Grenzen der einzelnen Lungenlappen und Lungensegmente, die auf der Röntgenaufnahme des Thorax des Gesunden nicht sichtbar sind, kommt eine besondere röntgenologische Bedeutung zu, denn bei manchen pathologischen Prozessen der Lungen, die die Lappen- oder Segmentgrenzen nicht überschreiten, wird hierdurch ein röntgenologischer Nachweis ihrer Begrenzung möglich.

Entsprechend der Aufteilung in Lungenlappen und Lungensegmente erfolgt die Aufteilung der Hauptbronchien in Lappen-, Segment- und

Abb. 2a   Der Brustkorb von ventral mit rechter und linker Lunge mit ▶ Lappen- und Segmentgrenzen.

Abb. 2b   Der Brustkorb von der rechten und der linken Seite mit ▶ rechter und linker Lunge mit Lappen- und Segmentgrenzen.

Anatomische Grundlagen

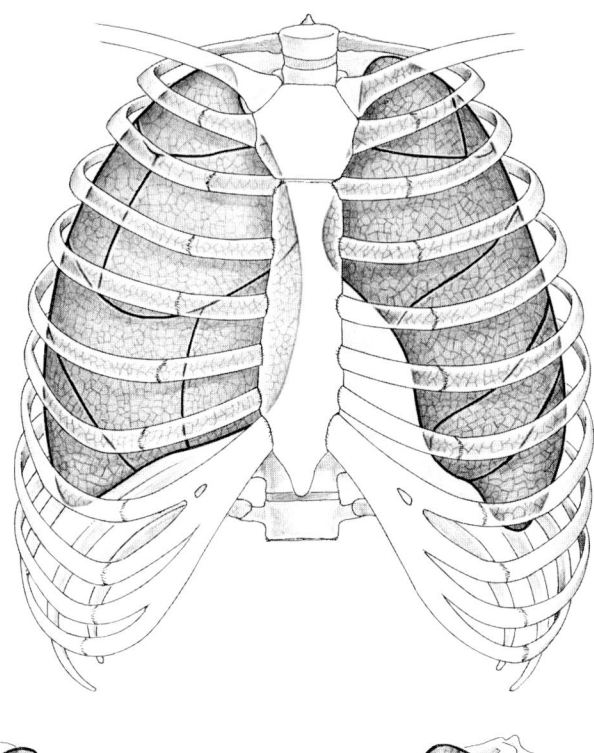

Abb. 2a

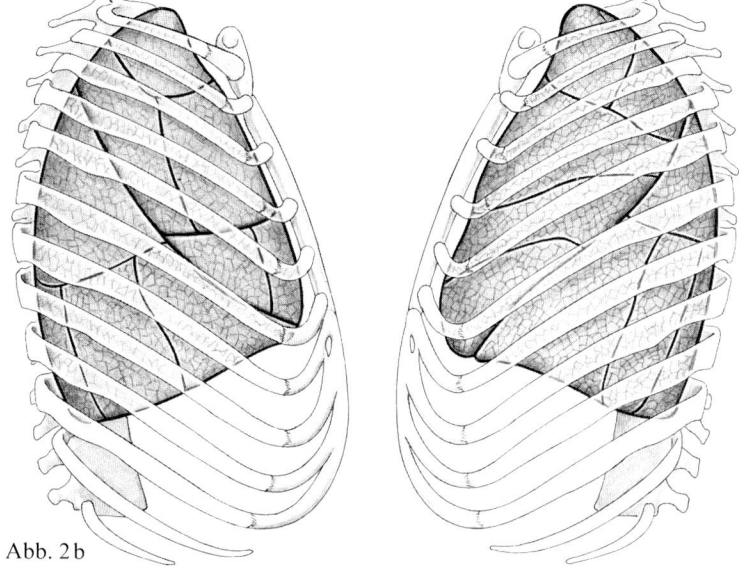

Abb. 2b

Rechte Lunge	Linke Lunge
Oberlappen	Oberlappen (Pars superior)
1. Apikales Oberlappensegment	1. Apikales Oberlappensegment
2. Posteriores Oberlappensegment	2. Posteriores Oberlappensegment
3. Anteriores Oberlappensegment	3. Anteriores Oberlappensegment
Mittellappen	Oberlappen (Pars inferior/lingularis)
4. Laterales Mittellappensegment	4. Superiores Lingulasegment
5. Mediales Mittellappensegment	5. Inferiores Lingulasegment
Unterlappen	Unterlappen
6. Apikales Unterlappensegment	6. Apikales Unterlappensegment
7. Basomediales Unterlappensegment	7. – (nicht angelegt)
8. Basoanteriores Unterlappensegment	8. Basoanteriores Unterlappensegment
9. Basolaterales Unterlappensegment	9. Basolaterales Unterlappensegment
10. Basoposteriores Unterlappensegment	10. Basoposteriores Unterlappensegment

Tab. 1. Einteilung der rechten und der linken Lunge in Lungenlappen und Lungensegmente mit entsprechender Numerierung, wobei diese auch für die Bezeichnung der einzelnen Bronchien analog verwandt wird.

Lobulusbronchien (Abb. 3). Die Lobulusbronchien (Läppchenbronchien) teilen sich in die Bronchioli und diese sich in die Bronchioli terminales (Bronchioli respiratorii [alveolares]), diese sich schließlich in die Bronchioli respiratorii oder alveolares auf. Durch eine weitere Aufteilung entstehen die Ductuli alveolares und letztlich die Saccoli alveolares, von denen als Endteil der Luftstrombahn die Alveolen

Anatomische Grundlagen 11

abgehen. Die Anteile der Luftstrombahn sind stets mit Luft gefüllt, wobei ihr Luftgehalt von der Atemphase und Menge der in- oder exspirierten Luft abhängig ist. Dieser Vorgang der In- oder Exspiration wird durch die elastischen Anteile der Luftstrombahn und des sog. Lungengerüstes ermöglicht. Durch den Luftgehalt ist die röntgenologische Strahlentransparenz der Lungen bedingt. Während die Lappen-

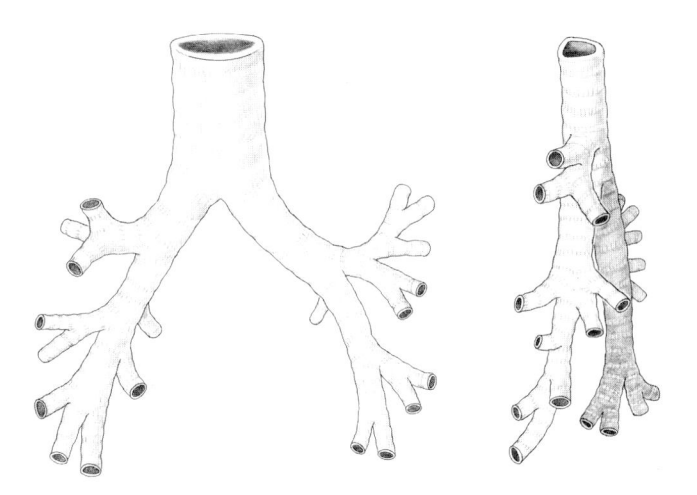

Abb. 3   Der Tracheobronchialbaum von ventral und von der rechten Seite mit Haupt-, Lappen- und Segmentbronchien.

und Segmentbronchien auf der Röntgenaufnahme des Thorax sichtbar sein können, kommen die weiteren Aufzweigungen als solche nicht zur Darstellung. Zur Diagnostik bestimmter Veränderungen des Bronchialsystems kann die Bronchographie durchgeführt werden.

1.2.3   Interstitium

Als Stützapparat der Lungen wirkt das Interstitium, das sog. Lungengerüst, das nicht wie das Knochengerüst ein eigenes statisches System darstellt. Es wird größtenteils von Bindegewebe mit vorwiegend elastischen Anteilen gebildet, das sich in den Wandschichten der Lungen findet und direkte Berührung mit dem Gefäß- und insbesondere mit dem feinkalibrigeren Lymphsystem hat. Dieses Bindegewebe zeigt eine lockere Anordnung seiner Bestandteile, so daß es nicht nur zur Elastizität des Interstitiums beiträgt, sondern auch eine Aufnahme extravasaler Flüssigkeit ermöglicht. Das Lungengerüst des Gesunden ist auf der Röntgenaufnahme des Thorax nicht sichtbar (LISSNER u. KESSLER 1976), dagegen kann es bei einer Vielzahl von Erkrankungen mitbeteiligt und röntgenologisch erfaßbar sein, oder seine Veränderungen können das einzige röntgenologische Zeichen einer solchen Erkrankung darstellen.

1.2.4 Gefäßsystem

Eingebettet in das Bindegewebe des Lungengerüstes verlaufen die Arterien und Venen entlang der Luftstrombahn. Durch ihre mehr oder weniger dichte Gefäßwand kommen sie röntgenologisch zur Darstellung, sofern sie beim Gesunden einen bestimmten Querschnitt erreichen; sie bilden die sog. Lungenzeichnung des Gesunden. Mit ihrem Durchmesser und Verlauf sowie mit ihrer Kontur und Form gehen sie in die Beurteilung der Lungen mit ein. Bei manchen Erkrankungen ergeben sich aus den Veränderungen dieser Gefäße die wichtigsten pathologischen Merkmale eines Röntgenbefundes des Thorax. Dabei kann mitunter schon aus ihren Veränderungen die Diagnose gestellt werden; somit kommt ihnen bei der Beurteilung große Bedeutung zu. Zur detaillierten Beurteilung dieser Arterien und Venen wird jedoch die Angiographie durchgeführt.

1.2.5 Lymphsystem

Das Lymphsystem der Lungen ist ausgedehnt entwickelt. Es teilt sich in periarterielle Lymphgefäße, die lungenhiluswärts in peribronchiale Lymphgefäße und im Hilus in Hiluslymphgefäße übergehen, sowie in Lymphknoten auf, die als kleine Nodi lymphatici pulmonales an den Abgängen der Segmentbronchien, als größere Nodi lymphatici bronchiales an den Abgängen der Lappenbronchien und im Lungenhilus angeordnet sind. Während die Lymphgefäße u.a. bei Lymphstauung und malignen Veränderungen röntgenologisch indirekt erfaßt werden kön-

Anatomische Grundlagen

nen, kommen die Lymphknoten bei Verkalkung direkt zur Darstellung, was auch bei ihrer Infiltration unterschiedlicher Genese gelten kann.

1.2.6 Lungenhilus

Als Lungenhilus bezeichnet man – je nach Betrachtungsweise – die Ein- oder Austrittsstelle von Hauptbronchus, bzw. seinen Aufzweigungen, Pulmonalarterie mit ihren Ästen, Pulmonalvene, Bronchial- und Lymphgefäßen sowie von Nerven; sie ist an der medialen Seite der rechten und der linken Lunge gelegen. Ferner finden sich im Lungenhilus die Hiluslymphknoten. Der Lungenhilus stellt somit den Übergangsbereich zum Mediastinum dar. Auf der Röntgenaufnahme des Thorax wird der Lungenhilus oder die sog. Hiluszeichnung von Gefäßen, vorwiegend Arterien und dabei insbesondere von der Pulmonalarterie mit ihren Aufzweigungen gebildet; die Venen können auch zur Darstellung kommen, zeigen jedoch eine geringere Dichte. Kleinere Bronchien, die vorwiegend neben den Arterien verlaufen, stellen sich beim Gesunden ebenso wie die Hiluslymphknoten nicht dar. Verlaufen die Bronchien in Richtung des Strahlenganges, so können sie mitunter als kleine Ringschatten imponieren. Sind die Hiluslymphknoten pathologisch verändert, vor allem infiltriert, so können sie durch Verlagerung von Gefäßen und großen Bronchien, dabei besonders auch durch Einengung der großen Bronchien sowie durch Veränderung der Begrenzung des Hilus auf der Röntgenaufnahme des Thorax indirekt und bei Verkalkung direkt zur Darstellung kommen. Da die Hiluslymphknoten bei einer Vielzahl maligner und nicht maligner Erkrankungen beteiligt sind, haben sie, d.h. hat der Lungenhilus in der röntgenologischen Diagnostik einen sehr hohen Stellenwert (FELIX 1976). Um Veränderungen des Hilus nicht nur summarisch, sondern einzeln in verschiedenen Körpertiefen zu erfassen und sie zu differenzieren, kann zu deren Darstellung die Röntgentomographie durchgeführt werden. Als bevorzugtes weiterführendes Untersuchungsverfahren gilt die Computertomographie.

1.2.7 Pleurasystem

Die Pleura als seröse Haut kleidet einen Raum aus, den man als Pleuraraum, als Pleurahöhle oder auch als Interpleuralraum bezeichnet. Dieser einerseits zwischen der intrathorakalen Brustwand, dem Mediastinum und dem Zwerchfell sowie andererseits der Lunge gelegene sehr schmale spaltförmige Raum setzt sich zwischen den Lungenlappen als Interlobärspalten – auch Interlobium genannt – fort. Die kaudalen Abschnitte der Pleurahöhle, die Sinus phrenicocostales, vorwiegend die lateralen und dorsalen, sind für die Röntgendiagnostik besonders bedeutungsvoll, da sowohl verminderte Entfaltung als auch Verdichtungen ebenso wie gänzliche Aufhellungen wichtige Hinweise auf pathologische Veränderungen sein können.

Bei der Pleura unterscheidet man zwischen der Pleura visceralis, die die Lungen bedeckt, und zwar auch im Bereich ihrer Interlobärspalten, sowie der Pleura parietalis, von der die intrathorakale Brustwand, das Zwerchfell und das Mediastinum überzogen sind. Die Pleura setzt sich aus drei Schichten zusammen, die überwiegend aus kollagenen und elastischen Fasern bestehen, die eng sowie relativ fest miteinander verbunden sind und insgesamt die Lungenoberfläche bilden. Im Hinblick auf ihre Funktion ist die Pleura visceralis von besonderer Bedeutung, auch wenn der grobe anatomische Aufbau beider Pleuraanteile ähnlich ist. Im Feinaufbau zeigt die Pleura visceralis jedoch auf der äußeren Schicht eine geschlossene Lage von Mesothelzellen. Von ihnen wird die geringe und im Pleuraraum filmartig verteilte Flüssigkeit abgesondert, im Krankheitsfall auch Transsudat und Exsudat. Durch diese Flüssigkeit, die sich bei kapillaren Druckverhältnissen im Pleuraraum befindet, werden einerseits das insbesondere bei der Atmung stattfindende Gleiten der Lunge in der Brusthöhle und andererseits die durch Unterdruck bewirkte Sogwirkung auf die Lungen ermöglicht, was die Entfaltung der Lungen wesentlich mitbewirkt (MATTHYS 1988).

Beim Gesunden sind die Pleura, Pleurahöhle und Interlobärspalten auf der Röntgenaufnahme des Thorax nicht erkennbar, abgesehen von den Fällen, wo man bei Jugendlichen eine sog. Pleuraumschlagsfalte an der Pleurakuppe erkennen kann. Außerdem kann bei Bestehen eines Lobus venae azygos, eines akzessorischen Lungensegmentes des rechten Oberlappens, der entsprechende Interlobärspalt und somit indirekt die Pleura zu erkennen sein.

Bei pathologischen Prozessen, die einerseits mit Verdichtungen und andererseits mit Luftansammlungen im Bereich der Pleurahöhlen und der Interlobärspalten und insbesondere der Sinus phrenicocostales einhergehen, können diese Veränderungen röntgenologisch erfaßt werden, wobei dies vor allem bei letzterem von größter Bedeutung sein kann. Ferner können sich bei bestimmten Erkrankungen Verkalkungen der Pleura bilden, die für diese Erkrankungen kennzeichnend sind; in diesen

Fällen erbringt die Computertomographie zusätzliche differentialdiagnostische Informationen (LEIPNER u. Mitarb. 1984).

1.2.8 Mediastinum mit Herz und großen Gefäßen

Das Mediastinum ist der zwischen den Brusthöhlen gelegene Raum, der in das Mediastinum superius, in das Mediastinum anterius und in das Mediastinum posterius eingeteilt wird. Er enthält das Herz mit Herzbeutel, die großen Gefäße, den kaudalen Teil der Trachea, deren Teilungsstelle, die als Bifurkation oder Karina bezeichnet wird, mit den zentralen Anteilen der Hauptbronchien, den Brustteil der Speiseröhre, die Thymusdrüse, Gefäße, Nerven, Lymphgefäße und Lymphknoten sowie den Ductus thoracicus. Durch Lage, Form und Größe des Herzens erhält das Mediastinum im linksseitigen kaudalen Bereich eine Verbreiterung. Die Breite des gesamten Mediastinums kann je nach Konstitutionstyp und Körpergröße schwanken. Die Gestalt des Mediastinums dagegen weist an allen vier Seiten eine jeweils typische Form auf. Die Organe des Mediastinums sind dicht aneinander gelagert, so daß es keinen freien Raum enthält. Das Mediastinum zählt, worauf LISSNER und HAHN hinweisen, zu den wichtigsten Regionen des menschlichen Körpers (LISSNER u. HAHN 1987).

Von allen Organen des Mediastinums nimmt das Herz eine Sonderstellung ein, die sich auch in der bevorzugten röntgendiagnostischen Wertstellung ausdrückt (Abb. 4). Das Herz kann verschiedene Formen, Lagen und Größen haben, die sich auf der Röntgenaufnahme des Thorax meistens darstellen. Hierbei können die Form und Größe des Herzens und auch seine Kontur für bestimmte pathologische Veränderungen des Herzens selbst signifikant sein. Dies gilt mitunter auch für den Herzbeutel, der beim Gesunden mit der Kontur des Herzens identisch ist. Die Herzkontur kann jedoch auch durch pathologische Prozesse, wie solide oder zystische Tumoren des Perikards oder durch Flüssigkeitsansammlungen im Herzbeutel verändert werden. Zur genauen Untersuchung der Herzhöhlen und zur Untersuchung des Koronararteriensystems werden die Ventrikulographie und die Koronarangiographie durchgeführt, während zur Beurteilung des Herzmuskels die Myokardszintigraphie eine bevorzugte Stellung einnimmt (EILLES u. Mitarb. 1987).

Vom Herzen nicht isoliert zu sehen sind die Aorta ascendens, der Aortenbogen und die Aorta descendens im Thoraxbereich sowie der

Truncus pulmonalis und die großen Pulmonalgefäße (Abb. 5). Auch bei ihnen können Verlauf, Durchmesser und Form sowie bei der Aorta außerdem Verkalkungen, die röntgenologisch erfaßbar sind, Ausdruck besonderer Erkrankungen oder Anomalien sein. Zur Beantwortung bestimmter Fragestellungen kommen die Aortographie, die Pulmonalisangiographie und die Computertomographie zur Durführung.

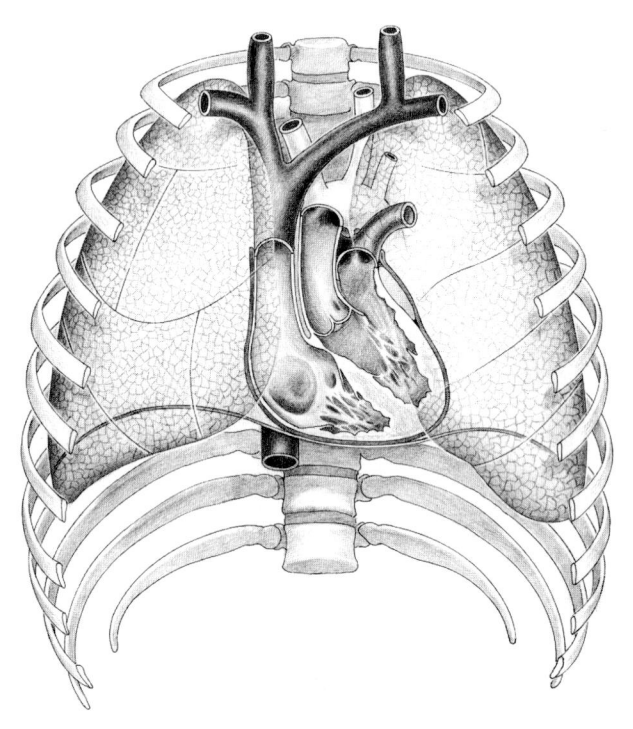

Abb. 4 Der eröffnete Brustkorb von ventral mit eröffnetem Herz, mit den großen Gefäßen und deren Ästen sowie mit der rechten und der linken Lunge.

Von den anderen Mediastinalorganen bleiben Ösophagus und Trachea eigenen Untersuchungsverfahren vorbehalten; d.h. durch die in ihr enthaltene Luft gestattet die Trachea informatorische diagnostische Aussagen. Die Vielzahl der Organe, die im Mediastinum gelegen sind,

Anatomische Grundlagen   17

und die – abgesehen von der Trachea und den Hauptbronchien – keine
Luft enthalten, führt neben der Anordnung der Organe vorwiegend im
dorsoventralen Strahlengang und der Überlagerung von Sternum und
Wirbelsäule dazu, daß das Mediastinum auf der Röntgenaufnahme des
Thorax im dorsoventralen Strahlengang sehr dicht und relativ homogen
erscheint; dementsprechend weniger dicht und mit besser erkennbaren

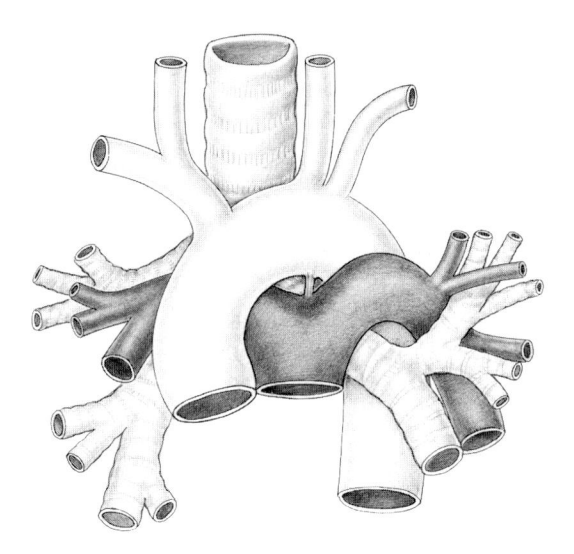

Abb. 5 Die Aorta ascendens, der Aortenbogen, die kraniale Aorta
descendens, der Truncus pulmonalis, die rechte und die linke Pulmonalarterie mit deren Ästen sowie die Trachea mit ihren Aufzweigungen
von ventral.

Organkonturen im seitlichen Strahlengang, insgesamt jedoch so, daß die
Diagnostik von Mediastinalerkrankungen große Probleme bereiten
kann. Röntgentomographie und insbesondere Computertomographie
sowie Magnetresonanz-Tomographie stellen hier entscheidende weiterführende Untersuchungsverfahren dar.

1.2.9 Weichteile

Die Weichteile, die den Brustkorb umgeben, werden von Unterhautfettgewebe, Muskulatur, Haut und bei der Frau sowie mitunter auch beim Mann zum Teil von Drüsenkörpern gebildet. Sie kommen auf der Röntgenaufnahme des Thorax relativ homogen und dicht zur Darstellung, wobei sich die Mammae meistens durch ihre Form nach kaudal abgrenzen. Ferner sieht man den kranialen Bereich des Abdomens, sind Hals und Schultern mit den zu ihnen gehörenden Skelettanteilen sichtbar. In den Weichteilen können Aufhellungen und umschriebene Dichteunterschiede auf Krankheitsprozesse oder auch auf akut bedrohliche Situationen hinweisen, so daß sie röntgendiagnostisch bedeutsam sind; zur Beantwortung nur sie betreffender Fragen müssen Röntgenaufnahmen gesondert angefertigt werden. Dasselbe gilt für den Bereich der kranialen Thoraxapertur, wo ventral die Schilddrüse liegt, deren Veränderungen und Erkrankungen mittels nuklearmedizinischer Untersuchungsverfahren und der Sonographie diagnostiziert werden (BÖRNER u. BECKER 1985). Die Mammae werden mit der Mammographie untersucht.

1.3 Untersuchungstechnische Grundlagen

Für die Anfertigung der Röntgenaufnahmen des Thorax des stehenden Patienten sowohl im dorsoventralen als auch im seitlichen Strahlengang wendet man heute vorwiegend die Hartstrahltechnik an (STENDER u. SAUER 1982). Hierbei entstehen Röntgenstrahlen, die eine besonders gute Durchstrahlungsfähigkeit haben, die besonders energiereich sind; sie werden bei einer Röhrenspannung von zwischen 85 bis 150 kV erzeugt. Zur Anfertigung der Röntgenaufnahme im dorsoventralen Strahlengang wird in der Regel eine Spannung von 125 kV gewählt. Bei der früher angewandten Normaltechnik entstehen die Röntgenstrahlen bei einer Röhrenspannung von zwischen 55 bis 85 kV. Bei der Bezeichnung Hartstrahltechnik und Normaltechnik finden sich hinsichtlich des jeweiligen kV-Bereiches im röntgendiagnostischen Sprachgebrauch geringe Abweichungen von den physikalischen Daten, die in Tabelle 2 wiedergegeben sind. So versteht man unter den physikalisch als mittelhart bezeichneten Strahlen röntgendiagnostisch harte Strahlen, d.h. unter deren Anwendung die Hartstrahltechnik (EWEN u. SCHMITT 1975).

Während man für die Hartstrahltechnik zur Minderung der Streustrahlenwirkung einen Streustrahlenraster benötigt, ist dies bei Anwendung

Strahlenqualitätsbereich	Röhrenspannung (kV) bzw. Grenzenergie (keV)
sehr weich	bis 20
weich	über 20 bis 60
mittelhart	über 60 bis 150
hart	über 150 bis 400
sehr hart	über 400 bis 3.000
ultrahart	über 3.000

Tab. 2 Physikalisch definierte Strahlenqualitätsbereiche (nach EWEN u. SCHMITT 1975), von denen jene der Röntgendiagnostik abweichen.

der Normaltechnik nicht grundsätzlich der Fall. Die Hartstrahltechnik bietet bei der Röntgenaufnahme des Thorax gegenüber der Normaltechnik vor allem den Vorteil der kürzeren Belichtungszeit, was sich insbesondere auf die Bewegungsunschärfe günstig auswirkt und gleichzeitig eine geringere Strahlenbelastung bedeutet (FRIK 1961), auch wenn bei ihrer Anwendung die Ausgangsdosis höher ist; ferner bietet sie den Vorteil der größeren Zeichenschärfe, die durch den geringeren Streustrahlenanteil bedingt ist, und sie bietet eine bessere Erkennbarkeit von Einzelheiten, weil die härteren Strahlen dichte Substanzen vermehrt durchdringen, so daß z.B. von Skelettanteilen überlagerte Veränderungen, wie kleine Metastasen besser erkennbar werden. Als Nachteil gilt vor allem die Verringerung der Strahlenkontraste, die sich bei verschiedenen Stoffen unterschiedlich auswirkt. So ist der Kontrast zwischen Knochen und Weichteilen wesentlich mehr verringert als der zwischen unterschiedlich dichten Weichteilen oder der zwischen Weichteilen und Luft (LAUBENBERGER 1988). Die optimale Darstellungstechnik sollte sich aber vor allem bei besonderen Fragestellungen stets nach der klinischen Fragestellung richten, denn so gelingt z.B. das frühzeitige Erfassen von Einzelveränderungen von geringer Dichte mit der Normaltechnik besser (KRIEG 1977).

1.3.1 Aufnahmetechnik

Die Röntgenaufnahmen des Thorax im dorsoventralen Strahlengang und jene im seitlichen Strahlengang des stehenden Patienten werden am Rastervertikalstativ, auch als Rasterwandstativ bezeichnet, angefertigt. Dabei wird ein Röntgenfilmformat von 35×35 cm, 35×43 cm oder 40×40 cm verwandt. Die Röntgenfilmkassette enthält eine Universal-Verstärkerfolie, mitunter auch eine Verstärkerfolie auf der Basis seltener Erden, eine sog. SE-Folie (BUCHANAN u. Mitarb. 1972, KRAFT u. Mitarb. 1975, MAURER u. GOOS 1984). Es kommt ein Streustrahlenraster zur Anwendung, das zwischen Patient und Röntgenfilmkassette angebracht ist. Die Strahlenquelle befindet sich in einem verstellbaren Säulen- oder Deckenstativ. Der Fokus-Film-Abstand (FFA) beträgt in der Regel 150 cm, wobei man bei normalgewichtigen Patienten einen kleinen und bei übergewichtigen Patienten einen größeren Röhrenfokus wählt. Die Stromstärke und die Belichtungszeit werden bei vorgegebener Spannung bei den gebräuchlichen Röntgenanlagen mit Hilfe einer Belichtungsautomatik geregelt, eine manuelle Einstellung der Werte ist jedoch auch möglich.

1.3.2 Kennzeichnung der Röntgenaufnahme

Jede Röntgenaufnahme stellt eine Urkunde dar, die in mehrfacher Hinsicht gekennzeichnet sein muß. So erfolgt die Kennzeichnung einer Röntgenaufnahme des Thorax durch das Auftragen der Identifikationsdaten (s. u.), durch die Markierung der rechten oder der linken Seite des Patienten und möglicherweise durch das Auftragen weiterer Daten. Bei der Kennzeichnung der Seite des Patienten geht man stets von dessen entsprechender Seite aus. Diese Seitenkennzeichnung der Röntgenaufnahme geschieht vor ihrer Anfertigung in der Weise, daß röntgenstrahlenundurchlässige Buchstaben auf der der Strahlenquelle zugewandten oberen Seite der Filmkassette befestigt werden. Die Buchstaben kommen durch die Exposition auf der Röntgenaufnahme zur Abbildung. Man verwendet für die rechte Patientenseite den Buchstaben „R" und dementsprechend „L" für die linke Seite. Bei Röntgenaufnahmen im dorsoventralen und im seitlichen Strahlengang werden diese Buchstaben in Spiegelschrift auf der Filmkassette befestigt, bei solchen im ventrodorsalen Strahlengang regelrecht. Wird die Röntgenaufnahme im seitlichen Strahlengang angefertigt und liegt die rechte Thoraxseite der Filmkassette an, so wird das „R" in Spiegelschrift im unteren Filmkassettenbereich angebracht; bei der anderen Position wird dementsprechend verfahren. Ist die Röntgenaufnahme richtig gekennzeichnet, so kann man die Buchstaben wie üblich lesen. In gleicher Weise können u. a. Kennzeichnungen wie „Im Liegen im Bett", „Im Stehen", „Hartstrahltechnik" oder die des Fokus-Film-Abstandes bei sog. Herzaufnahmen angebracht werden.

Die ständig zunehmende Mobilität der Menschen hat zur Folge, daß auch Befunde und Röntgenaufnahmen in andere Länder und Sprachbereiche gelangen und dort in weitere diagnostische und therapeutische Maßnahmen einbezogen werden. Aus diesem Grund wäre anzustreben, statt des „R" für rechts und „L" für links „dex" (dexter) bzw. „sin" (sinister) zu verwenden, wie es in einigen Ländern üblich ist.

1.3.3 Patientenposition

Bei der Anfertigung der Röntgenaufnahme des Thorax ist grundsätzlich anzustreben, daß sich der Patient in stehender Position befindet, jedoch nur dann, wenn er dadurch nicht gefährdet wird, denn bei stehender Position können die meisten röntgendiagnostischen Informationen erhoben werden und darüberhinaus ist die Möglichkeit der Fehlinterpretation am geringsten. Ferner gibt es bedrohliche Situationen, für die – wie bei Verdacht auf Pneumothorax – die Anfertigung der Röntgenaufnahme des Thorax des stehenden Patienten nach wie vor als das Verfahren der ersten Wahl gilt (WERNECKE u. Mitarb. 1987).

Zur Anfertigung der Röntgenaufnahme des Thorax im dorsoventralen Strahlengang steht der Patient vor dem Rastervertikalstativ, und zwar mit entkleidetem Oberkörper mit dem Rücken zur Strahlenquelle in aufrechter Haltung, jedoch geringgradig nach vorne geneigt, wobei der Kopf über den oberen Rand der Filmkassette ragt und die Schultern sowie die Brust der Filmkassette eng anliegen. Gleichzeitig hängen die Schultern herab, wodurch erreicht wird, daß die Schulterblätter nicht auf die Lungen projiziert werden, was eine Überlagerung der Lungen und damit eine Einschränkung der Beurteilbarkeit bedeuten würde. Die Arme hängen mit nach vorne gerichteten Ellenbogen herab, und die Handrücken werden auf die Hüften gestützt. Der Patient trägt einen Gonadenschutz, meistens in Form der sog. Bleilendenschürze. Mancherorts befindet sich auch am Rastervertikalstativ ein Bleivorhang, der nach Positionierung des Patienten vor den Gonadenbereich gehängt wird.

Bei der Einstellung des exponierten Feldes auf der Filmkassette durch Einblendung des Nutzstrahlenbündels empfiehlt es sich, die Feldgröße bewußt so zu wählen, daß auch die lateralen Weichteile des Patienten dargestellt werden, so daß in diesen bestehende Veränderungen, wie z. B. ein Weichteilemphysem, diagnostiziert werden können. Vor dem Auslösen der Belichtung atmet der Patient ein, hält die Luft an und bewegt sich nicht; sodann erfolgt die Exposition.

Bei der Anfertigung der Röntgenaufnahme im seitlichen Strahlengang steht der Patient mit jener Seite, der die erste Fragestellung gilt, eng anliegend zur Filmkassette gerichtet; er hält die Arme über dem Kopf verschränkt, damit sie sich nicht auf die Thoraxorgane projizieren. Wird mit dieser Röntgenaufnahme gleichzeitig der Retrokardialraum dargestellt, so trinkt der Patient während der Anfertigung bariumsulfathaltiges Röntgenkontrastmittel, d. h. er schluckt während des Auslösens eine möglichst große Portion, nach Möglichkeit so, daß keine Luft mitgeschluckt wird (CANIGIANI 1980, LAUBENBERGER 1988, ZIMMER u. ZIMMER-BROSSY 1982).

1.3.4 Röntgenfilmverarbeitung

Der belichtete Röntgenfilm wird in der Weise weiterverarbeitet, daß die Identifikationsdaten aufgetragen werden. Hierfür wurde während der Exposition des Patienten am unteren oder seitlichen Rand des Röntgenfilmes ein kleines schmales Feld von der Belichtung ausgenommen. Auf dieses Feld werden jetzt jene Identifikationsdaten aufbelichtet. Diese Daten müssen Name, Vorname sowie Geburtsdaten des Patienten, ferner Name und Ort der Radiologischen Klinik bzw. des Radiologen, von dem diese Röntgenaufnahme angefertigt wird, und das Aufnahmedatum enthalten. Bei den in der Regel jetzt verwendeten Röntgenanlagen bzw. Röntgenfilmentwicklungsmaschinen, vor allem bei Tageslichtsystemen – hier erfolgt die Entnahme des belichteten Röntgenfilmes aus der Filmkassette maschinell bei Tageslicht und nicht mehr von Hand in einer Dunkelkammer – werden die auf einen Datenträger geschriebenen Daten mittels einer sog. Identifikationskamera auf jenes Feld des Röntgenfilmes aufbelichtet, wobei gleichzeitig die aktuelle Uhrzeit mit aufbelichtet wird. Dort, wo diese Anlagen bzw. Systeme nicht im Einsatz sind, werden die genannten Daten auf einen besonderen Papierstreifen, den sog. Scribor geschrieben und von diesem Scribor in einer Dunkelkammer auf den Röntgenfilm aufbelichtet. Für die weitere Röntgenfilmverarbeitung, nämlich die Röntgenfilmentwicklung werden ca. 90 s benötigt; dann liegt die fertige Röntgenaufnahme vor. Dieser Entwicklungsvorgang hat nicht unwesentlichen Einfluß auf die Qualität der Röntgenaufnahme (KRIEG 1977, KULKE 1986).

Im Hinblick auf den Umstand, daß einerseits die Kenntnis des Geschlechtes des Patienten für die Beurteilung der Röntgenaufnahme des Thorax bedeutungsvoll sein kann, andererseits jedoch nicht aus jedem Vornamen das Geschlecht des Namensträgers ersichtlich ist, erscheint es sinnvoll, das Geschlecht des Patienten anzugeben, wobei sich in manchen Ländern „mal" (masculinum) und „fem" (femininum) bewährt haben.

1.3.5 Aufnahmekriterien

Obwohl es wegen der großen anatomischen Unterschiede der Organe des Thorax nie gänzlich möglich ist, alle Strukturen und pathologischen Veränderungen in allen Abschnitten gleichzeitig mit gleicher Qualität darzustellen, gibt es wesentliche Kriterien für eine gut eingestellte und gut belichtete Röntgenaufnahme des Thorax (BIEBESHEIMER u. BUCHMANN

1987, FRASER u. Mitarb. 1988, STENDER 1988, ZIMMER u. ZIMMER-BROSSY 1982). Diese Kriterien sind in Tabelle 3 aufgeführt; es gilt grundsätzlich, daß die Anfertigung einer Röntgenaufnahme dann wiederholt werden muß, wenn sie diese Kriterien nicht erfüllt.

1. Symmetrische Position mit Darstellung aller Thoraxanteile
2. Position der Schulterblätter außerhalb der Lungenfelder
3. Tiefe Inspiration
4. Frei entfaltete Sinus phrenicocostales laterales
5. Freie Lungenspitzenfelder
6. Erkennbare kostopleurale Grenzen vom Sinus phrenicocostalis lateralis bis an die lateralen und kranialen Bereiche
7. Scharfe Zwerchfellkontur
8. Erkennbare Lungenzeichnung in allen Abschnitten bis an die kaudalen, lateralen, und kranialen Bereiche
9. Scharfe Kontur der großen Pulmonalgefäße
10. Scharfe Herzkontur
11. Durchscheinen der kranialen Brustwirbelsäule durch den Mediastinalschatten bis zum 4. BWK, ferner von retrokardialen Lungengefäßen durch den Herzschatten
12. Vollständige Kennzeichnung

Tab. 3 Wesentliche Kriterien für eine gut eingestellte und gut belichtete Röntgenaufnahme des Thorax des Gesunden im Stehen im dorsoventralen Strahlengang.

1.3.6 Besondere Aufnahmesituationen

Bei bestimmten Fragestellungen weicht man von dieser sog. Standardtechnik teilweise ab. So erfolgt die Anfertigung der Röntgenaufnahme des Thorax bei Verdacht auf Pneumothorax in Exspiration oder kann man z. B. bei Fragen nach dem Verhalten der Lungen nach durchgeführter Biopsie zusätzlich eine Röntgenaufnahme in maximaler Exspiration durchführen, oder bei der Abgrenzung eines Pleuraergusses gegen eine Pleuraschwiele kann – wenn eine Röntgendurchleuchtung nicht möglich ist – eine Röntgenaufnahme des auf der Seite liegenden Patienten im seitlichen Strahlengang angefertigt werden. Bei besonderen Fragestellungen, die die Herzkontur auch in anderen Strahlenrichtungen betreffen, fertigt man zusätzlich Röntgenaufnahmen in RAO- und LAO-Projektion (Right bzw. Left anterior oblique projection) an.

Die Anfertigung der Röntgenaufnahme des Thorax des liegenden und dabei häufig schwerkranken oder bewußtlosen Patienten, wie z.B. auf einer Intensivstation, unterliegt eigenen Maßstäben. An die Qualität der Röntgenaufnahmen gerade dieser Patienten müssen hohe Ansprüche gestellt werden. Zur Anfertigung wird die Röntgenfilmkassette, die in der Regel keinen Streustrahlenraster enthält, unter den Rücken des Patienten gelegt. Die Strahlenquelle, die meistens mobil ist und im Abstand von 1 m über dem Brustkorb des Patienten plaziert wird, erzeugt in diesem Fall keine harte Röntgenstrahlung. Bei der Position des Patienten in flacher Rückenlage oder halbsitzend, wo eine ausreichende Inspiration nicht möglich sein kann, ist es nicht zu vermeiden, daß sich die Schulterblätter auf die Lungenfelder projizieren und die Lungenspitzenfelder dadurch von den Schulterblättern überlagert werden. Ebenso kann nie gänzlich vermieden werden, daß EKG-Elektroden sowie Infusions- und Magenkatheter, bei beatmeten Patienten Trachealtuben und bei operierten Patienten Verbandmaterial zur Abbildung kommen. Dementsprechend ist das Erkennen pathologischer Veränderungen erschwert, wobei hinzukommt, daß diese Patienten nicht selten eine Lungenstauung haben oder sich im Lungenödem befinden; besteht ein Pleuraerguß, der sich bei Position im Liegen nach kranial verteilt, so kann die Lunge hierdurch verschattet sein. Durch die Position im Liegen erhält das Herz eine andere Form und erscheint größer als bei stehendem Patienten, so daß die Größenbeurteilung des Herzens eingeschränkt ist. Ebenso kann bei einer in Rückenlage des Patienten angefertigten Röntgenaufnahme des Thorax ein Pneumothorax nie gänzlich ausgeschlossen werden; dagegen erhält man in derartigen Situationen mit der Computertomographie zweifelsfreie Informationen.

Die Röntgenaufnahmen des Thorax von Neugeborenen, Kleinkindern und Kindern werden ebenfalls nach eigener Handhabung angefertigt und nach eigenen Kriterien beurteilt. Die Tatsache, daß hierzu neben sehr großer radiologischer Erfahrung auch Erfahrung in der Pädiatrie erforderlich ist, hat dazu geführt, daß diese Röntgenuntersuchungen zum Bereich der Kinderradiologie zählen (BALL 1985).

Röntgenuntersuchungen des Thorax nach dem Standardverfahren werden auch als sog. Kontrolluntersuchungen wie u.a. bei Angehörigen der

Streitkräfte, des Polizeidienstes, der Nahrungs- und Genußmittelindustrie und des Gaststättengewerbes, im betriebsärztlichen Bereich, wie u.a. im Bergbau sowie als Kontrolluntersuchung nach geheilter Lungentuberkulose durchgeführt. Die Anfertigung der Röntgenaufnahmen des Thorax erfolgt dabei mitunter mit der Mittelformattechnik.

1.4 Strahlenschutz

Unter Strahlenschutz versteht man den Schutz vor schädigenden Strahlenwirkungen an Leben, Erbgut, Gesundheit und Sachgütern. Nach den Empfehlungen der Internationalen Strahlenschutzkommission „sollte das Ziel des Strahlenschutzes sein, schädliche nicht stochastische Wirkungen zu verhindern und die Wahrscheinlichkeit stochastischer Wirkungen auf ein Niveau zu begrenzen, das für noch annehmbar erachtet wird. Ein zusätzliches Ziel ist es, sicherzustellen, daß die Tätigkeiten, welche eine Strahlenexposition bedingen, auch gerechtfertigt sind" (ICRP 26, 1977). Das bedeutet, daß durch Strahlenschutzmaßnahmen die Strahlenexposition aller beteiligten Individuen, der Nachkommenschaft und der Allgemeinheit so gering wie möglich gehalten und Strahlenschäden vermieden werden sollen.

Bei ionisierenden Strahlungen wird zwischen natürlicher Strahlung und der vom Menschen künstlich erzeugten Strahlung unterschieden. Bei der natürlichen Strahlung handelt es sich um kosmische Strahlung (z.B. energiereiche ionisierende Höhenstrahlung), terrestrische Strahlung (z.B. Radioaktivität von Gesteinen) und um die Radioaktivität des menschlichen Körpers (z.B. Radioaktivität inkorporierter Stoffe, wie das radioaktive Kalium in der Muskulatur). Dagegen versteht man unter der vom Menschen künstlich erzeugten Strahlung jene Strahlung, die bei der Anwendung ionisierender Strahlen und radioaktiver Stoffe in der Medizin (z.B. Röntgendiagnostik, Strahlentherapie und Nuklearmedizin), in der Industrie (z.B. Materialprüfung), in der Forschung (z.B. Gentechnologie und Altersbestimmung) sowie beim Betrieb kerntechnischer Anlagen und bei Kernreaktionen entsteht.

1.4.1 Strahlenschäden

Strahlenschäden sind die durch Einwirkung ionisierender Strahlungen verursachten Zerstörungen biologischer Substanzen, die zu einer bleibenden Wertminderung von Biomolekülen, Zellen, Geweben, Organen, Organismen oder Populationen führen (EWEN u. SCHMITT 1975). Strahlenschäden teilt man in stochastische und nicht stochastische ein (LADNER 1985). Stochastische Strahlenschäden sind jene, die zufällig auftreten und deren Schweregrad von der Höhe der Dosis unabhängig ist. Als nicht stochastische Strahlenschäden werden die bezeichnet, die nicht zufällig auftreten und bei denen ein Schaden direkt festgestellt werden kann, wobei dieser von der Höhe der Dosis abhängig ist. Der Wert, d.h. die Strahlendosis, die nötig ist, um einen bestimmten Effekt bei Individuen zu erzielen, wird als Schwellendosis bezeichnet; sie ist organspezifisch, und ab dieser Dosis kann eine Schädigung angenommen werden (FRITZ-NIGGLI 1988, KAINBERGER 1982).

Im Hinblick auf mögliche Strahlenschäden sind Grenzwerte der Körperdosen bestimmt, wobei man Grenzwerte für Teile und Organe, wie z.B. für die Linse des Auges, für das Knochenmark und für die Gonaden sowie einen Ganzkörper-Grenzwert unterscheidet. Bei Strahlenexpositionen, die unterhalb dieser Grenzwerte liegen, sind unter Berücksichtigung weiterer Faktoren Strahlenschäden in der Regel nicht zu befürchten. So werden nach PORETTI et al. bei der Anfertigung einer Röntgenaufnahme des Thorax im dorsoventralen Strahlengang die Testes mit 0,040 mSv und die Ovarien mit 0,350 mSv belastet, während bei Anfertigung einer Röntgenaufnahme im seitlichen Strahlengang die Dosen 0,090 mSv bzw. 0,700 mSv betragen (jeweils bei Hartstrahltechnik und mit Gonadenschutz; umgerechnet) (PORETTI u. Mitarb. 1983). Die mittleren Knochenmarksdosen bei Anfertigung dieser Röntgenaufnahmen lauten 7,5 mSv für die Röntgenaufnahme im dorsoventralen Strahlengang und 6,9 mSv für jene im seitlichen Strahlengang (umgerechnet) (ROTH 1980). Dabei ist Sv die Abkürzung für die Einheit Sievert, der die Dimension 1 Joule (= Energieeinheit) pro 1 kg (= Masse) mal 1 q (= Bewertungsfaktor) entspricht. Diese Einheit Sievert bzw. Sv wird nach internationaler Übereinkunft für die Dosimetrie im Strahlenschutz verwandt. Trifft man eine Einteilung der schädigenden Strahlenwirkungen im Hinblick auf das Strahlenrisiko, so unterscheidet man zwischen somatischer und genetischer Strahlenwirkung, wobei unter ersterer die Schädigung der Körperzellen und bei letzterer die der Keimzellen verstanden wird.

Bei Röntgenuntersuchungen des Thorax ist das genetische Strahlenrisiko vergleichsweise gering, dagegen hat hier die somatische Strahlenexposition der Patienten einen besonders zu beachtenden Stellenwert (SCHMIDT u. ZEITLER 1983).

Strahlenschutz 29

1.4.2 Grundlagen des Strahlenschutzes

Grundlagen des Strahlenschutzes sind Normen, Gesetze, Verordnungen und Empfehlungen, die auf physikalischen, biologischen und pathologischen Daten beruhen, die international anerkannt sind, von supranationalen Institutionen als Grundlagen empfohlen wurden und in die nationale Gesetzgebung, die untereinander im wesentlichen Übereinstimmung zeigt, eingegangen sind. Diese ermittelten Daten werden hinsichtlich ihrer Gültigkeit laufend überprüft.

Als wichtigste Grundlagen hiervon sind folgende zu nennen: das Système International d'Unités (SI), die EURATOM-Strahlenschutz-Grundnormen, die DIN-Normen, die Empfehlungen der International Organization for Electrotechnical Commission (IEC), der International Atomic Energy Agency (IAEA), der International Commission on Radiological Protection (ICRP) sowie der International Commission on Radiation Units and Measurements (ICRU). Ferner kommen im nationalen Bereich u.a. in Deutschland die Strahlenschutzverordnung und die Röntgenverordnung (RÖV), in Österreich das Strahlenschutzgesetz und die Strahlenschutzverordnung sowie in der Schweiz die Verordnung über Strahlenschutz in der jeweils gültigen Fassung hinzu, wobei diese die wesentlichen Inhalte der erstgenannten Grundlagen enthalten (FUCHS 1988, KAINBERGER 1988).

1.4.3 Strahlenschutzverantwortlicher und Strahlenschutzbeauftragter

Zur Durchführungskontrolle der vorgeschriebenen Gesetze und Verordnungen wurde von den nationalen Regierungen die Funktion des Strahlenschutzverantwortlichen und die des Strahlenschutzbeauftragten geschaffen. Dabei ist der Strahlenschutzverantwortliche der Eigentümer der betriebenen Röntgenanlage oder dessen juristischer Vertreter. So ist in einer radiologischen Fachpraxis in der Regel der Radiologe der Strahlenschutzverantwortliche, während bei einem Krankenhaus diese Aufgabe dem juristischen Vertreter des Krankenhausträgers, meistens dem Krankenhausdirektor zufällt. Der Strahlenschutzverantwortliche muß nicht über die Fachkunde verfügen; aus diesem Grund muß er einen Strahlenschutzbeauftragten bestellen, der über die Fachkunde verfügen muß, und dessen Aufgabe es vor allem ist, Mängel und Verstöße gegen die entsprechenden Gesetze und Verordnungen dem Strahlenschutzverantwortlichen mitzuteilen, darüberhinaus obliegt ihm die Qualitätssicherung.

1.4.4 Strahlenschutzmaßnahmen

Die bei der Anfertigung einer Röntgenaufnahme oder bei der Röntgendurchleuchtung des Thorax rechtlich vorgeschriebenen Strahlenschutzmaßnahmen kann man in solche für den Patienten, in solche für das

---

1. Röhrenspannung (kV)
2. Röhrenstrom (Röhrenstrom-Zeitpunkt) (mAs)
3. Fokus (mm)
4. Filterung (Bleigleichwert)
5. Fokus-Hautoberflächen-Abstand (cm)
6. Raster (Element/Schachtverhältnis/Lamellenzahl pro cm/Brennfleck-cm/Brennfleck-Raster-Abstand)
7. Verstärkerfolienkombination (Typ des Zeichnens)
8. Feldgröße (cm × cm)
9. Dichte/Dicke des aufzunehmenden Körpers
10. Direkter Strahlenschutz des Patienten
11. Anzahl der Röntgenaufnahmen
12. Erfahrung des Untersuchers

Tab. 4 Faktoren, von denen der Strahlenschutz des Patienten bei Anfertigung von Röntgenaufnahmen des Thorax im wesentlichen abhängig ist.

Personal und in solche für die Umwelt unterteilen. Dabei stellen Strahlenschutzmaßnahmen für den Patienten, auf deren wichtigste hier hingewiesen werden soll, letztlich auch Strahlenschutzmaßnahmen für Personal und Umwelt dar.

In die Strahlenschutzmaßnahmen für den Patienten gehen viele Faktoren, von denen der Strahlenschutz abhängig ist, ein, wie aus der Tabelle 4 ersichtlich wird (SCHMIDT 1986, STIEVE 1982).

Während bei der Anfertigung der Röntgenaufnahme des Thorax zur radiologischen Basisinformation, die aus Gründen der geringeren Strahlenbelastung nach Möglichkeit der Röntgendurchleuchtung des Thorax vorgezogen werden sollte, die Mehrzahl dieser Faktoren technischerseits vorgegeben ist, kommt zwei Faktoren durch individuelle Handhabung des Personals besondere Bedeutung zu: es sind dies die Einstellung der Feldgröße, d.h. die Einblendung und der direkte Strahlenschutz des Patienten. So weisen BRAUN und auch KAINBERGER darauf hin, daß die Feldgröße ein wichtiger Faktor der Strahlendosis und damit des Strahlenschutzes ist (BRAUN 1972, KAINBERGER 1982). Darunter versteht man jene Fläche auf der Filmkassette, die strahlenexponiert ist. Diese Fläche soll nicht größer sein als der entsprechende Oberflächenbereich des Patienten. Durch eine möglichst exakte Einblendung des Nutzstrahlenbündels kann die Feldgröße so klein wie möglich gehalten werden, was zu einer erheblichen Verminderung der Flächeneinfalldosis führt (ARNAL u. PYCHLAU 1961, CANIGIANI 1980).

Unter dem direkten Strahlenschutz des Patienten ist bei Anfertigung der Röntgenaufnahme des Thorax in erster Linie eine Schutzmaßnahme für die Gonaden zu verstehen. Die Anwendung eines Gonadenschutzes sieht FRITZ-NIGGLI als einfach zu handhabende und sehr wirkungsvolle Methode zur Reduktion der genetisch signifikanten Dosis an (FRITZ-NIGGLI 1988).

Aufzeichnungen	Jahre
Röntgenuntersuchung (Strahlenanamnese, Gravidität, Aufnahmedaten) u. angefertigte Röntgenaufnahmen	10
Behandlung mit ionisierenden Strahlen (Strahlenanamnese, Gravidität, Behandlungsprotokoll)	30
Messungen der Personendosen (Personen, die sich im Kontrollbereich aufhalten)	30

Tab. 5 Aufbewahrungspflicht von Aufzeichnungen. Die vorgeschriebene Dauer der Aufbewahrungspflicht beginnt am letzten Tag der Röntgenuntersuchung bzw. der Behandlung bzw. der Messung der Personendosis (§ 28 Röntgenverordnung).

Von annähernd gleicher Bedeutung wie diese Maßnahmen des Strahlenschutzes sind jene der Dokumentation. Und zwar müssen Strahlenanamnese, bei entsprechenden Patienten die Frage nach einer möglichen Schwangerschaft und die wichtigsten aufnahmetechnischen Daten erhoben bzw. geklärt und erfaßt sowie in Form von sog. Aufzeichnungen dokumentiert werden. Dabei sind Gesichtspunkte, die sich aus Strahlenanamnese und möglicher Schwangerschaft ergeben, beim diagnostischen Vorgehen zu berücksichtigen. Für die Aufzeichnungen und die verwertbaren Röntgenaufnahmen besteht eine Aufbewahrungspflicht (Tab. 5).

Dieser wesentliche Bestandteil des Strahlenschutzes dient nicht nur dem Patienten; ihm kann im Rahmen von Fragen der Strahlenbelastung und eines möglichen Strahlenschadens des Patienten auch unter rechtlichen Gesichtspunkten für den Untersucher selbst größte Bedeutung zukommen, und zwar vor allem im Sinn des Durchführungsnachweises von Strahlenschutzmaßnahmen.

1.5 Qualitätssicherung

Um im Rahmen der Röntgendiagnostik einerseits die Strahlenbelastung – insbesondere für den Patienten – so gering wie möglich zu halten und andererseits eine möglichst hohe Qualität der röntgendiagnostischen Information zu erzielen, sind Maßnahmen der Kontrolle und Sicherung der einzelnen Vorgänge und Daten der Bereiche Anfertigung der Röntgenaufnahme bzw. Durchführung der Röntgendurchleuchtung sowie Erstellung des Befundberichtes erforderlich. Denn unzureichende Kontrolle technischer Funktionen sowie technische Störungen und menschliche Fehlleistungen können zu erheblichen Abweichungen von der angestrebten Qualität führen. So kann z. B. bei der Anfertigung einer Röntgenaufnahme des Thorax die Abnahme der Röhrenspannung infolge einer unbemerkten technischen Störung schon um 5% eine Zunahme der Strahlenexposition des Patienten um ca. 20% zur Folge haben, und zwar über die Regelung des mAs-Produktes durch die Belichtungsautomatik (REHM u. Mitarb. 1986). Welche Notwendigkeit für Maßnahmen der Qualitätssicherung besteht, wies SCHMIDT bei Erhebungen und Messungen in einer repräsentativen Region nach, wo er z. B. eine ungewöhnlich große Schwankungsbreite des Flächendosisproduktes für alle registrierten Röntgenaufnahmen des Thorax feststellte (SCHMIDT 1986).

1.5.1 Grundlagen der Qualitätssicherung

Als Grundlage solcher Maßnahmen wurden von den nationalen Regierungen entsprechende Gesetze und Verordnungen erlassen, die zum überwiegenden Teil in die Strahlenschutzgesetzgebung eingegangen sind und im internationalen Vergleich weitestgehend übereinstimmen. Diese Maßnahmen zum Zweck der Sicherung der Qualität der röntgendiagnostischen Leistung, die auch den Strahlenschutz beinhalten, unterteilt STIEVE in solche, die die Röntgeneinrichtung (Röntgenstrahler, Röntgengenerator, Anwendungsgeräte, Zusatzgeräte und Zusatzzubehör) betreffen, und in solche, die die Röntgenaufnahmen sowie die Prüfergebnisse betreffen (STIEVE 1988).

1.5.2 Qualitätskontrolle

Die Maßnahmen, die die Röntgeneinrichtung betreffen, bestehen in erster Linie aus physikalischen und technischen Prüfungen, die von dazu berechtigten Personen vorgenommen werden. Diese Prüfungen stellen nach SCHOPKA Prüfverfahren zur Ermittlung eines gerätespezifischen Ist-Zustandes dar, der gegen einen Soll-Zustand verglichen wird, wobei entsprechend dem Prüfziel zwischen Konstanz-, Zustands- und Abnahmeprüfung unterschieden wird (SCHOPKA 1986). Als einige Beispiele aus der umfangreichen Abnahmeprüfung seien hier die Prüfung der Röhrenspannungsanzeige, des Filterwertes sowie der Zentrierung und Einblendung herausgegriffen.

Dagegen bestehen jene Maßnahmen, die die Röntgenaufnahmen betreffen, in der Vorlage der Röntgenaufnahmen und der dazugehörenden Unterlagen bei einer Ärztlichen Stelle. Hier erfolgt unter Berücksichtigung der mitvorgelegten Unterlagen die Prüfung der Röntgenaufnahmen vor allem im Hinblick auf technische Güte und insbesondere auf ärztliche Anforderungen an die Röntgenaufnahmen, wie Bildmerkmale, wichtige Bilddetails und kritische Strukturen (STENDER 1986), und zwar auch durch Radiologen. Insgesamt erfolgt die Vorlage sowohl der Röntgenaufnahmen als auch der dazugehörenden Unterlagen, um zu prüfen, ob die Qualität der Röntgenaufnahmen einem vorgegebenen Standard entspricht und ob die ärztliche Kunst gewahrt ist.

Während die Durchführung der Maßnahmen und der Prüfungen, die die Röntgeneinrichtung betreffen, vom Betreiber der Röntgeneinrichtung in den gesetzlich vorgeschriebenen Zeiträumen veranlaßt werden muß, erfolgt die Vorlage der Röntgenaufnahmen und der dazugehörenden Unterlagen bei der Ärztlichen Stelle auf Anforderung von dieser Stelle.

1.6 Röntgenkontrastmittel

Unter Röntgenkontrastmitteln versteht man Substanzen, die bei der Anwendung ionisierender Strahlen zur Erzeugung eines Bildes Kontrast geben. Dabei wird hier bewußt von Röntgenkontrastmitteln gesprochen und nicht der häufig verwendete Ausdruck Kontrastmittel benutzt, denn es gibt auch Kontrastmittel, wie das Gadolinium-DTPA-Dimeglumin (Diethylentriaminpentaessigsäure), die ohne Anwendung ionisierender Strahlen, nämlich durch Magnetfelder wie bei der Magnetresonanz-Tomographie Kontraste entstehen lassen (NIENDORF u. SPECK 1987). Üblicherweise erfolgt die Grundeinteilung der Röntgenkontrastmittel in negative und positive Röntgenkontrastmittel.

1.6.1 Negative Röntgenkontrastmittel

Als negative Röntgenkontrastmittel werden Substanzen wie Gase bezeichnet, die wegen ihrer sehr geringen Dichte, die in der Regel geringer als jene des umgebenden Gewebes ist, Röntgenstrahlen nur geringgradig oder fast nicht absorbieren und dadurch auf der Röntgenaufnahme nicht direkt sichtbar sind. Solche Gase stellen u.a. Kohlendioxid und Luft dar. Sie erscheinen auf der Röntgenaufnahme für das menschliche Auge als dunkel oder schwarz. So wird auf der Röntgenaufnahme des Thorax erst durch das Röntgenkontrastmittel Luft z.B. ein Pneumothorax erkennbar, stellt sich eine Abszeßhöhle erst durch die in ihr enthaltene Luft dar, fällt eine freie Perforation des Intestinaltraktes erst durch die sichelförmige Luftansammlung kaudal der Zwerchfellkuppel auf. Und ebenso sind erst durch das bewußte Einbringen von Kohlendioxid in die Pleurahöhle oder in die Abdominalhöhle die erstrebten Organabgrenzungen möglich.

1.6.2 Positive Röntgenkontrastmittel

Als positive Röntgenkontrastmittel bezeichnet man Substanzen, die Elemente, bzw. deren Verbindungen mit großer Dichte enthalten, wodurch die Absorption der Röntgenstrahlen erhöht wird; dadurch werden diese Röntgenkontrastmittel auf der Röntgenaufnahme direkt sichtbar. Solche Elemente sind z. B. Barium und Jod. In der Regel ist die Dichte dieser Elemente größer als die des größten Teiles des umgebenden Gewebes. Für das menschliche Auge erscheinen die positiven Röntgenkontrastmittel auf der Röntgenaufnahme als hell oder weiß. Positive Röntgenkontrastmittel stellen im weiteren Sinn Fremdkörper dar, die auf natürliche Weise ausgeschieden werden, andernfalls man um deren Ausscheidung bemüht sein muß. Die positiven Röntgenkontrastmittel werden in bariumsulfathaltige und jodhaltige unterteilt.

Bei bariumsulfathaltigen Röntgenkontrastmitteln liegt das nicht resorbierbare Bariumsulfat in einer Suspension vor. Man verwendet es in verschiedenen Zubereitungs- und Applikationsformen zur Röntgenkontrastmitteluntersuchung des Intestinaltraktes. Es wird über den Dickdarm ausgeschieden. Im Rahmen der Röntgenuntersuchung des Thorax wird es zur Darstellung des Retrokardialraumes verabreicht, ebenso wenn beispielsweise zur Klärung einer ösophago-gastralen Hernie, deren Anteile Herz und/oder Lungen überlagern, die Magen-Duodenum-Passage oder bei intrathorakalen Anteilen des Dickdarmes der Kolonkontrasteinlauf durchgeführt wird. Röntgenkontrastmittelnebenwirkungen und eine echte Allergie sind hierbei nicht bekannt.

Die jodhaltigen Röntgenkontrastmittel kann man in wasserlösliche und wasserunlösliche Röntgenkontrastmittel einteilen. Wasserunlösliche jodhaltige Röntgenkontrastmittel finden als wässerige Suspensionen bei der Bronchographie Verwendung; solche in öliger Lösung werden bei der Lymphographie verwandt, wobei man deren Reste in intrathorakalen Lymphwegen auf der Röntgenaufnahme des Thorax finden kann. Die häufigsten Anwendungsgebiete für die intravasal zu applizierenden wasserlöslichen jodhaltigen Röntgenkontrastmittel sind die Angiographie, Computertomographie und Urographie. Im Rahmen der Diagnostik von Thoraxerkrankungen gelten als Indikationen für die orale Anwendung der wasserlöslichen jodhaltigen Röntgenkontrastmittel der Nachweis von Fisteln, von Ösophagusperforationen – z. B. nach Sklerotherapie von Ösophagusvarizen (KULKE u. Mitarb. 1981) oder nach Boujierung – und die Ösophagusstenose.

Wasserlösliche jodhaltige Röntgenkontrastmittel werden resorbiert und bei funktionsfähigen Nieren über diese ausgeschieden, weswegen ihre Anwendung von der Funktionsfähigkeit der Nieren abhängig ist. So stellen vor allem eingeschränkte Nierenfunktion, Plasmozytom und die Wahrscheinlichkeit des Auftretens von Röntgenkontrastmittelnebenwirkungen Kontraindikationen dar.

1.6.3 Röntgenkontrastmittelnebenwirkungen

Nebenwirkungen von jodhaltigen Röntgenkontrastmitteln können vor allem bei intravenöser und intraarterieller Applikation auftreten, eine echte Allergie gegen sie ist bekannt (VOGEL u. DÜRING 1986, VOGEL u. Mitarb. 1986). Durch eine gezielte Anamneseerhebung vor der Applikation des Röntgenkontrastmittels und dementsprechendes ärztliches Handeln können Auftreten und Intensität von Röntgenkontrastmittelnebenwirkungen vermindert oder auch verhindert werden (SCHMIDT u. KROCZEK 1986). Im Hinblick auf die Möglichkeit des Auftretens von Nebenwirkungen, die lebensbedrohlich sein können, ist man verpflichtet, vor Anwendung von wasserlöslichen jodhaltigen Röntgenkontrastmitteln den Patienten hierüber aufzuklären und danach seine Einwilligung zu der vorgesehenen Röntgenkontrastmitteluntersuchung zu erfragen und schriftlich bestätigen zu lassen. Ferner müssen ein sog. Notfallinstrumentarium und Medikamente für einen Notfall verfügbar sein.

2 Deskriptionsbereiche des Thorax

2.1 Gemeinsame Grundlagen der Deskriptionsbereiche des Thorax

Um pathologische Veränderungen und Besonderheiten erkennen, beschreiben und anatomischen Regionen zuordnen zu können, benötigt man für sie sowohl klare Definitionen als auch exakt begrenzte anatomisch-topographische Bezugsbereiche. So kann als Grundlage der Beschreibungen und unter Berücksichtigung der optischen Wahrnehmungsmöglichkeiten der Thorax in sechs Deskriptionsbereiche eingeteilt werden. Während hiervon fünf durch anatomische Gegebenheiten bestimmt sind und auf jeder Röntgenaufnahme des Thorax vorkommen, liegt die Notwendigkeit für einen eigenen, den sechsten Deskriptionsbereich in den immer häufiger anzutreffenden und immer bedeutungsvoller werdenden Fremdmaterialien, die in der überwiegenden Zahl der Fälle dem Körper bewußt und dabei nicht selten für immer eingebracht werden.

Die Begrenzungen der einzelnen Deskriptionsbereiche des Gesunden sind in der Regel glatt konturiert und markieren sich durch gegeneinander sehr gut erkennbare Dichteunterschiede, was bei pathologischen Veränderungen und Besonderheiten, die als Deskriptionsmerkmale bezeichnet werden, seltener der Fall ist.

2.2 Abgrenzungen der Deskriptionsbereiche

Ausgehend von der anatomischen Situation des Gesunden erfolgt die Einteilung des Thorax in jene Deskriptionsbereiche, wobei jeder Deskriptionsbereich eine geschlossene Region darstellt, die meistens ein Organ oder Organsystem beinhaltet. Überschneidungen lassen sich hierbei nicht gänzlich vermeiden. Diese Einteilung berücksichtigt nicht nur – soweit wie überhaupt möglich – den Zusammenhang verschiedener pathologischer Veränderungen, sondern sie ermöglicht insbesondere ein systematisches Vorgehen bei der Beschreibung von pathologischen Veränderungen und Besonderheiten, wodurch gewährleistet wird, daß kein Bereich unbeachtet bleibt. Die Reihenfolge der Deskriptionsbereiche stellt keine Wertung der in ihnen enthaltenen Organe oder möglichen pathologischen Veränderungen dar, vielmehr beruht sie auf dem Prinzip der optischen Wahrnehmung von Veränderungen zuerst in mehr kontrastintensiven Bereichen und dann in solchen mit weniger Kontrast. So ergeben sich bei der Röntgenaufnahme des Thorax vorwiegend im dorsoventralen Strahlengang die in Tabelle 6 aufgeführten Deskriptionsbereiche. Bei der Beschreibung von pathologischen Veränderungen und Besonderheiten auf der Röntgenaufnahme des Thorax im seitlichen Strahlengang geht man in gleicher Weise vor, auch wenn sich geringe Änderungen ergeben können.

---

1. Zwerchfell und Sinus phrenicocostales laterales
2. Lunge, Lungenhilus und Pleura
3. Mediastinum mit Herz und großen Gefäßen
4. Skelettanteile
5. Umgebende Weichteile
6. Fremdmaterialien

Tab. 6 Deskriptionsbereiche der Röntgenaufnahme des Thorax im dorsoventralen Strahlengang.

2.2.1 Zwerchfell und Sinus phrenicocostales laterales

Das regelrechte Zwerchfell, von dem man normalerweise nur die kraniale Kontur sieht, befindet sich auf einer bestimmten Körperhöhe, es hat einen genau definierten Stand. Die Höhe des Zwerchfellstandes wird anhand der Zwerchfellkuppel bestimmt, und zwar dort, wo sie bei Inspiration, bei normalem Verlauf und normaler Kontur am weitesten nach kranial reicht. Nach allgemein gebräuchlicher Methodik gilt der Zwerchfellstand auf der rechten Seite als regelrecht, wenn die Zwerchfellkuppel eine gedachte Gerade annähernd erreicht, die zwischen dem Ende der fünften rechten Rippe und dem sechsten ventralen Interkostalraum verläuft. Die linke Zwerchfellkuppel steht ca. einen halben Interkostalraum weiter kaudal (LENNON u. SIMON 1965, FELSON 1973). Annähernd die gleiche Aussage ergibt sich, wenn man sich am wirbelsäulennahen dorsalen Anteil der 10. rechten Rippe orientiert. So werden die Bereiche zwischen 10. und 11. Rippe auf der rechten sowie 11. und 12. Rippe auf der linken Seite als regelrechte Zwerchfellhöhe angesehen. Sowohl durch ausgeprägte Inspiration als auch Exspiration verändern sich Stand und Verlauf des Zwerchfelles; bei Inspiration derartig, daß es weiter kaudal steht, mehr abgeflacht ist, und der Sinus phrenicocostalis lateralis mehr entfaltet ist, d.h. nach kaudal einen breiteren Winkel beschreibt. Bei Exspiration befindet sich der Zwerchfellstand weiter kranial, ist der Verlauf mehr gerundet und der Sinus phrenicocostalis lateralis weniger entfaltet. Dabei können bei diesen Atemexkursionen die sog. Zwerchfellinsertiones, die Ursprungsbezirke der einzelnen Zwerchfellabschnitte ähnlich zipfeligen Ausziehungen zur Darstellung kommen, wobei diese mit narbigen Zwerchfellveränderungen nicht verwechselt werden dürfen.

Die Region des rechtsseitigen Zwerchfellursprunges an der Wirbelsäule bezeichnet man als rechtsseitigen Herzzwerchfellwinkel. Er stellt einen breitwinkeligen Bereich zwischen medialer Kontur des Zwerchfelles und rechter kaudaler Herzkontur dar. Durch Überlagerung von Gefäßen, die in seinem Bereich verlaufen, ist er meistens wenig scharfrandig begrenzt, wobei in seinem Bereich als größtes Gefäß die Lebervene mitunter erkennbar ist. Als linken Herzzwerchfellwinkel bezeichnet man die Region zwischen linksseitigem Zwerchfell und Herzspitze; für ihn gilt annähernd das gleiche wie für den rechten Herzzwerchfellwinkel, in seinem Bereich kann ein sog. Fettbürzel der Herzspitze als wenig dichte, homogene und nicht selten relativ scharfrandige Verschattung bestehen.

Das Zwerchfell bildet auf der rechten und linken Seite im lateralen Bereich mit der entsprechenden kaudalen Brustwand eine dreieckartige

Region, den Sinus phrenicocostalis lateralis (Angulus phrenicocostalis lateralis), der auch als phrenischer Winkel oder als Rezessus bezeichnet wird (Abb. 6). Dieser Sinus ist normalerweise gut entfaltet, d.h. er verläuft spitzwinkelig weit nach kaudal, hat glatte Konturen, und man erkennt in seinem Bereich die Lungenzeichnung. Sowohl der Sinus phrenicocostalis lateralis als auch das Zwerchfell und das angrenzende Unterfeld können auf der rechten und linken Seite oder nur auf einer Seite eine vorwiegend homogene Trübung aufweisen, die durch natürliche Weichteilüberlagerung der Mammae bedingt ist.

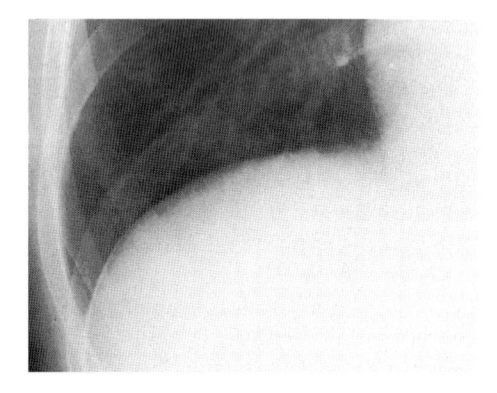

Abb. 6 Ausschnitt einer Röntgenaufnahme des Thorax d.v. eines 31jährigen Mannes. Die regelrechte Zwerchfellhälfte und der regelrecht entfaltete Sinus phrenicocostalis lateralis (Normalbefund).

Auf der Röntgenaufnahme des Thorax im seitlichen Strahlengang kommt die Kontur des rechtsseitigen Zwerchfelles weiter kranial gelegen zur Darstellung als die des linksseitigen, wobei deren Verlauf normalerweise eine große Variationsbreite aufweist. Beide Zwerchfellkonturen sind ähnlich gleichmäßig gerundet und glatt begrenzt; sie verlaufen so, daß die ventralen Anteile sich nicht soweit kaudal befinden wie die dorsalen, wodurch der Zwerchfellverlauf bis zum Ursprung ca. am zweiten Lendenwirbelkörper eine großbogige Gestalt erhält. Vom ventralen Zwerchfell und von der kaudalen ventralen Brustwand werden der

Abgrenzungen 45

eher breitwinkelige rechte und linke Sinus phrenicocostalis ventralis gebildet, die meistens vom Herzschatten und von Weichteilen überlagert sind, so daß die Konturen dieser Sinus unscharf und die Sinus selbst getrübt erscheinen. Die Sinus phrenicocostales dorsales, die vom dorsalen Zwerchfell und der kaudalen dorsalen Brustwand begrenzt werden, verlaufen spitzwinkelig nach kaudal. Der linke Sinus phrenicocostalis dorsalis befindet sich in der Regel etwas weiter kaudal als der rechte – bis um ca. eine Brustwirbelkörperhöhe –; dadurch wird er vom rechten Sinus phrenicocostalis überlagert und erscheint getrübt, während man im Bereich des rechten die Lungenzeichnung erkennt. Die Konturen der Sinus phrenicocostales dorsales sind glatt.

2.2.2 Lunge, Lungenhilus und Pleura

Die Lunge – man spricht von einer rechten und einer linken Lunge –, die den Raum der Thoraxhöhle ausfüllt, erscheint auf der Röntgenaufnahme des Thorax als Fläche, die man als Lungenfeld bezeichnet. Von den verschiedenen Einteilungsmöglichkeiten der Lunge ist es am zweckmäßigsten, das Lungenfeld oder die Lunge jeweils in ein rechtes und linkes Spitzenfeld, Oberfeld – mitunter werden beide als Spitzen-Oberfeld zusammengefaßt –, in ein Mittelfeld und ein Unterfeld zu unterteilen (BOHLIG 1970). Denn die Verwendung anderer Einteilungen setzt, wie z.B. eine anatomische mit Mittellappen, die Kenntnis der zweiten Ebene voraus. Bei den nicht seltenen Abweichungen der Lappengrenzen von der anatomischen Norm, z.T. als Folge früherer Erkrankungen, ist es ohne diese Kenntnis selten möglich, wirkliche anatomische Zuordnungen von pathologischen Veränderungen zu treffen. Nur in wenigen Situationen sollte man eine anatomische Einteilung verwenden, wie u.a. bei einer die Lappengrenzen nicht überschreitenden Pneumonie des rechten kaudalen Oberlappens, wo man von einer kaudalen Oberlappenpneumonie sprechen kann.

Als Spitzenfeld der Lunge bezeichnet man die Lungenfläche, die von den kranialen dorsalen Rippenanteilen, dem Schlüsselbein und der Kontur des kranialen Mittelschattens begrenzt wird (Abb. 7). Das Oberfeld reicht vom Schlüsselbein bis zum ventralen Anteil der zweiten Rippe, wo er am meisten nach kaudal verläuft; und von dort bis zur entsprechenden Stelle der vierten Rippe reicht das Mittelfeld, während das Unterfeld die vom ventralen Anteil der vierten Rippe bis zum Zwerchfell umfassende Fläche darstellt. Dabei werden die Trennungen zwischen Ober- und

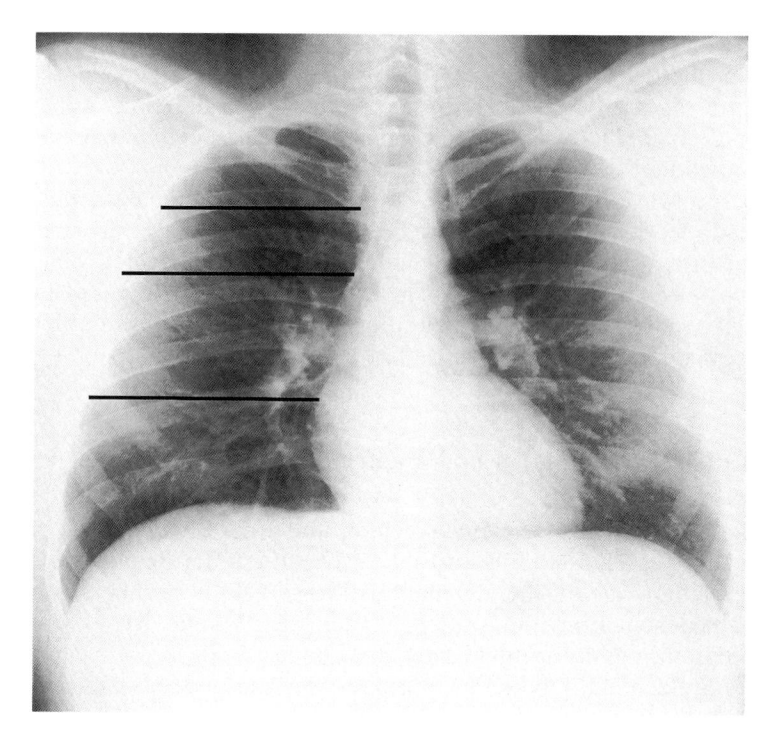

Abb. 7 Röntgenaufnahme des Thorax d.v. eines 25jährigen Mannes. Lungenfeldbegrenzungen: Spitzenfeld, Oberfeld, Mittelfeld und Unterfeld (Normalbefund).

Mittelfeld sowie Mittel- und Unterfeld als horizontal verlaufende Linien gesehen. Bei der Röntgenaufnahme des Thorax im seitlichen Strahlengang kann man vom retrosternalen, retrokardialen und retrotrachealen Lungenfeld sowie vom kardiovaskulären Bereich sprechen.

Die Lunge, die auf der Röntgenaufnahme des Thorax die größte Strahlentransparenz zeigt, ist durch die sog. Lungenzeichnung gekennzeichnet, die auch Lungenstruktur oder Lungengrundstruktur genannt wird. Diese stellt die Summe vorwiegend aus Lungengefäßen und zu einem geringen Teil aus Bronchien sowie weiteren Aufzweigungen der Luftwege dar, wobei das Interstitium der Lunge, das sog. Lungengerüst, auf der Röntgenaufnahme des Thorax des Gesunden nicht dargestellt ist.

Abgrenzungen   47

Die normale Lungenzeichnung (Abb. 8) zeigt eine große Variationsbreite, die durch das Lebensalter des Menschen beeinflußt wird; ihre Beurteilung unterliegt der Subjektivität des Beurteilers, die jedoch mit zunehmender Erfahrung zutreffender wird.

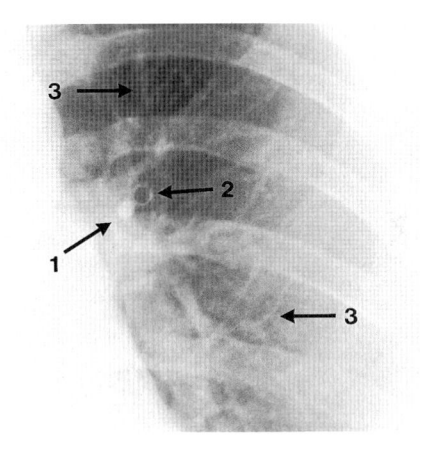

Abb. 8 Ausschnitt einer Röntgenaufnahme des Thorax d.v. einer 21jährigen Frau. Anteile der Lungenzeichnung des linken Mittelfeldes: orthograd dargestellter Pulmonalarterienast (*1*), orthograd dargestellter Bronchus (*2*), Lungenarterien (*3*) (Normalbefund).

Die Lungenzeichnung setzt sich optisch aus Streifenschatten und auch Fleckschatten zusammen. Als obere Normgröße, d.h. als Durchmesser der gefäßbedingten Streifen- und Fleckschatten legte man u.a. in der Internationalen Staublungenklassifikation einen Zentimeter fest (ILO 1980, UICC 1980). Die Streifenschatten ziehen in unregelmäßigem Verlauf und teilweise geringgradig ungleichmäßiger Anordnung vom Lungenhilus bis zu allen Partien der Innenseite der Brustwand, zum Mittelschatten und zum Zwerchfell; dabei verzweigen sie sich und nehmen hierdurch an Durchmesser und Dichte ab. Die Konturen der Streifenschatten können geringgradig wellig sein, sie sind jedoch scharfrandig. An jenen Stellen, wo sich die Streifenschatten, die von Gefäßen gebildet werden, aufzweigen oder kreuzen oder wo Streifenschatten orthograd, d.h. in Richtung hin zum oder weg vom Betrachter der Röntgenaufnahme verlaufen, bilden sie einen runden dichten Fleckschatten, der ebenfalls scharfrandig ist, von dem man mitunter den Abgang des Gefäßes als Streifenschatten erkennen kann. Die Verteilung der Streifen- und Fleckschatten in den einzelnen Lungenfeldern ist annähernd gleichmäßig – vor allem gibt es beim Gesunden keinen Bezirk, wo Streifen- oder Fleckschatten nur vereinzelt oder vermehrt vorkommen –, abgesehen von der hilusnahen Region und insbesondere in Nähe des kaudalen Bereiches des Lungenhilus. In diesen Bereichen finden sich infolge des hier größten Tiefendurchmessers der Lungen vermehrt Streifenschatten. Durch Bronchien bedingte Streifenschatten, die bei orthogradem Verlauf als Ringschatten erscheinen, finden sich vor allem in Hilusnähe.

Der Lungenhilus stellt die Eintritts- bzw. Austrittsstelle von Gefäßen, wie Pulmonalarterie mit ihren Ästen, Pulmonalvenen und Bronchialgefäßen sowie des Hauptbronchus und von Lymphgefäßen in das bzw. aus dem Mediastinum dar. Er befindet sich auf der rechten Seite auf Höhe ca. des 8. bis 9. Brustwirbelkörpers und auf der linken Seite etwas weiter kranial auf Höhe ca. des 7. bis 8. BWK, jeweils direkt paramediastinal. Der Lungenhilus hat eine annähernd halbkreisförmige Gestalt – die gerade Seite des Halbkreises wäre an der Mediastinalkontur zu denken –, die kaudal etwas breiter ist als kranial. Seinen kranialen Bereich bezeichnet man als kranialen und seinen kaudalen als kaudalen Hiluspol. Die Gefäße, und hier vor allem die Pulmonalarterien, und gelegentlich auch die Bronchien, durch die die kennzeichnende Form und Struktur des Lungenhilus bestimmt wird, verlaufen mit peripherwärts abnehmendem Durchmesser zum, bzw. sie kommen vom Lungenfeld, und zwar die Arterien stets entsprechend der Lappen- und Segmentgrenzen, was bei den Venen nicht der Fall ist. Als besonders breite, stets glattrandige Streifenschatten des Lungenhilus treten die Pulmonalarterien hervor, wobei die rechte Pulmonalarterie kaudal des rechten Hauptbronchus und die linke Pulmonalarterie kranial des linken Hauptbronchus gelegen sind; kaudal von beiden liegt jeweils die Vene. Von den Pulmonalarterien verlaufen die Unterlappenarterien vom Zentrum des Lungenhilus bogig nach kaudal, entsprechend der Lage des linken Lungenhilus die linke weiter kranial als die rechte. Dabei kommt dem Durchmesser dieser Arterien eine besondere Bedeutung zu (Abb. 9 u. 10). Als obere Normgröße des Durchmessers der rechten Unterlappenarterie an der Kreuzungsstelle mit dem Zwischenbronchus gelten 1,5 cm (SCHERMULY u. Mitarb. 1969, SIELAFF 1964). Durch die Anordnung der Gefäße, die

Abgrenzungen

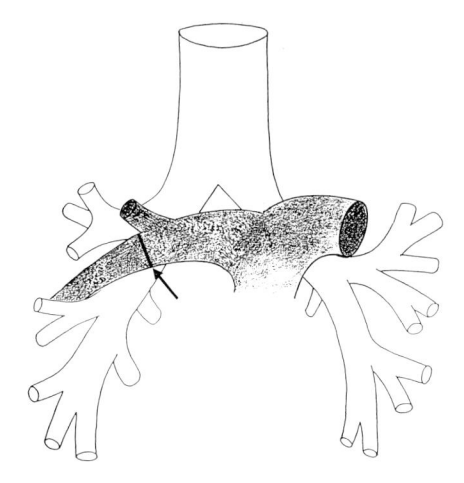

Abb. 9 Breite der rechten Unterlappenarterie: Breitenbestimmung an der Kreuzungsstelle mit dem Zwischenbronchus.

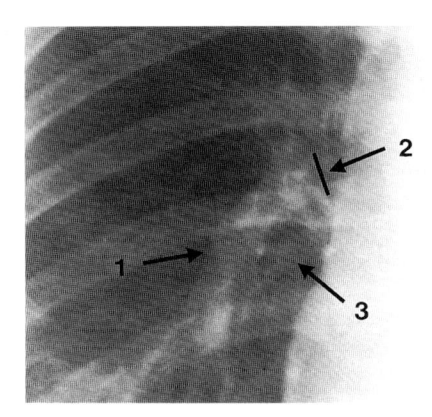

Abb. 10 Ausschnitt einer Röntgenaufnahme des Thorax d. v. einer 26jährigen Frau. Rechter Lungenhilus: Unterlappenarterie (*1*), Zwischenbronchus (*2*), Kreuzungsstelle von 1 und 2 (*3*) zur Breitenbestimmung der Unterlappenarterie (Normalbefund).

sich zudem auch im Lungenhilus verzweigen, kreuzen und überlagern, erhält der Lungenhilus eine mittlere Dichte, die durch jene streifigen Strukturen inhomogen ist und zum lateralen Rand an Intensität abnimmt. Die Begrenzung des Lungenhilus ist unscharf und zeigt gefäßbedingte streifige Ausziehungen, die in jene gefäßbedingten Streifenschatten der Lungenzeichnung übergehen, weswegen man auch mitunter von der Lungen- und Hiluszeichnung spricht. Soweit man bei dieser Begrenzung die Größe des Lungenhilus ermitteln kann, könnte man eine Fläche von ca. 3 cm Höhe und 2 cm Breite annehmen. Die im Zentrum des Lungenhilus gelegenen Lymphknoten, die Nodi lymphatici bronchio-pulmonales und die mehr im lateralen Bereich des Lungenhilus gelegenen Lymphknoten, die man als Hiluslymphknoten bezeichnet, sind beim Gesunden, d.h. sofern sie nicht pathologisch verändert sind, auf der Röntgenaufnahme des Thorax nicht sichtbar.

Mitunter kann man im Bereich des rechten und linken Lungenhilus den rechten und linken Hauptbronchus erkennen, der als glattbegrenzte, vom zentralen Mittelschatten kommende bandförmige Aufhellung nach laterokaudal verläuft, selten auch dessen weitere Aufzweigungen. Die mediale Seite des rechten Lungenhilus ist häufig vom bandförmigen glattbegrenzten Schatten der Vena cava cranialis, im kaudalen Bereich mitunter auch vom rechten Vorhof überlagert, während der linke Lungenhilus an der medialen Seite von der weiter links verlaufenden Aorta descendens und sein kaudaler Pol manchmal vom linken lateralen Herzschatten überdeckt werden, wodurch der linke Lungenhilus kleiner erscheint als der rechte.

Die Pleura des Gesunden kommt in der Regel auf der Röntgenaufnahme des Thorax nicht zur Darstellung, da sie im direkten Strahlengang eine zu geringe Dichte aufweist und im tangentialen Strahlengang zu schmal, d.h. zu dünnwandig ist. Bei Jugendlichen kann sie im Bereich der Thoraxkuppe als sog. Pleuraumschlagsfalte erkennbar sein, nämlich als schmale homogene glattrandige Verdichtungslinie, die der Thoraxkuppe direkt anliegt. Findet sich die anatomische Variante eines Lobus venae azygos, so kann sich hierbei die Pleura des entsprechenden Interlobärspaltes als sehr schmale und wenig dichte Linie markieren (Abb. 11).

Bestehen Veränderungen der Pleura, wie Narben, die auch als Schwielen bezeichnet werden, Verkalkungen oder entzündliche sowie tumoröse Prozesse, so kann sie hierdurch direkt sichtbar werden, wobei die Abgrenzung gegen Skelettanteile einerseits und gegen Anteile der Lungen, des Zwerchfelles oder des Mediastinums andererseits mitunter

Abgrenzungen 51

nicht möglich ist. Die röntgenologische Darstellbarkeit ist hierbei stets von der Dichte der Pleura, d. h. des sie verändernden Prozesses abhängig. Gewissermaßen indirekt erkennbar kann die Pleura werden, wenn sich im Bereich des Pleuraraumes Flüssigkeit oder Luft befindet, und zwar vor allem bei direktem oder tangentialem Strahlengang. Da pathologische Prozesse der Pleura fast stets die Pleura visceralis und die Pleura parietalis betreffen, können diese beiden Anteile röntgenologisch nur selten unterschieden werden.

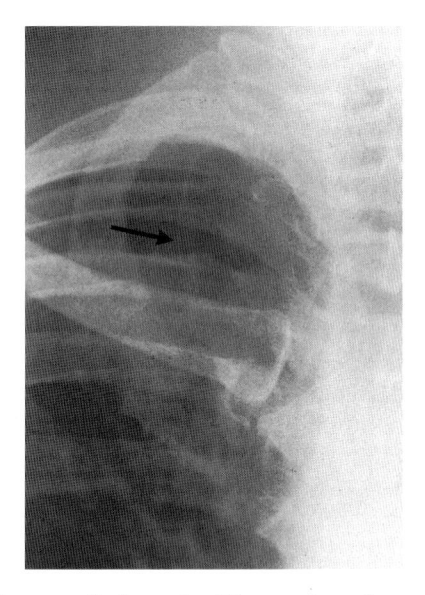

Abb. 11 Ausschnitt einer Röntgenaufnahme des Thorax d. v. eines 43jährigen Mannes. Rechtes mediales Spitzenfeld: orthograd dargestellte Pleura visceralis eines Lobus venae azygos (Normalbefund).

2.2.3 Mediastinum mit Herz und großen Gefäßen

Unter dem Mediastinum wird röntgenologisch der als Schatten wahrnehmbare und somit als Fläche erscheinende Raum verstanden, der sich zwischen der rechtsseitigen und linksseitigen Pleura mediastinalis, der kranialen Thoraxapertur sowie dem mittleren Bereich des Zwerchfelles befindet. Ventral wird das Mediastinum von der Innenseite des Sternums sowie den angrenzenden kaudalen Rippenanteilen und dorsal von der ventralen Brustwirbelsäulenseite begrenzt. Im radiologischen Sprachgebrauch wird das Mediastinum auch als Mittelschatten bezeichnet.

Dadurch, daß die Vielzahl der auch unterschiedlichen Organe des Mediastinums durch vorwiegend lockeres Fettgewebe miteinander verbunden ist, ohne daß sich freier Raum zwischen ihnen findet, entsteht röntgenologisch ein mitteldichter Schatten, der fast homogen ist, abgesehen von diskreten Aufhellungen und geringerer Dichte im kranialen Bereich. Durch diese geringere Dichte wird es möglich, daß man bei regelrechter Aufnahmetechnik die kranialen Brustwirbelkörper bis zum 4. BWK erkennen kann; ähnliches gilt für den linken Bereich des Herzschattens, wo Lungengefäßschatten, die sich auf diesen projizieren, erkennbar sind. Im übrigen dominieren beim Gesunden Dichte und deren Homogenität, so daß einzelne Organe nur teilweise abgegrenzt werden können und die hauptsächlichen Informationen aus Größe, Form und Kontur des Mediastinums erhoben werden.

Die Größe des Mediastinums, d. h. sein transversaler Durchmesser ist für das gesamte Mediastinum als absoluter oder relativer Normwert nicht bestimmbar, da diese Größe u. a. von konstitutionellen und pulmonalen Faktoren abhängig ist, ebenso vom Zwerchfellstand. Besondere Bedeutung kommt der Größe, d. h. der Mediastinalbreite bei raumfordernden Prozessen des Mediastinums zu, und dabei insbesondere bei exakt feststellbaren Breitenveränderungen infolge therapeutischer Maßnahmen während des Krankheitsverlaufes. Hierbei werden als reproduzierbare Meßpunkte die Kreuzungspunkte der lateralen Konturen des Mediastinums im zu messenden Bereich und der entsprechenden kaudalen Kontur der wirbelsäulennahen Rippenanteile gewählt (Abb. 12 u. 13). Diese Mediastinalbreitenbestimmung ist aufgrund der Topographie pathologischer Mediastinalprozesse am häufigsten im kranialen Bereich des Mediastinums erforderlich. Eine andere Größenbestimmung der Mediastinalbreite, nämlich die der mit ihr identischen Herzbreite als transversaler Herzdurchmesser, erfolgt dagegen bei der Beschreibung jeder Röntgenaufnahme des Thorax.

Die Form des Mediastinums ist langgestreckt und annähernd auf der Medianlinie des Körpers verlaufend, so daß rechts und links von ihm

Abgrenzungen 53

zwei ähnlich gleiche Thoraxhälften gebildet werden, wobei es rechts kaudal um einige Zentimeter breiter ist als kranial und links kaudal eine deutliche Verbreiterung nach lateral aufweist, was jeweils durch das Herz bedingt ist. Das Mediastinum zeigt wenige Zentimeter kranial des linken kranialen Hiluspoles eine nach links lateral bogig verlaufende glatt

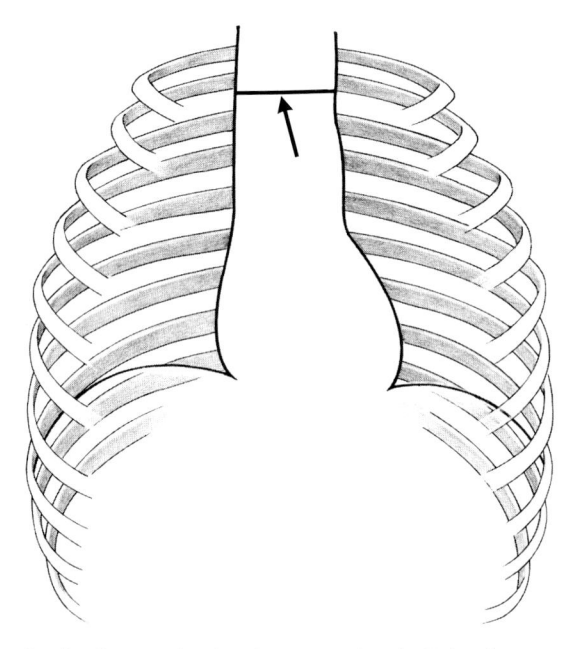

Abb. 12 Mediastinalbreite: Breitenbestimmung durch Orientierung am Unterrand einer rechten Rippe.

begrenzte Vorwölbung, bei der es sich um den Aortenbogen handelt. Die Kontur des Mediastinums ist vorwiegend glatt, abgesehen von jenen Bereichen, wo sie vom rechten und linken Lungenhilus mit deren inhomogenen Dichte und aufgelockerten Kontur überlagert wird. Kranial geht es annähernd konturlos in den Schatten der Halsweichteile und kaudal ebenso in den Abdominalschatten über.

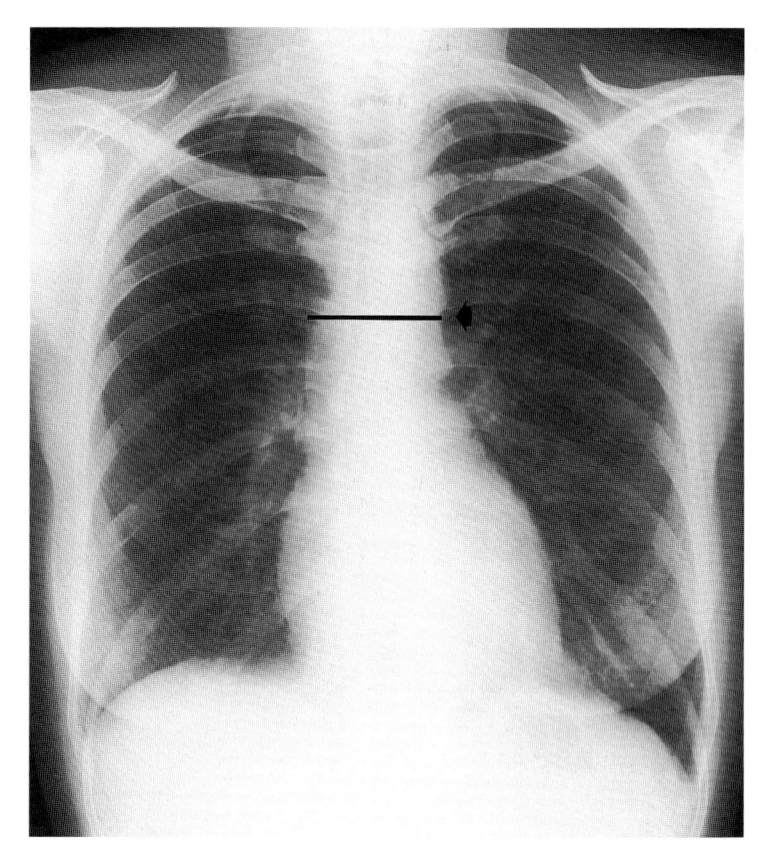

Abb. 13 Röntgenaufnahme des Thorax d.v. einer 50jährigen Frau. Mediastinalbreitenbestimmung: hier Orientierung auf Höhe des Unterrandes der rechten 7. Rippe (Normalbefund).

Die Begrenzung des Mediastinums gegen die Lungen und die Lungenhili wird von verschiedenen Organen gebildet. Im rechten kaudalen Bereich stellt der rechte Vorhof die Begrenzung dar, anschließend nach kranial die Vena cava cranialis. Im Bereich, der zwischen rechtem kranialen Lungenhilus und Vena cava cranialis gelegen ist, kann die Mediastinalbegrenzung normalerweise auch kleinbogig vorgewölbt sein, und zwar durch die V. azygos. Die Konturen dieser Begrenzungen sind in

Abgrenzungen 55

unterschiedlicher Weise annähernd glatt. Kranial des Schlüsselbeines wird die Begrenzung des Mediastinums auf der rechten und der linken Seite durch Weichteile gebildet, die sich im Bereich der kranialen Thoraxapertur befinden, darunter auch – zwar nicht immer bis zum Rand reichend – die Schilddrüse; hierdurch ist die Kontur dieser Abschnitte unscharf, wozu die jeweils nach lateral abnehmende Dichte beiträgt.

Auf der linken Seite wird die Begrenzung im kaudalen und mittleren Bereich durch das Herz gebildet, und zwar durch den linken Ventrikel, wobei dieser eine großbogige Kontur zeigt; nach kranial folgen konturbildend das Herzohr, die A. pulmonalis (häufig als ihr Hauptstamm), die in diesem Bereich auch als Pulmonalissegment bezeichnet wird, die Aorta descendens und der Aortenbogen. Sie alle zeigen eine glatte Kontur, und zwischen ihnen findet sich jeweils unterschiedlich ausgeprägt eine sog. Herzbucht. In gleicher Weise erwähnt man auch die Wölbungen dieser Konturen, indem man von kranial nach kaudal vom 1., 2., 3. und 4. Herzbogen spricht (Aorta descendens, linke Pulmonalarterie, linkes Herzohr und linker Ventrikel) (Abb. 14 u. 15). Als sog. Herztaille wird der Bereich zwischen Aortenbogen und linkem Ventrikel bezeichnet. Dieser Herztaille, die auch beim gesunden Erwachsenen unterschiedlich ausgeprägt sein kann, kommt vor allem im Hinblick auf Herzklappenfehler sehr große Bedeutung zu.

Abweichend von der anatomischen Einteilung wird auf der Röntgenaufnahme des Thorax im dorsoventralen Strahlengang das Mediastinum im allgemeinen in ein kaudales und ein kraniales Mediastinum eingeteilt, wobei die Grenzen hierfür nicht exakt definiert sind. Sehr häufig wird der Teil, der kaudal des rechten kranialen Hiluspoles gelegen ist, als kaudales Mediastinum bezeichnet und der andere Teil als kraniales. Mitunter wird auch eine Dreiteilung in kaudales, mittleres und kraniales Mediastinum vorgenommen.

Auf der Röntgenaufnahme des Thorax im seitlichen Strahlengang teilt man das Mediastinum in ein retrosternales, ein antekardiales, ein kardiovaskuläres sowie in ein retrokardiales Mediastinum bzw. einen entsprechend bezeichneten Raum ein. Dabei hat das retrokardiale Mediastinum, das auch Retrokardialraum oder Holzknechtsches Feld genannt wird, im Hinblick auf die dorsale Herzkontur einen besonderen Stellenwert. Bei der Beschreibung von Veränderungen des Mediastinums auf der Röntgenaufnahme des Thorax im seitlichen Strahlengang ist – im Gegensatz zu derjenigen im dorsoventralen Strahlengang – stets zu berücksichtigen, daß sich hierbei auf das Mediastinum diesem nicht angehörende Thoraxanteile projizieren, nämlich die rechte und die linke Lunge sowie Rippen.

Im kaudalen Bereich des Mediastinums ist das Herz gelegen, das von allen Mediastinalorganen eine bevorzugte Stellung einnimmt. Diese

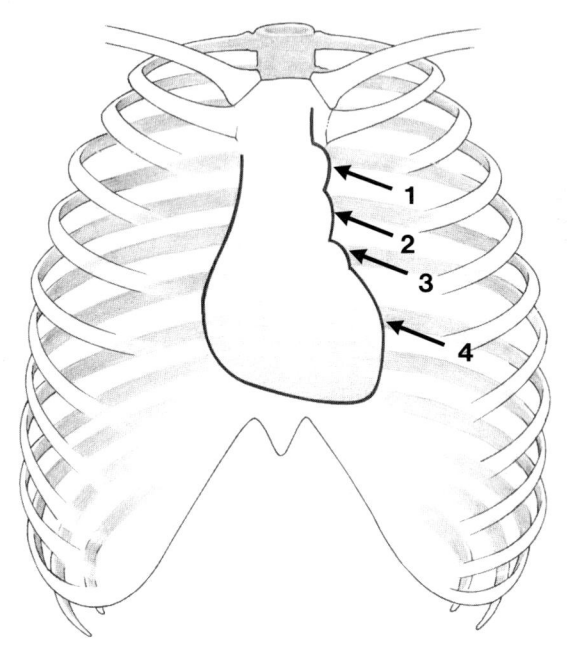

Abb. 14 Die Herzbögen: Aorta descendens (*1*), linke Pulmonalarterie (*2*), linkes Herzohr (*3*), linker Ventrikel (*4*).

Stellung ist nicht nur darin begründet, daß es sich beim Herz um ein zentrales Organ handelt, sondern auch darin, daß die Röntgenaufnahme des Thorax im dorsoventralen Strahlengang eine Vielzahl von Informationen über das Herz und die großen Gefäße enthält. So betonen REINDELL u. WINK, daß durch eine Formanalyse des Herz- und Gefäßschattens die röntgenologische Diagnostik von Herzerkrankungen

Abgrenzungen 57

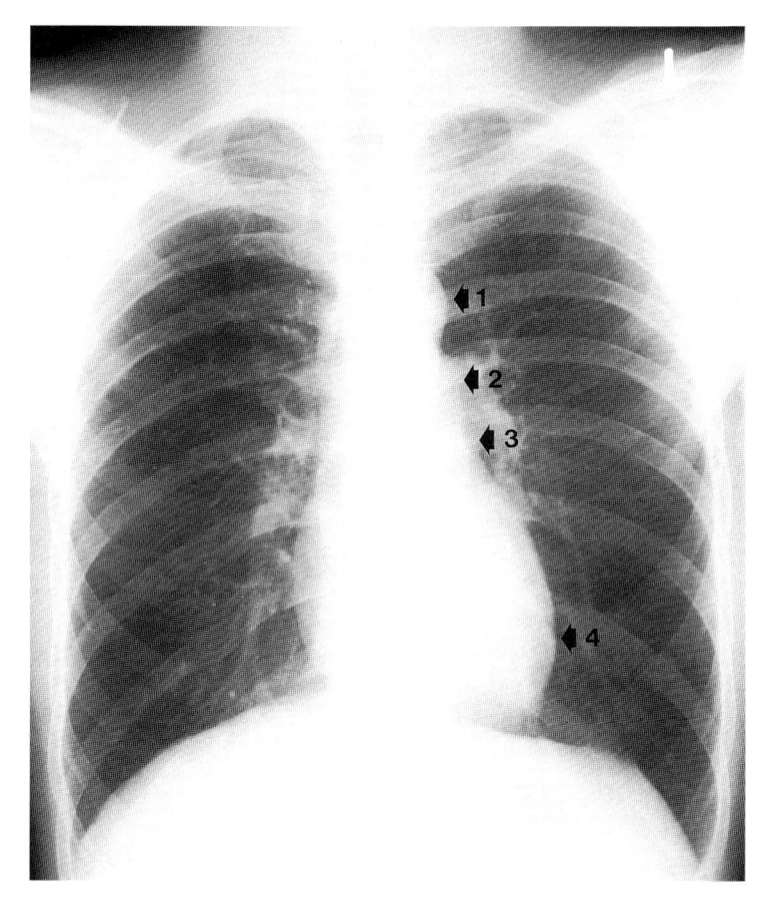

Abb. 15 Röntgenaufnahme des Thorax d.v. eines 25jährigen Mannes. Die Herzbögen: Aorta descendens (*1*), linke Pulmonalarterie (*2*), linkes Herzohr (*3*), linker Ventrikel (*4*) (Normalbefund).

bis zu einem hohen Grad ermöglicht wird (REINDELL u. WINK 1976). Die Gepflogenheit der sprachlichen und deskriptiven Einheit als Herz und große Gefäße findet ihre Berechtigung vor allem im pathologisch-anatomischen Zusammenhang dieser unmittelbar benachbarten Abschnitte. Dabei versteht man unter großen Gefäßen die Arterien und

Venen, die sich den Herzklappen unmittelbar anschließen bzw. unter Berücksichtigung der Richtung des Blutstromes diesen vorgelagert sind. Zu ihnen zählen ferner die aus dem Truncus pulmonalis kommende rechte und linke Pulmonalarterie. In welcher Länge diese Gefäße zu den großen Gefäßen gezählt werden, ist nicht exakt definiert; im allgemeinen werden auch noch ihre ersten Aufzweigungen bzw. letzten Zusammenschlüsse, die man auf der Röntgenaufnahme des Thorax im dorsoventralen Strahlengang erkennen kann, hinzugezählt, ebenso die Aorta ascendens, der Aortenbogen und die Aorta descendens im thorakalen Bereich. Auch die Vena cava cranialis zählt zu den großen Gefäßen.

Das Herz erscheint auf der Röntgenaufnahme des Thorax im dorsoventralen Strahlengang als mitteldichter Schatten, der im rechten Bereich durch die Überlagerung der Brustwirbelsäule dichter und homogener zur Darstellung kommt als jener Teil, der links des Brustwirbelsäulenrandes gelegen ist und in dessen geringerer Dichte man Lungengefäßschatten erkennen kann. Wegen dieser mittleren und für sich selbst gesehen homogenen Dichte kann man auch nicht die Grenze zwischen den beiden Ventrikeln erkennen. Dadurch ist es nicht möglich, vor allem die Ausdehnung des rechten Ventrikels nach links stets exakt zu ermitteln. Diese Grenze, das Septum interventriculare, ist in ihrem ventralen Bereich als annähernd senkrechte Linie zu denken, die links seitlich nahe des Brustwirbelsäulenrandes verläuft. Nach kaudal geht der Schatten des Herzens fast ohne Dichtedifferenz in den Abdominalschatten über, nach kranial ähnlich in den Schatten der großen Gefäße.

Die Spitze des Herzens liegt – wie auch teilweise der rechtslaterale Rand des rechten Ventrikels – dem Zwerchfell auf, und zwar dem medialen und ventralen Teil der linken Zwerchfellhälfte. Mitunter ist die Herzspitze durch das linksseitige Zwerchfell überlagert; man kann sie bei der Durchleuchtung meistens erkennen, nicht zuletzt an ihren Pulsationen. Die übrigen randbildenden Abschnitte des Herzens – rechts: rechter Vorhof; links: linker Ventrikel, Herzohr – sind mit den Mediastinalkonturen der entsprechenden Region identisch. Die Herzbasis, auch als Klappen- oder Ventilebene bezeichnet, kann nicht anhand von Dichteunterschieden als kraniale Herzbegrenzung erkannt werden.

Da einerseits viele Herzerkrankungen mit einer Volumenzunahme einzelner oder mehrerer Herzhöhlen – der Vorhöfe und Ventrikel – einhergehen und andererseits vor allem die Volumenzunahme, d.h. die Vergrößerung der Herzhöhlen zu einer Vergrößerung einzelner Herz-

Abgrenzungen

durchmesser führt, erhält die Größenbestimmung des Herzens einen sehr hohen Stellenwert. Außer dieser Volumenzunahme können auch Hypertrophie und Dilatation des Myokards sowie Perikardprozesse und Anomalien zur Vergrößerung des Herzens, d. h. des röntgenologischen Herzschattens, der auch als Herzsilhouette bezeichnet wird, führen. Von der Vielzahl der möglichen Methoden zur Größenbestimmung des Herzens, das beim liegenden Patienten größer erscheint als beim stehenden, erfolgt bevorzugt die Bestimmung des transversalen Herzdurchmessers des stehenden Patienten. Bei diesem Verfahren werden die Punkte des rechten und linken Herzrandes gewählt, wo der Herzrand am weitesten nach lateral auslädt. Von diesen Punkten zieht man jeweils eine horizontal verlaufende Gerade bis zur Mittellinie des Körpers. Die beiden Strecken werden gemessen und ihre Werte in Zentimeter addiert, so daß man den röntgenologischen Transversaldurchmesser des Herzens erhält. Dieses Verfahren, als Bestimmung des transversalen Herzdurchmessers bezeichnet, ist einfach in der Handhabung und gestattet eine gute Aussage bei klinischen Fragestellungen. Für ausgewählte kardiologische Größen- und Volumenbestimmungen kommen spezielle Verfahren zur Anwendung.

Als Bestimmung des einfachen Transversaldurchmessers des Herzens könnte man ein vereinfachtes Verfahren bezeichnen; hierbei wird der Abstand zwischen dem Punkt des rechten Herzrandes, wo das Herz am weitesten nach lateral auslädt, und dem Punkt gemessen, der diesem auf dem linken Herzrand gegenüberliegt, wobei die gedachte Abstandsgerade horizontal verläuft. Da dieses Verfahren aus nur einer Messung besteht und zudem keine wesentlichen Fehlermöglichkeiten in sich birgt, wird es in der allgemeinen Röntgendiagnostik am häufigsten angewandt.

Die auf diese Weise ermittelte Herzgröße wird in der Regel nicht nur als absolute Größe gewertet, sondern auf dem Boden klinischer Fragestellungen im Hinblick auf eine Herzvergrößerung in die Beurteilung des Herzens und der weiteren Thoraxorgane einbezogen. Dabei bringt man diese Herzgröße in Relation zum transversalen Thoraxdurchmesser, womit Alter und Konstitution berücksichtigt werden. Hierzu wird der Abstand von der Innenseite der rechten Thoraxwand zu jener der linken gemessen, und zwar anhand einer gedachten horizontal verlaufenden Geraden, nämlich dort, wo die rechte Zwerchfellkuppel bei normaler Zwerchfellsituation am weitesten nach kranial reicht (Abb. 16 u. 17). Bei Größenbestimmungen dieser Art gilt das Herz als normal groß, wenn sein einfacher Transversaldurchmesser nicht größer ist als die Hälfte des transversalen Thoraxdurchmessers; ist sein Transversaldurchmesser größer, so spricht man von einem vergrößerten oder verbreiterten Herz. Im Gegensatz hierzu wird das Herz, wenn es diese Relation unterschreitet, nicht als verkleinert bezeichnet. Bei Verlaufsmessungen der Herzgröße gilt als Größenänderung erst ein Wert von mehr als 1 cm, da physiologischerweise zwischen Systole und Diastole Schwankungen von einem Zentimeter bestehen können.

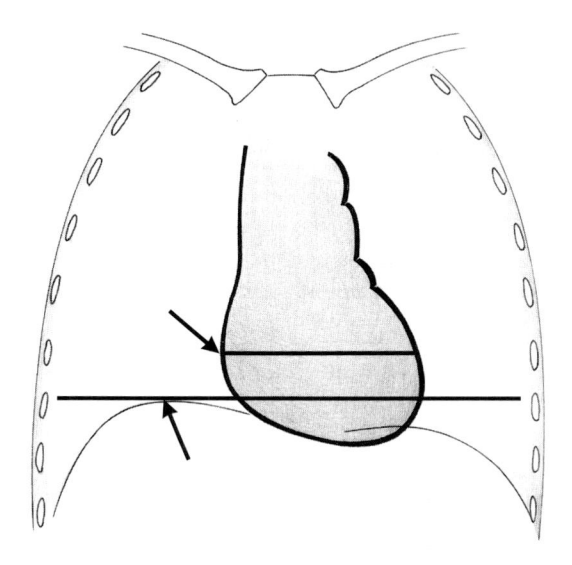

Abb. 16 Herzgröße: Bestimmung des einfachen Transversaldurchmessers des Herzens in Relation zum Innendurchmesser des Thorax.

Die Form des Herzens, die einerseits durch das Organ selbst und andererseits durch seine Lage und Größe sowie durch die Gestalt der Herzränder bestimmt wird, ändert sich während der Systole und Diastole; trotzdem hat das gesunde und normal große Herz röntgenologisch eine kennzeichnende, eine regelrechte Form. Abweichungen von dieser regelrechten Form treten vor allem bei bestimmten Herzfehlern – diese zum Teil kennzeichnend – und bei verschiedenen Erkrankungen des Herzens auf.

Abgrenzungen

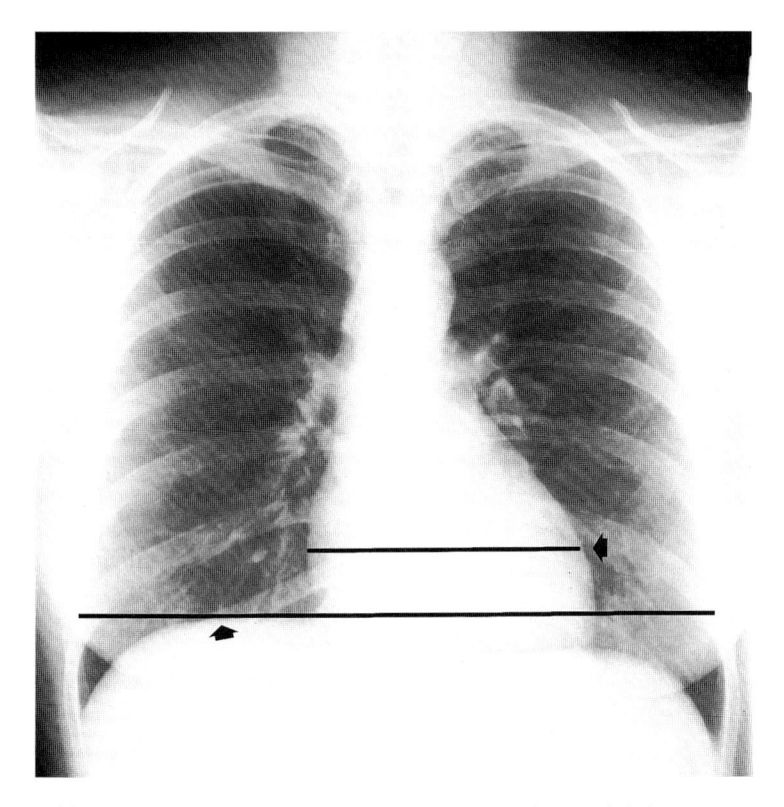

Abb. 17 Röntgenaufnahme des Thorax d.v. einer 36jährigen Frau. Herzgrößenbestimmung: einfacher Transversaldurchmesser des Herzens in Relation zum Innendurchmesser des Thorax (Normalbefund).

Nach kranial geht der Herzschatten konturlos in den Schatten der großen Gefäße über, von denen man nur die Aorta erkennen kann. Dabei zeichnet sich mitunter die Aorta ascendens rechts lateral durch ihre glatte Kontur ab, ohne daß sie für das Mediastinum randbildend wird. Dagegen hebt sich der Aortenbogen vorwiegend mit seinem linken Teil durch die glatt konturierte bogige dichte und homogene Verschattung dieses Gefäßes, das insgesamt auch als Gefäßband bezeichnet wird, deutlich ab. Da die Aorta im Thoraxbereich infolge von Herz- und

Aortenerkrankungen u. a. auch – und dies nicht selten – verlängert, elongiert sein kann, wählt man für die Bestimmung ihrer Länge den kaudalen Bereich der Pars sternalis des linken Schlüsselbeines als Orientierungspunkt. Man spricht dann von einer Aortenelongation, wenn die kraniale Kontur des Aortenbogens diesen Bereich überragt.

Das Mediastinum erscheint in dem Bereich, der kranial des Herzens und der großen Gefäße gelegen ist, als mitteldichter und zum Teil inhomogener Schatten. Dieser Bereich wird teilweise von der kranialen Brustwirbelsäule, vom Manubrium sterni und der Pars sternalis des rechten und linken Schlüsselbeines überlagert. Von den Organen des Mediastinums kann man in diesem Bereich sehr häufig die Trachea als bandförmige Aufhellung erkennen, wobei Abweichungen von ihrem regelrechten Verlauf sowie ihres Durchmessers vor allem auf Veränderungen der Schilddrüse, die auf der Röntgenaufnahme des Thorax im dorsoventralen Strahlengang nicht direkt erkennbar ist, schließen lassen. Jedoch zeigt dieser Verlauf im kaudalen Bereich nicht selten eine physiologische Abweichung nach rechts, die durch den der Trachea anliegenden rechten Teil des Aortenbogens bedingt ist. Mitunter kann man auch die Bifurcatio tracheae, auch Karina genannt, sowie die beiden Hauptbronchien in diesem Bereich erkennen. Dabei kommt dem Winkel, der von den beiden Hauptbronchien in diesem Bereich gebildet wird, eine besondere Bedeutung zu. Er kann vor allem durch den linken Vorhof vergrößert sein, was als Hinweis auf ein Mitralklappenvitium gewertet werden muß. Als oberer Grenzbereich dieses Winkels gelten 55 bis 65°, einen unteren Grenzbereich gibt es nicht (Abb. 18 u. 19).

Auf der Röntgenaufnahme des Thorax im seitlichen Strahlengang herrscht von den Mediastinalanteilen das Herz, d. h. der Herzschatten vor. Er ist dicht und durch Überlagerung von Lungengefäßen inhomogen. Er ist ventral gelegen, reicht mit dem ventralen kaudalen Rand in der Regel bis an die ventrale Brustwand und wird kaudal von den Zwerchfellkuppeln gänzlich überdeckt. Sein dorsaler Rand, der im kaudalen Bereich relativ glatt ist, hebt sich gegen die lufthaltige Lungenstruktur und die nach kaudal verlaufenden Lungengefäße gut ab, wobei der kraniale Teil des dorsalen Herzschattenrandes durch Überlagerung dieser Gefäße unscharf erscheint und gegen die angrenzende Lungenhilusregion häufig nicht abzugrenzen ist. Die kraniale Begrenzung des Herzschattens ist unscharf und verläuft schräg nach ventrokaudal. Diese Herzkonturen werden ventral und ventrokaudal vom rechten Ventrikel sowie ventrokranial vom Hauptstamm der Pulmonalarterie und der Aorta ascendens gebildet, im dorsokaudalen Bereich vom linken

Abgrenzungen 63

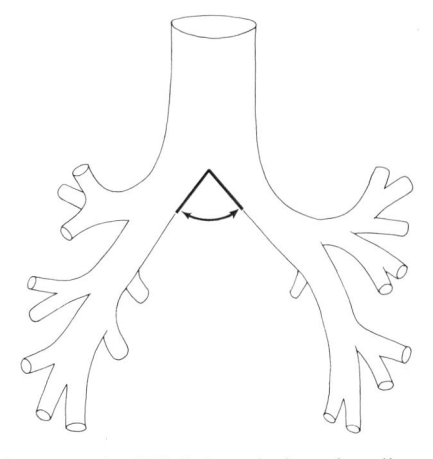

Abb. 18 Karinawinkel: Bestimmung des Winkels zwischen dem linken und dem rechten Hauptbronchus im kaudalen Bereich der Bifurcatio tracheae.

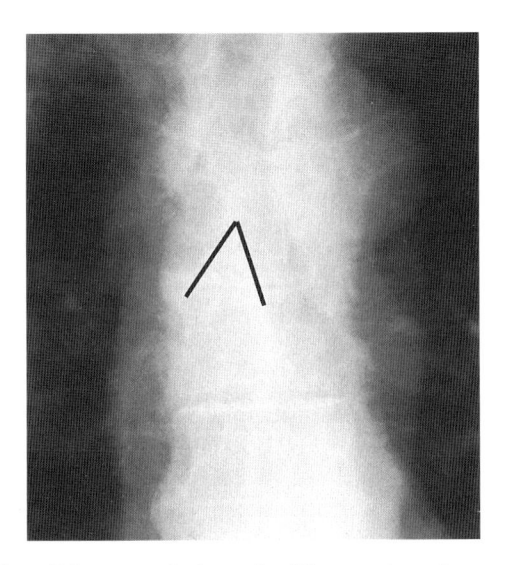

Abb. 19 Ausschnitt einer Röntgenaufnahme des Thorax d.v. einer 54jährigen Frau. Bereich des mittleren Mediastinums: Bestimmung des Karinawinkels (Normalbefund).

Ventrikel, im dorsalen Bereich von der Vena cava caudalis, dem linken Ventrikel, dem linken Vorhof sowie von den Pulmonalgefäßen. Dabei sind die Herzhöhlen nicht und die Gefäße nur andeutungsweise voneinander zu unterscheiden.

Fast in der Mitte des Mediastinums sind auf der Röntgenaufnahme des Thorax im seitlichen Strahlengang die sich – geringgradig gegeneinander verschoben – übereinander projizierenden Lungenhili gelegen, wodurch sie sehr dicht erscheinen; trotzdem kann man ihre zu den jetzt lateralen Thoraxbereichen verlaufenden Lungengefäße erkennen. Geringfügig dorsal der Mittellinie zieht als bandförmige Aufhellung die Trachea von kranial zu den Lungenhili, in deren Mitte man die Hauptbronchien, die annähernd kaudal verlaufen, erkennen kann.

Vom kranioventralen Bereich des Herzschattens verläuft als fast konturlose sehr wenig dichte bandförmige Verschattung die Aorta ascendens nach kranial, wo sie in den Aortenbogen, der nach dorsal verläuft, übergeht; dabei kreuzt sie die Trachea. Als dichtere und glatt begrenzte Verschattung verläuft sodann die Aorta descendens ventral der Brustwirbelsäule nach kaudal. Der Bereich zwischen ventrokranialer Kontur des Herzschattens und der ventralen Thoraxwand, der Antekardialraum, erscheint häufig wenig dicht und inhomogen. Hier befinden sich Lungenanteile und auch lockeres Fettgewebe. Kranial hiervon, im Retrosternalraum, findet sich ebenso wie dorsokaudal Lungenzeichnung, die bei dem kranialen und dorsokranialen Bereich durch Überlagerung von extrathorakalen Weichteilen etwas dichter erscheint. Bei jugendlichen Patienten kann eine wenig dichte und homogene sowie relativ schmale Verschattung unmittelbar retrosternal bestehen, bei der es sich um die Thymusdrüse handelt.

2.2.4 Skelettanteile

Auf der Röntgenaufnahme des Thorax im dorsoventralen Strahlengang kommen annähernd alle Skelettanteile des Thorax zur Darstellung, auch wenn sie zum Teil überlagert werden. Hierzu zählen die Brustwirbelkörper und mitunter benachbarte Hals- sowie Lendenwirbelkörper, ferner die Rippen, das Brustbein und das rechte und linke Schlüsselbein. Außerdem werden zu diesen Skelettanteilen die Schulterblätter und der noch dargestellte Anteil des rechten und linken Humerus gerechnet. Anders als bei den Lungen oder dem Mediastinum sind die Skelettanteile so angeordnet, daß beidseits der Mittellinie des Körpers zwei sich

Abgrenzungen

gänzlich gleichende Hälften des Skeletts gebildet werden. Durch die Skelettanteile des Brustkorbes wird die auf dieser Röntgenaufnahme erkennbare Form des Thorax gebildet. Dabei kann auch beim Gesunden von Geburt an sowohl eine regelrechte Thoraxform bestehen als auch eine Thoraxform, die zwar keine Abnormität darstellt, aber bei bestimmten Funktionsstörungen oder auch sich später entwickelnden Erkrankungen besonders häufig vorkommt, wie z.B. die sog. Glockenform des Thorax beim Asthmatiker. Ebenso können auf dieser Röntgenaufnahme Varianten der Stellung der Brustwirbelsäule erkannt werden, wie eine geringe Skoliose, denen kein Krankheitswert zukommt.

Entsprechend ihrem größeren Durchmesser erscheinen die Wirbelkörper von allen dargestellten Skelettanteilen am dichtesten, selbst wenn man berücksichtigt, daß sie in unterschiedlicher Weise von Mediastinalanteilen überlagert werden, was insbesondere für die normale Stellung der Brustwirbelsäule als einer Geraden zutrifft. Ihre Konturen sind schmal und erscheinen durch die Kortikalis dichter; die Dichte ist homogen. Weniger dicht erscheinen dagegen die Rippen, deren Struktur man erkennen kann. Diese Struktur geht in einen nur geringgradig dichteren und sehr schmalen Rand, in die Kortikalis über. Die Dichte der Rippen nimmt vom dorsalen zum ventralen Teil so deutlich ab, daß mitunter die ventralen Rippenanteile – insbesondere die der zweiten und dritten Rippe – nicht mehr zur Darstellung kommen, so daß man lediglich die erste Rippe und zum Teil die kaudalen Rippen bis zu ihrem Ansatz verfolgen kann. Vorwiegend bei älteren Patienten finden sich im Übergangsbereich der Rippen zu den Rippenknorpeln meistens inhomogene Verdichtungen der Konturen, vor allem der kaudalen, die im Rahmen eines allgemeinen Alterungsprozesses durch Verkalkung dieser Knorpel entstanden sind (Abb. 20). Manchmal können diese verkalkten Rippenknorpel als bogige Verdichtungslinien imponieren, die sich im Mediastinalschatten verlieren. Auch kann die Grenzlinie zwischen Rippe und Rippenknorpel, die zum Rippenkörper quer verläuft, so sehr verkalkt sein, daß dieses Rippenende bei sonst äußerst geringer Dichte der Rippe als sehr dichte und schmale, häufig unregelmäßig verlaufende Querlinie erscheint. Diese Verkalkungen, als Rippenknorpelverkalkungen bezeichnet, können sich sowohl auf das Lungenfeld als auch auf den kranialen Abdominalbereich projizieren, wobei sie nur in einem geringgradig dichten Abdominalschatten erkennbar sind. Ähnliche Knorpelverkalkungen können zwischen dem Ansatz der zweiten Rippe und dem Sternum bestehen, nicht selten von inhomogener Dichte und bizarrem Aussehen.

Im Unterschied zu anderen Skelettanteilen sind die Rippen in einem hohen Maß transparent, so daß die Lungenzeichnung durch sie hindurch zu erkennen ist und man außerdem z.B. die Konturen sich kreuzender Rippen an den Kreuzungsstellen sehen kann. Bei den dorsalen Rippenanteilen findet sich mitunter eine Doppelkontur des kaudalen Randes, die vom Sulcus costae gebildet wird, der inmitten dieser Doppelkontur verläuft.

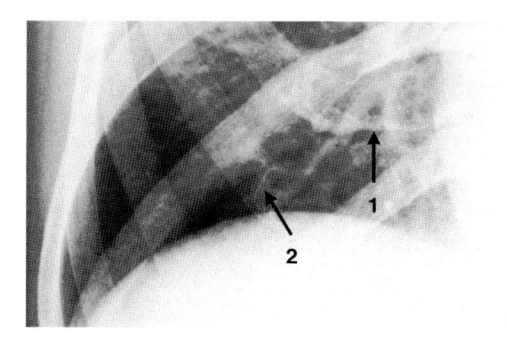

Abb. 20 Ausschnitt einer Röntgenaufnahme des Thorax d.v. eines 40jährigen Mannes. Rechtes Unterfeld: dorsale und ventrale Rippenanteile, die sich kreuzen; verkalkter Unterrand des knorpeligen Endes der rechten 5. Rippe (*1*); verkalkter Grenzbereich zwischen knöchernem und knorpeligem Anteil der rechten 6. Rippe (*2*) (Normalbefund).

Den Rippen kommt insofern eine besondere Bedeutung zu, als sie zur objektiven und reproduzierbaren Lokalisationsbeschreibung herangezogen werden. Dabei zählt man sie in üblicher Weise, wobei als Orientierung der Bereich des Collum costae dient, den man von kranial nach kaudal aufsucht (Abb. 21). So kann exakt bestimmt werden, welche Rippe z.B. eine Fraktur aufweist oder auf die Höhe welchen Brustwirbelkörpers sich Fremdmaterial projiziert.

Vom Sternum sind wegen der Überlagerung von Mediastinum und Brustwirbelsäule in der Regel nur die lateralen Anteile des Manubriums und Corpus zu erkennen, manchmal kann man auch die kraniale Kontur

Abgrenzungen 67

sehen, wobei das Sternum insgesamt eine sehr geringe und homogene, fast transparente Dichte aufweist. Die lateralen Konturen werden gelegentlich an ihren Incisurae costales erkennbar.

Die Schlüsselbeine sind von ähnlichem anatomischen Aufbau wie die Rippen und ergeben dementsprechend ein diesen ähnliches röntgenolo-

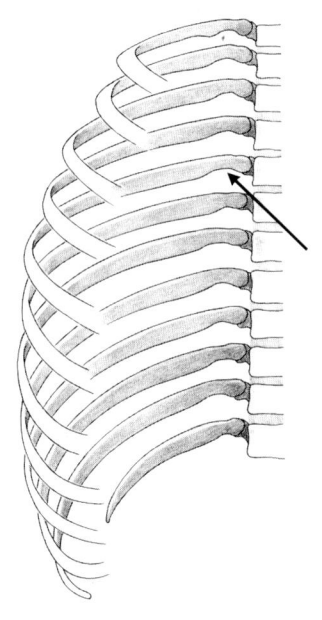

Abb. 21 Rippenzählung: Orientierung am Unterrand des Collum costae.

gisches Erscheinungsbild, jedoch erscheinen sie etwas dichter, ebenso ihre Konturen, auch sind sie nicht so transparent wie die Rippen.

Die Schulterblätter kommen als wenig dichte homogene Schatten mit dichteren Konturen zur Darstellung, wobei im kranialen Bereich die Spinae scapulae als glattrandige Verdichtungslinie vorherrschen, außerdem jeweils mit dichterer Kortikalis der Processus coracoideus und das Akromion.

Je nach Einblendung bzw. Format des Röntgenfilmes werden auf der Röntgenaufnahme des Thorax im dorsoventralen Strahlengang die proximalen Humerusanteile dargestellt. Diese Skelettanteile erscheinen dicht und annähernd homogen, noch dichter erscheint ihre Kortikalis, insbesondere die des Humerusschaftes.

Abhängig von der Patientenposition – und sofern bei dieser Aufnahmetechnik beurteilbar – wird beim Gesunden durch den Humeruskopf, die Fossa articularis scapulae, das Akromion, durch den Processus coracoideus scapulae sowie die Pars acromialis claviculae der gleichmäßig breite Gelenkspalt des Schultergelenkes erkennbar.

Auf der Röntgenaufnahme des Thorax im seitlichen Strahlengang kann erkennbar sein, daß die Form des knöchernen Thorax als anatomische Variante von der Norm abweicht. Dies ist z.B. bei der sog. Trichter- und Hühnerbrust der Fall, bei der sich eine Dorsalflexion des Sternums und somit eine Verkürzung des Sternovertebralabstandes finden oder eine Ventralflexion des Sternums und somit eine Verlängerung dieses Abstandes. Da sich derartige Veränderungen u.a. auf das röntgenologische Erscheinungsbild des Herzens auswirken können, wie beispielsweise die Verbreiterung des Herzschattens bei ausgeprägter Trichterbrust, wird bei Bestehen solcher anatomischer Varianten der Sternovertebralabstand bestimmt (Abb. 22 u. 23). Diesen Abstand ermittelt man, indem man als Horizontale die Strecke mißt, die von der dorsalen Kontur des Corpus sterni zur ventralen Kontur des gegenüberliegenden Brustwirbelkörpers führt (EDLING 1953). BACKER u. Mitarb. ermittelten als unteres Normmaß hierfür 10 cm beim Mann und 9 cm bei der Frau, d.h., daß ein Abstand von weniger als 10 bzw. 9 cm als verkürzt angesehen wird (BACKER u. Mitarb. 1961). Einer Verlängerung dieses Abstandes kommt keine besondere Bedeutung zu, weswegen man hierfür auch kein Normmaß angibt. Ebenso können in diesem Strahlengang anatomische Varianten der Brustwirbelsäule, wie Streckstellung, Hyperkyphosierung und Lordose, oder der Brustwirbelkörper, wie angeborene Blockwirbelbildungen erkennbar sein. Auf dieser Röntgenaufnahme sind von den Skelettanteilen die Wirbelkörper, vor allem die der Brustwirbelsäule, am deutlichsten zu erkennen. Durch ihre Position zueinander und durch ihre Form bestimmen die Brustwirbelkörper – unter Mitbeteiligung der Zwischenwirbelscheiben – die Stellung, d.h. die Haltung der Brustwirbelsäule, die normalerweise geringgradig gleichmäßig nach ventral geneigt ist. Die Form des einzelnen Brustwirbelkörpers ist auf der Röntgenaufnahme des Thorax im seitlichen Strahlengang besser zu erkennen als auf jener im dorsoventralen Strahlengang.

Abgrenzungen 69

Auf der Röntgenaufnahme des Thorax im seitlichen Strahlengang erscheinen die Rippen, die annähernd parallel von dorsal nach ventrokaudal verlaufen, von sehr geringer Dichte, die zum Rippenende deutlich abnimmt, so daß nicht alle Rippen bis zu ihrem Ende zu verfolgen sind.

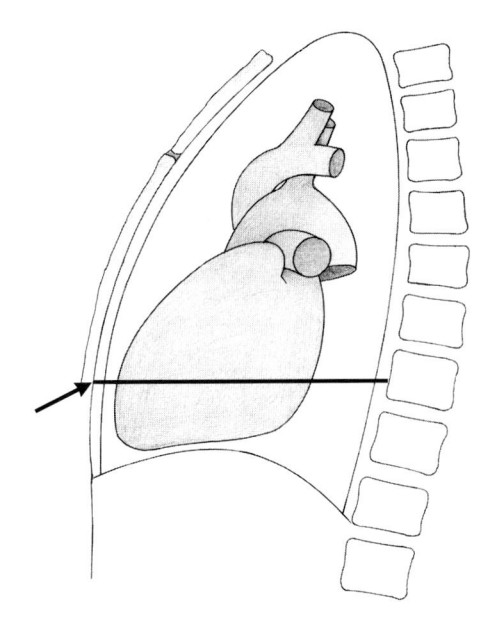

Abb. 22 Sternovertebralabstand: Bestimmung der Strecke zwischen dorsaler Kontur des Corpus sterni und ventraler Kontur des gegenüberliegenden Brustwirbelkörpers.

Als schmaler, wenig dichter Streifenschatten mit geringgradig dichteren Konturen wird das Sternum, von dem Manubrium und Corpus am besten zu erkennen sind, dargestellt, wobei der zwischen ihnen liegende Gelenkspalt durch diese Sternalanteile markiert wird. Der Processus xiphoideus kommt wegen seiner äußerst geringen Dichte fast nie zur Darstellung.

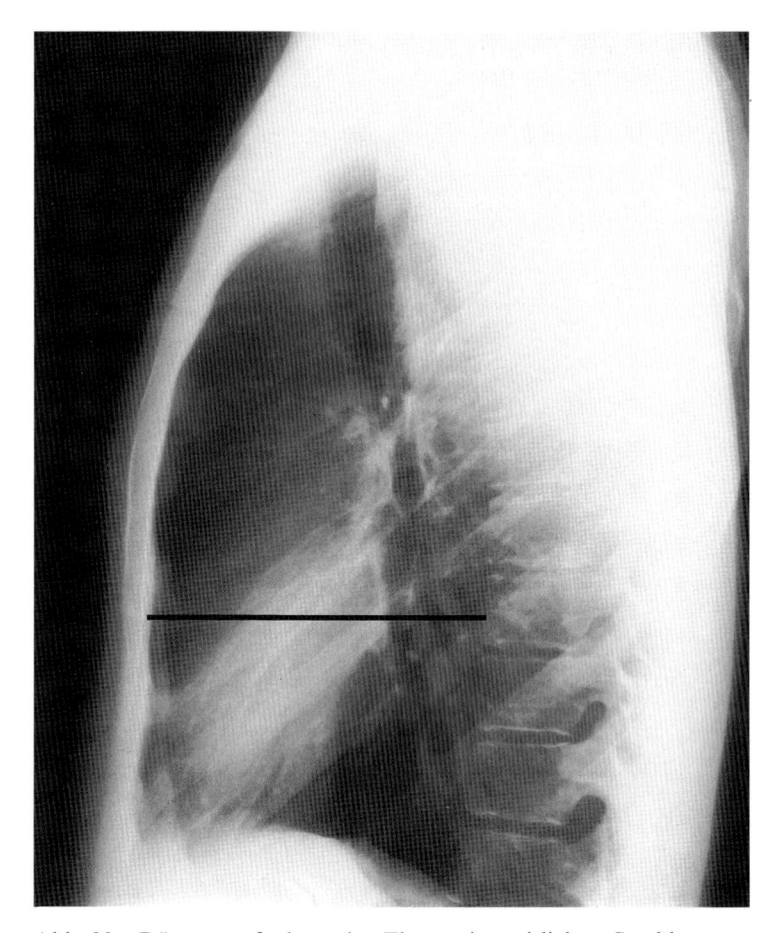

Abb. 23 Röntgenaufnahme des Thorax im seitlichen Strahlengang eines 25jährigen Mannes. Sternovertebralabstand: Bestimmung der Strecke zwischen dorsaler Kontur des Corpus sterni und ventraler Kontur des gegenüberliegenden Brustwirbelkörpers (Normalbefund).

Die Schulterblätter projizieren sich bei dieser Patientenposition auf der Röntgenaufnahme des Thorax im seitlichen Strahlengang als ca. einen halben bis einen Zentimeter breite, senkrecht angeordnete Streifenschatten in den Bereich, der wenige Zentimeter ventral der Brustwirbelsäule gelegen ist. Sie haben eine geringe Dichte, jedoch sind ihre Konturen sehr dicht. Die beiden Schulterblätter können eng parallel zur Darstellung kommen, sich aber auch übereinander projizieren, so daß man nur einen Streifenschatten erkennt.

Von den Schlüsselbeinen ist – durch diese Patientenposition bedingt – allenfalls die Pars sternalis zu erkennen, während die Pars acromialis von Hals- und Schulterweichteilen überdeckt wird.

Humerusanteile dürfen beim Gesunden auf der Röntgenaufnahme des Thorax im seitlichen Strahlengang nicht zur Darstellung kommen.

2.2.5 Umgebende Weichteile

Zu den Weichteilen, die den Brustkorb umgeben, zählen auf der Röntgenaufnahme des Thorax im dorsoventralen Strahlengang Muskulatur, Unterhautfettgewebe und die Haut, ferner Lymphbahnen und Lymphknoten sowie Gefäße. Diese Anteile finden sich vor allem im Bereich des kranialen Körperstammes und der kaudalen Halsregion, aber auch im Bereich der Schultern sowie der Oberarme. Außerdem zählen zu diesen Weichteilen die entsprechenden Anteile des Bänder- und Gleitgewebes, ebenso auch Anteile von Abdominalorganen. Bei der Frau – und sofern auch beim Mann vorhanden – werden außerdem die Mammae zu den umgebenden Weichteilen gezählt.

Die umgebenden Weichteile erscheinen durch ihren hohen Wasseranteil auf der Röntgenaufnahme des Thorax weniger dicht als die Skelettanteile und zudem ausgesprochen homogen. Auch findet sich bei ihnen kein verdichteter Rand. Auf der Röntgenaufnahme des Thorax im dorsoventralen Strahlengang tragen die extrathorakalen dorsalen und ventralen Weichteile zu einer Dichtesummation mit der Dichte der anderen Thoraxanteile bei und kommen – abgesehen von den Mammae – als solche beim Gesunden nicht eigens zur Darstellung, es sei denn, daß durch eine Hautfalte indirekt eine Aufhellungslinie gebildet wird, durch die sich diese Faltenbildung markiert.

Zu den umgebenden Weichteilen von besonderer Bedeutung zählt der kraniale Abdominalbereich, jener Bereich, der kaudal des Zwerchfelles gelegen ist. Hiervon ist der rechte Teil durch die Leber als sehr dicht und homogen gekennzeichnet, während im linken Teil mitunter Luft im Fundus ventriculi oder in der linken Kolonflexur zur Darstellung kommen kann.

Die Mammae der Frau kommen in diesem Strahlengang als umschriebene, d.h. begrenzte Verdichtungen von Weichteilen zur Darstellung; sie werden als Mammaschatten bezeichnet. Je nach Größe der Brustdrüse bilden sie auf der rechten und linken mittleren sowie kaudalen Thoraxseite – mitunter auch weiter kaudal reichend – einen homogenen Schatten, der von kranial nach kaudal an Dichte deutlich zunimmt und kaudal glattrandig und bogig begrenzt ist, während er sich nach kranial allmählich verliert. Besteht bei männlichen Patienten eine altersbedingte Gynäkomastie, so können hierdurch die männlichen Brustdrüsen in ähnlicher Weise als umschriebene Verdichtungen erscheinen.

Sowohl beim Mann als auch bei der Frau können die Mamillen als kleiner, ca. einen Zentimeter im Durchmesser messender mitteldichter und annähernd homogener glattrandiger Fleckschatten zur Darstellung kommen, die Mamillenschatten genannt werden. Sie projizieren sich normalerweise beim Mann auf den Bereich des 4. oder 5. ventralen Interkostalraumes, bei der Frau auf den kaudalen Bereich des Mammaschattens, und zwar annähernd seitensymmetrisch.

Ebenfalls als umschriebene, wenn auch nicht so deutlich konturierte und wesentlich weniger ausgeprägte aber homogene Verdichtungen können sich mitunter der rechte und der linke M. pectoralis major darstellen, was bei starker Ausbildung dieser Muskeln der Fall ist. Diese Weichteilverdichtungen – sie werden Pektoralisschatten genannt – sind als von laterokranial nach mediokaudal verlaufende annähernd homogene nicht scharfrandige Schatten erkennbar.

Bei schlanken Patienten, die wenig Unterhautfettgewebe haben, findet man mitunter ca. einen halben Zentimeter kranial des medialen Schlüsselbeinanteiles eine Verdichtungslinie, eine Art Doppelkontur dieses Skelettanteiles; diese wird von der Haut gebildet, die sich retroklavikular in die weiter kaudal gelegene Fossa supraclavicularis senkt. An der medialen Seite setzt sich diese Kontur manchmal in eine nach kranial gestreckt ziehende Verdichtungslinie fort, die ebenfalls von der Haut gebildet wird, nämlich von jener, die die vorherrschende ventrale Halsmuskulatur bedeckt. Diese Verdichtungslinien bezeichnet man als Hautfalten, auch wenn sie nicht immer Falten entsprechen. Echte Hautfalten stellen die Axillarfalten dar. Auch diese können an entsprechender Stelle gleichsam als Verdichtungslinien im Bereich beider lateraler Thoraxanteile erscheinen. Sie sind auf der laterokaudalen Seite glatt konturiert und gehen auf der kranialen Seite allmählich in den allgemeinen Weichteilschatten über. Die lateralen und teilweise auch die kranialen Thoraxweichteile erscheinen wegen ihres größeren Tiefendurchmessers dichter, so daß man mancherorts auch von einem sog. Weichteilmantel spricht. Die Weichteile, die die Schultern und die Oberarme umgeben, stellen sich mitteldicht, homogen und ohne verdichtete Kontur dar, wobei sie – wie im Bereich der Axillarfalten – bei möglicher Überlagerung durch die lateralen Thoraxweichteile stellenweise dichter, jedoch entsprechend konturiert sind.

Auf der Röntgenaufnahme des Thorax im seitlichen Strahlengang finden sich grundsätzlich ähnliche Situationen. Die den Brustkorb umgebenden rechts- und linkslateralen Weichteile kommen als solche nicht zur Darstellung, und die dorsalen und ventralen erscheinen relativ dicht, homogen sowie ohne Rand. Im Bereich, der kaudal des Zwerchfelles gelegen ist, können sich luftgefüllte Anteile des Intestinaltraktes finden. Bei Frauen werden in diesem Strahlengang die Mammae als runde begrenzte Schatten dargestellt, die den übrigen ventralen Weichteilschatten halbkreisähnlich überragen, wobei sich beide Mammae nicht stets übereinander projizieren. Die kaudale Kontur ist rund und setzt sich mitunter als glattbegrenzte Verdichtungslinie in den lateralen Weichteilschatten fort, wo sie sich verliert. Die kraniale Kontur verläuft dagegen mehr gestreckt und geht in der Regel direkt in die Kontur der kranialen ventralen Weichteile über. Manchmal überragt die Mamille als kleiner Schatten diesen Mammaschatten. Ein ähnliches, an Größe jedoch weniger ausgeprägtes Erscheinungsbild kann auch bei Männern durch eine Gynäkomastie hervorgerufen werden.

Die kaudale Kontur des Mammaschattens befindet sich auf der Röntgenaufnahme des Thorax im seitlichen Strahlengang auf einer anderen Körperhöhe als auf der Röntgenaufnahme des Thorax im dorsoventralen Strahlengang, und zwar weiter kranial. Dies ist dadurch bedingt, daß bei dieser Aufnahmetechnik bzw. Patientenposition mit dem Hochheben der Arme auch die Mammae mitangehoben werden. Auch wegen dieser Patientenposition sieht man auf der Röntgenaufnahme des Thorax im seitlichen Strahlengang keine Oberarmweichteile.

2.2.6 Fremdmaterialien

Als Fremdmaterialien werden Fremdkörper und besondere Materialien bezeichnet. Unter Fremdkörpern werden hier Materialien verstanden, die unbeabsichtigt in den Körper gelangt oder in ihm verblieben sind oder ihm in schädigender Absicht zugeführt wurden, wie beispielsweise

Metallsplitter oder abgetrennte Venenkatheter oder verschluckte Metallgegenstände. Fremdkörper schaden in der Regel der Gesundheit, zumindest sind sie nicht nützlich. Besondere Materialien dagegen sind Materialien und Systeme, wozu auch Prothesen zählen, die im Rahmen diagnostischer oder therapeutischer Maßnahmen bewußt vorübergehend oder für immer in den Körper eingebracht wurden, wie z.B. Venenkatheter oder Herzschrittmacher. Verkalkungen, wie die der Pleura, des Perikards oder die von Gefäßen oder solche der Schilddrüse sowie Steinbildungen u.a. in den Gallenwegen oder im uropoetischen System sind Substanzen, die im Körper gebildet wurden; diese werden nicht als Fremdmaterialien bezeichnet. Fremdmaterialien werden hinsichtlich ihrer Lokalisation, Größe, Form, Dichte, Struktur und Kontur beschrieben bzw. als Systeme entsprechend deklariert.

Bei der Lokalisationsbeschreibung der Fremdmaterialien wählt man für ihre Lage die allgemeinen anatomischen Bezeichnungen, wobei man die topographische Beschreibung voranstellt. Liegt nur eine Röntgenaufnahme vor, d.h. steht lediglich eine Ebene für die Lokalisationsbestimmung zur Verfügung, so spricht man von der Projektion der Fremdmaterialien und dem anatomischen Bereich, auf den sie sich projizieren. Bei Systemen wird deren Verlauf angegeben, wobei – sofern möglich – Angaben über den entsprechenden Organanteil erfolgen; erforderlichenfalls auch Angaben über die Beziehung der Fremdmaterialien zu Organteilen, in deren Umgebung sie sich befinden.

Fremdmaterialien können aus einem Material oder aus verschiedenen Materialien bestehen. Da es nicht immer möglich ist, auf der Röntgenaufnahme des Thorax die Art dieses Materials zu bestimmen, empfiehlt es sich, eine Einteilung hinsichtlich der Dichte von Fremdmaterialien zu wählen, womit man die meisten Informationen über die Art des Materials erhalten kann. Diese Dichtedifferenzierungen tragen entscheidend zur Identifikation von Fremdmaterialien bei. Auch ermöglichen diese Angaben das Erkennen von Veränderungen der Fremdmaterialien, die im Krankheitsverlauf eingetreten sind, und die im Rahmen von Verlaufsuntersuchungen erfaßt werden sollen. Bei Systemen, die aus mehreren Teilen bestehen, wie u.a. Herzschrittmacher oder Shunts mit Ventil, werden – soweit dies möglich ist – auch deren einzelne Teile genannt und beschrieben, nach Möglichkeit auch der Typ des Systems.

Beim Erfassen von Fremdmaterialien oder bei der Suche nach ihnen auf der Röntgenaufnahme des Thorax muß beachtet werden, daß die Fremdmaterialien möglicherweise nur auf der Röntgenaufnahme im dorsoventralen oder im seitlichen Strahlengang, d. h. nur in einer Ebene zur Darstellung kommen können oder erkennbar sind. Dies kann dadurch bedingt sein, daß sich diese Fremdmaterialien auf der Röntgenaufnahme des Thorax z. B. im dorsoventralen Strahlengang soweit ventral oder dorsal befinden, daß sie auf der anderen Röntgenaufnahme nicht mehr erfaßt sind oder umgekehrt. Außerdem können die Fremdmaterialien, die auf einer der beiden Röntgenaufnahmen dargestellt sind, auf der anderen Röntgenaufnahme von dichteren oder aber auch von dichten Körperanteilen überlagert sein, so daß sie dadurch verdeckt werden. Andererseits ist beim Vorhandensein von Fremdmaterialien zu beachten, daß durch diese pathologische Prozesse überlagert und ebenso verdeckt sein können, wodurch diese pathologischen Prozesse nicht erkannt werden können, was zum Beispiel bei der Überlagerung eines kleinen frischen tuberkulösen Infiltrates durch das Aggregat eines Herzschrittmachers auf der Röntgenaufnahme des Thorax im dorsoventralen Strahlengang mitunter fatale Folgen haben kann.

Dem exakten Erfassen von Fremdmaterialien auf der Röntgenaufnahme des Thorax sowohl im dorsoventralen Strahlengang als auch im seitlichen Strahlengang kommt in zunehmendem Maß Bedeutung zu, was u. a. daran ersichtlich wird, daß bei Trägern von metalldichten Fremdmaterialien wegen deren paramagnetischer Wirkung auf das Magnetfeld des Magnetresonanz-Tomographen keine übliche Magnetresonanz-Tomographie durchgeführt werden kann.

2.3 Normale Deskriptionsbereiche

Die 6 Deskriptionsbereiche der Röntgenaufnahme des Thorax im dorsoventralen Strahlengang des Gesunden können so beschrieben werden, daß deskriptionsmäßig alle wesentlichen Bereiche und Organe erwähnt werden und eine zweifelsfreie Aussage erfolgt, die pathologische Veränderungen und Besonderheiten ausschließt (Abb. 24a u. 24b):

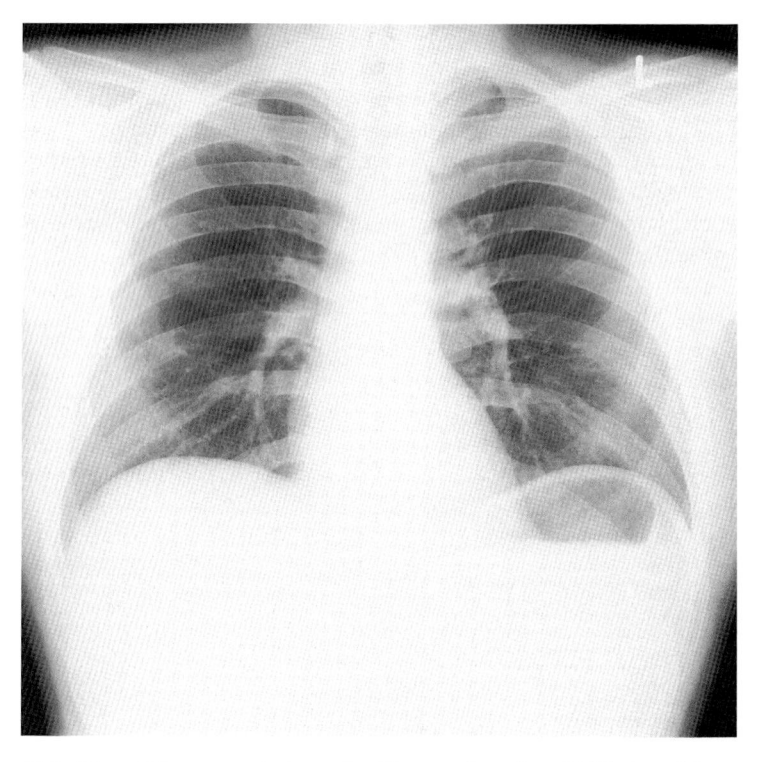

Abb. 24a   Röntgenaufnahme des Thorax d. v. eines 36jährigen Mannes: Normalbefund.

Normale Deskriptionsbereiche

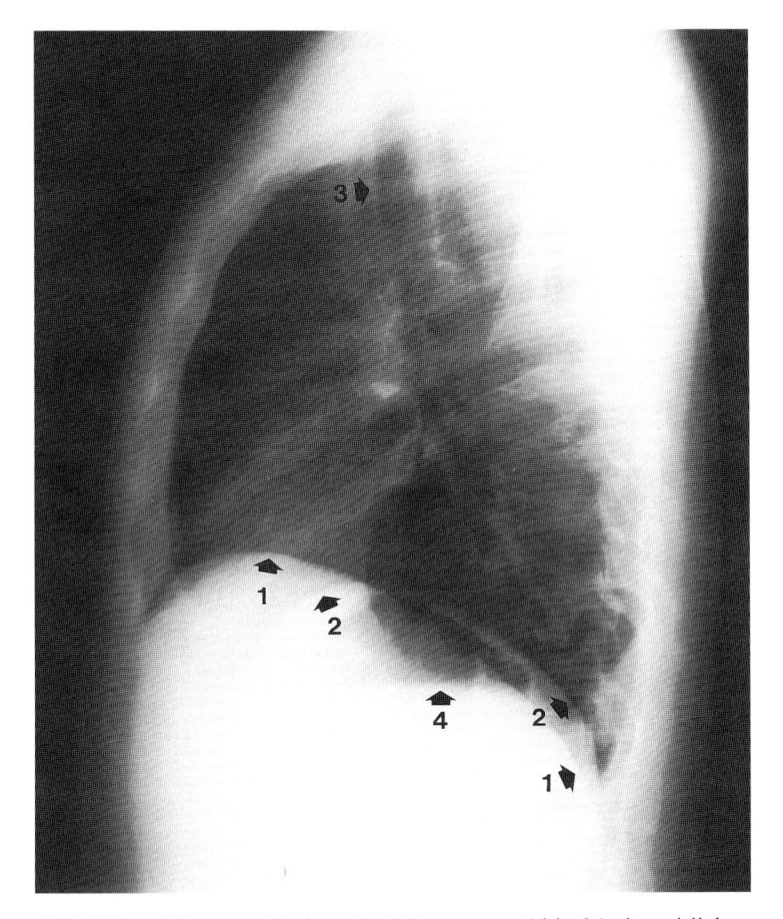

Abb. 24b Röntgenaufnahme des Mannes von Abb. 24a im seitlichen Strahlengang. Kontur der rechten Zwerchfellhälfte (*1*), Kontur der linken Zwerchfellhälfte (*2*), ventrale Kontur der Trachea (*3*), Kontur des Sekretspiegels des Magens (*4*): Normalbefund.

1. Zwerchfell und Sinus phrenicocostales laterales: regelrechter Zwerchfellstand, gut gerundetes, glatt und scharf konturiertes Zwerchfell beidseits; regelrecht entfalteter Sinus phrenicocostalis beidseits.

2. Lunge, Lungenhilus und Pleura: regelrechte Lungenzeichnung, regelrechter Lungenhilus und regelrechte Pleura beidseits.
3. Mediastinum mit Herz und großen Gefäßen: mittelständiges, normal breites Mediastinum; regelrecht konfiguriertes, normal großes Herz und regelrechte große Gefäße.
4. Skelettanteile: symmetrische Brustkorbhälften und regelrechte Skelettanteile.
5. Umgebende Weichteile: unauffällige umgebende Weichteile – bei weiblichen Patienten zusätzlich: unauffälliger Mammaschatten beidseits.
6. Fremdmaterialien: keine erkennbaren Fremdmaterialien.

3 Sprachliche Regelungen

3.1 Grundlagen sprachlicher Regelungen

Grundlagen für die Deskription und Beurteilung sind grundsätzlich sprachliche Regelungen und Definitionen, die in jeder Hinsicht zweifelsfreie, sofort verständliche, jederzeit reproduzierbare Inhalte wiedergeben und die nicht nur bei möglichst vielen Deskriptionsbereichen verwandt werden können, sondern die man auch ohne Schwierigkeiten in andere Sprachen übertragen kann. Dabei muß beachtet werden, daß die Deskription auch verbal völlig wertfreie Beschreibungen enthält und keine Diagnosen, wobei Diagnosen oder Hinweise auf sie Hauptbestandteil der Beurteilung sind.

Berücksichtigt man, daß nicht nur Diagnosen, sondern auch Deskriptionsangaben datenverarbeitungsmäßig erfaßbar sein sollen, so wird z. B. an nicht sinnvollen, jedoch geläufigen Abkürzungen und Kurzbezeichnungen die elementare Bedeutung der Textgestaltung ersichtlich; denn so werden u.a. die Abkürzungen re. und li. sowie die Kurzbezeichnung Hilus von der Textverarbeitung nicht erfaßt, da der Rechner auf rechts und links sowie auf Lungenhilus programmiert ist.

Vermieden werden sollten grundsätzlich Abkürzungen, die möglicherweise in anderen medizinischen Spezialgebieten mit anderem Inhalt verwandt werden, ferner unnötige Unterteilungen und ausführliche Stadieneinteilungen sowie unzutreffende Bezeichnungen, wie Routinethorax – eine Röntgenaufnahme darf nicht routinemäßig angefertigt werden – oder wie alter verkalkter Herd, was als Ursache eine Tuberkulose impliziert, wobei dieser jedoch ebenso durch eine unspezifische Entzündung verursacht sein kann; hier sollte man von einer postinfektiösen Verkalkung sprechen. Auch sollte man nicht das bezeichnen, was es nicht gibt, wie einen Pseudotumor, womit man eine tumorartige Veränderung meint.

Außerdem sind Bezeichnungen und Maße zu vermeiden, die aus monetären, agrarwirtschaftlichen oder anatomischen Bereichen stammen, wie fünfmarkstück- oder hühnereigroßer Rundschatten und zweiquerfingerbreite Verschattung. Ausnahmen hiervon können Bezeichnungen darstellen, die in ihrer zutreffenden und schnell informierenden Weise schwer zu ersetzen sind, in anderen Sprachen ebenso zu festen Begriffen geworden sind und die für die schnelle Kurzinformation die pathologische Veränderung kennzeichnend wiedergeben, wie mantelförmiger Pneumothorax oder Eierschalenhilus.

3.2 Basiselemente sprachlicher Regelungen

Als Basiselemente sprachlicher Regelungen sind die Deskription sowie die ihr zugrunde liegenden Deskriptionsmerkmale und die Deskriptionsbereiche zu sehen, und zwar jeweils mit den dazu gehörenden Gliederungen und Unterteilungen. Dabei ist bemerkenswert, daß bei der Deskription, d.h. bei ihren wichtigsten Basiselementen, nämlich den Aufhellungen und Verschattungen, eine sprachliche Umkehr besteht. Diese hier bestehende definitionsmäßige Umkehr der optischen Wahrnehmung – auf der Röntgenaufnahme erscheint eine Verschattung als hell oder weiß und eine Aufhellung als dunkel oder schwarz – ist historisch bedingt; denn bei den in der Anfangszeit der Röntgenologie angefertigten Röntgenaufnahmen wurden von der damals statt des heutigen Röntgenfilmes verwendeten Glasplatte, die nach Exposition und Entwicklung ein Negativ darstellt, noch Positive in Form von Papierabzügen hergestellt. Mit Einführung des nicht zerbrechlichen Filmmaterials statt der Glasplatte konnte man auf die Herstellung eines Positives verzichten, wobei jedoch die ursprüngliche Beschreibungsweise beibehalten wurde.

3.3 Topographische Angaben

Die topographischen Angaben werden in systematischer Reihenfolge verwandt, dabei entsprechend der am einfachsten möglichen Orientierung des Betrachters der Röntgenaufnahme zuerst die Seitenangabe rechts oder links, ferner die Angabe der Region, der anatomische Definitionen zugrunde liegen, sodann die allgemeinen Angaben kaudal bzw. kranial und schließlich medial bzw. lateral, letztlich ventral und dorsal. Die Kennzeichnungen basal oder unten bzw. oben sowie vorne und hinten sind mehrdeutig und deswegen zu vermeiden. Ist zusätzlich eine zweifelsfreie organbezogene topographische Angabe möglich, so wird diese verwandt, z.B. im linken apikalen Oberlappensegment. Außerdem lassen sich durch die Zusatzbezeichnung para- topographische Angaben präzisieren, z.B. rechts paratracheal. Ist eine topographische und organbezogene Zuordnung nicht möglich, so kennzeichnet man die Lokalisation mit der Projektion oder der Höhe, z.B. in Projektion auf die rechte 5. Rippe dorsal oder auf Höhe des 3. BWK.

Wird auf die Richtung des Strahlenganges Bezug genommen, so kann man von der RAO-Projektion (Right anterior oblique projection) bzw. der LAO-Projektion (Left anterior oblique projection) sprechen, die dem ersten bzw. zweiten schrägen Durchmesser entsprechen. Topographische Angaben, die den Intestinaltrakt betreffen, erfolgen als oral oder aboral, so auf der Röntgenaufnahme des Thorax z.B. im aboralen Ösophagusdrittel.

3.4 Schreibweise

Als Schreibweise gilt unter Berücksichtigung österreichischer und schweizerischer Abweichungen die deutsche Rechtschreibung, wie Karzinom; bei lateinischen Bezeichnungen gilt die lateinische Schreibweise, wie Pleuritis tuberculosa.

4 Deskriptionsmerkmale

4.1 Allgemeine Grundlagen pathologischer Veränderungen und Besonderheiten

Die Deskriptionsmerkmale, die man auf Röntgenaufnahmen des Thorax sowohl im dorsoventralen als auch im seitlichen Strahlengang sehen kann, unterteilt man am sinnvollsten in pathologische Veränderungen und in Besonderheiten. Ihre röntgenologische Beschreibung ergibt sich in erster Linie aus Aufhellungen, Verschattungen, Strukturveränderungen sowie Form- und Lageveränderungen des röntgenologischen Erscheinungsbildes des Thorax, denen Qualifizierungen und Quantifizierungen folgen, wobei eine anatomische bzw. topographische Bestimmung vorausgeht.

4.1.1 Pathologische Veränderungen

Als pathologische Veränderungen gelten Veränderungen der normalen anatomischen und physiologischen Situation des Thorax, denen derzeit Krankheitswert zukommt oder die früher Krankheitswert hatten; hierzu zählen ebenfalls Veränderungen, die im Zusammenhang mit einem früheren Krankheitsgeschehen stehen, auch wenn dieses selbst folgenlos geheilt ist. So wird eine Rippe, die als Thorakotomiefolge z. B. einer Lungenteilresektion eine Obliteration aufweist (sog. obliterierte Rippe), den pathologischen Veränderungen zugeordnet.

4.1.2 Besonderheiten

Unter Besonderheiten versteht man Veränderungen, die meistens von Geburt an bestehen und denen in der Regel kein Krankheitswert zukommt, wie es bei der Mehrzahl der Anomalien der Fall ist, so z. B. bei Gabelrippen. Ebenso zählt man eine Halsrippe zu den Besonderheiten, auch wenn in sehr seltenen Fällen durch ihren Druck auf den Karotis-Sinus-Knoten unphysiologische Reaktionen bewirkt werden können. Die besondere Bedeutung von Anomalien wird deutlich, wenn Fragen der Personenidentifikation geklärt werden müssen (GURNIAK 1974).

Ferner rechnet man zu den Besonderheiten Fremdmaterialien, unabhängig davon, ob es sich um Materialien handelt, die aus diagnostischen oder therapeutischen Gründen inkorporiert wurden, oder um Fremdkörper, die unbeabsichtigt in den Körper gelangt sind, wie beispielsweise Metallsplitter.

Außerdem sollte man Artefakte, die bei differentialdiagnostischen Erwägungen aufgeführt werden müssen, den Besonderheiten zurechnen. Hierunter versteht man sog. Kunstprodukte, die während der Anfertigung einer Röntgenaufnahme – und dabei vorwiegend im Rahmen der Röntgenfilmverarbeitung – unbeabsichtigt entstanden sind. Die häufigsten Artefakte stellen punktförmige Fleckschatten dar, die durch kleinste Verunreinigungen wie Staubpartikel verursacht sind, die sich zwischen Röntgenfilmverstärkerfolie und Röntgenfilm befinden; ebenso kratzer- oder blitzähnliche Aufhellungsfiguren, die durch elektrostatische Entladungen verursacht sind, und halbmondartige Aufhellungsfiguren, die durch sehr geringe knickartige Verbiegungen des Röntgenfilmes bewirkt werden. Verunreinigungen und Verkalkungen, die sich in einer Röntgenfilmentwicklungsmaschine bilden können, hinterlassen auf der Röntgenaufnahme nicht selten typische Spuren, die ebenfalls zu den Artefakten gezählt werden.

4.2 Basiselemente der Deskription

Pathologische Veränderungen und Besonderheiten sind dadurch gekennzeichnet, daß sie sich aus einer zum Teil sehr großen Anzahl von Details von Merkmalen zusammensetzen. Diese Details lassen sich zu Basiselementen der Deskription ordnen und gliedern, so daß man mit ihnen alle Informationen, die auf einer Röntgenaufnahme des Thorax enthalten sein können, erfassen kann (Tab. 7); hinzu kommt in der Regel die Bestimmung von Schattenmerkmalen und der Dichte. Dabei läßt es sich naturgemäß nicht vermeiden, daß sich mitunter Überschneidungen

Tab. 7 Basiselemente der Deskription.

1. Aufhellungen
    a) gänzliche Aufhellungen
    b) umschriebene Aufhellungen

2. Verschattungen
    a) Trübungen
    b) Verdichtungen
    c) Schatten
    d) gänzliche Verschattungen

3. Strukturveränderungen
    a) streifige Zeichnung
    b) retikuläre Zeichnung
    c) rarefizierte Zeichnung
    d) miliare Zeichnung
    e) feinfleckige Zeichnung
    f) grobfleckige Zeichnung

4. Form- und Lageveränderungen
    a) Verbreiterungen
    b) Verschmälerungen
    c) Konturveränderungen
    d) Verlagerungen
    e) Deformierungen
    f) Destruktionen

ergeben. Ebenso kann nicht vermieden werden, daß dieselbe pathologische Veränderung oder Besonderheit verschiedenen Deskriptionsbereichen zuzuordnen ist, wie z.B. die Mammaplastik sowohl zu den umgebenden Weichteilen als auch zu den Fremdmaterialien.

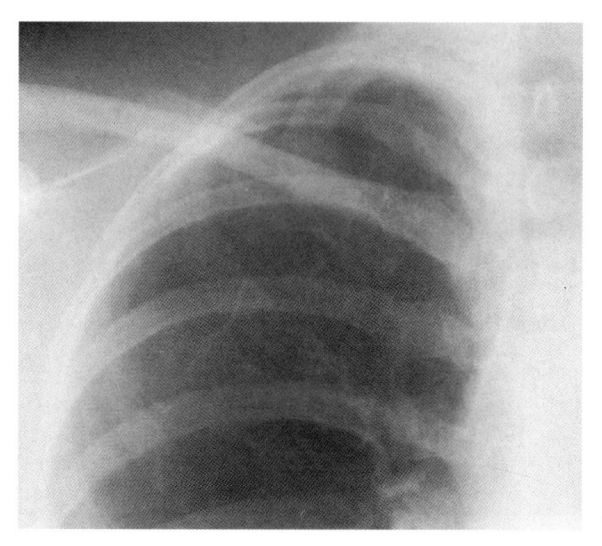

Abb. 25 Röntgenaufnahme des Thorax d.v., Ausschnittvergrößerung rechtes Spitzen-Ober-Feld (50jähr. Patient): Aufhellung durch bullöse Lungenbezirke bei Lungendystrophie.

Die Basiselemente der Deskription kennzeichnen Abweichungen von der Norm, ohne daß im einzelnen pathognomonische Aussagen erfolgen, auch wenn manche Beschreibung auf einen besonderen Krankheitsprozeß hinweisen kann; sie sind deskriptiv, und sie können unterteilt werden, wobei man bewußt die geringst mögliche Unterteilung wählt.

So können Aufhellungen als gänzliche Aufhellung wie bei einem Pneumothorax, als umschriebene, d.h. an einer Stelle abgrenzbare Aufhellung wie bei bullösen Lungenbezirken (Abb. 25) oder als Rarefizierung, d.h. bei Gewebsschwund wie bei einem Lungenemphysem vorkommen.

Basiselemente

Verschattungen werden in Trübungen, beispielsweise bei einer Minderbelüftung, in Verdichtungen, beispielsweise bei einem mit Pleuraerguß gefüllten Interlobärspalt und in Schatten, beispielsweise bei einer Infiltration (Abb. 26), aber auch bei osteoblastischen Skelettmetastasen unterteilt.

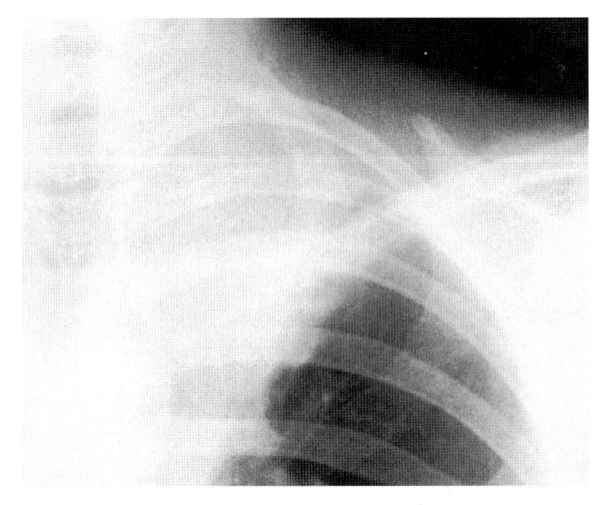

Abb. 26 Röntgenaufnahme des Thorax d.v., Ausschnittvergrößerung linkes mediales Spitzenfeld (17jähr. Patientin): Verschattung durch dichten homogenen Schatten bei atypischer Pneumonie.

Strukturveränderungen, die wie alle Basiselemente der Deskription bei allen Deskriptionsbereichen beobachtet werden können, betreffen bei der Lunge die Lungenzeichnung und beim Skelettsystem die Knochenstruktur. So kann die Lungenzeichnung streifig (z. B. Lungenstauung), retikulär (z. B. Lungenfibrose) (Abb. 27), rarefiziert (z. B. pulmonale Hypertonie), miliar (z. B. Miliartuberkulose), feinfleckig (z. B. Silikose) und grobfleckig (z. B. multiple Lungenmetastasen) verändert sein.

Form- und Lageveränderungen kann man deklarieren und zum Teil messen, wie eine Verbreiterung u. a. die des Herzens (z. B. Herzinsuffizienz) und die des Mediastinums (z. B. Morbus Hodgkin) (Abb. 28).

94 Deskriptionsmerkmale

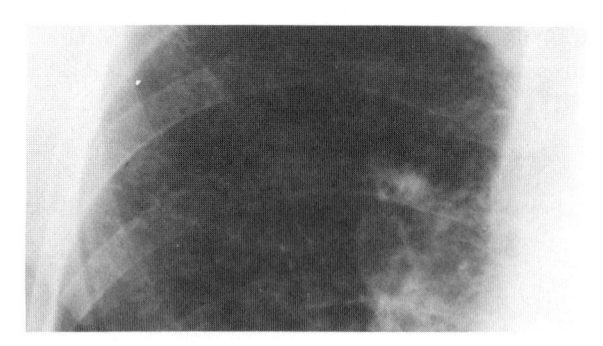

Abb. 27 Röntgenaufnahme des Thorax d.v., Ausschnittvergrößerung rechtes Ober-Mittel-Feld (36jähr. Patient): Strukturveränderung durch retikuläre Lungenzeichnung bei Sarkoidose.

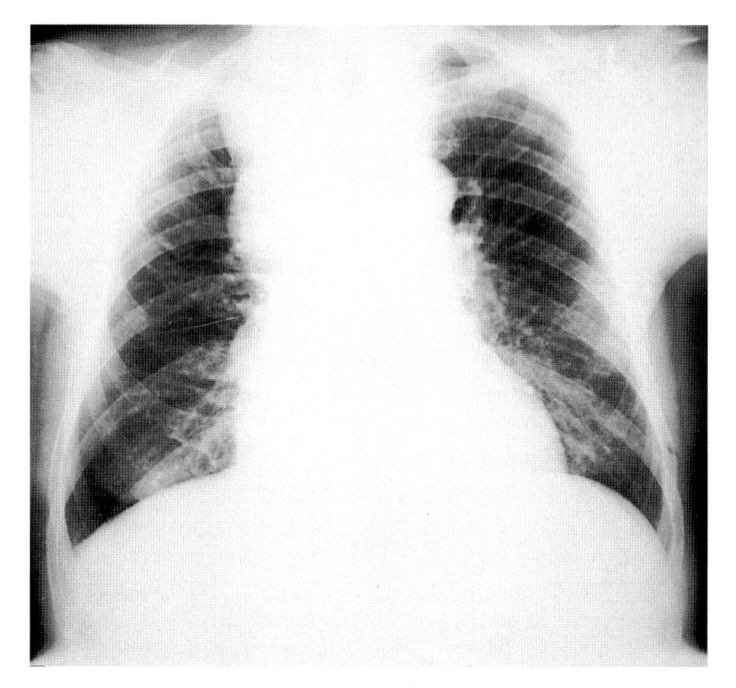

Abb. 28 Röntgenaufnahme des Thorax d.v. (64jähr. Patient): Form- und Lageveränderung durch Verbreiterung des kranialen Mediastinums vorwiegend rechts bei Morbus Hodgkin.***

Basiselemente 95

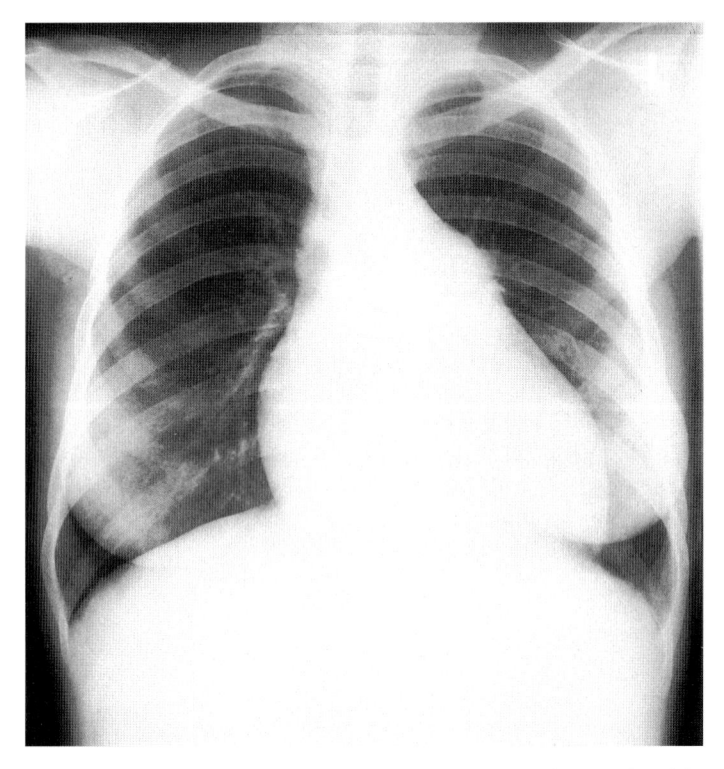

Abb. 29 Röntgenaufnahme des Thorax d.v. (22jähr. Patientin): Form- und Lageveränderung durch Verschmälerung der Aorta thoracalis im Bereich des Aortenbogens bei Vorhofseptumdefekt.***

Verschmälerungen können das Gefäßband betreffen (z. B. Vorhofseptumdefekt) (Abb. 29) oder u. a. auch Wirbelkörper (z. B. zusammengesinterter BWK). Konturveränderungen sind vielgestaltig und reichen von denen des Zwerchfelles (z. B. zipfelige Schwiele) (Abb. 30) bis zu jenen des Herzrandes (z. B. aortal konfiguriert). Verlagerungen betreffen vor

---

*** In dieser Legende sind aus Gründen der systematischen Darstellung nicht alle und vor allem nicht stets jene Deskriptionsmerkmale aufgeführt, die später behandelt werden.

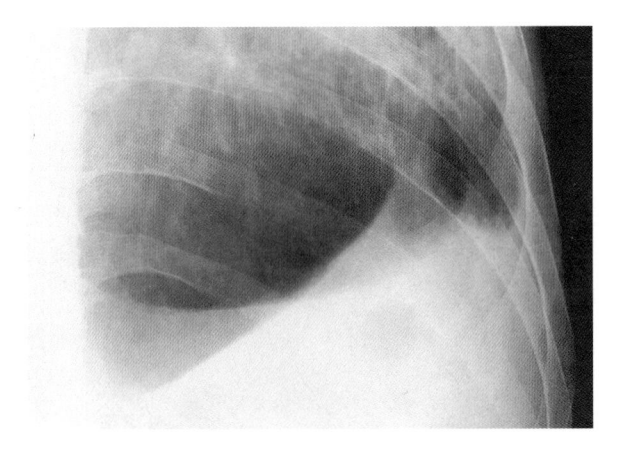

Abb. 30 Röntgenaufnahme des Thorax d.v., Ausschnittvergrößerung linkes Unterfeld (65jähr. Patient): Form- und Lageveränderung durch Konturveränderung des Zwerchfelles in Form von zipfeligen Pleuraschwielen bei Lungentuberkulose.

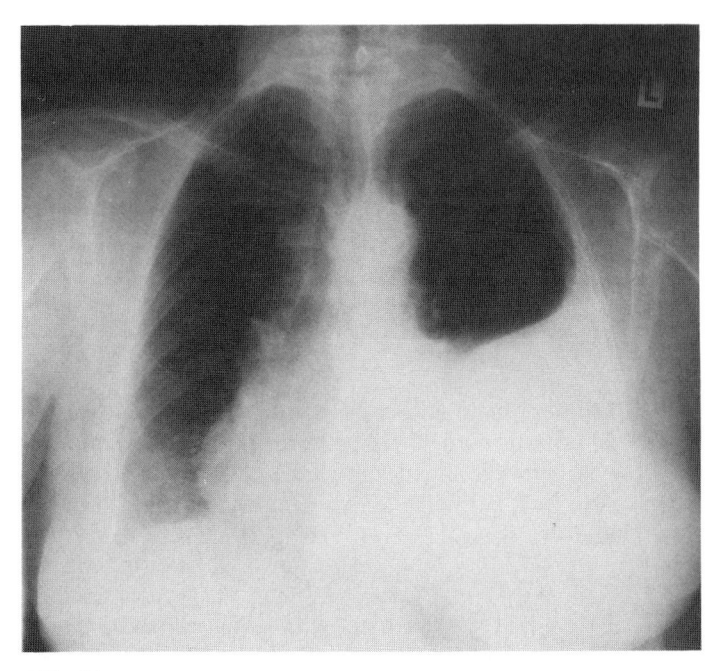

Abb. 31

Basiselemente 97

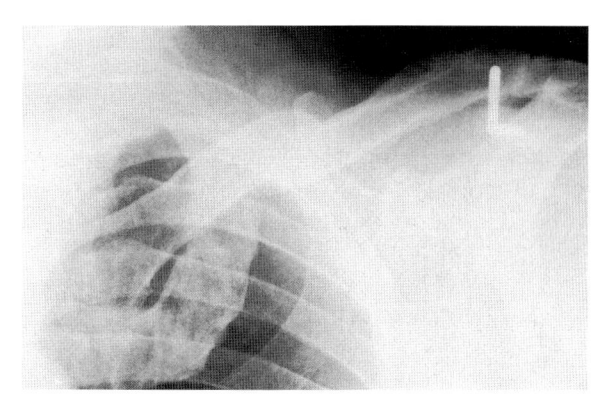

Abb. 32 Röntgenaufnahme des Thorax d.v., Ausschnittvergrößerung linkes Spitzen-Ober-Feld (64jähr. Patient): Form- und Lageveränderung durch Deformierung des linken Schlüsselbeines infolge einer nicht regelrechten Heilung einer Schlüsselbeinfraktur.

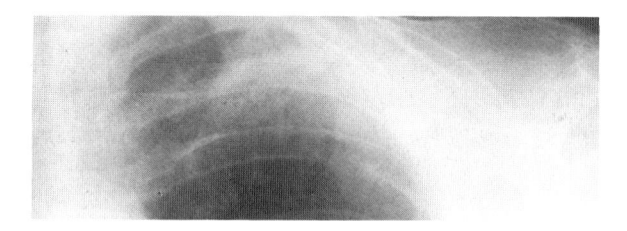

Abb. 33 Röntgenaufnahme des Thorax d.v., Ausschnittvergrößerung linkes Spitzen-Ober-Feld (69jähr. Patientin): Form- und Lageveränderung durch Destruktion des linken Schlüsselbeines infolge einer Osteolyse des lateralen Bereiches bei metastasierendem Mammakarzinom.

◀ Abb. 31 Röntgenaufnahme des Thorax d.v. (78jähr. Patientin): Form- und Lageveränderung durch Verlagerung des mittleren und kaudalen Mediastinums nach rechts bei linksseitigem Pleuraerguß infolge Bronchialkarzinoms.***

allem das Mediastinum (z. B. ausgeprägter Pleuraerguß) (Abb. 31), können jedoch ebenso beim Herz bestehen (z. B. ausgeprägtes Sternum recurvatum). Deformierungen sind am häufigsten bei Skelettanteilen zu beobachten (z. B. alte Schlüsselbeinfraktur) (Abb. 32). Destruktionen werden vor allem im Bereich des Skelettsystems gesehen (z. B. metastatische Osteolyse) (Abb. 33), hingegen selten u. a. im Bereich der Lungen (z. B. karnifizierende Pneumonie).

4.2.1 Differenzierung der Schatten

Da Schatten nicht nur die häufigsten pathologischen Veränderungen auf der Röntgenaufnahme des Thorax darstellen, sondern ihnen bei der Diagnostik auch eine vorrangige Bedeutung zukommt – besonders im Rahmen von Tumornachsorgeuntersuchungen – werden sie differenziert, und zwar im Hinblick auf ihre Form und Dichte.

4.2.1.1 Einteilung der Schatten nach ihrer Form

Bei Schatten gibt es Formen, die bereits eine Aussage über die Genese des Schattens ermöglichen, so daß man eine weitere Unterteilung wählt, und zwar in Fleckschatten (z. B. spezifisches, d. h. tuberkulöses Infiltrat), in Rundschatten (z. B. Lungenmetastase), in Streifenschatten (z. B. Pleuraschwiele) und in Ringschatten (z. B. Lungenzyste) (Tab. 8).

4.2.1.2 Einteilung der Schatten und Materialien nach ihrer Dichte

Um eine möglichst genaue und damit nicht selten bereits kennzeichnende Beschreibung der Dichte – beispielsweise einer Verschattung oder von

---

1. Fleckschatten
2. Rundschatten
3. Streifenschatten
4. Ringschatten

Tab. 8 Einteilung der Schatten nach ihrer Form.

Basiselemente 99

Tab. 9 Einteilung der Schatten
und Materialien nach ihrer Dichte.

1. wenig dicht
2. mitteldicht
3. sehr dicht
4. kunststoffdicht
5. kalkdicht
6. kontrastmitteldicht
7. metalldicht

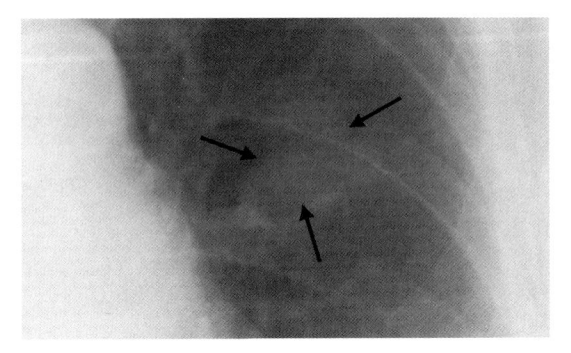

Abb. 34 Röntgenaufnahme des Thorax d.v., Ausschnittvergrößerung linkes Ober-Mittel-Feld (82jähr. Patient): wenig dichte Verschattung durch frisches tuberkulöses Infiltrat.

Fremdmaterial – geben zu können, erfolgen Angaben über den optisch erfaßten Grad der Dichte, wobei man sich vorwiegend am Gegenständlichen orientiert (Tab. 9). So kann man eine wenig dichte Verschattung bei einem frischen tuberkulösen Infiltrat (Abb. 34), eine mitteldichte Verschattung bei einer pneumonischen Infiltration (Abb. 35) finden, und so kann eine Metastase sehr dicht erscheinen (Abb. 36). Ebenso kann die Dichte auch bei anderen Veränderungen und Materialien auf deren Charakter hinweisen. Dies gilt u.a. für einen Venenkatheter (Abb. 37), den man an seiner durch den Kunststoff geprägten Dichte erkennt, und

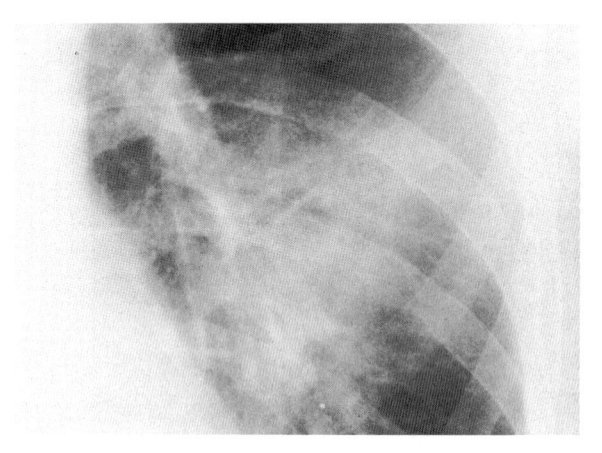

Abb. 35 Röntgenaufnahme des Thorax d.v., Ausschnittvergrößerung linkes Mittelfeld (35jähr. Patient): mitteldichte Verschattung durch pneumonische Infiltration.

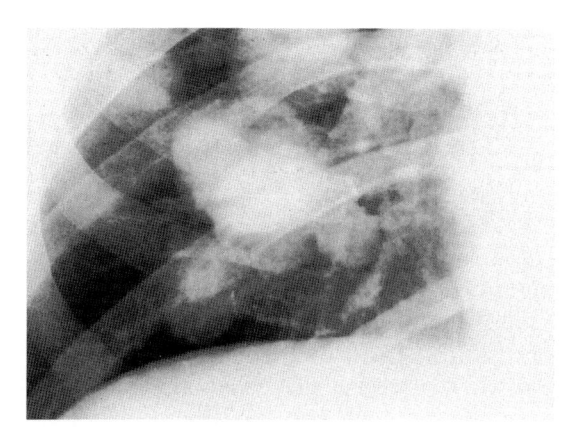

Abb. 36 Röntgenaufnahme des Thorax d.v., Ausschnittvergrößerung rechtes Mittel-Unter-Feld (36jähr. Patient): sehr dichte Verschattung durch Metastasen eines malignen Hodentumors.

Basiselemente

in geradezu typischer Weise imponiert die Aortensklerose als kalkdicht, als sog. Aortenverkalkung (Abb. 38). Röntgenkontrastmittel, die z. B. als Rest nach durchgeführter Lymphangiographie im Bereich des linken Spitzen-Ober-Feldes verblieben sind, kommen kontrastmitteldicht zur Darstellung (Abb. 39). Als metalldicht erscheinen Fremdmaterialien und Fremdkörper aus Metall, u. a. Frässplitter und Granatsplitter, und zwar vorwiegend in den umgebenden Weichteilen (Abb. 40).

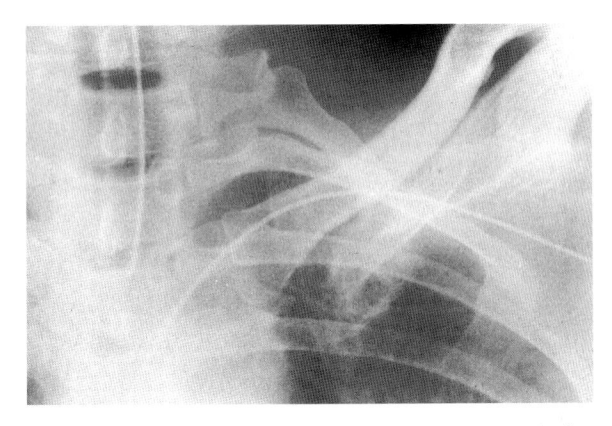

Abb. 37 Röntgenaufnahme des Thorax in Rückenlage, Ausschnittvergrößerung linkes Spitzenfeld (35jähr. Patient): kunststoffdichte Schatten von Fremdmaterial sowohl in Nähe der linken Klavikula als auch der Trachea in Form eines von links zugeführten Kavakatheters und eines Trachealtubus.

Diese Dichteeinteilung beruht auf subjektiver Wahrnehmung, so daß man keinen Anspruch auf physikalisch ermittelte Densitometriewerte erheben kann, die dagegen mit der Computertomographie ermittelt werden können.

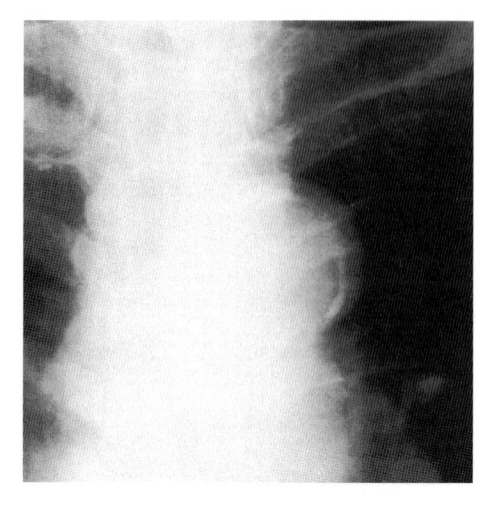

Abb. 38 Röntgenaufnahme des Thorax d.v., Ausschnittvergrößerung Aortenbogenbereich (77jähr. Patientin): kalkdichter Schatten durch Verkalkung des Aortenbogens bei Aortensklerose.

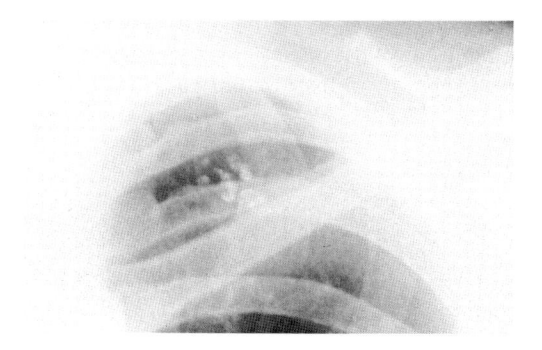

Abb. 39 Röntgenaufnahme des Thorax d.v., Ausschnittvergrößerung linkes Spitzenfeld (25jähr. Patientin): konrastmitteldichte Schatten durch Röntgenkontrastmittelreste in Lymphknoten nach Lymphangiographie bei Uteruskarzinom.

Basiselemente 103

Bei der Deskription von Schatten beschreibt man die Merkmale eines Schattens, die aus der Angabe der Größe, der Form, der Dichte und deren Homogenität sowie des Randes und dessen Eigenschaften bestehen; naturgemäß geht die Angabe der Lokalisation voraus.

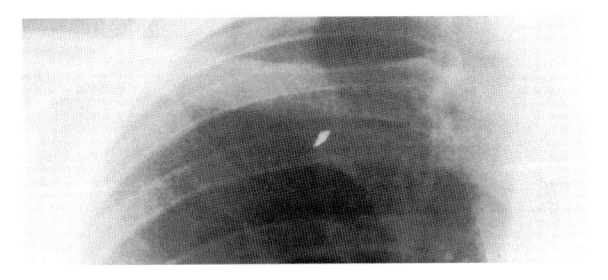

Abb. 40 Röntgenaufnahme des Thorax d.v., Ausschnittvergrößerung rechtes Spitzen-Ober-Feld (62jähr. Patient): metalldichter Schatten durch intrakutan gelegenen Granatsplitter.

4.3 Beschreibungsweise

Bei der Beschreibung sowohl von Organen und anatomisch deklarierten Organabschnitten oder Organbereichen als auch bei pathologischen Veränderungen ist es sinnvoll, nur wenige Bezeichnungen und deren mögliche Eigenschaften zu verwenden. Es sollte bewußt darauf geachtet werden, daß man die häufig verwandte Vielfalt von Bezeichnungen und vor allem die Verwendung einer Bezeichnung für verschiedene Veränderungen oder gänzlich unterschiedlicher Bezeichnungen für eine Veränderung vermeidet.

Als wichtigste derartige Bezeichnungen haben sich Kontur, Rand und Verlauf bewährt. So gibt das Wort Kontur gewissermaßen das Ganze, Übergeordnete, das Figurenhafte wieder, z. B. die Kontur des Zwerchfelles oder die Kontur des Herzens. Mit dem Wort Rand bezeichnet man sozusagen ein Detail, einen Abschnitt, der schon im kleinen Veränderungen zeigen kann, wie der Rand eines Rundschattens oder der Rand einer Rippe. Das Wort Verlauf drückt sowohl die Lage als auch die topographische Beziehung aus, z. B. der Verlauf der Aorta ascendens oder der Verlauf eines Interlobärspaltes.

Als wichtigste Eigenschaften dieser Bezeichnungen haben sich bei der Kontur bogig/gerade oder aortal bewährt, beim Rand scharf/unscharf sowie gleichzeitig glatt/wellig oder zipfelig sowie beim Verlauf nach dorsal ausladend. Dabei ist der Rand fast immer durch zwei Eigenschaften gekennzeichnet, beispielsweise der Rand eines kalkdichten Fleckschattens, der scharf, d. h. im Schwarz-weiß-Kontrast ohne Zwischentöne, und gleichzeitig wellig sein kann, was bedeutet, daß er an seiner Grenze uneben ist.

5 Pathologische Veränderungen und Besonderheiten der Deskriptionsbereiche

5.1 Bereich Zwerchfell und Sinus phrenicocostales laterales

Das normale Zwerchfell hat beidseits einen regelrechten Stand, eine gut gerundete Kontur sowie einen glatten und scharfen Rand; die normalen Sinus phrenicocostales sind regelrecht entfaltet und frei.

5.1.1 Zwerchfell

5.1.1.1 Form- und Lageveränderungen

Im Sinn einer pathologischen Veränderung kann der Stand des Zwerchfelles erhöht sein, was bei beidseitiger Erhöhung z. B. durch Aszites, Hepato-Splenomegalie, durch tumoröse Raumforderungen im Abdomen einschließlich gynäkologischer Tumoren sowie bei Frauen am Ende der Gravidität verursacht werden kann (Abb. 41a u. 41b), oder auch durch eine allgemeine Adipositas. Kennzeichnend hierfür ist nicht nur der beidseits annähernd gleichmäßig höhere Zwerchfellstand, sondern sind auch ein relativ glatter Rand beider Zwerchfellhälften sowie meistens eine homogene Verschattung der kaudal des Zwerchfelles gelegenen Abdominalbereiche, die bei Aszites allerdings durch luftgeblähte Darmschlingen, die im Aszites geradezu schwimmen, aufgehellt sein können. Bei einem Zwerchfellhochstand, der durch Aszites verursacht ist, liegt manchmal gleichzeitig ein ein- oder beidseitiger Pleuraerguß vor, durch den die Abgrenzung des Zwerchfelles erschwert wird und wobei man von einem nicht abgrenzbaren Zwerchfell spricht. Ebenso kann der Zwerchfellstand durch vor allem längere Zeit bestehende Prozesse mit Schrumpfungsneigung der Lungen, wie bei Lungenfibrose oder auch durch entzündliche Prozesse beidseits erhöht sein, was z. B. bei dem Erworbenen Immun-Defekt-Syndrom (AIDS) ein hinweisendes Kriterium ist (COHEN u. Mitarb. 1984, RÜBESAM u. FUCHS 1988).

Zwerchfellhochstand

AIDS

Ein einseitiger Zwerchfellhochstand kann u. a. durch Hepato- oder Splenomegalie, durch Phrenikusparese, die vorwiegend durch maligne Mediastinaltumoren, selten durch operative Maßnahmen im Halsbereich verursacht wird (Abb. 42a u. 42b), oder auch im Zusammenhang

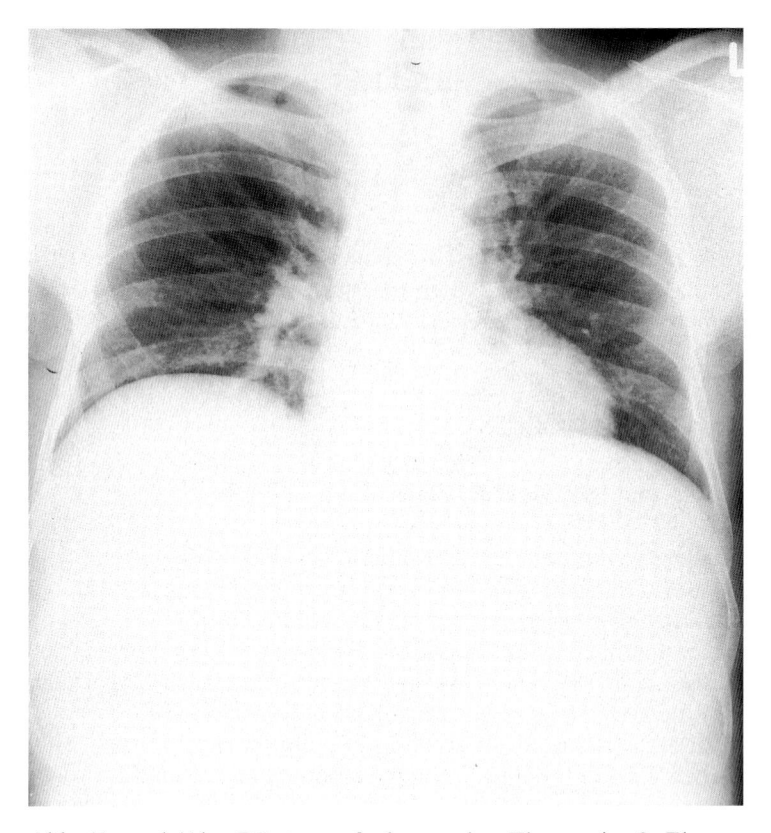

Abb. 41a und 41b Röntgenaufnahmen des Thorax in 2 Ebenen (33jähr. Patient): Zwerchfellhochstand beidseits durch Hepato-Splenomegalie bei malignem Lymphom.***

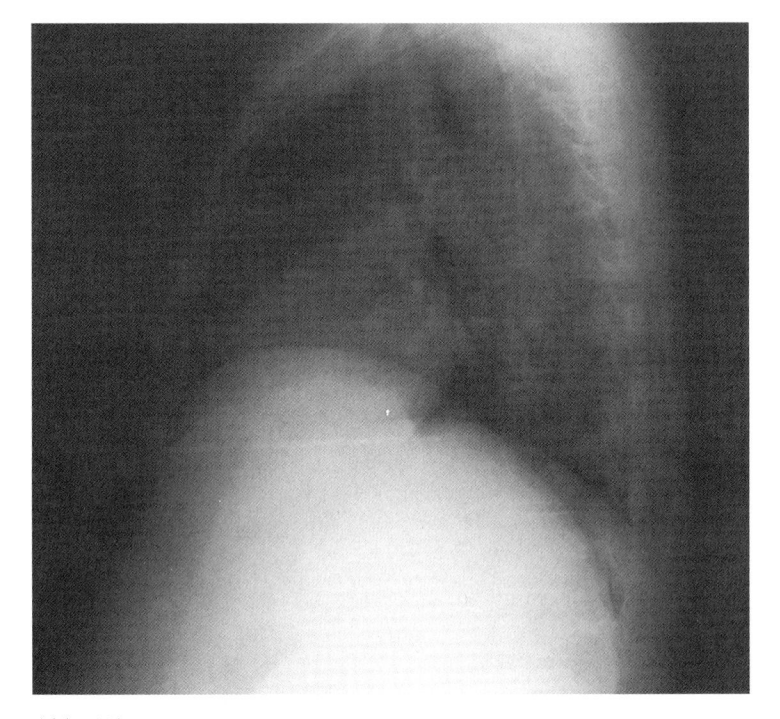

Abb. 41 b

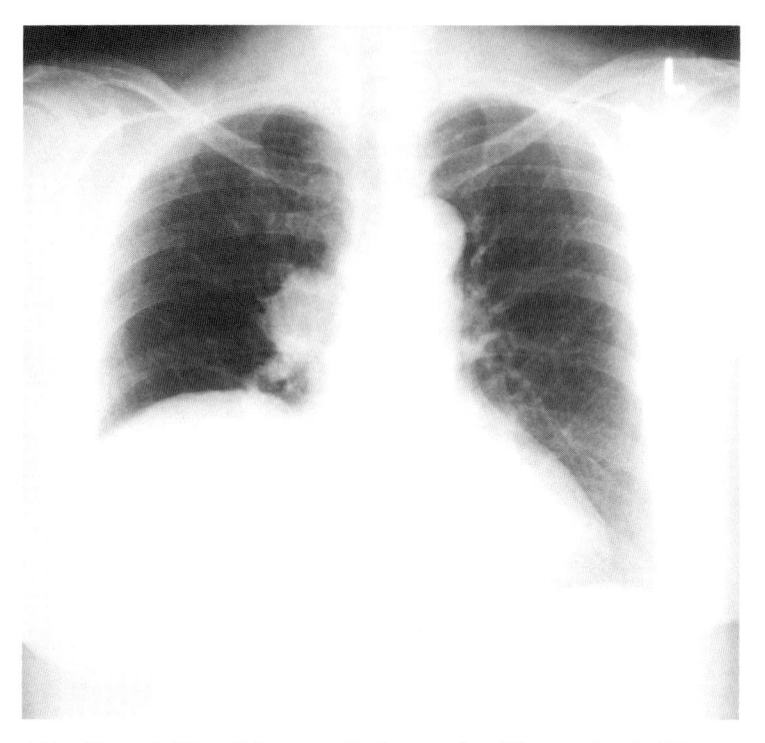

Abb. 42a und 42b Röntgenaufnahmen des Thorax in 2 Ebenen (62jähr. Patientin): einseitiger, und zwar rechtsseitiger Zwerchfellhochstand durch Phrenikusparese bei zentralem Bronchialkarzinom.***

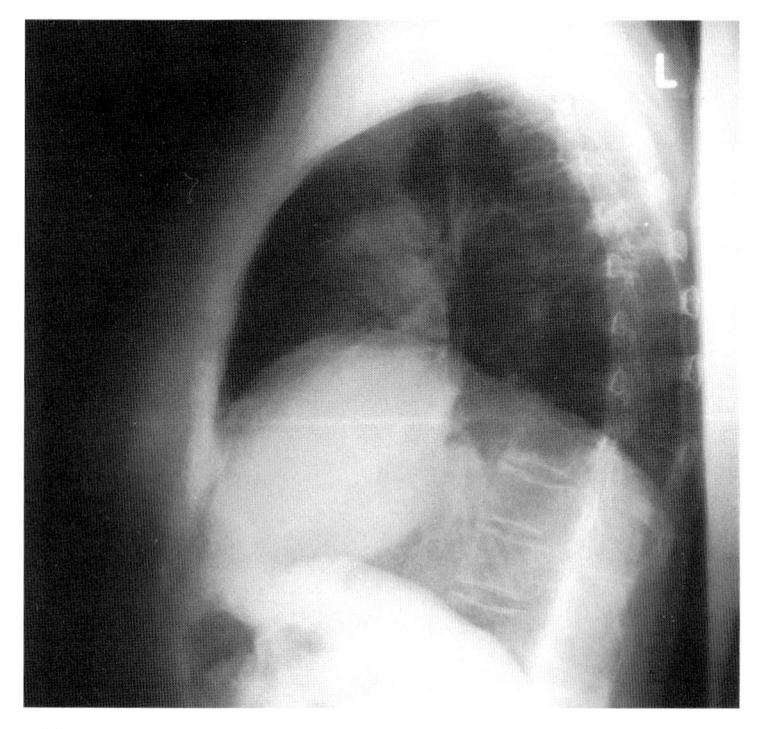

Abb. 42b

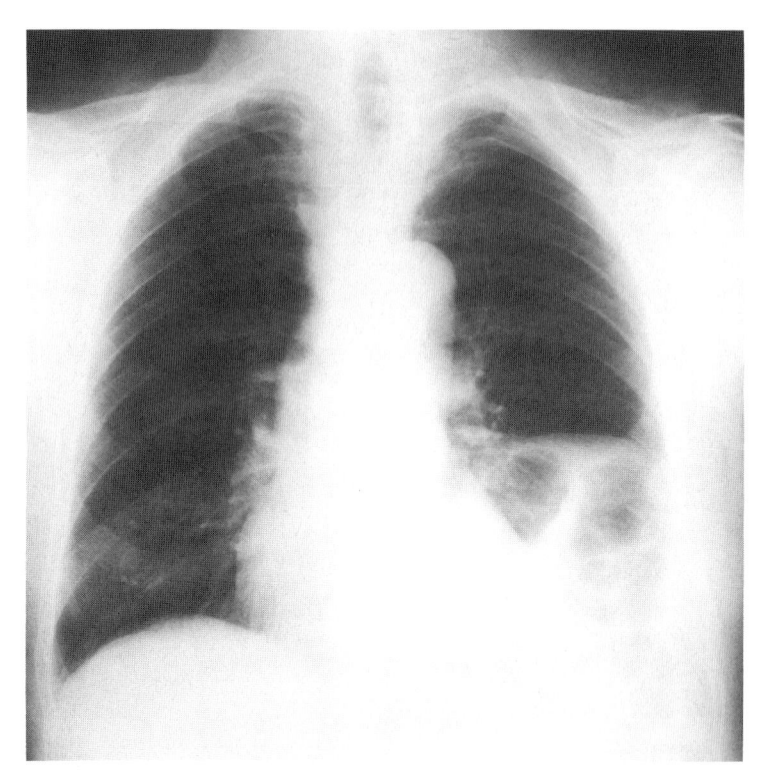

Abb. 43a bis 43c Röntgenaufnahmen des Thorax in 2 Ebenen, dabei z.T. mit Röntgenkontrastmitteldarstellung von Ösophagus, Magen und Duodenum (73jähr. Patient): Abb. 43a: linksseitiger Zwerchfellhochstand mit kaudal davon gelegenen luftgefüllten Intestinaltraktanteilen.***

mit Zwerchfellhernien und Dystopien von Anteilen des Intestinaltraktes wie bei einem Volvulus des Magens bedingt sein (Abb. 43a bis 43c), ebenso bei einem Zustand nach Lob- oder Pneumektomie.

Phrenikusparese   Zum Nachweis einer Phrenikusparese kann man im Rahmen der Durchleuchtung des Thorax den sog. Schnupfversuch durchführen.

Zwerchfell/Form- und Lageveränderungen 113

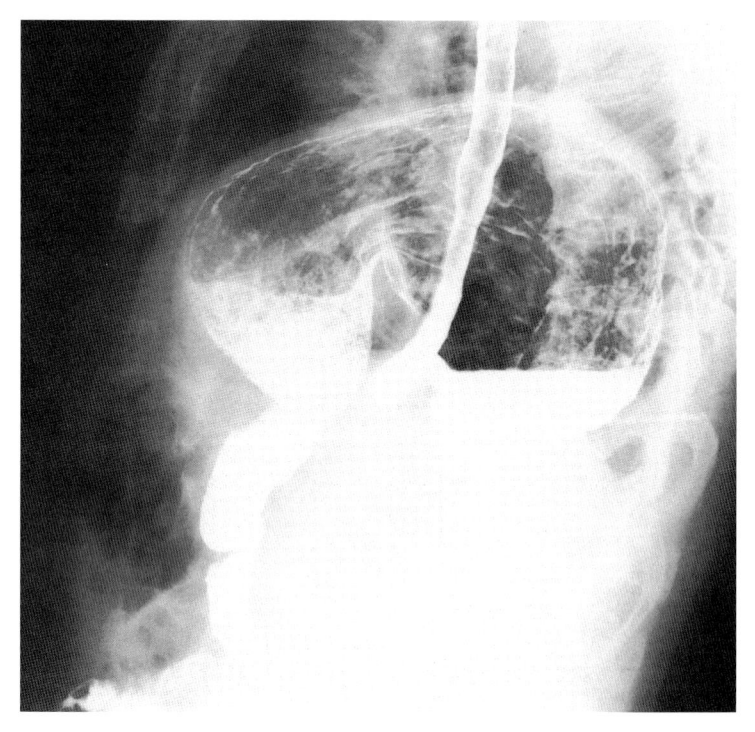

Abb. 43 b Mittels Röntgenkontrastmittel Darstellung von Dystopie und Volvulus des Magens.***

Dabei läßt man den Patienten wie beim Schnupfen von Schnupftabak ruckartig einatmen; liegt eine Phrenikusparese vor, so tritt die gesunde Zwerchfellhälfte wie bei normaler Inspiration tiefer, während die gelähmte in paradoxer Weise höher tritt. Dies geschieht dadurch, daß sich auf der Seite der Phrenikusparese durch die Inspiration der Brustkorb weitet, wodurch infolge eines Soges das Zwerchfell nach kranial gezogen wird.

Nicht immer einfach ist die Differenzierung zwischen einem rechtsseitigen Zwerchfellhochstand und einem ähnlichen Bild, das durch eine Atelektase des Mittel- und Unterlappens infolge gänzlichen Verschlusses des Bronchus intermedius hervorgerufen wird (Abb. 44a u. 44b), wobei

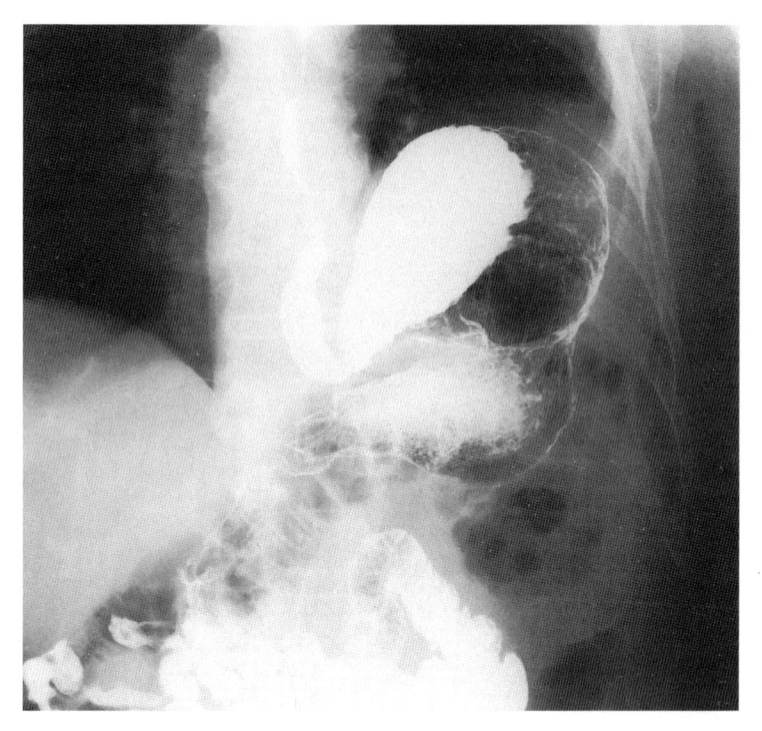

Abb. 43c Mittels Röntgenkontrastmittel Darstellung von Dystopie und Volvulus des Magens.

Zwerchfell/Form- und Lageveränderungen 115

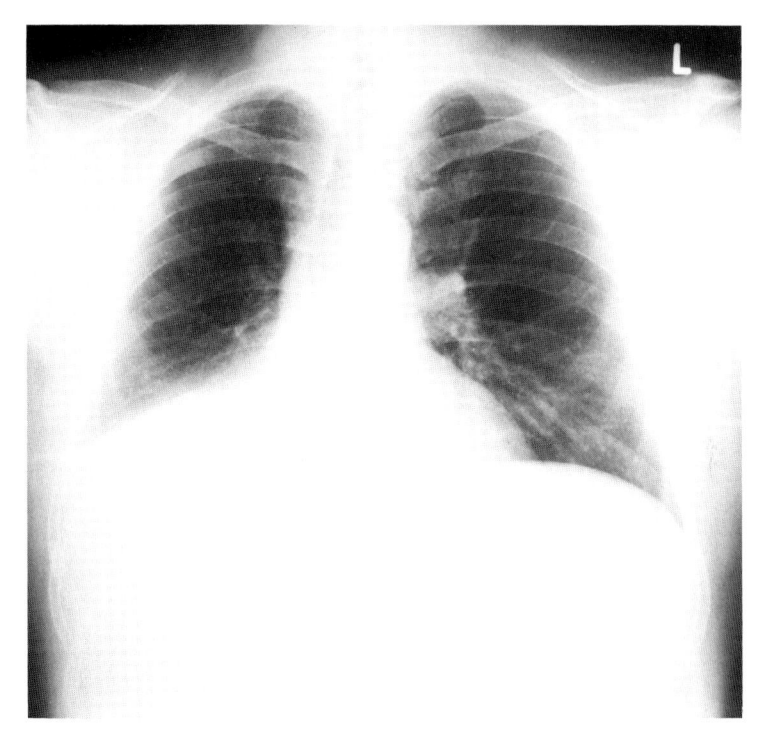

Abb. 44a bis 44c Röntgenaufnahmen des Thorax in 2 Ebenen und Röntgentomogramm in 11 cm Schichttiefe einer Röntgentomographie d.v. (44jähr. Patient): Abb. 44a: Atelektase des Mittel- und Unterlappens durch gänzlichen Verschluß des Bronchus intermedius infolge eines Bronchialkarzinoms.***

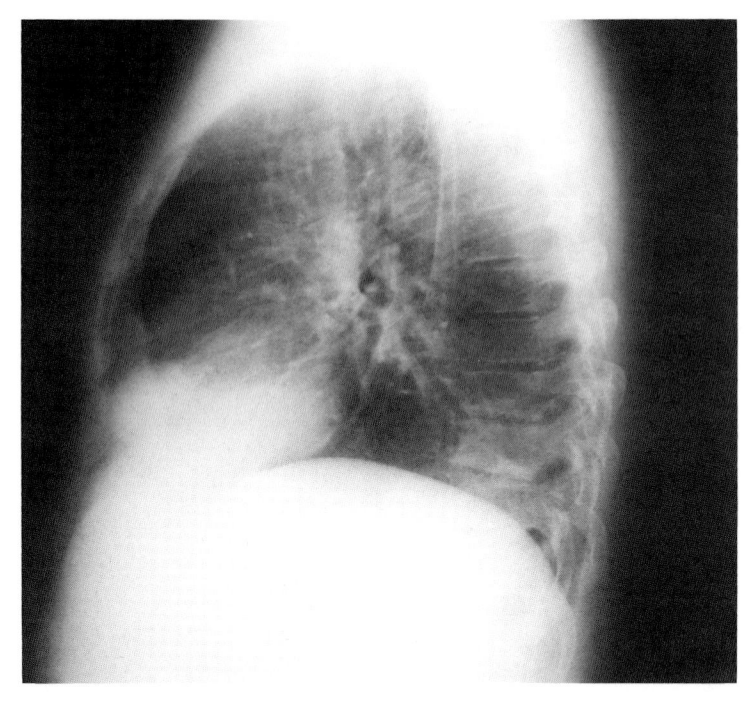

Abb. 44b und 44c Atelektase des Mittel- und Unterlappens durch gänzlichen Verschluß des Bronchus intermedius infolge eines Bronchialkarzinoms.

Zwerchfell-tiefstand

dieser Verschluß mit Hilfe der Röntgentomographie einfach nachzuweisen ist (Abb. 44c).

Der Zwerchfellstand kann auch erniedrigt sein, und zwar meistens beidseits; das trifft insbesondere bei Patienten mit Lungenüberblähung zu, so bei ausgeprägtem Lungenemphysem und Asthma bronchiale, wobei man auch von einer großen tiefen Lunge spricht.

Die Kontur des Zwerchfelles kann bei glattem Rand von der normalen Rundung abweichen. Der Rundung des Zwerchfelles messen manche Untersucher so große Bedeutung zu, daß sie diese exakt ermitteln und als

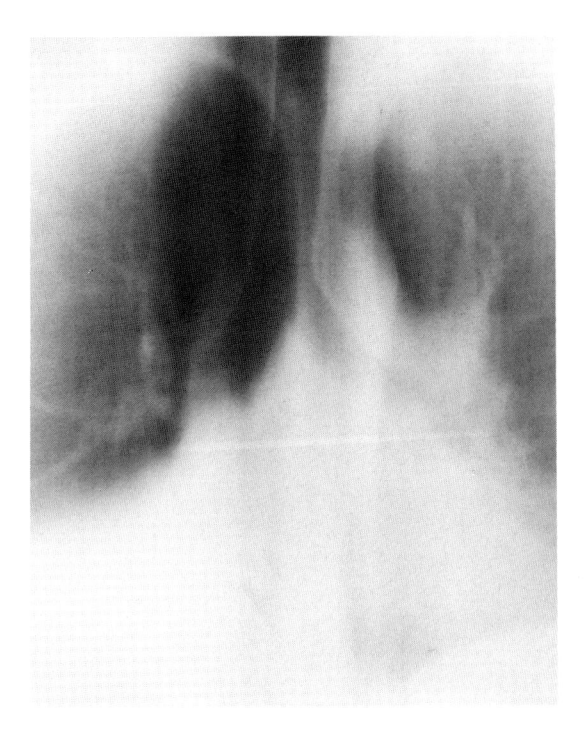

Abb. 44c

einen Parameter in die Beurteilung, z. B. bei der Lymphangiosis carcinomatosa der Lunge einbeziehen (ABERLE u. Mitarb. 1990b). Das Zwerchfell kann einseitig oder beiseits abgeflacht sein; als Ursache hierfür kommen traumatische (Abb. 45), entzündliche bzw. postentzündliche, postoperative und maligne Prozesse in Betracht. Eine beidseitige Zwerchfellabflachung ist meistens habituell bedingt. Neben der Abflachung des Zwerchfelles kann seine Kontur auch durch sog. Buckelbildungen von der normalen Rundung abweichen. Dabei kann es sich um einen oder um mehrere Zwerchfellbuckel handeln (Abb. 46), und zwar wiederum einseitig oder beidseits; beide Möglichkeiten können

Zwerchfellabflachung
Zwerchfellbuckel

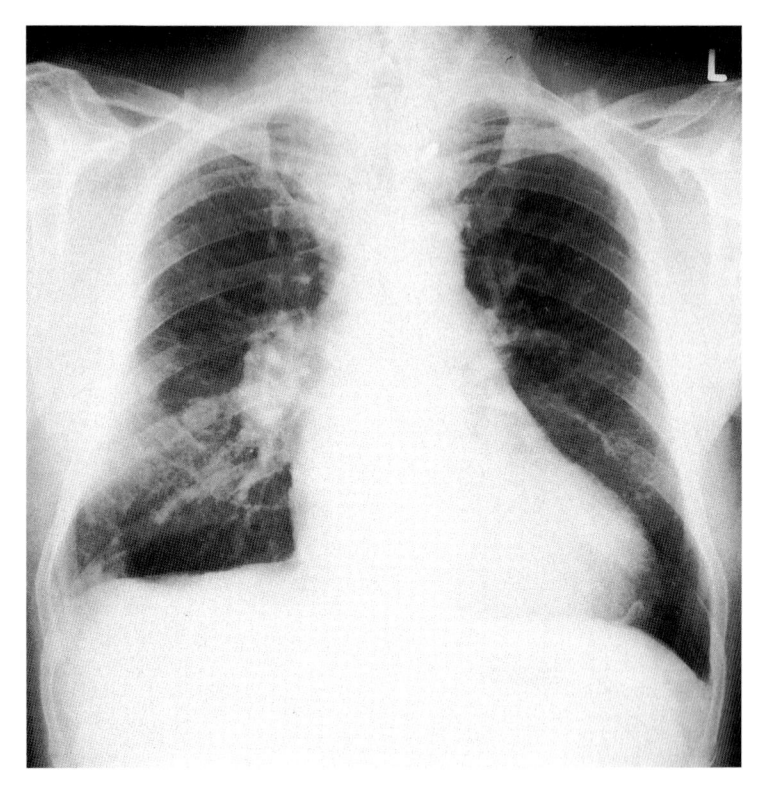

Abb. 45 Röntgenaufnahme des Thorax d.v. (69jähr. Patient): rechtsseitige Zwerchfellabflachung durch rechtsseitige Thorax-Abdominalkontusion.***

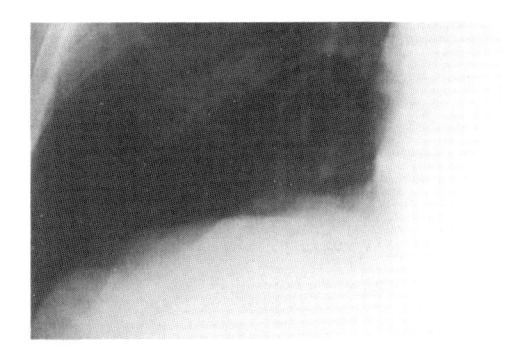

Abb. 46 Röntgenaufnahme des Thorax d.v., Ausschnittvergrößerung rechtes Unterfeld (67jähr. Patient): mehrere kleine Zwerchfellbuckel auf der rechten Seite.

habitueller Natur sein, wofür bei einer beidseitigen Zwerchfellbuckelbildung eine Gleichartigkeit beider Zwerchfellhälften spricht (Abb. 47). Findet sich jedoch ein Zwerchfellbuckel an umschriebener Stelle der rechten Zwerchfellhälfte, so kann es sich auch um einen Impressionseffekt durch einen Prozeß an der Leberoberfläche handeln, wobei man stets an Lebermetastasen denken muß (Abb. 48), ferner auch an Leberzysten. Ist der rechtsseitige Zwerchfellbuckel so breit, daß er annähernd die ganze rechte Zwerchfellkontur verändert, so handelt es sich möglicherweise um einen Impressionseffekt bei Hepatomegalie (Abb. 49a u. 49b), wie sie bei Rechtsherzinsuffizienz, Leberzirrhose und Infiltration der Leber von Malignomen und sehr großen Zysten vorkommen kann. Den Nachweis für diese Ursache findet man auf der Röntgenaufnahme des Thorax im seitlichen Strahlengang, auf der jener Zwerchfellbuckel ventral gelegen ist und vor allem kaudal hiervon der Leberschatten zur Darstellung kommt.

Von Zwerchfellbuckelbildungen zu unterscheiden sind die sog. Insertiones, die Ansatzstellen der Zwerchfellmuskulatur (Abb. 50). Diese Insertiones können bei tiefer Inspiration an beiden Zwerchfellhälften ähnlich einer Wellenlinie sichtbar sein, wobei der Endbereich des Sinus phrenicocostalis lateralis nicht selten gerundet und getrübt wird; man

Zwerchfellinsertiones

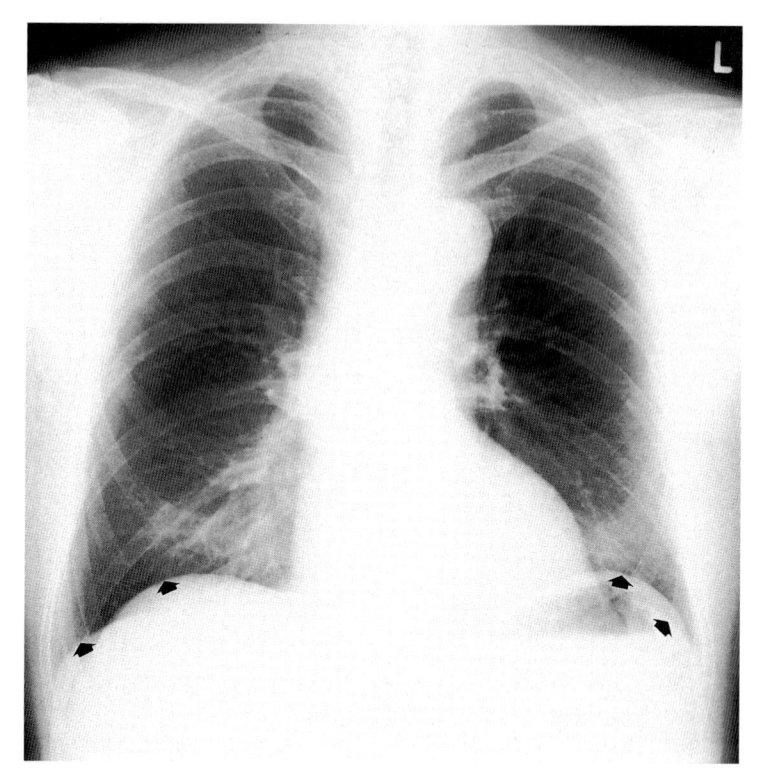

Abb. 47 Röntgenaufnahme des Thorax d.v. (56jähr. Patient): jeweils 2 gleichartige Zwerchfellbuckel auf der rechten und der linken Seite.***

Zwerchfell/Form- und Lageveränderungen

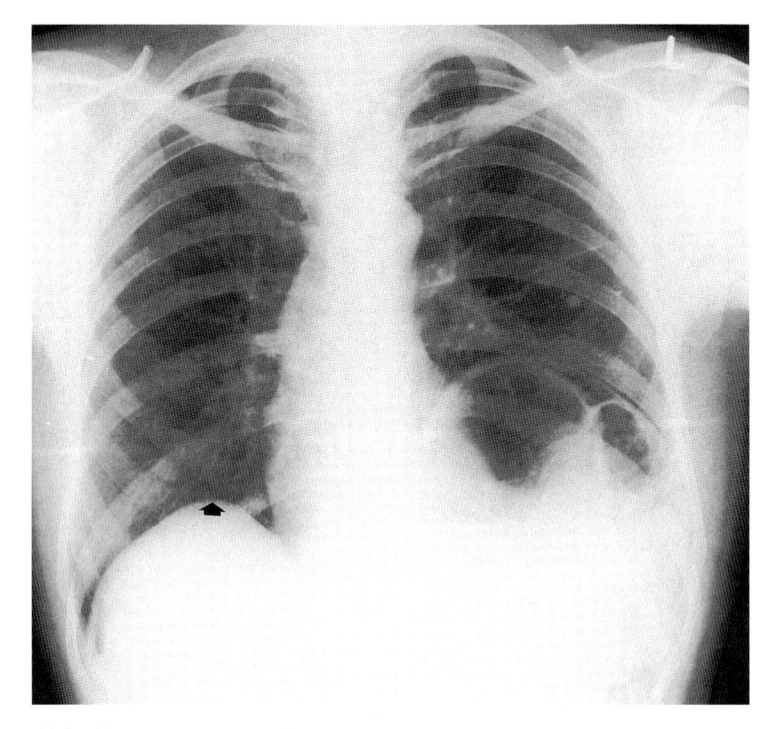

Abb. 48 Röntgenaufnahme des Thorax d.v. (53jähr. Patientin): umschriebener Impressionseffekt in der rechten Zwerchfellhälfte durch eine Metastase in der Leberoberfläche.***

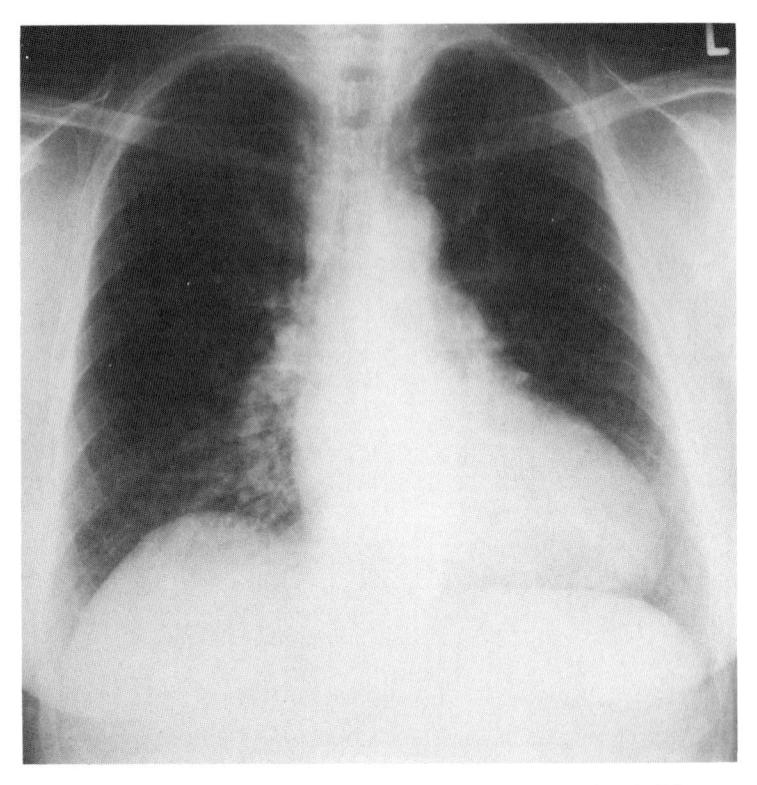

Abb. 49a und 49b Röntgenaufnahmen des Thorax in 2 Ebenen (78jähr. Patientin): Impressionseffekt der ganzen rechten ventralen Zwerchfellhälfte durch Hepatomegalie infolge Herzinsuffizienz.

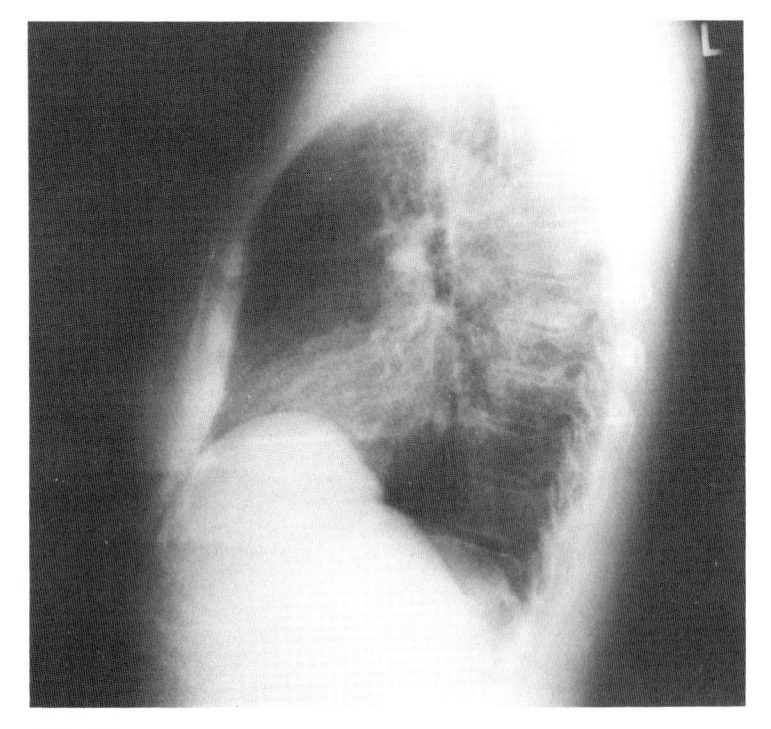

Abb. 49b

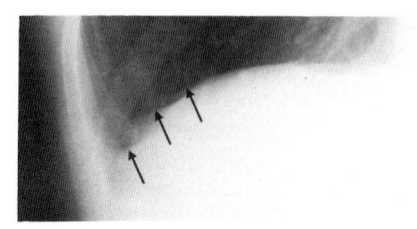

Abb. 50 Röntgenaufnahme des Thorax d.v., Ausschnittvergrößerung rechtes Unterfeld (39jähr. Patient): Insertiones der rechten Zwerchfellhälfte.

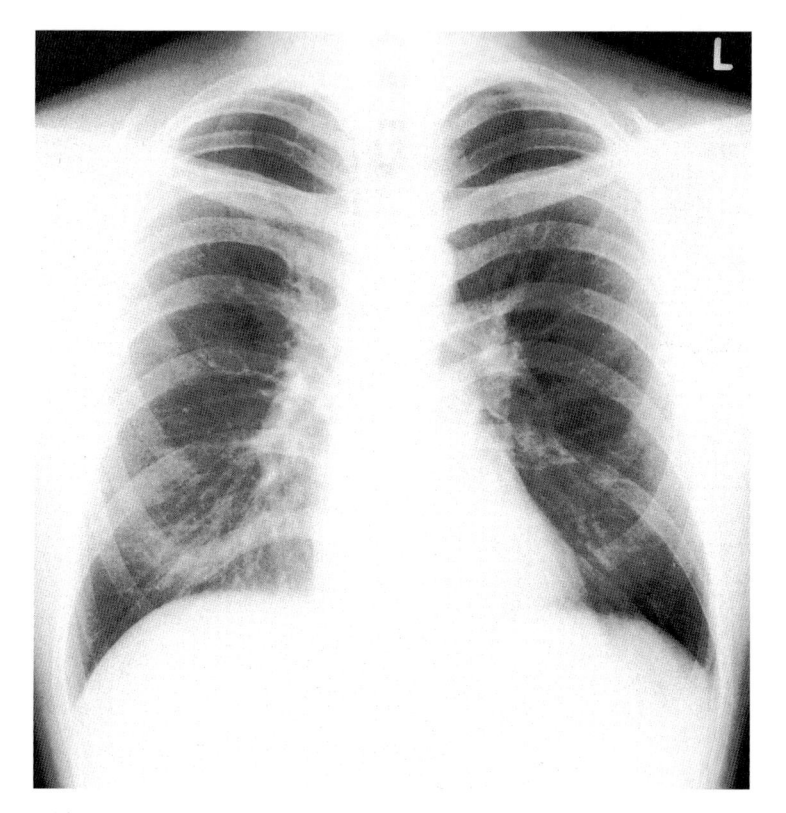

Abb. 51 Röntgenaufnahme des Thorax d.v. (22jähr. Patient): streifige Randunschärfe des Zwerchfelles beidseits parakardial durch Lungengefäßüberlagerungen.***

sieht dies bevorzugt bei Jugendlichen. Ebenfalls bei Jugendlichen kann man eine fast streifige Randunschärfe des Zwerchfelles beidseits parakardial sehen (Abb. 51), die durch Gefäße jener Lungenabschnitte bewirkt wird, die im ventralen und dorsalen Sinus phrenicocostalis liegen; auch sie sind wie die Insertiones ein Normalbefund.

5.1.1.2 Verschattungen

Das Zwerchfell kann teilweise oder gänzlich verschattet sein, wiederum auf einer Seite oder beidseits. Die häufigsten Ursachen von Verschattungen stellen Pleuraergüsse, sog. Pleuraschwielen und Atelektasen dar. Die Pleuraergüsse – auch Hydrothoraces genannt – entstehen durch Exsudation von Flüssigkeit aus der Pleura oder durch Transsudation von Flüssigkeit durch die Pleura sowie durch Einblutung oder Eindringen bzw. mangelnde Rückresorption von Chyle jeweils in den Interpleuralraum.

Die exsudativen Pleuraergüsse haben vorwiegend entzündliche und neoplastische Ursachen, sie unterscheiden sich physikalisch von den transsudativen Pleuraergüssen in erster Linie durch ihr spezifisches Gewicht von größer als 1,018 (Eiweißgehalt über 3%), das bei den transsudativen dagegen kleiner als 1,015 (Eiweißgehalt unter 3%) ist. Bei entzündlichen Prozessen der Pleura, die überwiegend durch primäre Lungenprozesse, die auf die Pleuraoberfläche übergreifen, verursacht sind, kommt es zu einer vermehrten Durchblutung sowie Kapillarpermeabilität und somit zum Austritt seröser Flüssigkeit. Bei neoplastischen Prozessen kann sowohl eine verstärkte Tumordurchblutung zur Exsudatbildung führen als auch eine durch Tumorinfiltration der Lymphwege verminderte Rückresorption der serösen Flüssigkeit aus dem Interpleuralraum. Bei einem neoplastischen Prozeß kommt es häufig zusätzlich zum Austritt von Blut aus fragilen Tumorgefäßen in das Exsudat, womit es sich um ein hämorrhagisches Exsudat handelt, das stets als Hinweis auf eine Malignomgenese des Pleuragusses gewertet werden muß; ausgenommen hiervon sind Thoraxtraumen.

Pleuraerguß

Die häufigsten Erkrankungen, die zu exsudativen Pleuraergüssen führen, sind einerseits als entzündliche Prozesse die verschiedenen Pneumonien, Lungentuberkulose, Lungeninfarkt, Erkrankungen des rheumatischen Formenkreises, Perikarditis, Pankreatitis, Urämie und Pleuraerkrankungen sowie andererseits als neoplastische Prozesse Karzinome, das Pleuramesotheliom und Lymphome.

Die transsudativen Pleuraergüsse entstehen überwiegend durch eine Druckerhöhung in den Endokapillaren, wodurch es zu Stauungserscheinungen kommt, aber auch durch eine Erniedrigung des osmotischen Plasmadruckes; dadurch tritt Flüssigkeit vom endovasalen in den extravasalen Raum über, wo sie nicht mehr in den endkapillaren Anteil rückresorbiert wird. Aus diesem Grund entstehen die transsudativen Pleuraergüsse auch überwiegend gleichzeitig auf der rechten und der linken Thoraxseite.

Die häufigsten Erkrankungen, die zu transsudativen Pleuraergüssen führen, sind die Herzinsuffizienz, bei der ein Pleuraerguß nicht selten rechts größer ist und mitunter nur rechts auftritt; ferner chronische Nierenerkrankungen und chronischer Eiweißmangel. Eine Sonderform

Meigs-Syndrom

des transsudativen Pleuraergusses stellt das Meigs-Syndrom dar. Bei ihm liegen ein Ovarialfibrom, seltener ein Ovarialkarzinom, und Aszites vor und besteht gleichzeitg jener meistens einseitige Pleuraerguß; nach operativer Therapie bilden sich in der Regel Aszites und Pleuraerguß zurück.

Hämatothorax

Beim Hämatothorax, der häufig nach Traumen wie Rippenfrakturen und bei hämorrhagischer Diathese entsteht, finden sich die Bestandteile des Blutes in der Pleuraergußflüssigkeit, die auch gerinnen kann.

Chylothorax

Beim Chylothorax, bei dem die Pleuraergußflüssigkeit aus Chyle besteht, kommen als Ursache Verletzungen der Lymphbahnen durch Traumen und operatives Vorgehen in Frage (KULKE u. Mitarb. 1987), ebenso ein gestörter Abfluß des Ductus thoracicus infolge Tumorverlegung oder Entzündung.

Pleuraempyem

Das Pleuraempyem, eine Flüssigkeitsansammlung im Interpleuralraum besonderer Art, ist kein Pleuraerguß; es stellt für den Patienten meistens eine bedrohliche Situation dar. Hierbei handelt es sich um eine umschriebene Eiteransammlung, die auf dem Boden einer Infektion vorwiegend von Streptokokken und Staphylokokken entstanden ist und bei der mit chronischer Verlaufsform (Pleuritis putrida) die Gefahr der Sepsis und Intoxikation sowie Fistelbildung besteht (s. auch Lunge, Lungenhilus u. Pleura/Form- und Lageveränderungen).

Flüssigkeitsansammlungen im Interpleuralraum dieser unterschiedlichen Art sind vom röntgenologischen Erscheinungsbild, wenn man sie isoliert betrachtet, hinsichtlich ihrer Ätiologie nicht zu unterscheiden, abgesehen vom Pleuraempyem; dieses ist häufig durch eine ihm typische Verschattungsform und Lokalisation, nämlich eine annähernd ovoide, sich nach kaudal verbreiternde und unmittelbar an der Thoraxwand gelegene Formation gekennzeichnet. Was das erfaßbare Volumen eines Pleuraergusses betrifft, so kann man sagen, daß bei sonst regelrechter Zwerchfell- und Pleurasituation ein Pleuraerguß ab 300 bis 500 ml röntgenologisch nachweisbar ist, und ein solcher von ca. 1500 ml sich an der lateralen Thoraxwand bis auf Höhe der Axillarlinie ausbreiten kann. Haben Pleuraergüsse ein größeres Volumen, so können sie nicht nur Lungensegmente und -lappen komprimieren, sondern auch das Mediastinum auf die gesunde Thoraxseite verdrängen, sofern auf der Thoraxseite des Pleuraergusses keine Verwachsungen zwischen den Pleurablättern bestehen. Andererseits kann sich schon ein kleiner Pleuraerguß bei Adhärenz beider Pleurablätter als schmale Verschattungslinie bis zur medialen Seite der Pleurakuppe ausbreiten.

Je nach Menge und Ursache des Pleuraergusses sowie Befinden des Patienten können sich Pleuraergüsse durch Resorption spontan zurückbilden, was insbesondere für entzündlich bedingte Pleuraergüsse und für durch Herzinsuffizienz verursachte gilt, wobei bei Beseitigung der Ursache schon Rückbildungen von bis ca. 1000 ml beobachtet wurden. Bei sog. malignen Pleuraergüssen kann man davon ausgehen, daß sie nicht rückbildungsfähig sind, allerdings wurden nach zytostatischer Therapie ebenfalls Rückbildungen mitgeteilt; im übrigen besteht die Therapie in der Pleuraergußpunktion. Findet keine Resorption oder Punktion statt, so kommt es zu Verklebungen der Pleurablätter miteinander und im weiteren Verlauf zu Schwielenbildungen.

Pleuraergüsse können röntgenologisch gänzlich unterschiedliche Formen und Ausmaße haben. So kann sich ein Pleuraerguß als Verschattung eines lateralen Sinus phrenicocostalis mit scharfem oder ohne scharfen Rand darstellen. Die Verschattung kann an Breite abnehmen und sich an der lateralen Thoraxwand nach kranial ausbreiten, wobei diese als typisch bezeichnete Verschattungsfigur mitunter nur auf der Röntgenaufnahme des Thorax im dorsoventralen oder im seitlichen Strahlengang zur Darstellung kommt (Abb. 52a u. 52b). Ist ein derartiger Pleuraerguß auf einen Sinus phrenicocostalis beschränkt, so nennt man ihn Pleurawinkelerguß.

Die Begrenzung eines Pleuraergusses kann auch horizontal verlaufen (nicht nur bei einem Seropneumothorax), was bei Verklebungen von Pleura visceralis und Pleura parietalis der Fall ist (Abb. 53); in der Regel kann man jedoch an einer zumindest etwas gerundeten Begrenzung einen Pleuraerguß, wie z.B. bei dekompensierter Herzinsuffizienz erkennen (Abb. 54a u. 54b).

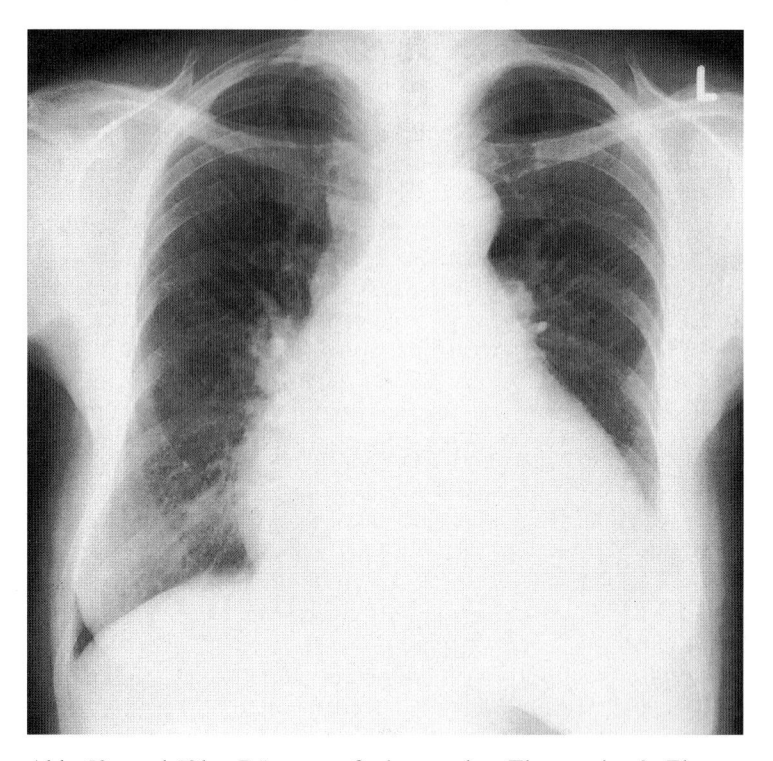

Abb. 52a und 52b Röntgenaufnahmen des Thorax in 2 Ebenen (68jähr. Patientin): linksseitiger Pleuraerguß, der auf der Röntgenaufnahme im seitlichen Strahlengang am besten erkennbar ist, und zwar im Bereich des linken dorsalen Sinus phrenicocostalis.***

Pleuraschwiele

Umschriebene Verschattungen des Zwerchfelles können sowohl durch Pleuraergüsse als auch durch Schwielen hervorgerufen werden. Bei den Schwielen handelt es sich um Folgeerscheinungen an der Pleura, die durch fehlende oder ungenügende Resorption bzw. Punktion eines Pleuraergusses oder durch lokale Entzündungsprozesse ohne Pleuraergußbildung entstanden sind. Und zwar kommt es dann zu einer chronisch-produktiven Pleuritis, die zur Bildung von Granulationsgewebe sowie Organisation von Fibrin und schließlich zu strangförmigen und plattenartigen Verdickungen der Pleura und dabei zu Verwachsungen

Zwerchfell/Verschattungen 129

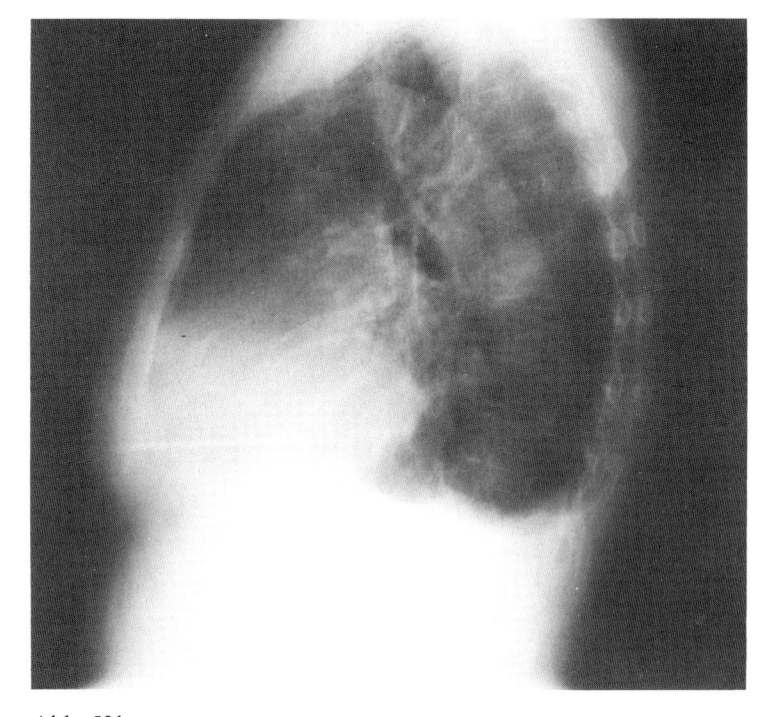

Abb. 52b

der Pleurablätter führt (SEIFERT 1986). Diese Entwicklung kann fortschreiten, so daß jene Pleuraverdickungen zu regelrechten Pleuraschwarten werden, die im Verlauf von mehreren Jahren verkalken und in extremen Fällen verknöchern können. Dabei können sich die Schwarten sowohl auf das der Pleura visceralis anliegende Lungengewebe als auch auf die der Pleura parietalis anliegende Interkostalmuskulatur ausbreiten. Durch diese Verschwartungen kann die Lunge so sehr eingeengt werden, daß man von einer gefesselten Lunge spricht. Dieser Prozeß kann sich soweit fortsetzen, daß es zu Mediastinalverziehungen und im Lauf von vielen Jahren zu regelrechten Thoraxdeformierungen wie u. a. zur Skoliosebildung der Wirbelsäule und schließlich zur deutlichen Verkleinerung einer Thoraxhöhle kommen kann. Funktionell führen

Pleuraschwarte

Gefesselte Lunge

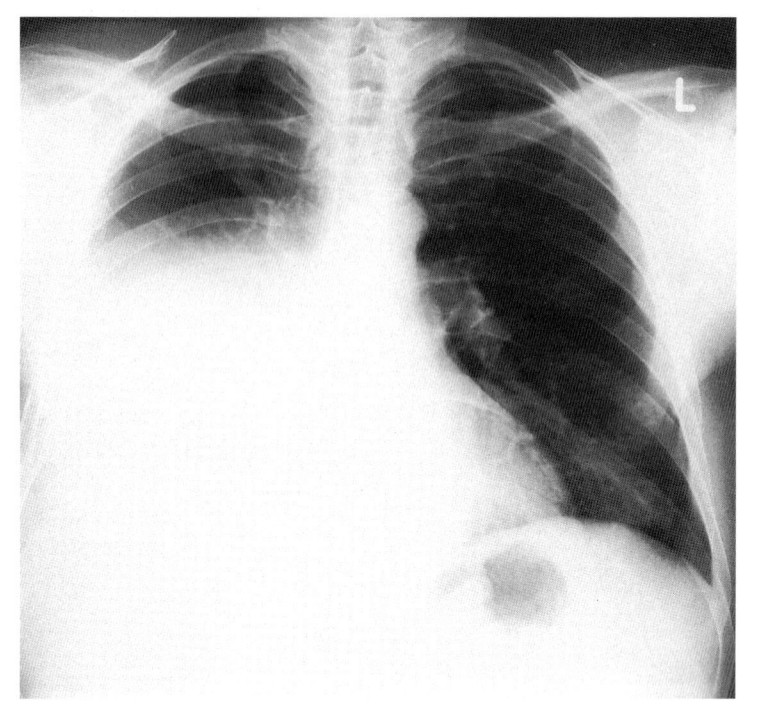

Abb. 53 Röntgenaufnahme des Thorax d.v. (52jähr. Patient): horizontale Begrenzung eines ausgedehnten rechtsseitigen Pleuraergusses, und zwar bedingt durch Adhärenz der Pleurablätter, weswegen auch das Mediastinum nicht verdrängt ist.

diese Veränderungen zu einer hochgradigen Einschränkung der Lungenfunktion. Röntgensymptomatisch sind diese Schwielen oder Schwarten infolge ihres makroskopisch ungeordneten Wachstums meistens durch streifige Verdichtungslinien, gleichzeitig glatte und unscharfe Ränder sowie bizarre Formen gekennzeichnet, wobei nicht selten anatomische Formen und Begrenzungen überschritten werden. Außer Pleuraschwielen gibt es auch Schwielen in der Lunge, die als intrapulmonale Schwielen bezeichnet werden.

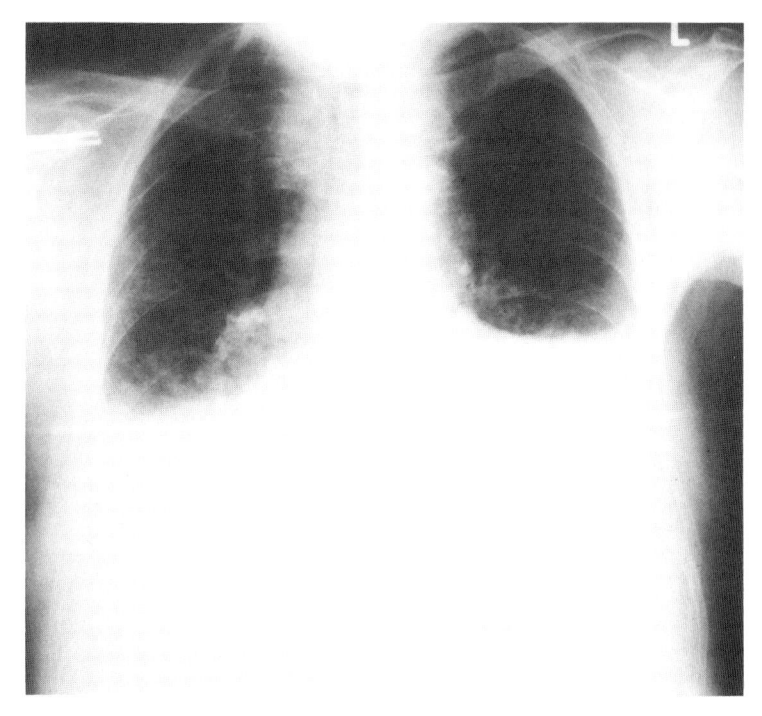

Abb. 54a Röntgenaufnahme des Thorax d.v. (81jähr. Patient): beidseitige lateral ansteigende Pleuraergüsse bei dekompensierter globaler Herzinsuffizienz.***

Verkalkungen von Schwielen bzw. Schwarten sind röntgenologisch nicht nur an ihrer kalkartigen Dichte erkennbar, sondern auch an ihrer Form. In dieser Art sind sog. verkalkte Pleurakuppenschwielen, das sind Residuen nach Lungen- und Pleuratuberkulose, neben ihrer Lokalisation an der Pleurakuppe auch an ihrer häufig annähernd welligen Kontur und ihrem z.T. glatten Rand erkennbar. Sog. plaqueartige kalkdichte Formationen sowohl im Bereich des Zwerchfelles als auch der Interpleuralräume sind für die Asbestose der Lunge geradezu signifikant. Vorwiegend mehr schollig-streifige und länglich konfigurierte Formationen, die sich hauptsächlich im Bereich der lateralen und ventralen

Pleurakuppenschwiele

Asbestose

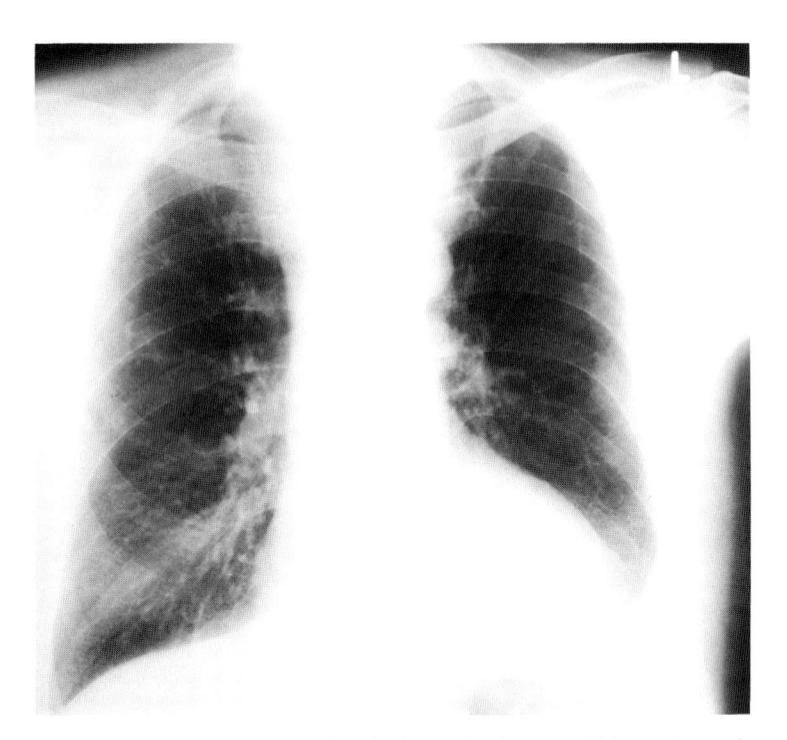

Abb. 54b Röntgen-Kontrollaufnahme (Patient v. Abb. 54a): nach Punktion des linksseitigen Pleuraergusses und 10tägiger medikamentöser kardialer Therapie annähernd gänzliche Rückbildung der Pleuraergüsse.***

Pleuropathia calcificata

Pleurablätter sowie im Zwerchfellbereich finden, sprechen für einen Zustand nach Lungentuberkulose; diese Veränderungen bezeichnet man als Pleuropathia calcificata (früher als Pleuritis calcarea) (s. auch Lunge, Lungenhilus u. Pleura/Verschattungen).

Schwielen können auch vorgetäuscht werden; bei echten Schwielen kann man im Lauf von mehreren Jahren zwar Änderungen von Form und Ausmaß beobachten, jedoch bilden sie sich nicht zurück.

Geringe schwielenartige Veränderungen des Zwerchfelles werden als Zwerchfellausziehungen und -zipfelbildungen bezeichnet, die einseitig

Zwerchfell/Verschattungen

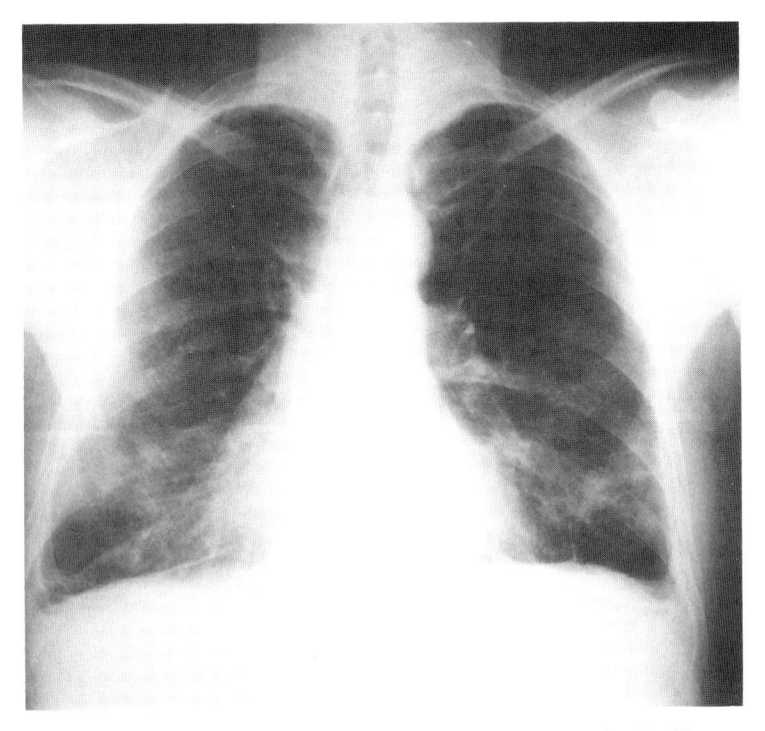

Abb. 55a und 55b Röntgenaufnahmen des Thorax in 2 Ebenen (56jähr. Patient): zipfelige Zwerchfellausziehungen beidseits lateral und ventral mit geringen Verschattungen aller Sinus phrenicocostales, insgesamt im Sinn eines beidseitigen vorwiegend ventralen alten kaudalen Prozesses als Restzustand nach einem früheren entzündlichen Geschehen.***

und beidseits vorkommen können und stets einen Hinweis auf einen früheren entzündlichen Prozeß darstellen (Abb. 55a u. 55b). Diese Veränderungen werden bei der Beurteilung üblicherweise alter kaudaler Prozeß genannt. Finden sich hierbei Schwielen zwischen Zwerchfell und insbesondere linkem kaudalen Herzrand, was mitunter erst auf der Röntgenaufnahme des Thorax im seitlichen Strahlengang erkennbar ist, so spricht man je nach Ausmaß von Pleuroperikardadhäsionen oder

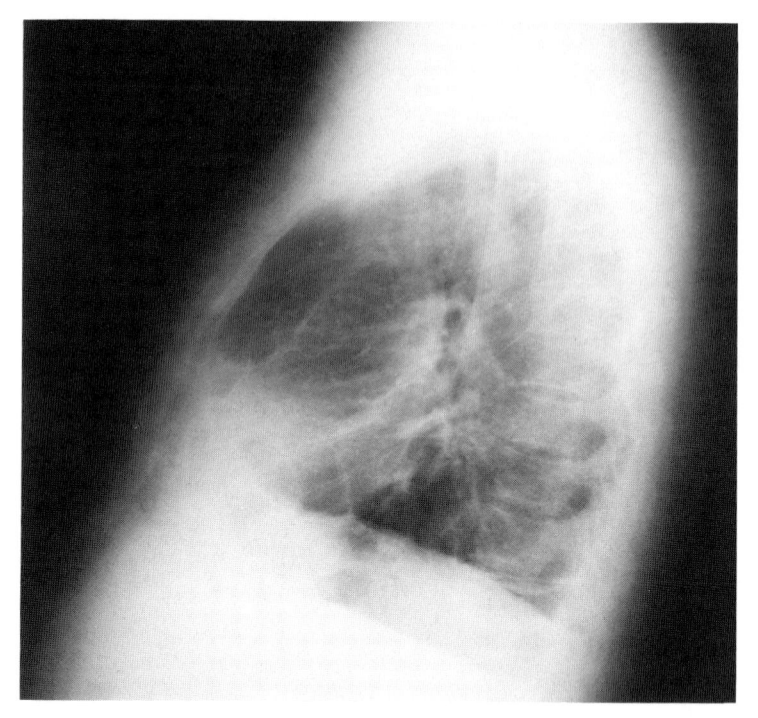

Abb. 55b Beidseitiger vorwiegend ventraler alter kaudaler Prozeß als Restzustand nach einem früheren entzündlichen Geschehen.

Fettbürzel

pleuro-kardialen Schwielen (s. Abb. 55b). Diese Schwielen im Bereich des linken Herzzwerchfellwinkels sind sowohl gegen einen sog. Fettbürzel der Herzspitze als auch gegen andere Formationen abzugrenzen.

Bei einem Fettbürzel der Herzspitze handelt es sich um eine mehr oder weniger ausgeprägte physiologische Fettansammlung des Perikards, die röntgenologisch meistens als wenig dichte, annähernd homogene Verschattung mit z. T. glattem Rand erscheint (Abb. 56).

Andererseits können sich sowohl im rechten als auch im linken Herzzwerchfellwinkel Verschattungen finden, die mit Schwielen nicht verwechselt werden dürfen; hierbei kann es sich auf der rechten Seite u. a.

Zwerchfell/Verschattungen

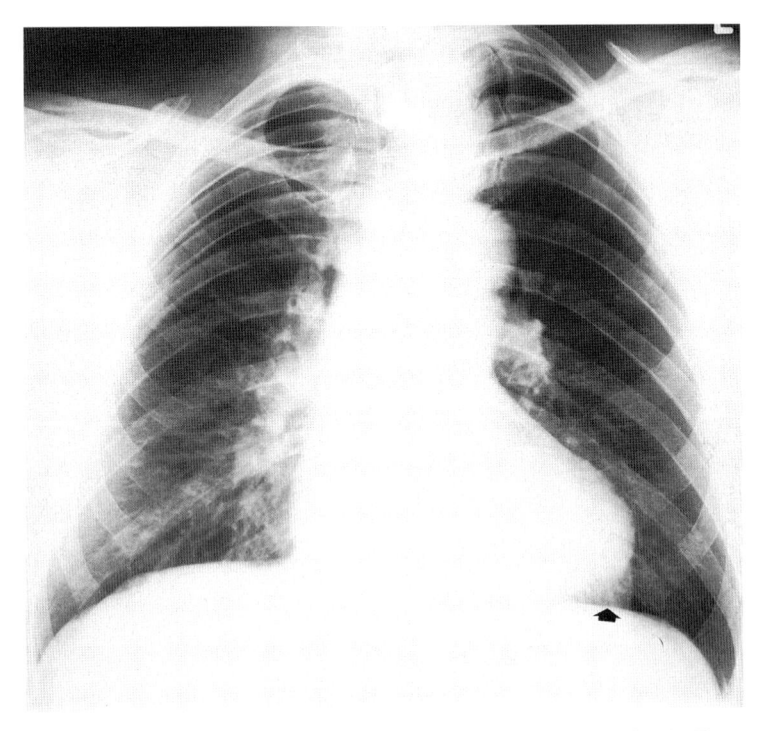

Abb. 56 Röntgenaufnahme des Thorax d.v. (68jähr. Patient): Fettbürzel im Bereich der Herzspitze.***

um die Lebervene oder um einen Lobus cardiacus der rechten Lunge handeln, ferner um ein sog. Scimitar-Syndrom.

Scimitar-Syndrom

Hierbei liegt eine Fehleinmündung der rechten Unterlappenvene in die Vena cava und der rechten Oberlappenvene in die V. azygos vor. Dabei ist die rechte Lunge hypoplastisch, das Herz nach rechts verlagert und der rechte Herzzwerchfellwinkel verschattet.

Auf der linken Seite können ebenfalls Gefäßvarianten bestehen. Außerdem sind beidseits sowohl entzündliche als auch maligne Prozesse dieser Regionen von Schwielen zu unterscheiden.

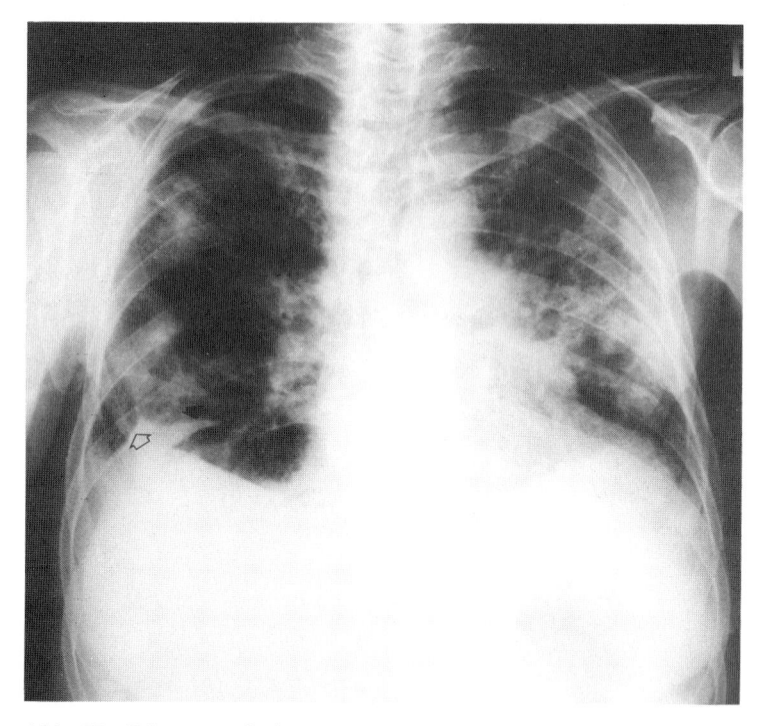

Abb. 57 Röntgenaufnahme des Thorax d.v. (77jähr. Patientin): rechtsseitiger Pleuraerguß mit Verschattung des Sinus phrenicocostalis lateralis, wobei sich der Pleuraerguß in den Interlobärspalt ausbreitet.***

Mitunter können Schwiele und Pleuraerguß gleichzeitig bestehen, wobei der Pleuraerguß möglicherweise an seiner Ausbreitung in einen Interlobärraum zu erkennen ist (Abb. 57). Jedoch kann es auch Zwerchfellschwielen bzw. Zwerchfell- und Pleuraschwielen geben, die einen typischen Pleuraerguß vortäuschen (Abb. 58), und wobei es erst mittels Durchleuchtung oder durch Anfertigung einer Röntgenaufnahme des auf der Seite liegenden Patienten möglich ist, anhand der Formkonstanz der Verschattung diese als Schwiele zu identifizieren.

Zwerchfell/Aufhellungen

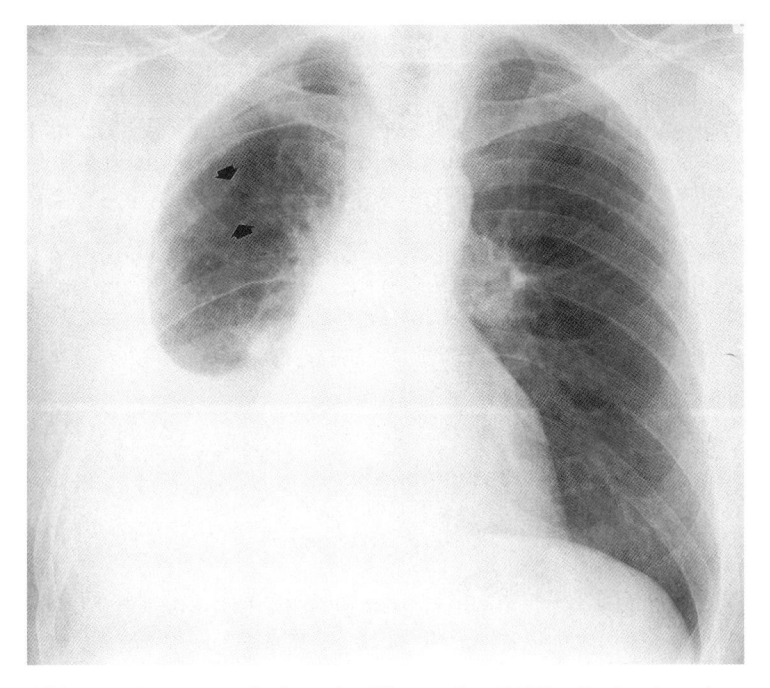

Abb. 58 Röntgenaufnahme des Thorax d.v. (40jähr. Patient): rechtslateral ansteigende Pleuraschwiele, die einem Pleuraerguß gleicht, wobei 2 obliterierte Rippen auf den Z.n. Thorakotomie und somit auf die Möglichkeit einer Pleuraschwiele hinweisen.***

5.1.1.3 Aufhellungen

Aufhellungen im Bereich des Zwerchfelles entstehen am häufigsten durch einen Pneumothorax, annähernd ausschließlich auf einer Thoraxseite (s. auch Sinus phrenicocostales/Aufhellungen u. Lunge/Aufhellungen). In seltenen Fällen kann man – und dann vorwiegend rechts oder links parakardial – direkt im Zwerchfellbereich eine umschriebene, relativ glatt begrenzte, annähernd rundliche Aufhellung sehen, bei der es sich um einen hernierten Anteil eines lufthaltigen Gastrointestinaltrakt-

Zwerchfellhernie

abschnittes, wie bei einer Zwerchfellhernie des Magens oder des Kolons handelt. Kommt eine derartige, jedoch mehr länglich konfigurierte Aufhellung rechts parakardial zur Darstellung, so kann ein Megaösophagus vorliegen oder es kann sich um Anteile des Magens bei einem Zustand nach sog. Magenhochzugoperation handeln. Gegen diese Aufhellungen abzugrenzen sind selten im dorsalen Thoraxbereich gelegene Lungenabszesse oder Tumoreinschmelzungen, die sich auf das Zwerchfell projizieren, jedoch auf der Röntgenaufnahme des Thorax im seitlichen Strahlengang zweifelsfrei zu identifizieren sind; dasselbe gilt für bullöse Bezirke in diesem Bereich (s. auch Lunge/Aufhellungen u. Mediastinum/Aufhellungen).

Lungenabszeß

5.1.2 Sinus phrenicocostales

5.1.2.1 Form- und Lageveränderungen

Die normalerweise nach kaudal gerichtete Form des freien, d. h. des weder getrübten noch verschatteten Sinus phrenicocostalis kann in der Weise verändert sein, daß dieser Winkel nicht mehr spitzwinkelig ist, sondern sehr breit. Das kann z. B. bei Zwerchfelltiefstand oder bei anderen Zwerchfellveränderungen wie Zwerchfellschwielen der Fall sein. Andererseits kann der Sinus phrenicocostalis durch Zwerchfellhochstand, Zwerchfellbuckel und Zwerchfellschwielen einen äußerst schmalen Winkel erhalten, wobei es insgesamt für diesen Winkel keine absoluten Normwerte gibt.

5.1.2.2 Verschattungen

Die Sinus phrenicocostalis lateralis sowie dorsalis können in umschriebener Weise getrübt sein, was für einen sehr kleinen Pleurawinkelerguß spricht. Eine derartige echte Trübung ist jedoch von jener meistens beidseits bestehenden scheinbaren Trübung zu unterscheiden, die durch eine Überlagerung durch die Mammae, die sog. Mammaschatten bedingt wird. Sind die Sinus phrenicocostales mitteldicht und inhomogen verschattet, so kann der Pleuraerguß schon mehrere Tage bestehen und in Organisation übergehen. Andererseits kann ebenso ein Pleuraerguß das typische Bild von Zwerchfell- und Pleuraschwielen zeigen (Abb. 59a u. 59b).

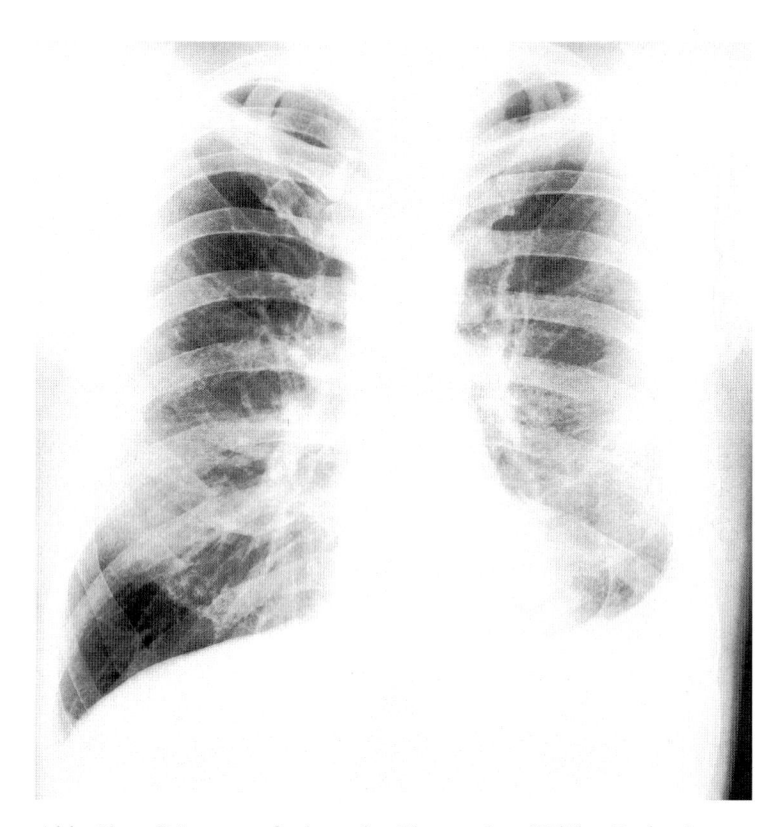

Abb. 59a Röntgenaufnahme des Thorax d.v. (55jähr. Patient): ausgeprägter lateral ansteigender Pleuraerguß im Bereich des linken Sinus phrenicocostalis mit streifigen Ausziehungen nach kranial, der eine Pleuraschwiele vortäuscht.***

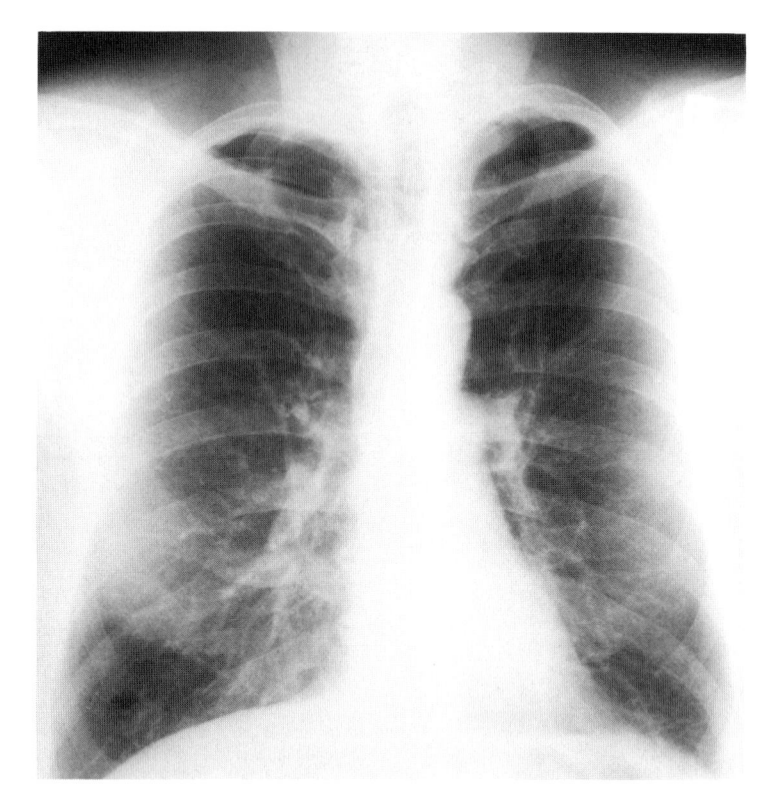

Abb. 59b Röntgen-Kontrollaufnahme (Patient v. Abb. 59a): nach medikamentöser Therapie annähernd gänzliche Rückbildung der Veränderungen, die einem Pleuraerguß entsprachen.***

Kaudaler Prozeß

Bei einer inhomogenen und mit Ausziehungen begrenzten Verschattung des Sinus phrenicocostalis kann es sich um einen sog. kleinen alten lateralen bzw. dorsalen oder ventralen kaudalen Prozeß handeln (Abb. 60a u. 60b). Dieser stellt häufig als kleine Schwiele einen Restzustand eines Pleuraergusses dar, wobei dieser wiederum Folge z. B. einer Rippenfraktur oder eines spezifischen Oberfeldprozesses sein kann. Durch jenen kaudalen Prozeß kann man auf eine frühere Erkrankung hingewiesen werden, auch wenn diese möglicherweise zwischenzeitlich sonst folgenlos geheilt ist.

Sinus phrenicocostales/Verschattungen

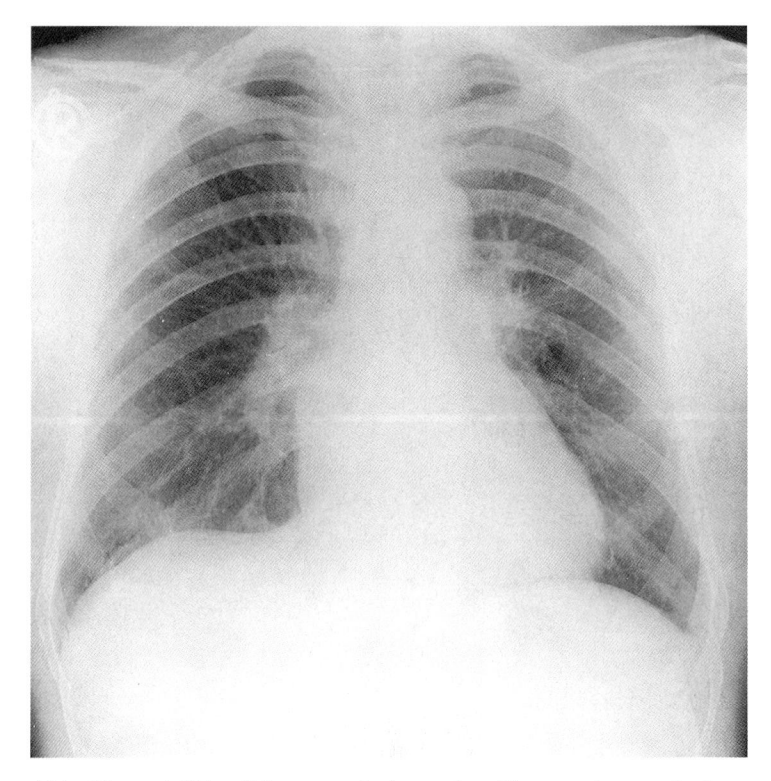

Abb. 60a und 60b Röntgenaufnahme des Thorax d.v. und Ausschnittvergrößerung linker Sinus phrenicostalis lateralis (53jähr. Patient): geringe inhomogene Verschattung mit Ausziehungen im Sinn eines kleinen alten kaudalen Prozesses.***

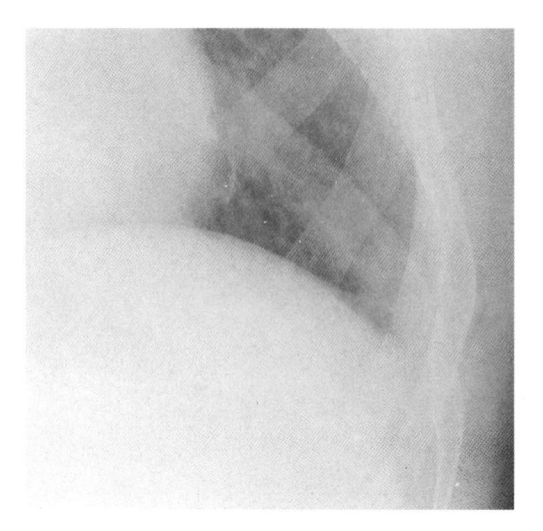

Abb. 60b   Kleiner alter kaudaler Prozeß.

5.1.2.3 Aufhellungen

Der Sinus phrenicocostalis, insbesondere der rechte und linke laterale, kann auch gänzlich aufgehellt sein. Dies ist der Fall, wenn die normalerweise erkennbare Lungenzeichnung in diesem Bereich fehlt, d. h. es sich hierbei um einen mehr oder weniger ausgedehnten Pneumothorax handelt, der bei mitunter sonst unauffälligen Umgebungsbereichen im Bereich des Sinus phrenicocostalis besteht. Dieser kann sich jedoch auch bis zum völligen Pneumothorax einer Thoraxhälfte mit sog. kollabierten Lungenlappen ausbreiten (s. auch Lunge/Aufhellungen).

5.2 Bereich Lunge, Lungenhilus und Pleura

Normalerweise hat die Lunge eine regelrechte Lungenzeichnung, sind Lungenhilus und Pleura regelrecht.

5.2.1 Lunge

5.2.1.1 Aufhellungen

Zu den pathologischen Veränderungen der Lungen, die für den Patienten einen lebensbedrohlichen Zustand bedeuten können, zählen insbesondere die Aufhellungen, d. h. Bezirke der Thoraxhöhle und Lungenbezirke, in denen die Lungenzeichnung als Zeichen dafür, daß Lungengewebe vorhanden ist, gänzlich oder z. T. fehlt oder rarefiziert, d. h. teilweise untergegangen ist.

Als gänzliche Aufhellung wird das gänzliche Fehlen der Lungenzeichnung bezeichnet, so wie man es bei einem Pneumothorax sieht. Unter Pneumothorax versteht man eine Luftansammlung im Pleuraraum. Dieser kann sozusagen mantelförmig an der Innenseite der Thoraxwand als einige Millimeter breite Aufhellungslinie verlaufen – sog. mantelförmiger Pneumothorax –, oder er kann so ausgedehnt sein, daß noch geringgradig entfaltete jedoch überwiegend kollabierte und an den Lungenhilus gelagerte Lungenlappen erkennbar sind (Abb. 61) oder die Lungenlappen völlig kollabiert sind; und er kann viele andere und z. T. bizarre Konfigurationen und Lokalisationen aufweisen (s. auch Zwerchfell/Aufhellungen u. Sinus phrenicocostales/Aufhellungen). Dies trifft häufig dann zu, wenn infolge eines früheren entzündlichen Prozesses, eines Traumas, infolge von Operationen oder Bestrahlungen beide Pleurablätter teilweise adhärent sind und dadurch adhärentes Lungengewebe die Pneumothoraxbezirke überlagert (Abb. 62a u. 62b), so daß ein solcher Pneumothorax mitunter sehr schwer zu erkennen ist; hier läßt sich besonders bei nicht stehfähigen Patienten mit derartigen Veränderungen mittels der Computertomographie ein Pneumothorax am sichersten diagnostizieren. Bizarre Pneumothoraxkonfigurationen können auch bei gleichzeitig bestehendem Pleuraerguß vorkommen.

Pneumothorax

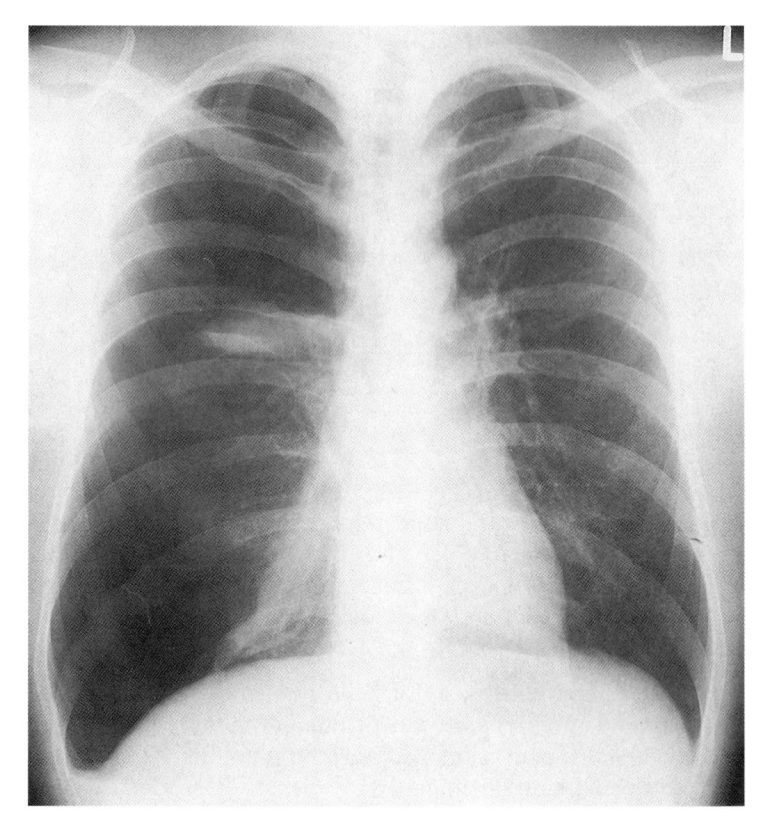

Abb. 61 Röntgenaufnahme des Thorax d.v. (25jähr. Patient): ausgedehnter rechtsseitiger Pneumothorax mit noch geringgradig entfalteten, jedoch überwiegend kollabierten Lungenlappen und geringe Verlagerung des Mediastinums nach links.

Spontan-
pneumothorax

Als Ursache eines Pneumothorax sind vor allem Traumen wie Rippenserienfrakturen sowie die Ursachen des Spontanpneumothorax zu nennen. Hierunter versteht man den spontanen Eintritt von Luft aus der Lunge bzw. dem zentralen Bronchialsystem in den Pleuraraum, wobei man den idiopathischen oder primären – überwiegend bei Jugendlichen – vom

Lunge/Aufhellungen 145

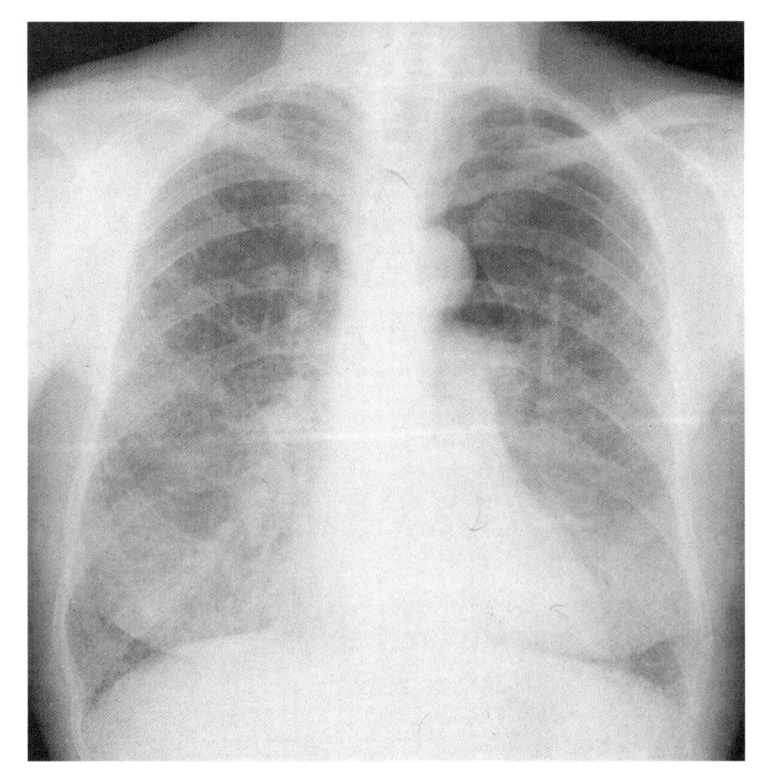

Abb. 62a und 62b Röntgenaufnahme des Thorax d.v. und Ausschnittvergrößerung linkes Spitzen-Ober-Feld (58jähr. Patientin): partieller linksseitiger Spitzenpneumothorax mit Überlagerung von adhärenten Lungenanteilen bei Sarkoidose der Lunge.***

sekundären Pneumothorax unterscheidet. Der sekundäre Pneumothorax tritt vor allem bei älteren Patienten mit Lungenemphysem und Asthma bronchiale, Lungentuberkulose, Lungenfibrose und Lungenzysten sowie mit zentralem Bronchialkarzinom auf. Dabei erfolgt der Luftaustritt durch eine Ruptur bullöser Randbezirke der Lungen (s. Abb. 62) bzw. von fragilem Tumorgewebe, und zwar am häufigsten nach einem kräftigen Hustenstoß (FERLINZ 1986). Ferner ist noch der sog.

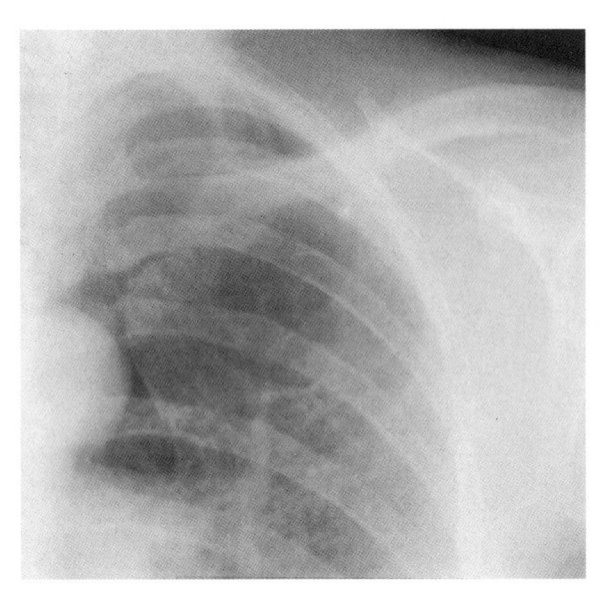

Abb. 62b Partieller linksseitiger Spitzenpneumothorax mit Überlagerung von adhärenten Lungenanteilen bei Sarkoidose der Lunge.

Iatrogener Pneumothorax

iatrogene Pneumothorax zu nennen, wie er u.a. bei Pleurapunktionen, beim Legen von Subklaviakathetern sowie bei Bronchial- und Pleurabiopsien auftreten kann.

Einen Pneumothorax, der gleichzeitig mit einem Pleuraerguß besteht, erkennt man in der Regel an einer horizontal verlaufenden glatten kaudalen Begrenzungslinie (Abb. 63), die als Spiegelbildung bezeichnet wird, sprachlich wahrscheinlich in Anlehnung an die horizontale Begrenzung des Meeresspiegels. Dabei können bei einem sehr kleinen Pleurawinkelerguß ein sehr kleiner Spiegel (s. Abb. 61) und bei einem mehrere Liter umfassenden Pleuraerguß ein sich in der ganzen Thoraxhöhle erstreckender Spiegel bestehen, wobei stets kaudal des Spiegels Flüssigkeit und kranial freie Luft in der Thoraxhöhle vorhanden sind. Befindet sich der Patient in Schräglage oder im Liegen, so verteilt sich der Pleuraerguß nach kranial – sofern die Pleurablätter an dieser Stelle nicht adhärent sind –, und die Spiegelbildung besteht in der Ebene des

Lunge/Aufhellungen

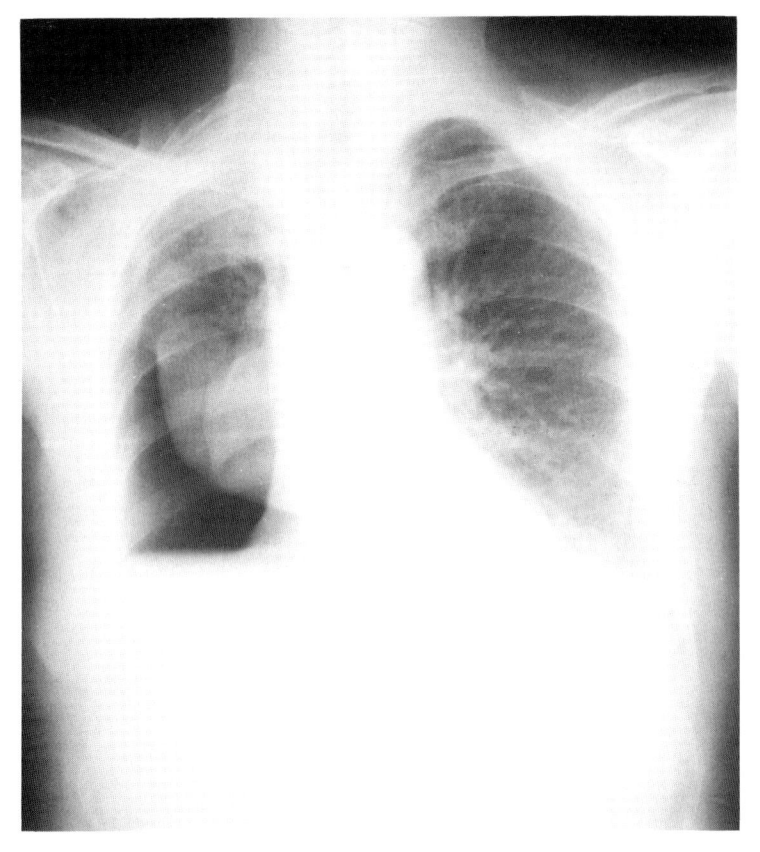

Abb. 63 Röntgenaufnahme des Thorax d.v. (75jähr. Patientin): rechtsseitiger Seropneumothorax mit belüftetem Oberlappen und teilweise kollabiertem Mittel- und Unterlappen.

dorsoventralen Strahlenganges nicht mehr, jedoch im seitlichen Strahlengang des auf der Seite liegenden Patienten.

Liegt ein Pneumothorax vor und besteht im topographischen Zusammenhang mit ihm ein Pleuraerguß, so spricht man von einem Seropneumothorax, und zwar unabhängig von der Genese oder Zusammensetzung des Pleuraergusses. Ist jedoch gesichert, daß der Pleuraerguß Blut

Seropneumothorax

oder Chyle enthält, so spricht man von einem Hämatopneumothorax bzw. von einem Chylopneumothorax.

Bei einem meistens linksseitigen Pneumothorax bzw. Pneumothorax mit freier Flüssigkeit in der Thoraxhöhle muß bei entsprechenden anamnestischen Daten der fast immer akut schwerkranken Patienten auch an ein *Boerhaave-Syndrom* gedacht und müssen sofort therapeutische Maßnahmen eingeleitet werden. Hierbei handelt es sich um eine spontane Ösophagusruptur bei nicht vorgeschädigtem Ösophagus infolge eines plötzlich hohen Druckanstieges in der Speiseröhre. Zu diesem Druckanstieg kann es durch heftiges Erbrechen nach üppiger Mahlzeit kommen. Die lebensbedrohliche Situation besteht vor allem darin, daß sich Mageninhalt in die Thoraxhöhle ergießt und es sofort zu einer Andauung der Pleura kommt. Röntgenologisch gelingt die Sicherung der Diagnose mit oraler Verabreichung von wasserlöslichem jodhaltigen Röntgenkontrastmittel, das in der Thoraxhöhle nachgewiesen werden kann. Neben dem Pneumothorax und der Flüssigkeitsansammlung kann es auch zur Ausbildung eines Weichteil-, Mediastinal- und sogar Perikardemphysems kommen (MARCIN u. Mitarb. 1985). Das Boerhaave-Syndrom ist selten, FEKETE u. Mitarb. stellten bis 1981 in der Weltliteratur 300 Fälle zusammen (FEKETE u. Mitarb. 1981).

Lobektomie Pneumektomie

Eine gänzliche Aufhellung eines Thoraxabschnittes kann auch bei Zustand nach Lobektomie oder Pneumektomie bestehen; diese Situation bezeichnet man jedoch nicht als Pneumothorax.

Aufhellungen können auch umschrieben sein, d.h. sie sind durch sie umgebende Verdichtungen abgrenzbar oder sie entsprechen einem bestimmten Gefäß- bzw. Bronchialversorgungsgebiet. Dies ist bei mehreren kleinen Pneumothoraces der Fall, die man als einen gekammerten Pneumothorax bezeichnet, möglicherweise auch als gekammerten Seropneumothorax.

Ferner können umschriebene Aufhellungen eine rundliche Form und eine unterschiedlich breite sowie dichte und manchmal ringartige Begrenzung haben. Sie unterscheiden sich von Ringschatten, bei denen die ringförmige Schattenbildung im Vordergrund steht, dadurch, daß bei ihnen die Aufhellung dominiert, wobei es naturgemäß auch Übergangsformen gibt. Solche umschriebenen Aufhellungen können u.a. durch Einschmelzungen entzündlicher sowie tumoröser Prozesse gebildet werden. Entzündliche Prozesse können Lungenabszesse sein, die eine anfänglich häufig inmitten eines pneumonischen Bezirkes gelegene rundliche Einschmelzungszone aufweisen, in der man mitunter einen

Lungenabszeß

Lunge/Aufhellungen 149

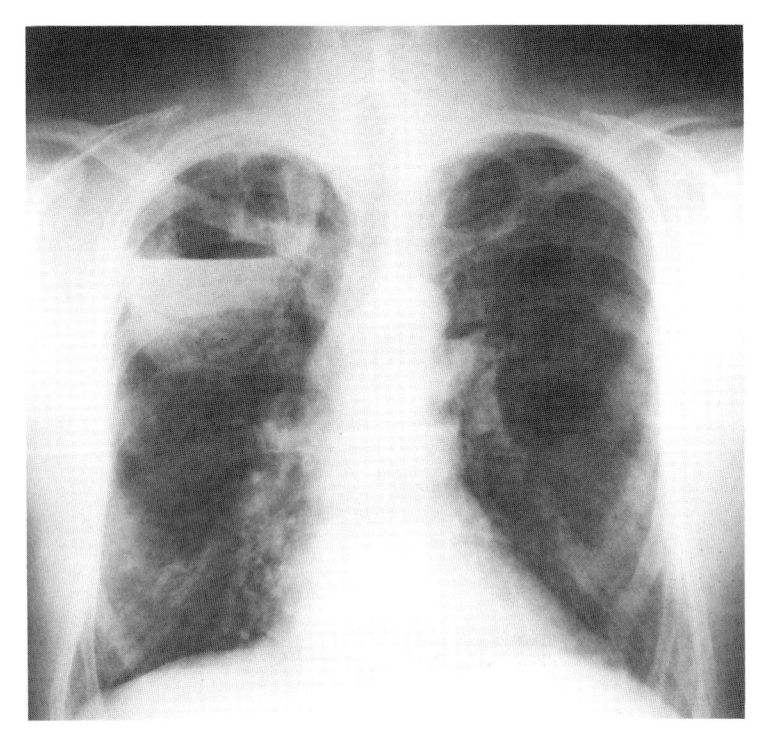

Abb. 64 Röntgenaufnahme des Thorax d.v. (46jähr. Patient): Lungenabszeß mit Sekretspiegel im rechten Oberfeld bei abszedierender Pneumonie.***

Sekretspiegel erkennen kann (Abb. 64). Tumoröse Prozesse sind vorwiegend zentral zerfallende Bronchialkarzinome, bei denen ebenfalls ein Sekretspiegel entstehen kann.

Bronchialkarzinom

Ein ähnliches Erscheinungsbild können Kavernen, d.h. Einschmelzungsbezirke bei Lungentuberkulose, zeigen, jedoch findet sich bei ihnen im allgemeinen eine breitere und dichtere ringförmige Begrenzung (Abb. 65a u. 65b), und nicht selten sind sie durch eine streifige Verbindung zum kranialen Pol eines Lungenhilus gekennzeichnet (BLAHA 1984).

Lungentuberkulose

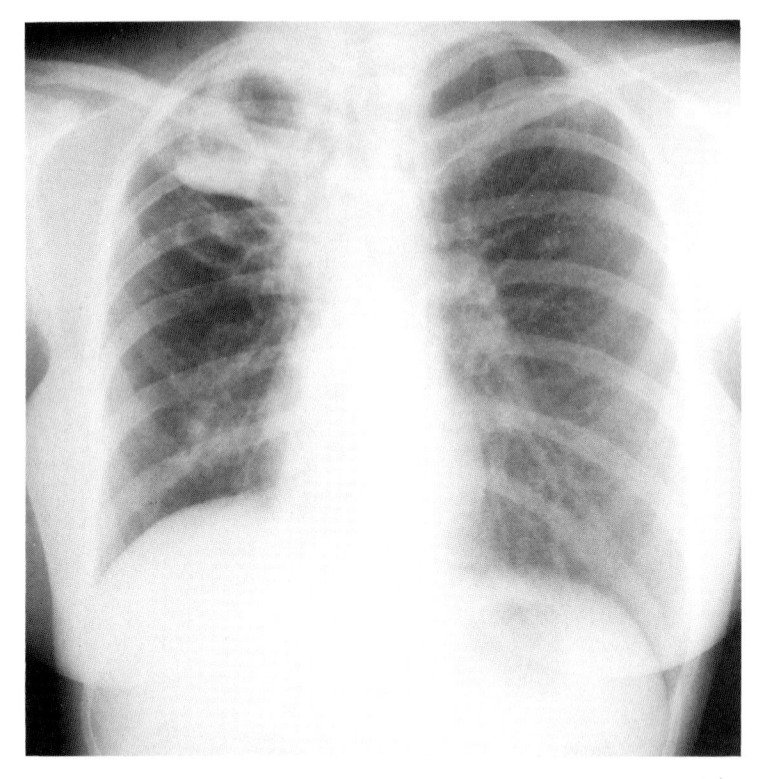

Abb. 65a und 65b Röntgenaufnahme des Thorax d.v. und Röntgentomogramm in 6 cm Schichttiefe einer Röntgentomographie (20jähr. Patientin): kavernöse Lungentuberkulose im rechten Spitzen-Ober-Feld mit 2 Kavernen, hochgerafftem rechten Lungenhilus, sog. Luftbronchogramm und geringem rechtsseitigen Zwerchfellhochstand.***

Echinokokkose

Aspergillose

Auch können bei parasitären Infektionen und Pilzinfektionen Aufhellungen inmitten von Rundschatten, d.h. Einschmelzungen auftreten. Hier finden sich bei Echinokokkose der Lunge rundliche Aufhellungen, die in allen Bereichen der Lungen solitär und multipel beobachtet werden können. Bei der Aspergillose der Lunge finden sich ebenfalls rundliche Aufhellungen, die bei typischem Erscheinungsbild eine kleinere rundliche lageverschiebliche Verschattung in sich bergen und als

Lunge/Aufhellungen

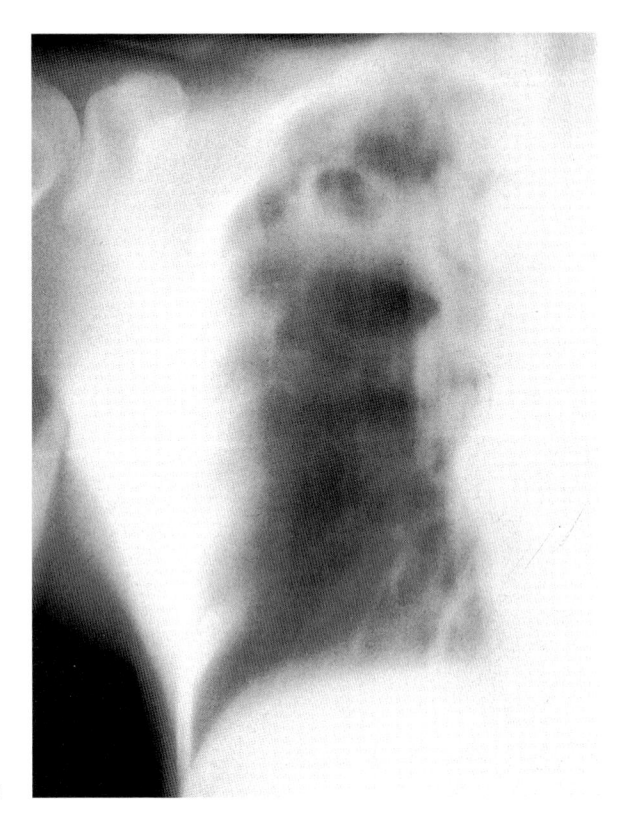

Abb. 65b

Aspergillom bezeichnet werden; bei dieser Pilzinfektion beobachtete man die Aufhellungen bevorzugt in den Oberfeldern.

Liegen in beiden Lungen multiple sehr kleine – bis ca. 1 cm im Durchmesser messende – rundliche Aufhellungen vor, die einen vor allem nach außen wenig scharfen Rand aufweisen, so handelt es sich meistens um multiple Lungenabszesse bei Staphylokokkensepsis. *Staphylokokkensepsis*

Differenzierungen zwischen diesen verschiedenen Aufhellungen unterschiedlicher Genese lassen sich mit der Röntgentomographie meistens sicher treffen, insbesondere bei der Aspergillose der Lunge.

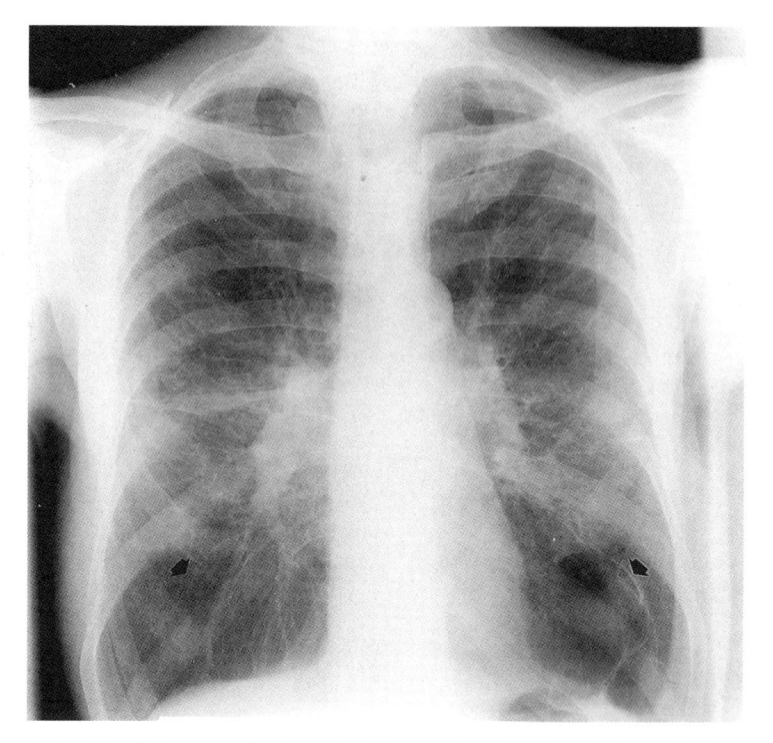

Abb. 66 Röntgenaufnahme des Thorax d.v. (75jähr. Patient): Bullae in beiden Unterfeldern bei beidseitigem Lungenemphysem.***

Bulla

Bullae oder sog. bullöse Bezirke können als solitäre oder multiple auch nur andeutungsweise rundlich konfigurierte umschriebene Aufhellungen zur Darstellung kommen, so wie bei chronisch-schrumpfenden Lungenprozessen, z. B. bei Lungenfibrose (Abb. 66). Diese bullösen Bezirke sind meistens von unterschiedlich ausgeprägten Schwielen umgeben und befinden sich hauptsächlich in den peripheren Randbereichen der Lungen.

Als generalisierte Aufhellungen in beiden Lungen erscheinen die Waben der seltenen angeborenen Wabenlunge (s. auch Lunge/Strukturveränderungen).

Mit Luft gefüllte hernierte Anteile des Gastrointestinaltraktes, wie beispielsweise eine Hiatushernie, können als umschriebene Aufhellungen erscheinen, so z. B. vor allem auf der Röntgenaufnahme des Thorax im seitlichen Strahlengang, wo sie durch ihre retrokardiale Lage zu identifizieren sind, mitunter auch zusätzlich durch einen Spiegel, der vom Intestinaltraktinhalt herrührt. In ähnlicher Weise können sich auch dilatierte Ösophagusanteile, z. B. bei Achalasie markieren oder Anteile des Magens bei einem Zustand nach sog. Magenhochzugoperation (s. auch Zwerchfell/Aufhellungen u. Mediastinum/Aufhellungen).

Die seltenen Mediastinalhernien und Perikardzysten erscheinen ebenfalls als umschriebene Aufhellungen, jedoch sind sie insgesamt geringgradig getrübt.

Mediastinalhernie

Als allgemeine nicht umschriebene Aufhellung, bei der eine vermehrte Strahlentransparenz unübersehbar ist, kann man das einseitige oder beidseitige Lungenemphysem bezeichnen, wobei die das Lungenemphysem realiter bestätigenden Daten nur mittels Lungenfunktionsprüfung erhoben werden können. So wird das Lungenemphysem auch von der Weltgesundheitsorganisation als „ein Lungenleiden" definiert, „das durch irreversible Erweiterung der distal der Bronchioli terminales befindlichen Lufträume gekennzeichnet ist" (WHO 1971).

Lungenemphysem

Das beidseitige Lungenemphysem ist röntgenologisch zusätzlich zur vermehrten Strahlentransparenz häufig noch durch ein tief stehendes, mitunter abgeflachtes und auf der Röntgenaufnahme des Thorax im seitlichen Strahlengang ventral hochgezogen wirkendes Zwerchfell, durch annähernd horizontal verlaufende dorsale Rippenanteile mit relativ weiten dorsalen Interkostalräumen sowie durch ein mittelständiges, schmal erscheinendes Herz – man spricht von einem schlanken Herz – gekennzeichnet. Ferner besteht manchmal eine faß- oder kastenartige Thoraxform (Abb. 67). Alle diese Merkmale zusammen findet man jedoch selten bei einem Patienten (NOLTE 1984, ULMER 1989).

Während es sich beim beidseitigen Lungenemphysem in der Regel um Veränderungen im Sinn der WHO-Definition handelt, müssen beim röntgenologisch einseitigen Lungenemphysem als Ursache Überblähungen der Lunge anderer Genese angesehen werden, wie z. B. eine Sonderform der progressiven Lungendystrophie, die sog. Vanishing lung. Bei ihr können sich Bullae bis zu einer Größe bilden, die ein ganzes Lungenoberfeld einnehmen. Ferner zählen Verschlüsse meistens des

Lungendystrophie

Vanishing lung

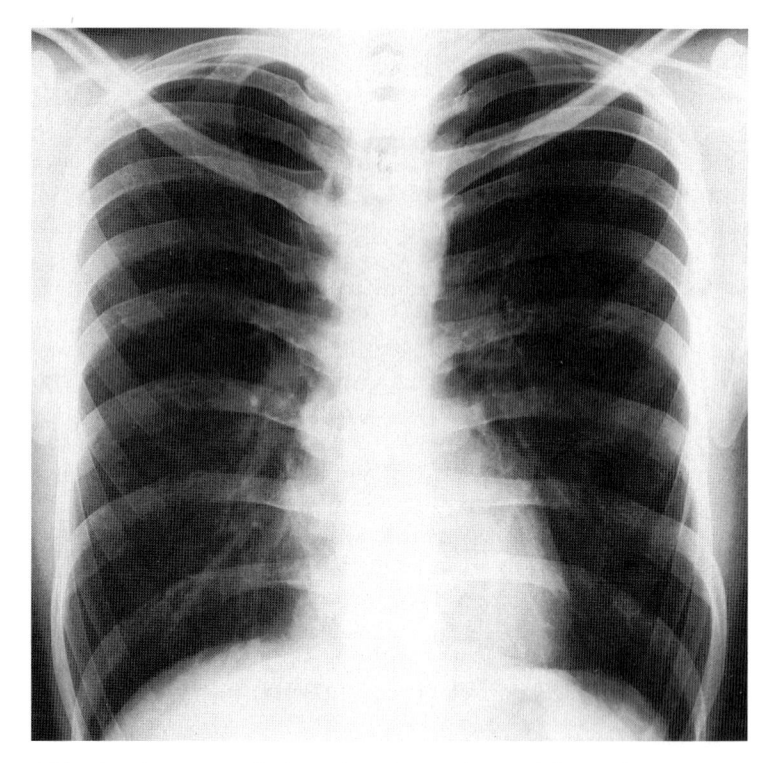

Abb. 67 Röntgenaufnahme des Thorax d.v. (26jähr. Patient): ausgeprägtes beidseitiges Lungenemphysem u.a. mit rarefizierter Lungenzeichnung und kastenartiger Thoraxform.***

Hauptbronchus durch Fremdkörper und Tumoren, durch Impressionen – häufig tumoröser Genese – sowie durch Mediastinalverziehungen zu diesen Ursachen.

Swyer-James-Syndrom

Eine Aufhellung einer Lunge besteht bei dem seltenen Swyer-James-Syndrom, bei dem man von der sog. einseitig hellen Lunge spricht. Ihm liegt eine angeborene Hypoplasie einer Pulmonalarterie zugrunde, wodurch ein einseitiges Lungenemphysem entsteht, das eine vermehrte Strahlentransparenz verursacht (s. auch Lungenhilus/Form- und Lageveränderungen).

5.2.1.2 Verschattungen

Verschattungen der Lunge, des Lungenhilus und der Pleura bestehen aus Trübungen, Verdichtungen, Schatten und gänzlichen Verschattungen.

Unter Trübungen versteht man eine deutliche Minderung der Strahlentransparenz von meistens homogenem Charakter. Als derartige Trübungen können schmale Interlobärergüsse, z. B. zwischen Ober- und Mittellappen bzw. Unterlappen im dorsoventralen Strahlengang sichtbar werden. Ebenso kann eine inkomplette Atelektase als Trübung erscheinen (Abb. 68).

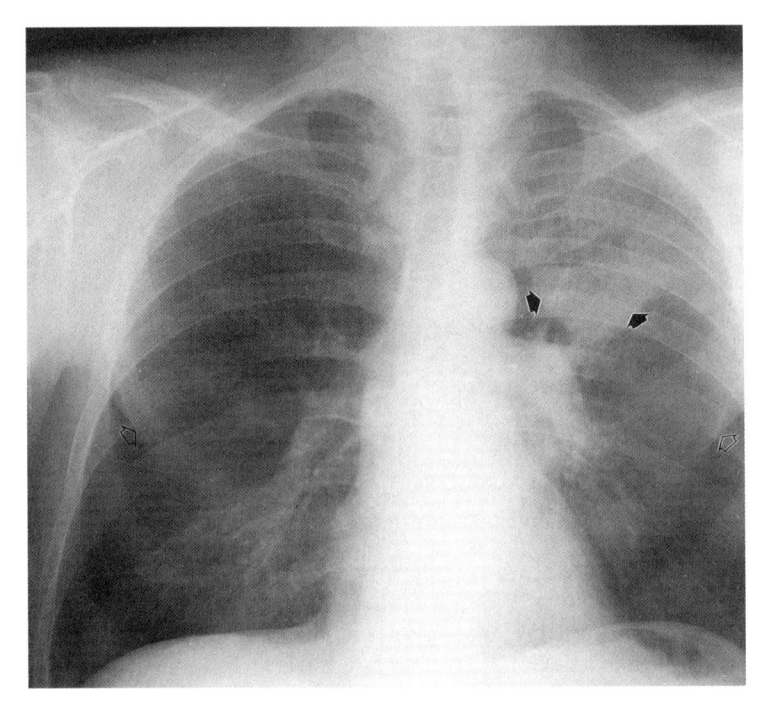

Abb. 68 Röntgenaufnahme des Thorax d.v. (48jähr. Patient): inkomplette Atelektase im Bereich des linken kranialen Lungenhiluspoles; als Zusatzbefund beidseitige Weichteilüberlagerung durch Pektoralismuskulatur.***

Pathologische Veränderungen

Atelektase

Bei einer Atelektase handelt es sich um eine Minderbelüftung oder eine nicht mögliche Belüftung eines normalerweise belüfteten Lungenabschnittes, die meistens reversibel ist. Hierbei kommt es infolge geringeren Luftgehaltes in diesen Lungenabschnitten zu einer röntgenologisch mitunter scharfrandigen Markierung entsprechend den Lungensegment- oder Lungenlappengrenzen bzw. einer Lunge, wobei diese Lungenabschnitte nicht nur getrübt, sondern auch gänzlich verschattet sein können. Die Dichte dieser Trübung oder Verschattung nimmt zu den lateralen Thoraxbereichen hierbei ab.

Ursachen von Atelektasen sind Verschlüsse des entsprechenden Bronchus, z. B. durch aspirierte Fremdkörper oder endobronchial befindliche Tumoren sowie Kompressionen auf den entsprechenden Bronchus, meistens durch Tumoren, seltener durch Schwielen.

Lungenödem

Als eine Trübung, und zwar milchglasartige Trübung beider Lungen – nur äußerst selten ist lediglich eine Lunge verändert – bezeichnet man auch das röntgenologische Erscheinungsbild, d. h. das Hauptmerkmal des Lungenödems. Hierbei findet sich – neben anderen Merkmalen – auf der Röntgenaufnahme des Thorax des in Rückenlage befindlichen Patienten annähernd seitensymmetrisch eine mitteldichte, fast homogene Trübung aller Lungenfelder, die an Dichte zur Peripherie abnimmt und die von verbreiterten Lungengefäßen überlagert wird (Abb. 69), wobei diese Lungengefäße Bestandteil der Lungenzeichnung sind (s. auch Lunge/Verschattungen u. Lunge/Strukturveränderungen).

Haarlinie

Unter Verdichtungen versteht man vorwiegend eine Dichtezunahme physiologischerweise bestehender Spalten, Gefäße oder Gewebsformationen. So können ein Interlobärspalt durch einen sehr kleinen Pleuraerguß, der sich als sog. Haarlinie darstellt, verdichtet sein, ebenso eine kleine Schwiele im orthograden Strahlengang oder ein Gefäß wie die Aorta descendens infolge Arteriosklerose im seitlichen Strahlengang (Abb. 70) oder ein Lungenhilus z. B. bei Sarkoidose.

Schatten kann man in allen Bereichen beobachten, wobei manche Schattenformen und Schattenränder sowie manche Schattendichte für eine bestimmte Erkrankung oder ein bestimmtes Zustandsbild geradezu charakteristisch sind. Zweckmäßigerweise unterteilt man Schatten in Fleckschatten, Rundschatten, Streifenschatten und Ringschatten (s. Tab. 8).

Unter Fleckschatten versteht man Schatten insbesondere ganz unterschiedlicher Form, Größe und Dichte. Fleckschatten können solitär,

Lunge/Verschattungen

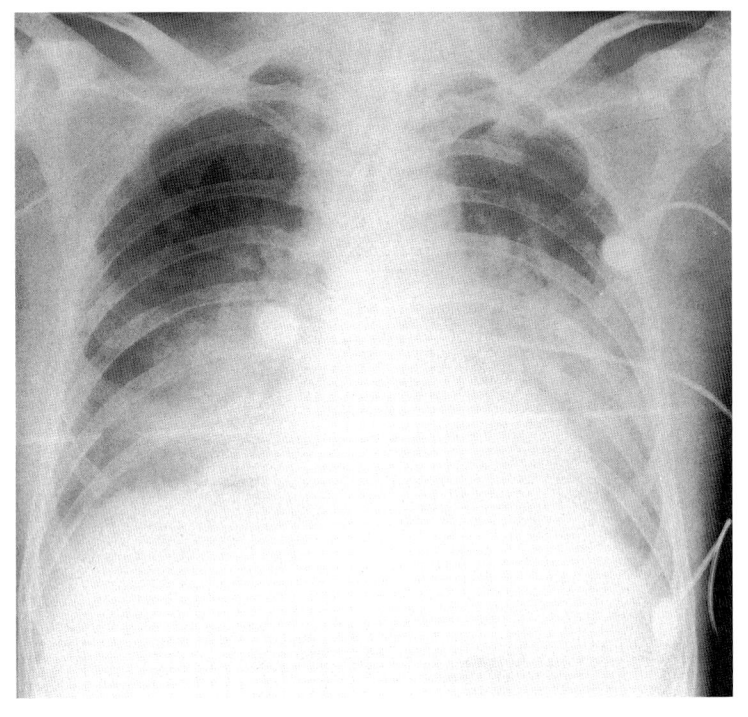

Abb. 69 Röntgenaufnahme des Thorax in Rückenlage (44jähr. Patient): Lungenödem.***

multipel und konfluierend vorkommen. So kann ein frisches – nicht älter als 14 Tage – spezifisches Infiltrat als kleiner wenig dichter Fleckschatten (Abb. 71) erscheinen. Oder ein mittelgroßer Fleckschatten kann durch eine Pneumonie verursacht werden, wobei insbesondere in Nähe des Lungenhilus die Abgrenzung gegen ein zentrales Bronchialkarzinom mit peritumorösen entzündlichen Veränderungen schwierig ist (Abb. 72).

Zu diesen pneumonisch bedingten Fleckschatten zählen auch diejenigen, die innerhalb weniger Tage ihre Lokalisation wechseln, sozusagen wandern können, wobei es sich auch um sich rasch bildende und sehr flüchtige Fleckschatten handeln kann. Dieses Bild bezeichnet man als

Pneumonia migrans

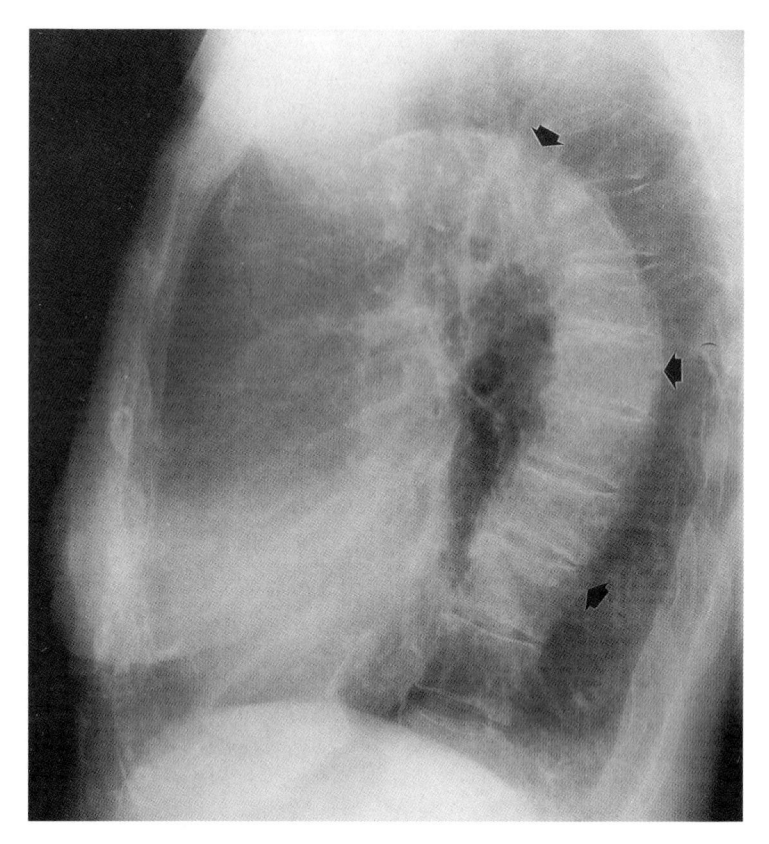

Abb. 70 Röntgenaufnahme des Thorax im seitlichen Strahlengang (83jähr. Patientin): sehr dichter Aortenbogen sowie sehr dichte Aorta descendens mit Verkalkungen und Dorsalverlagerung bei ausgeprägter Aortensklerose.***

Pneumonia migrans; dabei können die Fleckschatten, die in einer oder in beiden Lungen auftreten, zwischen ca. 1 bis 5 cm groß, mitteldicht sowie inhomogen sein und einen unscharfen Rand haben.

Kleine mitteldichte und inhomogene Fleckschatten, die im Durchmesser ca. 0,5 bis 1,0 cm messen und die häufig einen scharfen Rand haben, kann man meistens als zwei oder mehrere Fleckschatten vor allem bei Patienten, die älter als 40 Jahre sind, in einem Spitzen-Ober-Feld oder in beiden Spitzen-Ober-Feldern beobachten, und zwar meistens in Nähe der Pleurakuppe. Hierbei handelt es sich um Residuen nach Lungentuberku-

Lunge/Verschattungen

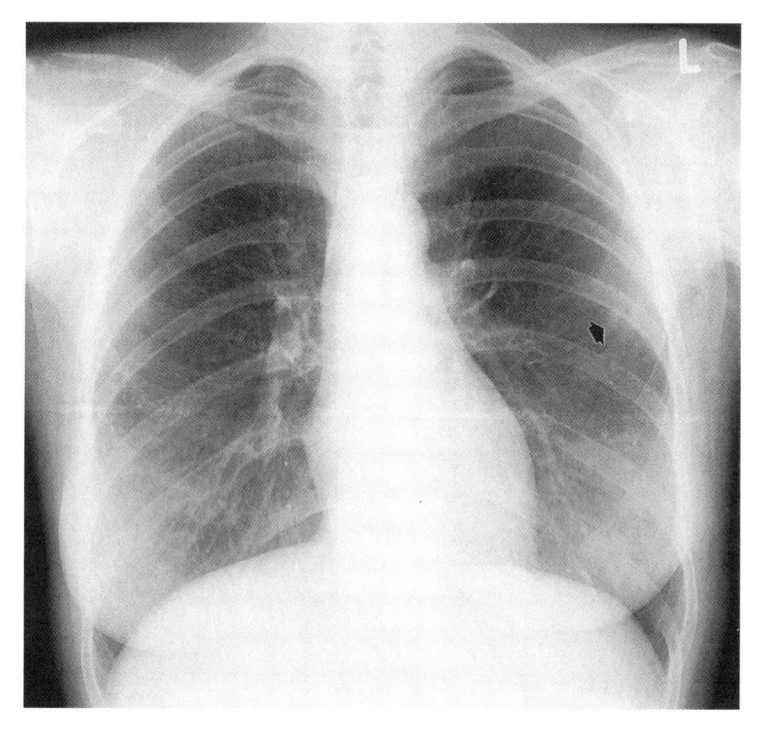

Abb. 71 Röntgenaufnahme des Thorax d.v. (35jähr. Patientin): frisches, kleines spezifisches Infiltrat im linken Mittelfeld.

lose, die als indurierte Herde, besser als posttuberkulöse Schwielen bezeichnet werden. Nicht selten haben diese Residuen auch eine fleckig-streifige Form, wobei mitunter die schmalen streifigen Anteile dominieren; sie verlaufen häufig fast parallel in die Nähe des kranialen Poles des Lungenhilus. Finden sich mehrere dieser oft sehr dichten streifig-fleckigen Schatten, so spricht man auch von einer indurativen Spitzen-Ober-Feld-Tuberkulose oder von einem zirrhotischen Spitzen Ober-Feld-Prozeß. Diese pathologischen Veränderungen haben keine tuberkulöse Aktivität mehr. Bestehen in ihrer Nähe jedoch Fleckschatten, die wenig dicht bis mitteldicht sowie homogen sind und vor allem einen unscharfen Rand haben, so bezeichnet man das ganze Erscheinungsbild unter der Annahme einer zusätzlichen frischen tuberkulösen Infiltration als exsudativ-produktive Spitzen-Ober-Feld-Tuberkulose.

Posttuberkulöse Schwiele

Zirrhotischer Prozeß

Exsudativ-produktive Tuberkulose

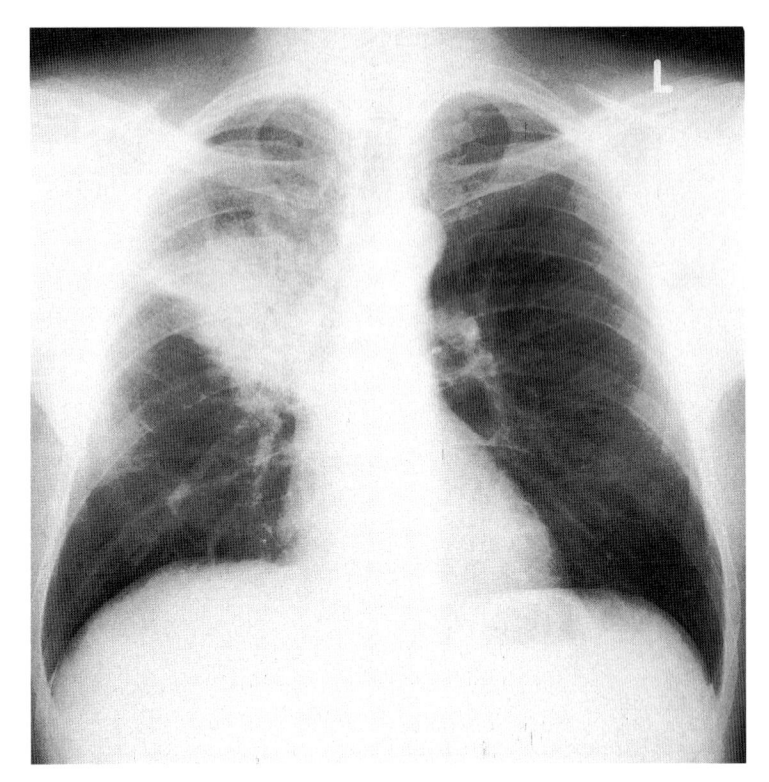

Abb. 72 Röntgenaufnahme des Thorax d.v. (41jähr. Patient): zentrale Pneumonie im Bereich des rechten kranialen Lungenhiluspoles.

Primärkomplex

Hiluslymphknoten

Fleckschatten können verkalken. So handelt es sich bei einem kleinen, meistens nicht mehr als 1 cm im Durchmesser messenden kalkdichten inhomogenen und seltener homogenen Fleckschatten häufig mit welligem Rand fast stets um einen sog. verkalkten Primärkomplex. Darunter versteht man eine teilweise oder gänzliche Verkalkung eines tuberkulösen Primärinfiltrates, das meistens während der Kindheit symptomlos aufgetreten war. Dieses Residuum entspricht einer verkalkten intrapulmonalen Schwiele. Ätiologisch mit dem Primärkomplex in Zusammenhang stehend kann man geradezu korrespondierend hierzu im entsprechenden Lungenhilus verkalkte Hiluslymphknoten beobachten, die auch

Lunge/Verschattungen 161

als Hiluskalk beschrieben werden (Abb. 73). Ebenso kann man einen oder mehrere Fleckschatten in einer oder in beiden Lungen sehen, wobei es sich um Interlobärergüsse handeln kann, die sich als Fleckschatten darstellen (Abb. 74a u. 74b); sie sind häufig an der sie fast kennzeichnenden ovoiden Form und an ihrer Lage erkennbar.

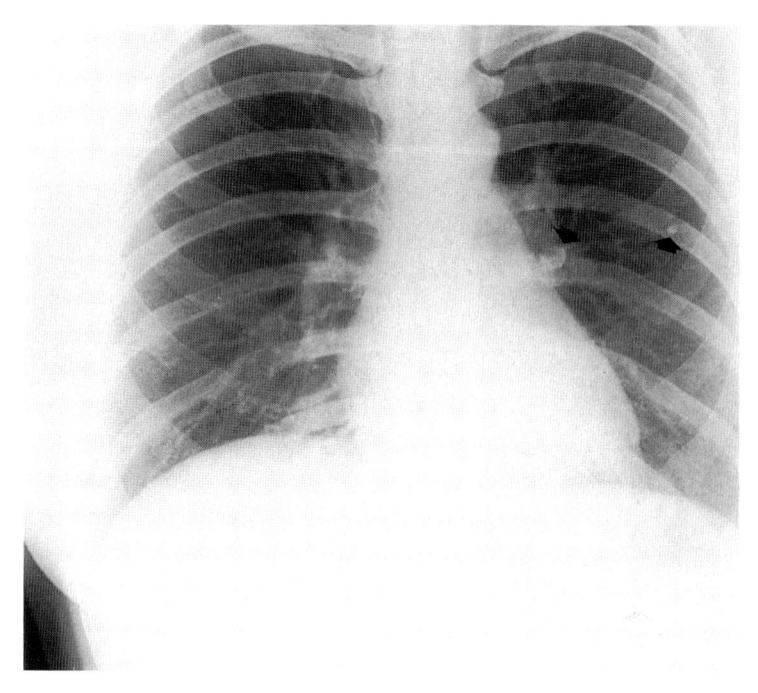

Abb. 73 Röntgenaufnahme des Thorax d.v. (34jähr. Patientin): Primärkomplex im linken Mittelfeld und linksseitiger Hiluskalk.

Multiple kleine Fleckschatten im Bereich beider Lungen – meistens nicht größer als mit einem Durchmesser von 1 bis 2 cm –, die mitunter vereinzelt konfluieren, werden nicht selten von Metastasen gebildet, z. B. von einem Mammakarzinom (Abb. 75), jedoch können sie auch von anderen malignen Tumoren und von benignen Prozessen stammen.

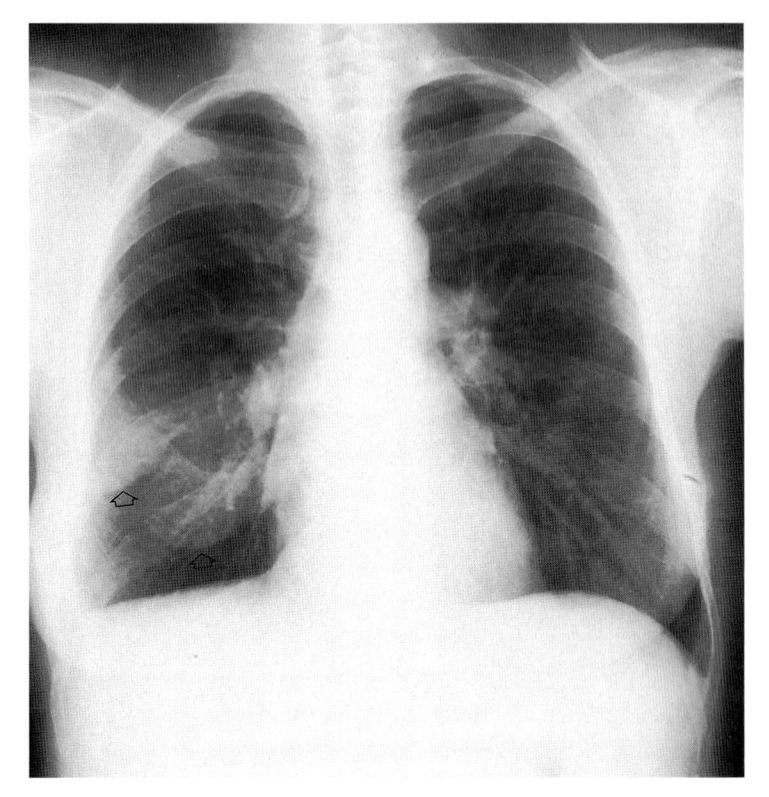

Abb. 74a und 74b Röntgenaufnahmen des Thorax in 2 Ebenen (51jähr. Patientin): umschriebener rechtsseitiger dorsal gelegener Pleuraerguß, der Rundschatten anderer Genese vortäuschen kann, Haarlinie des Interlobärspaltes zwischen rechtem Ober- und Mittellappen.***

Das röntgenologische Bild der konfluierenden Fleckschatten zeigt vorwiegend mehrere Zentimeter große, z.T. bizarr konfigurierte, unterschiedlich dichte Fleckschatten. Diese können hauptsächlich durch längere Zeit bestehende – in der Regel länger als 14 Tage – ausgedehnte entzündliche Prozesse, insbesondere bei Immunschwäche entstehen. Hierbei kommen die unterschiedlichsten Erkrankungen wie Pneumonien verschiedener Erreger bis zur karnifizierenden Pneumonie, wie Lungen-

Lunge/Verschattungen 163

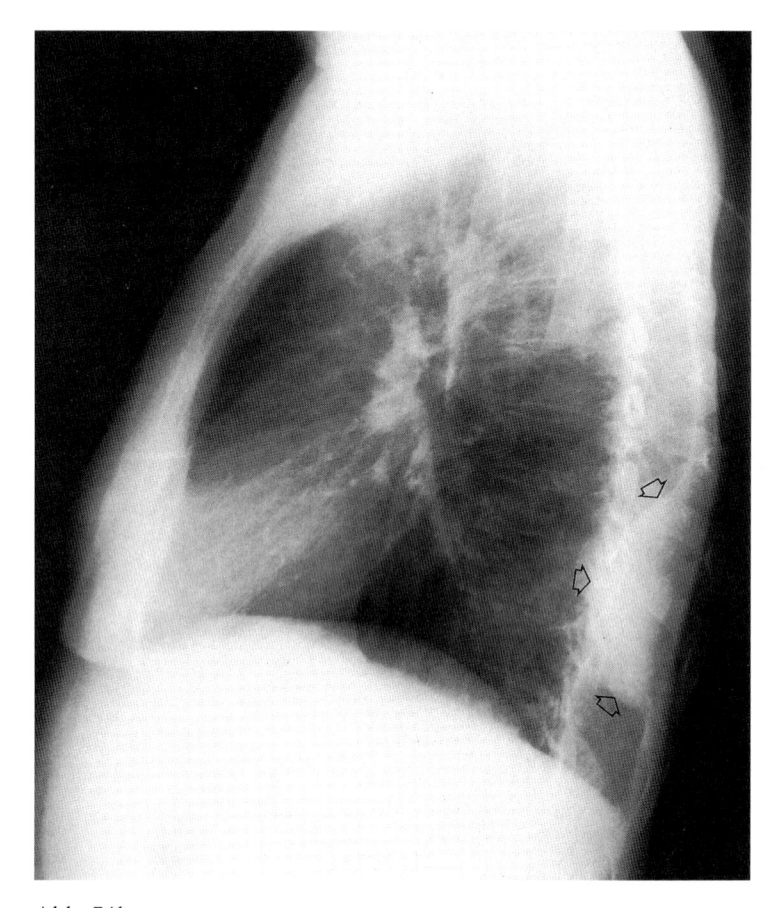

Abb. 74b

tuberkulose, das Erworbene Immun-Defekt-Syndrom (AIDS) oder auch die Nokardiose der Lunge z. B. nach Organtransplantation in Betracht; ferner ausgeprägte Formen der exogen-allergischen Alveolitis, wie bei der sog. Vogelhalterlunge. Allerdings können derartige konfluierende Fleckschatten auch bei systemischen Erkrankungen, z. B. bei Sarkoidose der Lunge auftreten (Abb. 76), ebenso bei Pneumokoniosen, wo sie wie der sog. silikotische Ballungsherd, der kalkdicht werden kann, lebens-

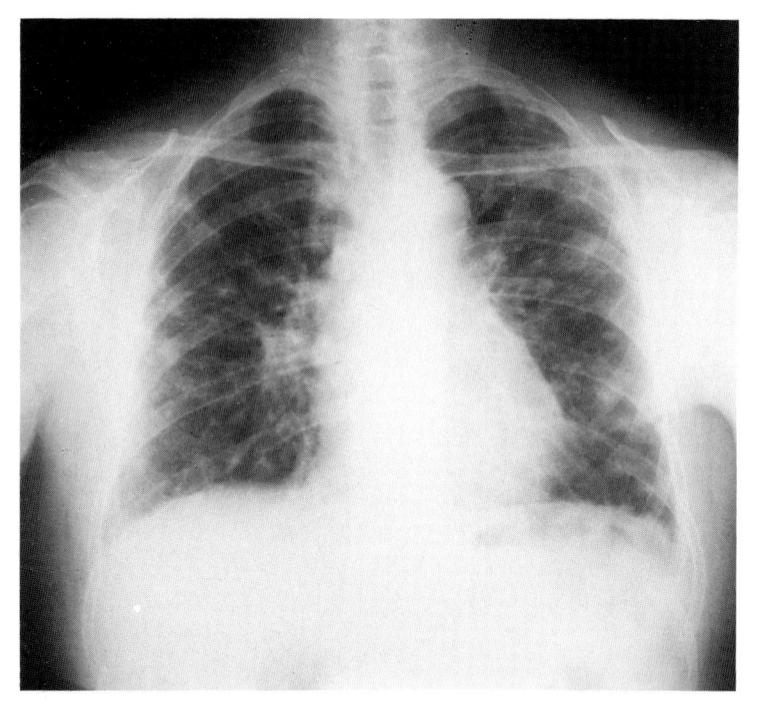

Abb. 75 Röntgenaufnahme des Thorax d.v. (65jähr. Patientin): multiple Metastasen in beiden Lungen, Z. n. linksseitiger Ablatio mammae wegen Karzinoms.***

lang bestehen bleiben (ULMER 1989). Solche konfluierenden Fleckschatten können auch trotz dieser Konfiguration und Größe Metastasen sein.

Unter dem Begriff Rundschatten versteht man eine ungewöhnlich große Vielzahl von Schatten, deren Hauptmerkmal es ist, daß sie rundlich konfiguriert bzw. rund sind. Die statt Rundschatten noch häufig verwandte Bezeichnung Rundherd – wie früher unter der Vorstellung einer ständigen herdartigen bakteriellen Aktivität – sollte nur im Zusammenhang mit einer Tuberkulose verwandt werden; dies gilt auch für einen sog. verkalkten Herd, da auch nicht tuberkulöse postentzündliche Prozesse verkalken können. Berücksichtigt man, daß kleine Rundschatten wie beispielsweise die der Miliartuberkulose oder die der Silikose systemischer Natur sind und somit ein Bestandteil der Struktur

Lunge/Verschattungen 165

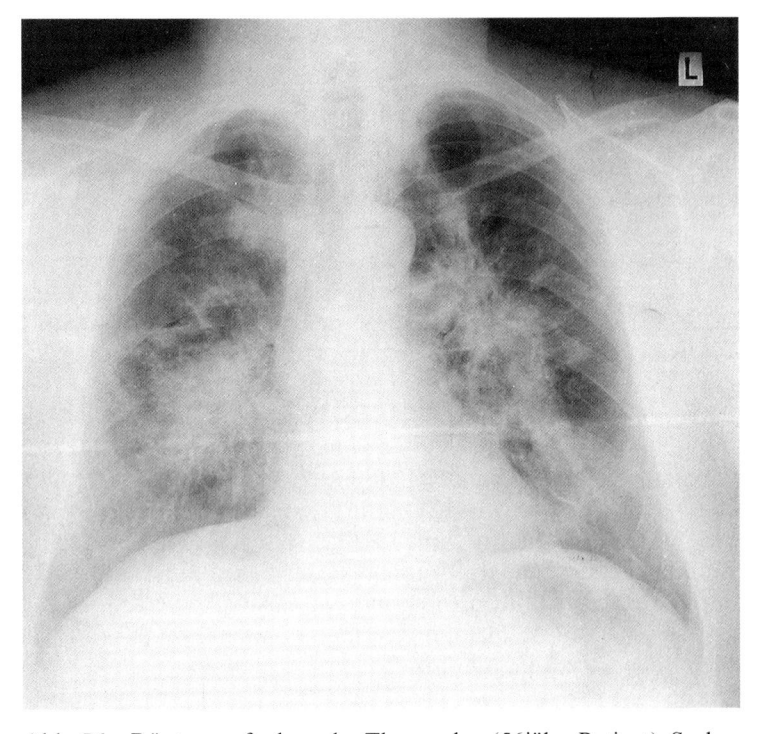

Abb. 76 Röntgenaufnahme des Thorax d.v. (56jähr. Patient): Sarkoidose der Lunge im röntgenologischen Stadium II bis III; als Zusatzbefund chirurgisches Drahtnahtmaterial im linken Unterfeld bei Z. n. Probeexzision.***

der Lungen, nämlich der Lungenzeichnung, so wird ersichtlich, daß derartige Schatten nicht zu den Rundschatten im eigentlichen Sinn zählen.

Größe, Dichte und Homogenität von Rundschatten können zwischen allen Möglichkeiten schwanken, ebenso die Art ihrer Ränder. Rundschatten können solitär und multipel auftreten, und zwar in allen Bereichen beider Lungen. Wenn es hinsichtlich der Ätiologie bei Rundschatten auch viele Möglichkeiten gibt, so steht bei der Diagnostik eines Rundschattens der Lunge – natürlich unter Berücksichtigung des Patientenalters – ein malignes Geschehen stets im Vordergrund (TOOMES

u. Mitarb. 1983). Unter diesem Gesichtspunkt kommt der Diagnostik eines Rundschattens im Hinblick auf die sich im Rahmen der Tumornachsorge ergebenden Möglichkeiten geradezu lebenserhaltende Bedeutung zu.

Lungenrundschatten werden vor allem von Metastasen, durch primäre Lungentumoren wie Bronchialkarzinom und Sarkom gebildet; so konnten FRANCIS u. ZIMMERMAN einen Anteil von 50% Malignomen an Rundschatten bis zu einem Durchmesser von 2 cm nachweisen (FRANCIS u. ZIMMERMAN 1990). Dabei kommt dem Bronchialkarzinom eine besondere Bedeutung zu, denn es zeichnet sich durch Symptomarmut und frühzeitige Metastasierung aus (BOHNDORF u. RICHTER 1979); es kann in annähernd allen Verschattungsformen auftreten. Auch andere Tumoren wie Hamartome, Non-Hodgkin-Lymphome, Neurinome, Teratome und Chondrome treten primär nicht selten als Rundschatten der Lunge auf. Ferner können sog. Tuberkulome, sog. Rheumaknoten, Echinokokkuszysten, Lungeninfarkte, arteriovenöse Lungenfisteln sowie Einblutungen in die Lunge als Lungenrundschatten zur Darstellung kommen, ebenso auch Bronchiektasen. Mitunter kommen auch bei entzündlichen Erkrankungen und Autoantikörpererkrankungen Rundschatten der Lunge vor. Und letztlich können Lungenrundschatten von Mammillenschatten, umschriebenen Pleuraergüssen und Schwielen vorgetäuscht werden.

Metastase   Metastasen maligner Tumoren können nur entstehen, wenn die Tumorzellen proliferationsfähig sind. Als Formen der Metastasierung, d. h. der Ausbreitung von Tumorzellen in dasselbe Organ oder in andere Organe gelten die lymphogene und die hämatogene Metastasierung sowie die Ausbreitung in Körperhöhlen und in kanalikulären Systemen. Nach Absiedelung der Tumorzellen wird die Tumorzelldissemination entsprechend dem Gewebe, in dem sich die spätere Metastase ausbildet, anfänglich durch Anteile dieses Gewebsgefäßsystems versorgt. Schließlich entwickelt sich durch einen von den Tumorzellen gebildeten Angiogenesefaktor ein eigenes Gefäßsystem, womit die Mikrometastase entstanden ist; diese wächst zur Makrometastase heran. Im Verlauf des Wachstums zur Makrometastase wechseln Phasen hoher Zellproliferation mit Phasen von Wachstumsruhe.

Im Bereich des Thorax kann für die lymphogene Metastasierung vor allem die Lymphangiosis carcinomatosa der Pleura bei Magenkarzinom angesehen werden. Für eine hämatogene Metastasierung spricht die fleckschattenartige Metastasierung des Kolonkarzinoms, während die rundschattenartige Lungenmetastase bei Bronchialkarzinom häufig durch die kanalikuläre Metastasierung entsteht. Dies gilt für die allgemeine Metastasierung und nicht nur für jene in Form der Rundschatten.

Da Metastasen im Hinblick auf Verlauf und mögliches Rezidiv einer malignen Erkrankung sehr große Bedeutung zukommt, werden sie unter dem übergeordneten Gesichtspunkt des Tumorgeschehens erfaßt und

---

T   Primärtumoren
    T 0   Kein Anzeichen für einen primären Tumor
    T 1 S Präinvasiver Tumor
    T 1   Tumor auf Ursprungsort beschränkt, gut beweglich
    T 2   Tumor hat Organgrenzen nicht überschritten, Beweglichkeit eingeschränkt
    T 3   Tumor hat Organgrenzen überschritten, ist fixiert
    T 4   Tumor wächst infiltrierend in umgebendes Gewebe

N   Regionale Lymphknotenmetastasen
    N 0   Keine Lymphknotenvergrößerungen
    N 1   Infiltration beweglicher regionärer Lymphknoten (Station 1)
    N 2   Infiltration beweglicher entfernterer Lymphknoten (Station 2)
    N 3   Fixierte Lymphknotenmetastasen
    N X   Lymphknotenmetastasen nicht einzuordnen

M   Fernmetastasen
    M 0   Keine Fernmetastasen
    M 1   Fernmetastasen vorhanden

Tab. 10 Klassifizierung der malignen Tumoren nach dem TNM-System.

somit zum wesentlichen Bestandteil der Deklaration einer Tumordiagnose. Als Grundlage hierfür hat sich die von der Unio internationalis contra cancrum (UICC 1972) vorgeschlagene Klassifikation maligner Tumoren bewährt (sog. TNM-Klassifikation). Diese primär klinische Stadieneinteilung dient insbesondere als Grundlage für das therapeutische Vorgehen und die posttherapeutische Verlaufsbeobachtung, nämlich für das sog. Staging und Re-Staging (Tab. 10).

Metastasen kann man in jeglicher Größe, sogar schon mit einem Durchmesser von weniger als 0,5 cm in der Lunge beobachten, andererseits ebenso bis zu einem Durchmesser von mehr als 10 cm. Wenn Metastasen grundsätzlich auch ein ganz unterschiedliches Erscheinungsbild haben können, so sprechen eine homogene mittlere Dichte und ein scharfer Rand des Lungenrundschattens eher für das Vorliegen von Metastasen (Abb. 77). Bestehen mehrere Lungenrundschatten, so spricht eine Gleichartigkeit der Dichte und des Randes ebenfalls für Metastasen. Jedoch gibt es auch – wie häufig beim Mammakarzinom (s. Abb. 75) – Lungenmetastasen mit unscharfem Rand, dabei auch solche, die unterschiedlich konfluieren.

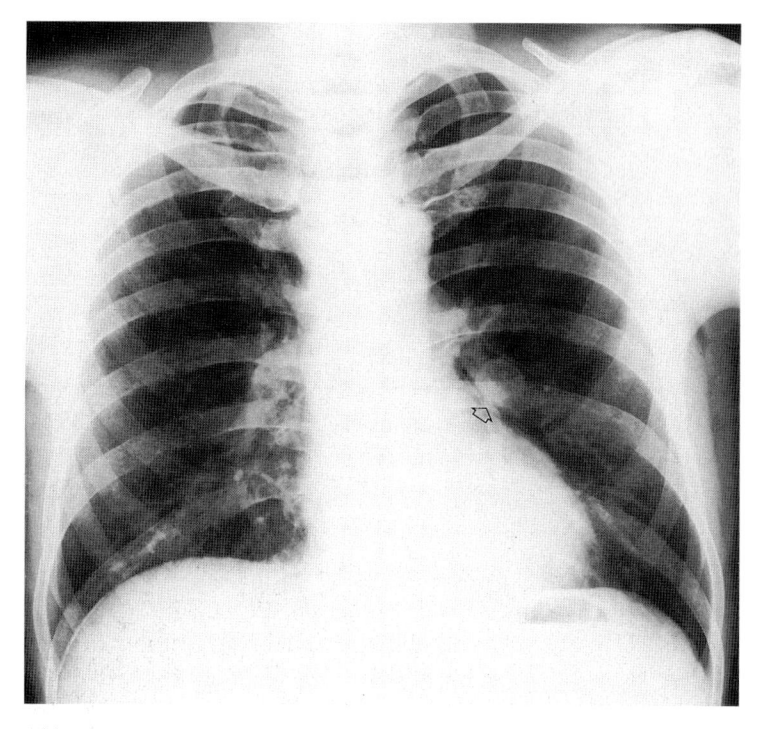

Abb. 77 Röntgenaufnahme des Thorax d.v. (44jähr. Patient): linksseitige solitäre parahiläre Metastase bei malignem Hodentumor.

Lunge/Verschattungen

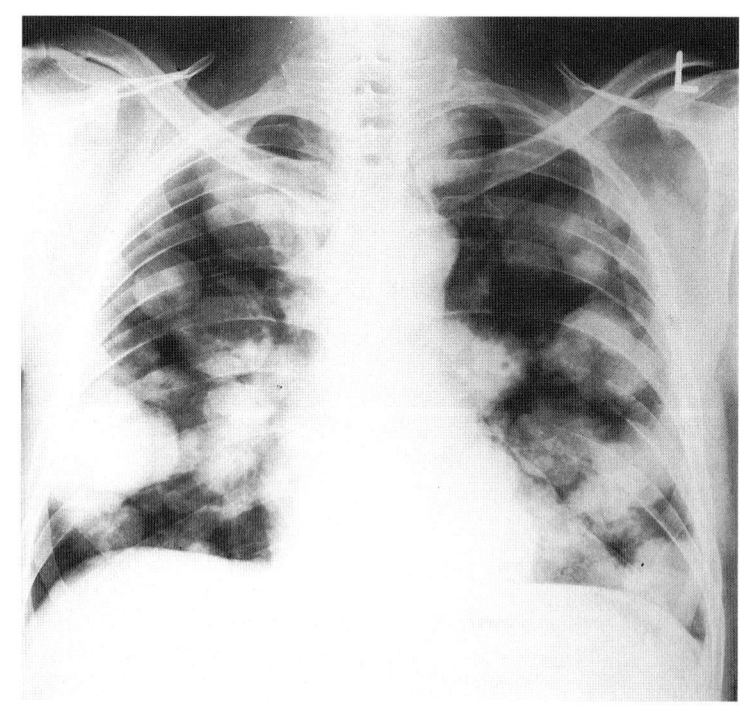

Abb. 78 Röntgenaufnahme des Thorax d.v. (56jähr. Patient): multiple Metastasen in beiden Lungen bei malignem Hodentumor.***

Als mitunter kennzeichnend für eine Metastase eines bestimmten Tumors, z. B. eines Hypernephroms kann ein solitärer mitteldichter homogener Rundschatten mit scharfem Rand, der einen Durchmesser von ca. 2 bis ca. 6 cm haben kann, angesehen werden. Finden sich bei einem männlichen Patienten multiple, meistens annähernd gleichgroße Rundschatten von homogener mittlerer Dichte und mit scharfem Rand, so handelt es sich möglicherweise um Metastasen eines malignen Hodentumors (Abb. 78).

Das auch in Form eines Rundschattens auftretende Bronchialkarzinom kann von verschiedener Größe sein, wobei es nicht immer möglich ist, eine Differenzierung zu einer solitären Metastase zu treffen, der es im Erscheinungsbild völlig gleichen kann; das gilt auch für andere Lungen-

Bronchialkarzinom

tumoren. Mitunter erkennt man ein Bronchialkarzinom an einer rundlichen Verdichtung im Zentrum des Schattens, die als sog. Kernschatten bezeichnet wird.

sog. Tuberkulom

Bei einem Rundschatten, der in der Regel bis zu 1 cm, selten bis zu 3 cm im Durchmesser mißt, kalkdicht und dabei meistens inhomogen ist, handelt es sich sehr wahrscheinlich um einen sog. verkalkten tuberkulösen Rundherd, der auch als Tuberkulom bezeichnet wird. Hinsichtlich dieser Bezeichnung weist FERLINZ darauf hin, daß man die Bezeichnung Tuberkulom vermeiden sollte, da sich bei einem Rundschatten das pathologisch-anatomische Substrat anhand einer Röntgenaufnahme nicht bestimmen läßt (FERLINZ 1986).

Verkalkte tuberkulöse Rundherde der Lunge entstehen im Verlauf von mehreren Jahren aus einer nicht entleerten Kaverne oder einem abgekapselten konsolidierten Infiltrat. Ein solcher verkalkter tuberkulöser Herd ist häufig an den ihn umgebenden satellitären Kalkeinlagerungen erkennbar.

C-Zell-Karzinom

Bereitet die Diagnostik Schwierigkeiten, so führt die Röntgentomographie manchmal zu zweifelsfreien Ergebnissen. Verkalkungen kann man jedoch auch bei Metastasen beobachten; so können in seltenen Fällen solitäre Metastasen verschiedener Primärtumoren und fast stets die multiplen Metastasen des C-Zell-Karzinoms der Schilddrüse verkalken.

Echinokokkose

Echinokokkuszysten, die das bestimmende röntgenologische Erscheinungsbild der Lungenechinokokkose sind, kommen – sofern sie keinen Anschluß an das Bronchialsystem haben – als unterschiedlich große, dichte, homogene Rundschatten mit scharfem Rand zur Darstellung. Ihre Größe kann anfänglich 1 cm im Durchmesser betragen, und durch ständiges Wachstum können sie eine Größe erreichen, die eine ganze Lunge einnimmt. Sie treten überwiegend solitär und bevorzugt in den Unterfeldern auf. Bei Anschluß an das Bronchialsystem stellen sie eine umschriebene Aufhellung oder einen Ringschatten dar. Erreger ist der in Mittel- und Nordeuropa sowie in Nordamerika seltene Hundebandwurm, der Echinococcus granulosus, dessen Larven auf dem Blutweg auch in die Lungen gelangen können, wo sie jene Zysten bilden (SEELIGER u. SCHRÖTER 1990).

Lungeninfarkt

Wenn auch ein Rundschatten nicht das typische röntgenologische Erscheinungsbild eines Lungeninfarktes ist, so kann sich dieses Geschehen ebenso als rundlicher mitteldichter und z.T. homogener Schatten von bis zu ca. 2 cm Durchmesser darstellen, der fast immer in der Lungenperipherie gelegen ist.

Arteriovenöse Lungenfisteln, d.h. sackförmige oder gekammerte Anastomosen zwischen Lungenarterien und Lungenvenen erscheinen beim Makrotyp, bei dem sie angeboren sind, als solitäre bis ca. 1 cm große mitteldichte Rundschatten mit scharfem Rand, während jene vom Mikrotyp, die auf dem Boden eines Morbus Osler entstanden sind, als multiple bis zu 0,5 cm im Durchmesser messende Rundschatten auffallen, die ebenso wie die solitären an Metastasen erinnern. Die Abgrenzung dieser seltenen Malformationen erfolgt mit der Röntgentomographie, wo man sie auf dem Tomogramm an ihren zuführenden Gefäßen erkennen kann (HÜMMER u. BRAUN 1980); im Zweifelsfall führt die Angiographie zur Diagnose.

Lungenfistel

Rundschatten können auch durch Einblutungen in die Lungen entstehen, ohne daß eine mechanische Ursache zugrunde liegt. Eine derartige Einblutung kann gefäßbedingt sein oder zusätzlich durch die Gerinnungssituation des Blutes entstehen (SCHEPPACH u. Mitarb. 1983). Die dabei entstandenen Rundschatten (Abb. 79) sind mitteldicht, homogen, haben einen glatten Rand und ähneln ebenfalls solitären Metastasen oder einem Bronchialkarzinom; sie bilden sich zurück.

Einblutung

In gleicher Weise erscheinen häufig Bronchiektasen als Lungenrundschatten. Hierbei handelt es sich um angeborene oder erworbene sackartige oder zylindrische Erweiterungen überwiegend der endständigen Bronchien, die vorwiegend in den kaudalen parakardialen Lungenabschnitten liegen. Sind diese Erweiterungen entzündlich verändert, so kann sich in ihnen Flüssigkeit oder Eiter ansammeln; mitunter kann man hierbei inmitten solcher Rundschatten, die einen Durchmesser von bis zu 1 cm haben können, Flüssigkeitsspiegel sehen. Sind die Bronchiektasen völlig entleert und besteht keine peribronchiale Infiltration, so kommen sie nicht oder selten als unregelmäßig verlaufende oder wellige Streifenschatten zur Darstellung. Durch die Einführung der Antibiotikatherapie werden Bronchiektasen selten beobachtet. Das diagnostische Verfahren der Wahl stellt bei peripher gelegenen Bronchiektasen die Bronchographie dar.

Bronchiektasen

Bei der differentialdiagnostischen Abgrenzung von Lungenrundschatten kann das Erscheinungsbild deren Umgebung berücksichtigt werden. So sprechen reaktive Veränderungen in der nahen Umgebung eines Rundschattens mit unscharfem Rand für eine entzündliche bzw. postentzündliche Genese des Rundschattens. Derartige reaktive Veränderungen können z.B. bei einem zwerchfellnahe gelegenen Rundschatten streifige Ausziehungen des Zwerchfelles zum Rundschatten darstellen.

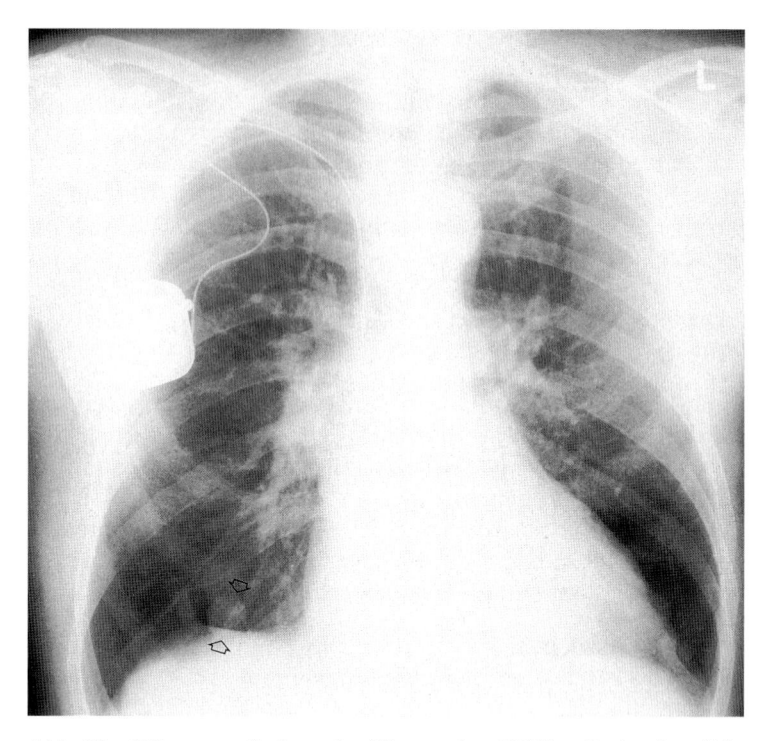

Abb. 79 Röntgenaufnahme des Thorax d.v. (65jähr. Patient): solitärer Rundschatten im rechten Unterfeld kranial des Zwerchfelles durch Einblutung; als Zusatzbefund von rechts zugeführter permanenter Herzschrittmacher.***

Bei primären und sekundären pulmonalen Manifestationen entzündlicher und immunologischer Prozesse liegen meistens multiple Rundschatten mitunter in beiden Lungen vor, die häufig einen Durchmesser von bis zu 1 cm haben, mitteldicht und selten homogen sind sowie selten einen scharfen Rand aufweisen. Derartige Rundschatten können z. B. die einzig erkennbare Manifestation einer Lungentuberkulose sein, weswegen diese Genese differentialdiagnostisch immer ausgeschlossen werden muß (HEINRICH u. Mitarb. 1989). Ebenso kann man bei exogen-allergischen Erkrankungen multiple Lungenrundschatten beobachten.

Ferner können Lungenrundschatten dieser Art beim Erworbenen Immun-Defekt-Syndrom (AIDS) und beim Kaposi-Syndrom auftreten (SIVIT u. Mitarb. 1987). Mit Zunahme diagnostizierter Autoantikörpererkrankungen müssen differentialdiagnostisch auch diese Erkrankungen mit einbezogen werden, so die vermehrt beobachtete Wegenersche Granulomatose (HEIDBREDER u. Mitarb. 1990), die in der Lunge mit meistens multiplen Rundschatten auftreten kann (ABERLE u. Mitarb. 1990a). Dieser Erkrankung liegt eine nekrotisierende Vaskulitis auf dem Boden einer Autoantikörperreaktion zugrunde. Andernfalls sind auch sog. Rheumaknoten zu berücksichtigen, die das gleiche röntgenologische Erscheinungsbild zeigen können, und zwar mit sowohl solitärem als auch multiplem Auftreten (CERVANTES-PERES u. Mitarb. 1980).

AIDS
Kaposi-Syndrom

Wegenersche Granulomatose

Als Rheumaknoten bezeichnet man Granulomknoten, die bei rheumatoider Arthritis sonst bevorzugt in Nähe der Extremitätengelenke vorkommen und dort einen Durchmesser von bis zu 5 cm erreichen können. Histologisch sind sie durch ihren typischen Aufbau gekennzeichnet, bei dem man Nekrosen sieht, die von einem radiär angeordneten gefäßreichen Wall aus Histiozyten und Fibroblasten umgeben werden. Diese Granulome, die in der Lunge als jene Rundschatten auftreten, können verkalken.

Rheumaknoten

Als vorwiegend solitärer Rundschatten kann auch das eosinophile Granulom erscheinen. Dieser Rundschatten ist meistens wenig dicht sowie annähernd homogen und hat häufig einen wenig scharfen Rand. Mitunter gleicht er einem sog. flüchtigen Infiltrat. Das eosinophile Granulom der Lunge stellt die seltene Manifestation der unter dem Begriff Histiozytose-X zusammengefaßten Sonderformen der Retikulose dar.

Eosinophiles Granulom

Histiozytose-X

Das vielfältige Erscheinungsbild von Lungenrundschatten einerseits und ihre unterschiedlichen ätiologischen Möglichkeiten andererseits zwingen zum Ausschöpfen aller entsprechenden diagnostischen Verfahren bis zur gänzlichen Klärung, wobei ein früher mitunter gehandhabtes Abwarten, um einen Vergleichsbefund zu erhalten, grundsätzlich abgelehnt wird. Somit sind als weitere diagnostische Maßnahmen vor allem die Röntgendurchleuchtung, die Röntgentomographie, gegebenenfalls die Angiographie und insbesondere die Computertomographie zu nennen, deren Effizienz vor allem SIEGELMAN u. Mitarb. betont haben (SIEGELMAN u. Mitarb. 1980).

Als Streifenschatten bezeichnet man Schatten von streifenförmiger Gestalt; sie können nicht nur ganz unterschiedliche Größen, sondern auch Begrenzungen aufweisen, und sie haben die verschiedensten Ursachen.

Kerleysche Linien

Die kleinsten Streifenschatten sind sehr wahrscheinlich die sog. Kerleyschen Linien. Diese bis zu ca. 1 cm langen und ca. 0,1 cm breiten Linien entstehen durch einen umschriebenen Lymphstau in den Lymphspalten des Interstitiums. Sie sind Ausdruck einer längere Zeit – mehrere Tage bis zu mehreren Jahren – bestehenden Lungenstauung. Nach Beheben der Stauungsursache, z. B. nach Kommissurotomie, können sie noch mehrere Monate lang nachweisbar sein. Man unterscheidet die häufigeren Kerley-B-, die Kerley-A- und die Kerley-C-Linien.

Die horizontal verlaufenden Kerley-B-Linien finden sich in den laterokaudalen Lungenfeldern (Abb. 80a u. 80b), z. B. bei Mitralklappenstenose als Zeichen der Druckerhöhung in den Pulmonalvenen. Die bis zu 4 cm langen und z. T. gewellten Kerley-A-Linien werden in den lateralen Mittel- und Oberfeldern beobachtet, wo sie annähernd radiär zum Lungenhilus verlaufen; die netzförmig angeordneten Kerley-C-Linien findet man im Mittelfeld in Nähe des Lungenhilus (HEITZMAN u. Mitarb. 1967, LYDTIN 1973).

Ähnlich kleine Streifenschatten können auch bei interstitiellen Prozessen wie bei Pneumokoniosen – u. a. bei einer ihrer Folgen, der Lungenfibrose – und auch bei Lymphangiosis carcinomatosa auftreten, wobei ein meistens scharfer Rand besteht. Einen weniger scharfen Rand dagegen haben jene kleinen Streifenschatten, die von gestauten Lungenvenen gebildet werden, und zwar jeweils in ungleichmäßiger Anordnung vorwiegend in den lateralen Lungenabschnitten; treten sie gleichmäßig verteilt auf, so werden sie zur Lungenzeichnung gerechnet.

Mittelgroße, d. h. ca. 1 bis 3 cm lange und überwiegend unterschiedlich breite Streifenschatten sind häufig durch Interlobärprozesse wie umschriebene Pleuraergüsse oder Schwielen bedingt, die auch zu den Verdichtungen zählen.

So können sich durch diese Streifenschatten die Lungenlappengrenzen auf den Röntgenaufnahmen des Thorax in beiden Strahlengängen in typischer Weise markieren. Wesentlich seltener als im allgemeinen deklariert, handelt es sich bei Streifenschatten um streifenförmige Atelektasen.

Streifenschatten entstehen auch durch streifenförmig konfigurierte pneumonische Infiltrationen (Abb. 81), die – sofern sie sich nicht zurückbilden – beim Übergang in eine Schwiele zunehmend inhomogen

Lunge/Verschattungen

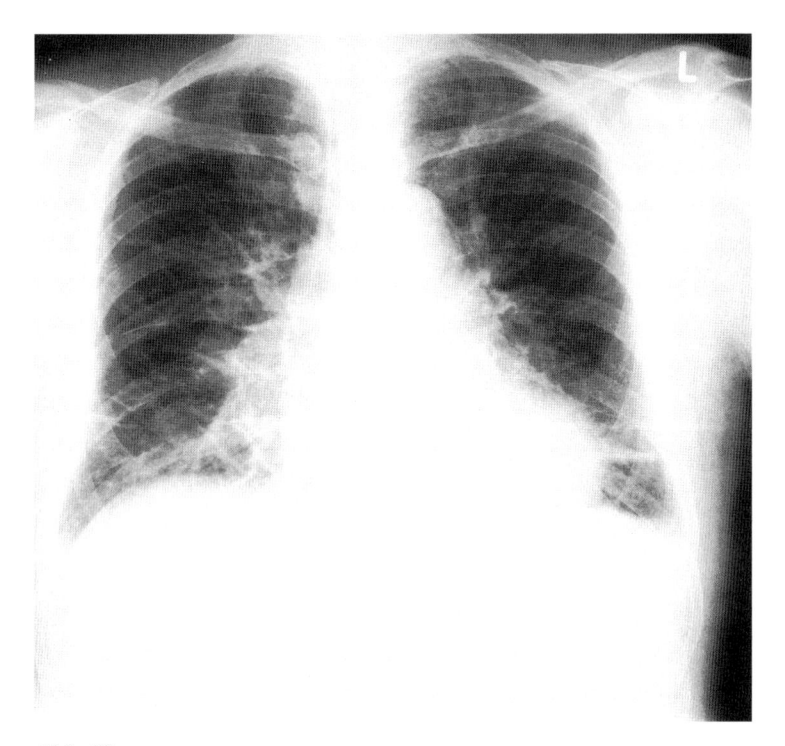

Abb. 80a

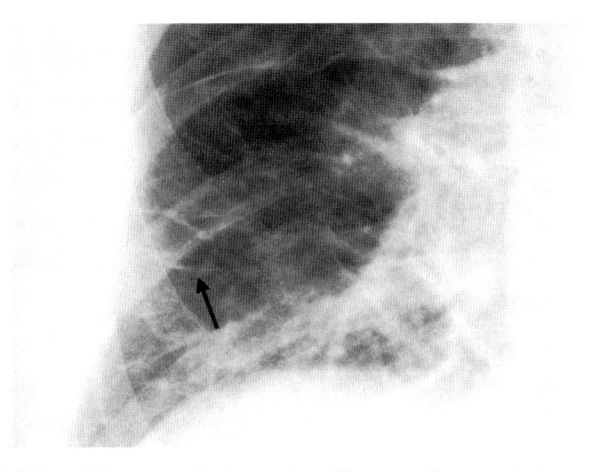

Abb. 80b

Abb. 80a und 80b Röntgenaufnahme des Thorax d.v. und Ausschnittvergrößerung rechtes Unterfeld (78jähr. Patient): Kerley-B-Linien bei Mitralklappenstenose.

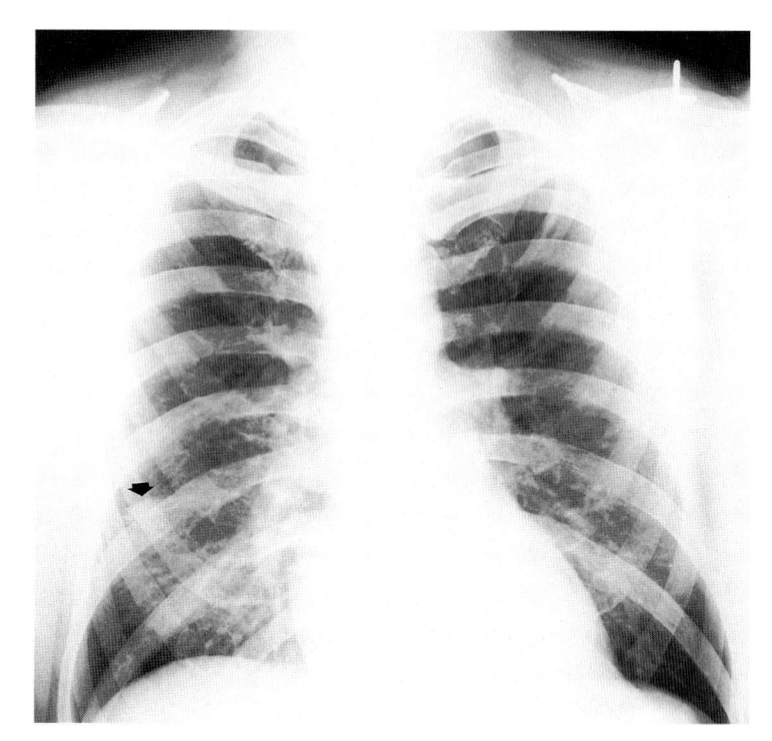

Abb. 81 Röntgenaufnahme des Thorax d.v. (40jähr. Patient): ca. 2 bis 4 Wochen altes umschriebenes kleines pneumonisches Infiltrat im rechten Mittel-Unter-Feld.

Pneumonitis

werden können und unterschiedlich kleine streifige Ausziehungen zeigen, woraus sich Rückschlüsse auf das Alter eines derartigen Prozesses ziehen lassen.

Zu den Streifenschatten kann man ebenfalls das Bild der seltenen Pneumonitis zählen. Hierunter versteht man regionär begrenzte entzündliche Veränderungen von Pleura und pleuranahen Lungenabschnitten, die als Reaktion nach Strahlentherapie auftreten können. Sie sind durch multiple, linienartige Schatten, die z.T. wellig sind und mitunter fast parallel oder radiär verlaufen, gekennzeichnet (Abb. 82a u. 82b). Zwischen diesen einzelnen Schattenlinien können diskrete Trübungen

Lunge/Verschattungen

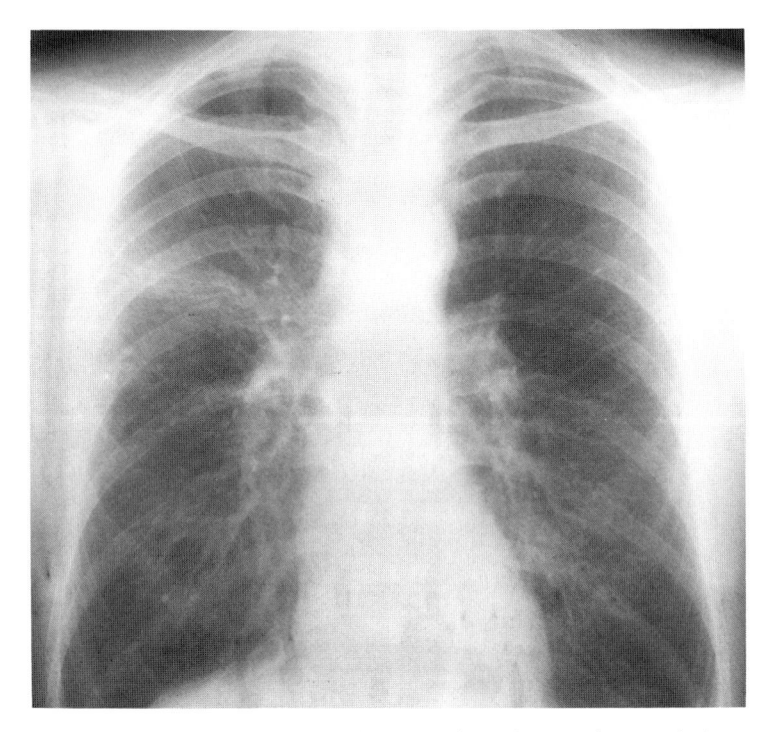

Abb. 82a und 82b Röntgenaufnahme des Thorax d.v. und Ausschnittvergrößerung rechtes Ober-Mittel-Feld (51jähr. Patient): Pneumonitis im rechten Ober-Mittel-Feld nach Bestrahlung eines Bronchialkarzinoms.***

bestehen. Diese Streifenschatten kann man in Nähe des Bestrahlungsfeldes, z. B. nach Bestrahlung eines Mammakarzinoms oder eines Bronchialkarzinoms sehen; sie sind gegen die Umgebung gut abgrenzbar, und sie können sich gänzlich zurückbilden. Ein ähnliches Bild, das man bei urämischen Patienten beobachtet hat, wurde als urämische Pneumonitis bezeichnet, wobei bemerkenswert ist, daß die Herzfunktion und die Flüssigkeitsbilanz regelrecht sind (HEIDLAND u. Mitarb. 1984). Die Pneumonitis ist nicht zu verwechseln mit jener des anglo-amerikanischen Sprachgebrauches, unter der eine interstitielle Entzündung von feinfleckiger Struktur, z. B. bei Kollagenosen verstanden wird.

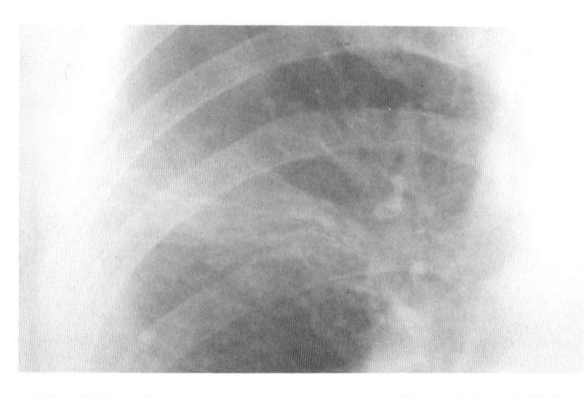

Abb. 82b Pneumonitis im rechten Ober-Mittel-Feld nach Bestrahlung eines Bronchialkarzinoms.

Pleuropathia calcificata

Größere Streifenschatten, die mehr als ca. 5 bis 10 cm lang sind, ganz unterschiedliche Form, Kontur und Dichte haben, kann man bei ausgedehnten entzündlichen Prozessen (Abb. 83) als Schwielen und Narben sowie als Peuraergüsse finden, wobei die Schwielen bzw. Schwarten verkalkt sein können, wie die Pleuropathia calcificata nach Lungentuberkulose. Für dieses posttuberkulöse Bild ist wiederum die schollige Struktur der Verkalkungen signifikant.

Als Ringschatten bezeichnet man ringförmige Schatten, d. h. Schatten, die eine ringförmige Verdichtungslinie darstellen, wobei diese Verdichtungslinie unterschiedlich schmal sein kann, jedoch überall annähernd gleichmäßig schmal ist. Das Innere des Ringschattens ist fast stets aufgehellt, strahlentransparenter als die Umgebung. Im Gegensatz zur rundlichen Aufhellung, bei der die Aufhellung im Vordergrund steht, dominiert beim Ringschatten die ringförmige Verschattungsgestalt. Zwischen Ringschatten und rundlicher Aufhellung gibt es Übergangsformen.

Lunge/Verschattungen

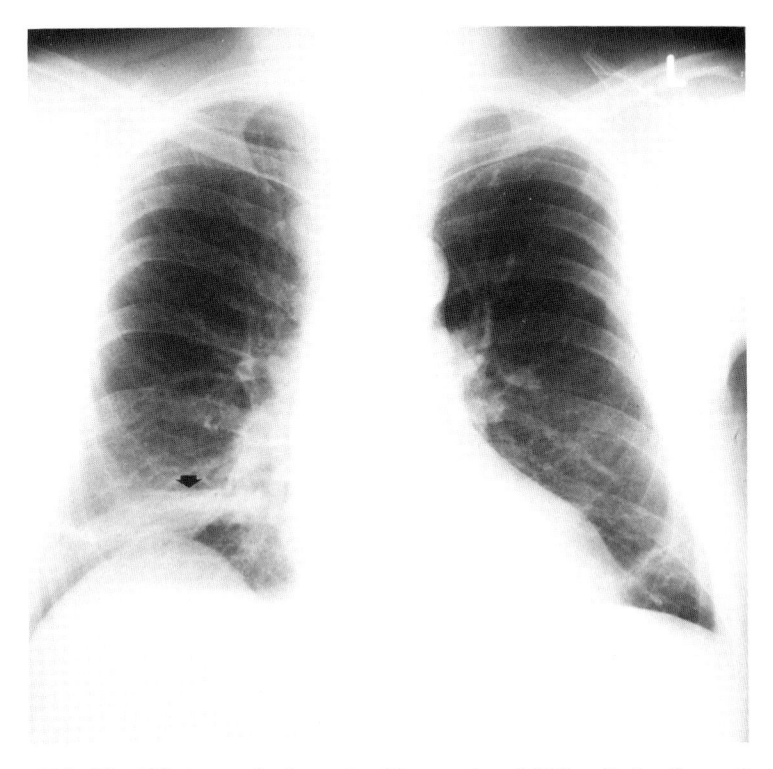

Abb. 83 Röntgenaufnahme des Thorax d.v. (72jähr. Patient): ca. 2 Wochen alte Pneumonie im rechten Unterfeld mit reaktiver umschriebener Zwerchfellbuckelbildung.***

Als typische Ringschatten erscheinen angeborene Lungenzysten, die durch den äußerst schmalen Verdichtungs- oder Verschattungsring auffallen, der nicht nur gleichmäßig schmal, sondern außerdem mitunter schmäler als 0,1 cm ist (Abb. 84a u. 84b). Erworbene Lungenzysten stellen ebenfalls Ringschatten dar, jedoch ist deren Ringschatten nicht so gleichmäßig rund und der Schattenring nicht so gleichmäßig schmal. Gegen Lungenzysten sind die Waben der Wabenlunge abzugrenzen, die einem Ringschatten ähneln (s. auch Lunge/Strukturveränderungen). Auch andere pathologische Prozesse, insbesondere solche entzündlicher

Lungenzyste

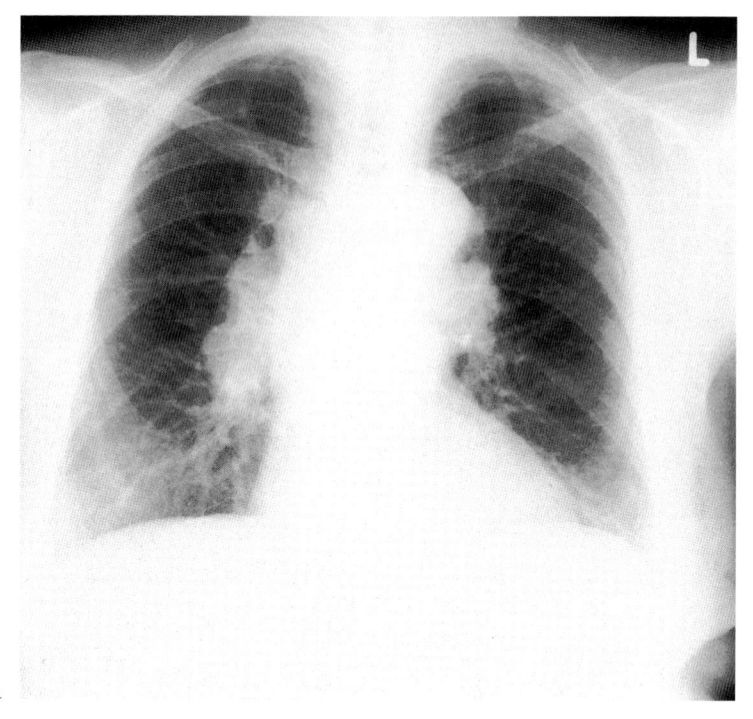

Abb. 84a

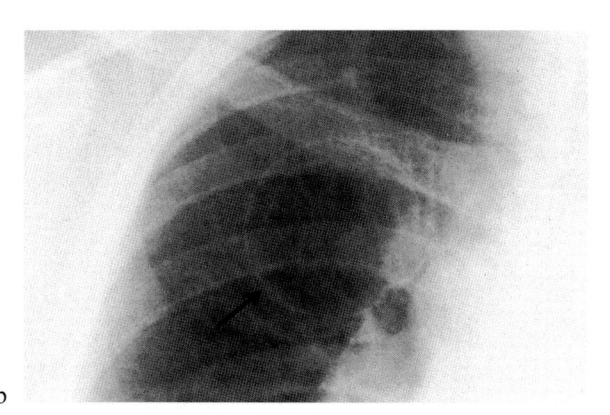

Abb. 84b

Abb. 84a und 84b Röntgenaufnahme des Thorax d.v. und Ausschnittvergrößerung rechtes Spitzen-Ober-Feld (72jähr. Patient): angeborene Lungenzyste im rechten Spitzen-Ober-Feld.***

Lunge/Verschattungen

Genese, können bei zentralen Einschmelzungen meistens im Stadium der Heilung einen so gleichmäßig schmalen Verdichtungssaum bilden, daß man von Ringschatten sprechen kann, wie auch bullöse Bezirke als Ringschatten erscheinen können.

Verschattungen, die einen umschriebenen oder einen ganzen anatomischen Bereich betreffen, wie das Versorgungsgebiet eines bestimmten Bronchial- oder Gefäßsystems, kann man als gänzliche Verschattungen bezeichnen; durch die Organbegrenzung des anatomischen Bereiches werden ihre Lage und vor allem Begrenzung bestimmbar. Dichte und Homogenität der gänzlichen Verschattungen können unterschiedlich sein, während ihre Kontur durch anatomische Grenzen oft gerade und ihr Rand häufig glatt ist. Die hier manchmal verwandte Bezeichnung Flächenschatten sollte vermieden werden, da für eine derartige Angabe die zweite Dimension fehlt.

Die größten gänzlichen Verschattungen werden von Pleuraergüssen oder Atelektasen gebildet, die die ganze Thoraxhöhle ausfüllen bzw. alle Lungenlappen betreffen. Hinsichtlich ihrer nach kranial allmählich geringgradig abnehmenden Dichte und für sie typisch ausgeprägten Homogenität können beide gleichartig sein. Jedoch kann ein Pleuraerguß von diesem Ausmaß (Abb. 85) an der Verdrängung des Mediastinums zur gesunden Thoraxseite erkannt werden und eine Atelektase (Abb. 86a und 86b) an der Verziehung des Mediastinums zur pathologisch veränderten Thoraxseite, und zwar jeweils nur dann, wenn das Mediastinum nicht durch Schwielen oder Verwachsungen in seiner Lage fixiert ist. Trifft dies zu, so kann man mit Hilfe der Durchleuchtung u. a. in Patientenschräg- oder Rückenlage oder mittels seitlicher Röntgenaufnahme des Thorax des auf der erkrankten Thoraxseite liegenden Patienten die Diagnose stellen. Bei immobilen Patienten kann die Röntgentomographie die Situation klären, bei der man bei einer Atelektase den Verschluß eines Hauptbronchus erkennen kann.

Pleuraerguß
Atelektase

Ebenfalls eine gänzliche Verschattung einer Thoraxseite kann bei Zustand nach Pneumektomie mit Schwielenbildung entstehen, dabei ist dieser Zustand in der Regel an der Verziehung des Mediastinums, an postoperativ obliterierten Rippen oder an einer entsprechenden Thoraxdeformierung zu erkennen.

Als eine gänzliche Verschattung eines Lungenlappens kann man die des Mittellappens bezeichnen, bei der man auch vom Mittellappensyndrom spricht, ohne daß dabei eine Aussage über die Ursache erfolgt. Das Mittellappensyndrom stellt eine unterschiedlich dichte, meistens annä-

Mittellappensyndrom

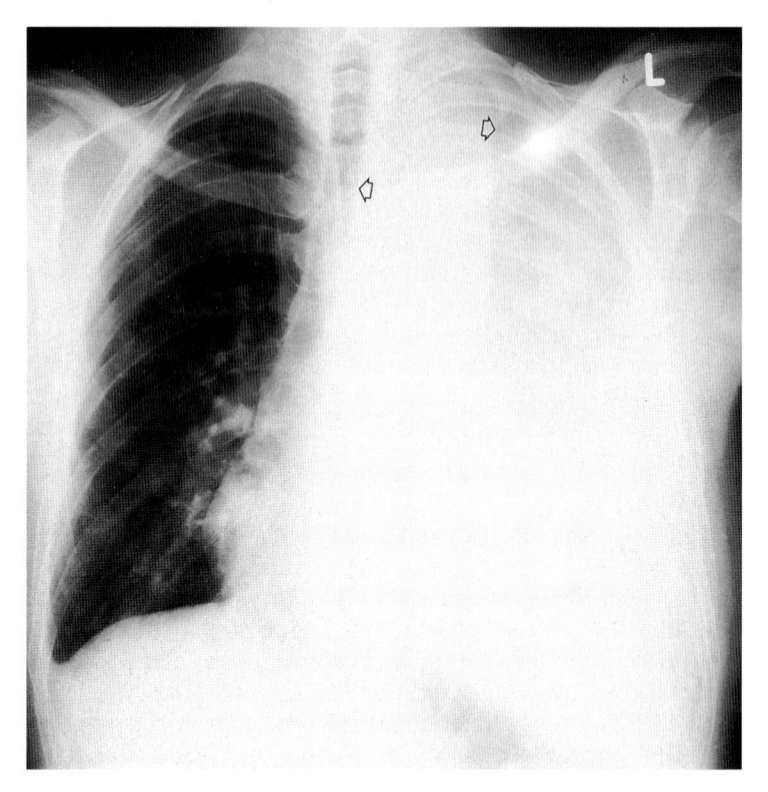

Abb. 85 Röntgenaufnahme des Thorax d.v. (48jähr. Patient): ausgedehnter linksseitiger bis zur Pleurakuppe reichender Pleuraerguß mit geringgradig restlicher Belüftung des anterioren Oberlappensegmentes, Verdrängung des Mediastinums nach rechts und Einengung der Trachea bei Bronchialkarzinom.***

hernd homogene Verschattung des Mittellappens dar, bei der die Dichte zur Peripherie deutlich abnimmt. Dabei entspricht die Begrenzung exakt den anatomischen Lungenlappengrenzen, die auf der Röntgenaufnahme des Thorax im seitlichen Strahlengang sehr gut erkennbar sind, während auf jener im dorsoventralen Strahlengang selten beide Grenzen bestimmt werden können (Abb. 87a u. 87b).

Lunge/Verschattungen 183

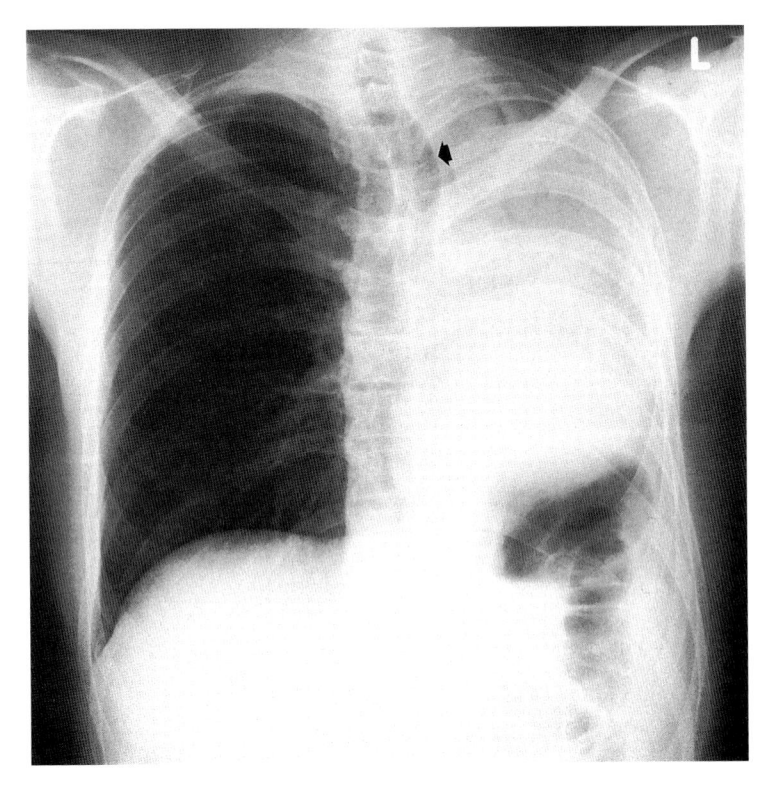

Abb. 86a Röntgenaufnahme des Thorax d.v. (36jähr. Patient): annähernd gänzliche linksseitige Oberlappenatelektase mit Verdrängung des Mediastinums nach links, insbesondere auch Verlagerung der Trachea nach links, mit linksseitigem reaktiven Zwerchfellhochstand sowie mit sog. reaktiver Überblähung der rechten Lunge bei Fremdkörperaspiration.

Als Ursache für das Mittellappensyndrom kommen Bronchialverschlüsse – vorwiegend durch Neoplasmen – und Entzündungen in Betracht. In ähnlicher Weise können auch Lungensegmente gänzlich verschattet sein, so z. B. das rechte basale Oberlappensegment, bei dessen Verschattung infolge eines entzündlichen Prozesses – und das ist die häufigste Ursache – von der rechtsseitigen Oberlappensegmentpneumonie gesprochen

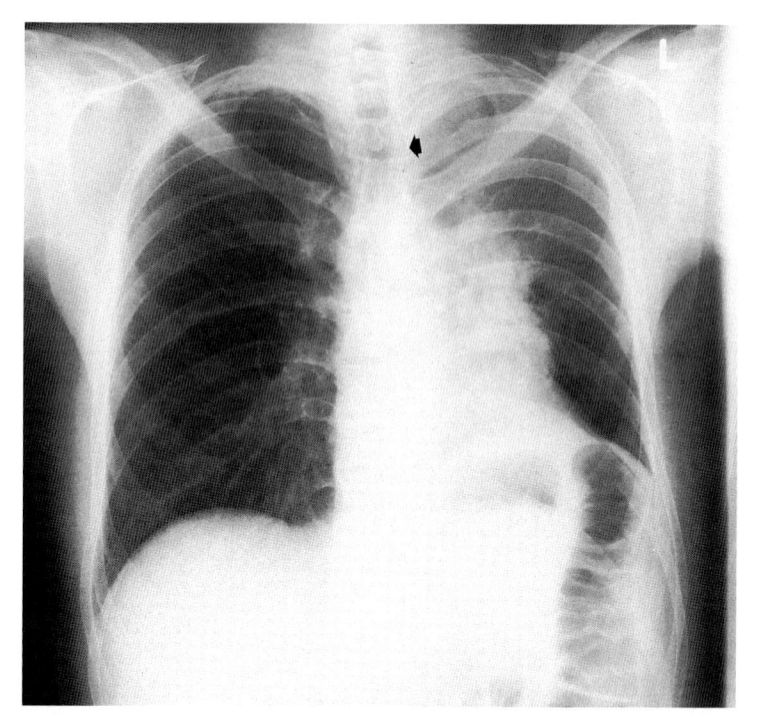

Abb. 86b Röntgen-Kontrollaufnahme (Patient v. Abb. 86a): unmittelbar nach endobronchialer Fremdkörperentfernung überwiegende Rückbildung der pathologischen Veränderungen.

werden kann, denn hier ist bereits auf der Röntgenaufnahme des Thorax im dorsoventralen Strahlengang die geradlinige Kontur mit dem häufig glatten Rand, nämlich die Lungenlappengrenze, für diese Erkrankung zweifelsfrei kennzeichnend.

Was hinsichtlich Lage und Begrenzung für entzündliche Prozesse gilt, gilt auch für atelektatische, abgesehen davon, daß Atelektasen in der Regel durch eine größere Homogenität der Dichte gekennzeichnet sind.

Gänzliche Verschattungen entsprechend einer anatomischen Einheit – in diesem Fall eines Versorgungsgebietes – können auch kleine, beispielsweise im Durchmesser bis 1 cm messende Bereiche betreffen, was nicht

Lunge/Verschattungen

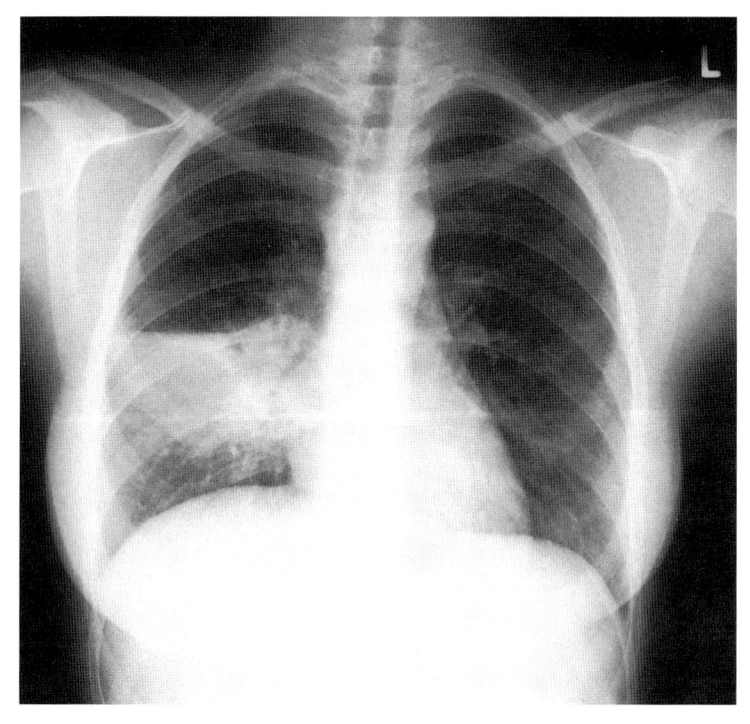

Abb. 87a und 87b Röntgenaufnahmen des Thorax in 2 Ebenen (18jähr. Patientin): Mittellappensyndrom mit Einengung des Bronchus intermedius, geringem reaktiven Zwerchfellhochstand und sehr kleinem dorsalen Pleuraerguß bei zentraler Pneumonie.

selten für den Lungeninfarkt zutrifft, vor allem dann, wenn es zu multiplen oder kurzzeitig rezidivierenden Infarktbildungen kommt. Hierbei handelt es sich um eine gänzliche Verschattung häufig von mittlerer Dichte und geringer Homogenität eines Lungenabschnittes, der einem bestimmten Vorsorgungsgebiet eines Astes einer Pulmonalarterie entspricht. Diese Schatten können ganz verschiedene Formen und vor allem Größen haben. Die als typisch beschriebene Keilform, bei der die Spitze lungenhiluswärts gerichtet ist (Abb. 88), wird selten beobachtet, wesentlich häufiger markieren sich Lungeninfarkte als kleinere Rund-

Lungeninfarkt

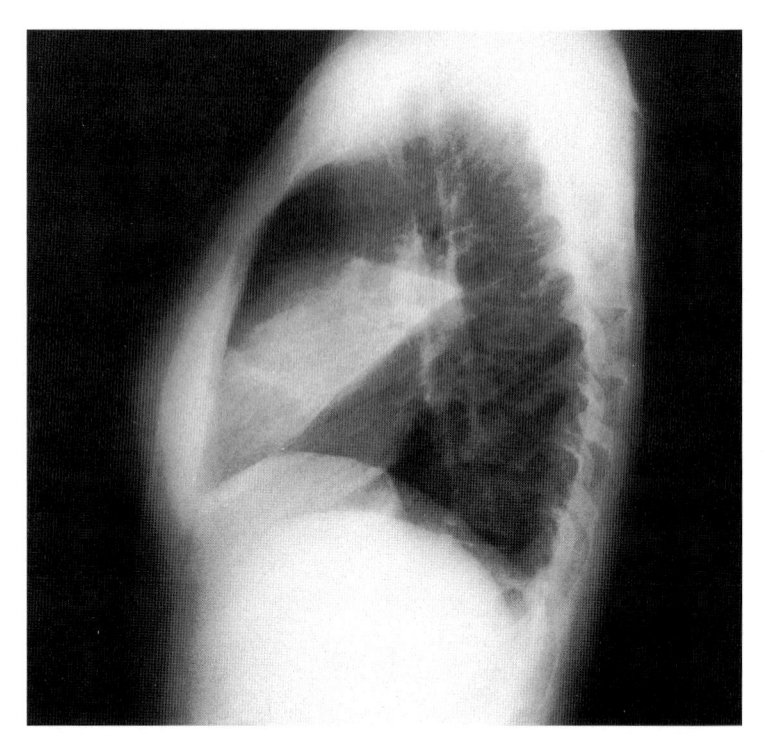

Abb. 87b Mittellappensyndrom mit Einengung des Bronchus intermedius, geringem reaktiven Zwerchfellhochstand und sehr kleinem dorsalen Pleuraerguß bei zentraler Pneumonie.

schatten. Häufigste Lokalisation ist die rechte Lunge und sind dabei die peripheren Bereiche des Mittel- und Unterfeldes. Der Rand eines solchen Schattens kann sich im Verlauf des Bestehens wesentlich ändern. Ein Wandel innerhalb von 12 Stunden nach Eintritt des Ereignisses – frühest mögliche röntgenologische Manifestation – von einem unscharfen zu einem scharfen Rand, der nach mehreren Tagen (z. B. 7 Tagen) infolge von entzündlichen Umgebungsreaktionen wiederum unscharf wird, ist nicht ungewöhnlich.

Entstehungsursache eines Lungeninfarktes ist die meistens lebensbedrohliche Lungenembolie, die eine hohe Letalität hat; ihr liegt ein akuter gänzlicher oder partieller Verschluß eines Astes einer Pulmonalarterie

Lunge/Verschattungen 187

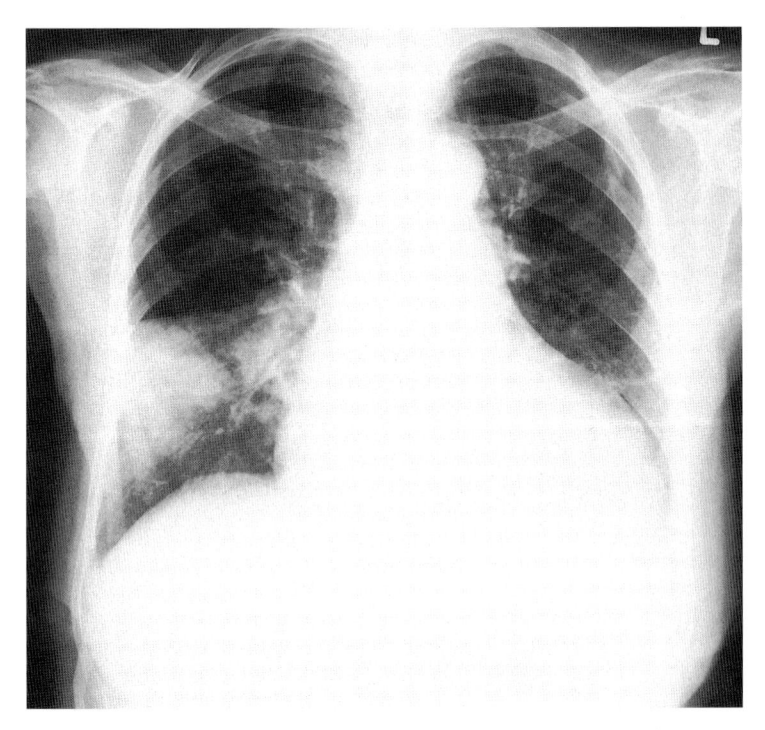

Abb. 88 Röntgenaufnahme des Thorax d.v. (76jähr. Patientin): Lungeninfarkt im kraniolateralen Bereich des Mittellappens.***
Infolge atypischer klinischer Symptomatik wurde diese Röntgenaufnahme nicht in Rückenlage angefertigt.

durch einen Thrombus zugrunde. Dieser Thrombus stammt in 60 bis 90% der Fälle von einer Thrombose der tiefliegenden Venen des Beckens und der unteren Extremitäten. Dabei können sehr unterschiedlich große Thromben abgeschwemmt werden, wobei sehr große zu einem gänzlichen Verschluß des Truncus pulmonalis mit sofortigem Tod führen.

Pathologisch-anatomisch stellt ein Lungeninfarkt den Gewebsuntergang jenes Lungenabschnittes infolge unzureichender oder nicht stattfindender Versorgung dar. Dabei sind die Alveolen völlig luftleer und wie die Ductus alveolares prall mit Blut gefüllt, wobei diese Veränderungen zur Entstehung jenes Schattens führen. Da die meisten Lungeninfarkte subpleural gelegen sind, kommt es nicht selten auch zur Bildung eines

Pleuraergusses. Der Lungeninfarkt kann gänzlich resorbiert werden, und der Schatten kann sich gänzlich zurückbilden. Findet nach einem embolischen Pulmonalarterienverschluß eine noch ausreichende Versorgung über die Bronchialarterien statt, so kommt es nicht zum Gewebsuntergang, sondern lediglich zum Eintritt von Blut in die Alveolen und zur perialveolären Ödembildung. Dies führt zur Entstehung eines weniger dichten Schattens, der zudem flüchtig auftreten kann.

Lungenembolie Da bei Patienten mit Lungenembolie die Röntgenaufnahmen in Rückenlage angefertigt werden müssen, ist die Interpretation der einzelnen pathologischen Veränderungen – u.a. durch eine häufig gleichzeitig bestehende Lungenstauung – erschwert. Aus diesem Grund wird zur sicheren Diagnostik als nicht belastendes Verfahren die Lungenarterienszintigraphie oder als invasives Verfahren die Pulmonalisangiographie, insbesondere auch als digitale Subtraktionsangiographie durchgeführt (BARGON u. ALART 1985), zumal beide Verfahren diagnostische Aussagen zu einem früheren Zeitpunkt als die Anfertigung der Röntgenaufnahme des Thorax ermöglichen, d.h. bereits nach Eintritt des Ereignisses.

Pneumonie Zu den gänzlichen Verschattungen soll man auch das jeweilige Erscheinungsbild der verschiedenen ausgeprägten einseitigen und beidseitigen Pneumonieformen rechnen. Dabei sollte man die Pneumonie nicht mehr durch ihren Erreger kennzeichnen. Denn sowohl durch zunehmende Resistenz vieler pathogener Keime als auch durch veränderte Immunitätslagen der Patienten kann man nur noch selten ein Erreger-typisches Pneumoniererscheinungsbild beobachten. Ferner liegen Erreger zunehmend in Mischkulturen vor, bei denen Interaktionen zu ganz ungewöhnlichen Infiltrationen führen können. So beobachtet man bei der Lungentuberkulose röntgenologische Erscheinungsformen, die man früher nicht sah. Als Ausnahme hiervon können die umschriebenen multiplen kleinen Rundschatten mit zentraler Einschmelzung bei Staphylokokkensepsis gelten.

Staphylokokkensepsis

Vogelhalter-Lunge Unter Pneumonie und pneumonischen Infiltrationen wird in diesem Zusammenhang ein primär entzündliches Geschehen der Lunge verstanden, dem eine bakterielle Infektion zugrunde liegt. Die zunehmend häufiger auftretenden Pneumonien, bei denen andere Pathomechanismen ursächlich sind, kann man als sekundäre pneumonische Infiltrationen bezeichnen, z. B. bei exogen-allergischen Erkrankungen wie der sog. Vogelhalter-Lunge, bei der man zusätzlich als pathogene Keime auch Pneumokokken finden kann. Ferner ist grundsätzlich zu beachten, daß

Lunge/Verschattungen 189

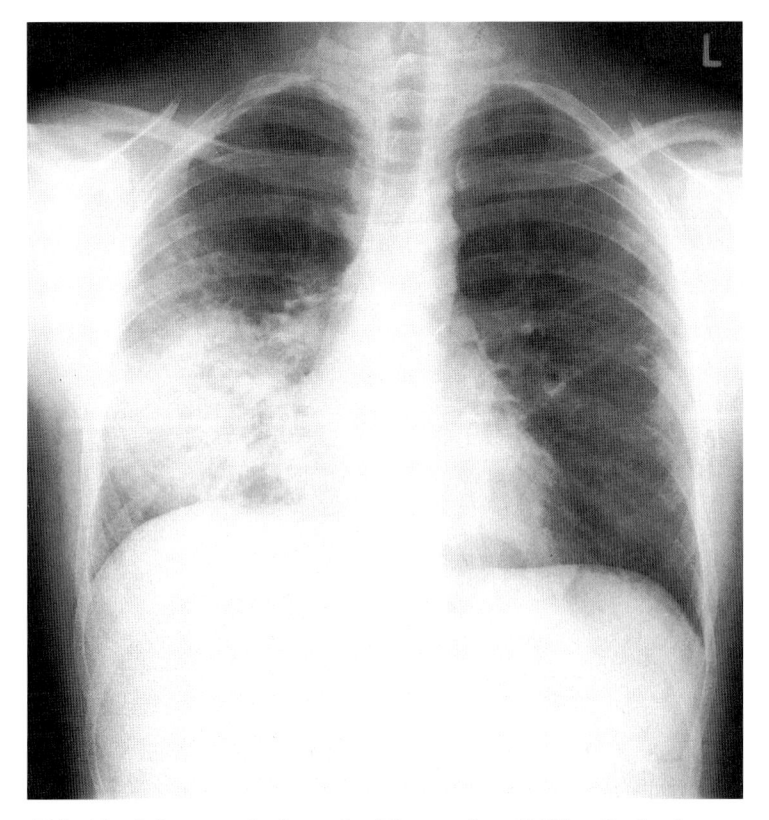

Abb. 89 Röntgenaufnahme des Thorax d.v. (26jähr. Patient): umschriebene Pneumonie im rechten Mittel-Unter-Feld mit geringem reaktiven Zwerchfellhochstand; als Zusatzbefund von links zugeführter Kavakatheter, der sich bis in den rechten Vorhofbereich verfolgen läßt.

sich in jedem pneumonischen Infiltrat, in jeder Pneumonie ein Karzinom befinden kann.

Das vielgestaltige Erscheinungsbild pneumonischer Infiltrationen, die zu gänzlichen Verschattungen führen, kann man in umschriebene Pneumonien und generalisierte Pneumonien unterteilen.

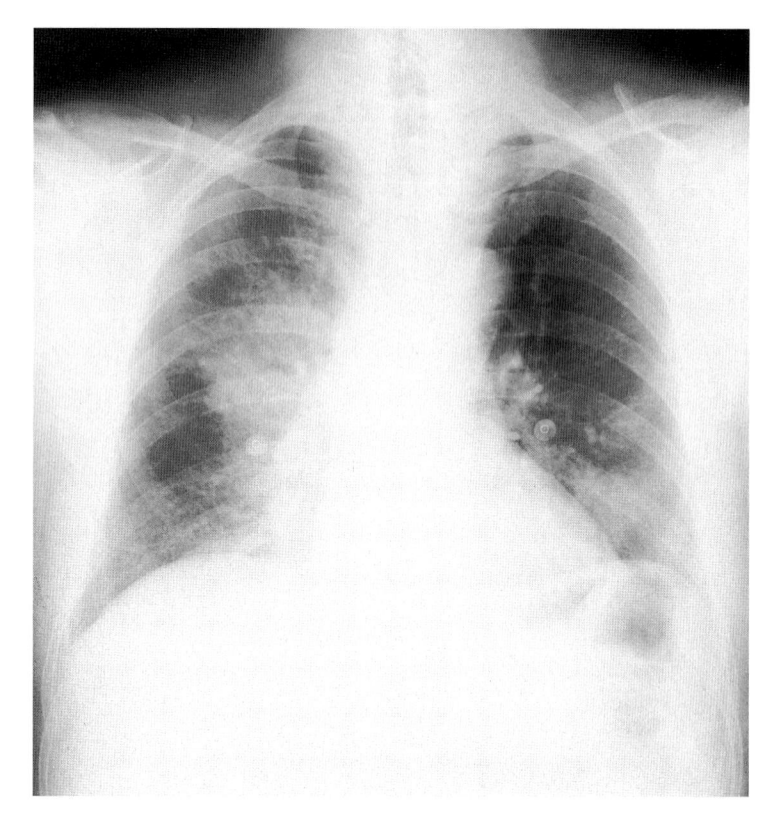

Abb. 90a Röntgenaufnahme des Thorax d.v. (57jähr. Patient): rechtsseitige zentrale Pneumonie, linksseitige geringe pneumonische Infiltrationen und geringer reaktiver Zwerchfellhochstand.

Pneumonie   Umschriebene Pneumonien erscheinen insbesondere als eine Verschattung, die mitteldicht bis dicht sowie mittelgradig inhomogen ist, schreifig-fleckige Schatten in sich enthält und einen unscharfen Rand hat, wobei ihre Größe sehr unterschiedlich sein kann (Abb. 89). Eine umschriebene Pneumonie, die im allgemeinen nach ihrer Lage bezeichnet wird, ist die sog. zentrale Pneumonie (Abb. 90a u. 90b). Sie befindet sich

Zentrale   im Bereich des Lungenhilus auf der rechten oder linken Seite und ist
Pneumonie   gegen diesen in der Regel nicht abgrenzbar. Die zentrale Pneumonie zeigt

Lunge/Verschattungen

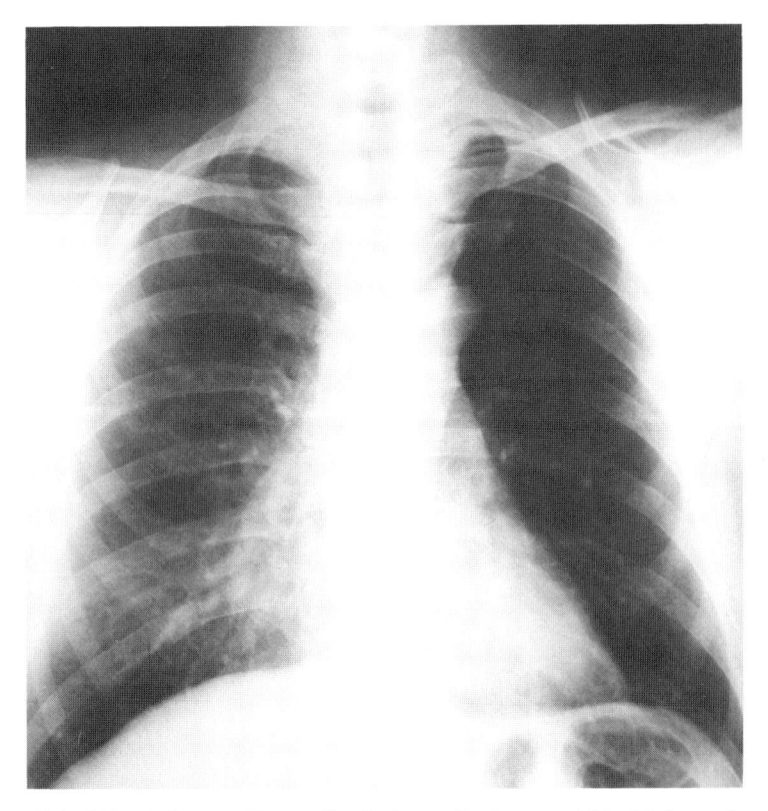

Abb. 90b Röntgen-Kontrollaufnahme (Patient v. Abb. 90a): nach 7tägiger antibiotischer Therapie annähernd gänzliche Rückbildung der pathologischen Veränderungen.

die allgemeinen Merkmale der umschriebenen Pneumonie; ihr kommt im Hinblick auf eine Ausschlußdiagnostik eine besondere Bedeutung zu, die darin liegt, daß nicht selten ein zentrales Bronchialkarzinom Ursache einer zentralen Pneumonie ist.

Die generalisierte Pneumonie ist durch mitteldichte und sehr dichte inhomogene Verschattungen mit unscharfem Rand, teils mit streifigen Ausziehungen gekennzeichnet, die eine unterschiedliche Form haben sowie ineinander übergehen können und in beiden Lungen z.T. in unterschiedlicher Anordnung bestehen (Abb. 91).

Generalisierte Pneumonie

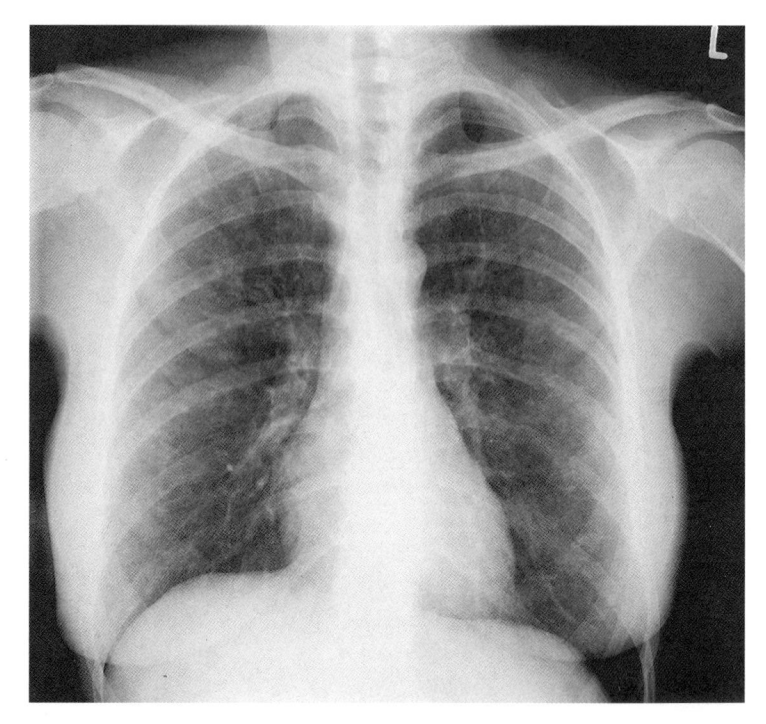

Abb. 91 Röntgenaufnahme des Thorax d.v. (32jähr. Patientin): generalisierte Pneumonie.***

Karnifizierende Pneumonie

Besteht eine derartige generalisierte Pneumonie mehrere Wochen oder geht sie in ein chronisches Stadium über, so nehmen die Verschattungen an Dichte zu und finden sich gleichzeitig schwielenartige Randbezirke der Verschattungen, was insbesondere für die karnifizierende Pneumonie gilt (Abb. 92).

Aspirationspneumonie

Eine Verschattung von sehr inhomogener Dichte und z.T. fleckiger Gestalt sowie unscharfem Rand kann von einer Aspirationspneumonie gebildet werden, mitunter als mehrere Zentimeter große konfluierende Schatten. Am häufigsten findet man sie in den dorsalen Ober- und apikalen Unterlappensegmenten, wobei ein ganzer Lungenlappen betroffen sein kann. Diese Aspirationspneumonie kann nach Aspiration vorwiegend von Speisen und Mageninhalt auftreten, nicht selten bei Unfallpatienten, weswegen sie im Rahmen der Intensivmedizin am häufigsten beobachtet wird. Aus diesem Grund muß die Röntgenaufnahme des Thorax im Liegen angefertigt werden. Eine ähnliche Form der Aspirationspneumonie – nur zusätzlich mit streifigen Verschattungen – kann sich bei chronischer Aspiration, z.B. bei Alkoholikern oder Patienten mit Zenkerschem Divertikel finden.

Verschattungen, die umschriebenen Pneumonien gleichen und mitunter eine ganze Lunge betreffen, können auch durch sog. Lungenkontusionen verursacht sein. Als Lungenkontusionen bezeichnet man Veränderungen der Lunge, die im Zusammenhang meistens mit einem stumpfen Thoraxtrauma entstehen. Dabei finden sich vorwiegend Alveolarwandödem, Minderbelüftung und nicht selten Hämorrhagien der vor allem erschütterten oder passager komprimierten Lungenbezirke. Das daraus resultierende röntgenologische Erscheinungsbild des schwerkranken oder bewußtlosen Patienten besteht in einer umschriebenen mitteldichten bis dichten mittelgradig inhomogenen Verschattung mit unscharfem Rand, wobei die Dichte der Verschattung zur Peripherie stets abnimmt; dieses Merkmal kann differentialdiagnostisch gewertet werden, abgesehen von anamnestischen Daten.

Lungenkontusion

Erweitert man die wertfreie Deskription von Verschattungen im Hinblick auf ätiologische Gesichtspunkte, so spricht man z.B. von infiltrativen Verschattungen bzw. von Infiltrationen oder von tumorösen Verschattungen sowie von atelektatischen oder kavernösen Verschattungen. Mit der hiervon am häufigsten verwandten Beschreibung infiltrative Verschattung bzw. Infiltration bezeichnet man Verschattungen, die z.B. im Gegensatz zu jener durch eine Atelektase verursachten Verschattung infolge einer Infiltration entstanden sind. Unter Infiltration versteht man dabei in erster Linie ein entzündliches Geschehen mit seinen anatomisch-pathologischen infiltrativen Vorgängen wie vorwiegend bei frischer Pneumonie oder Lungentuberkulose. Dabei finden sich auf der Röntgenaufnahme des Thorax meistens eine mitteldichte homogene bis inhomogene Verschattung mit unscharfem Rand. Unter tumorösen Verschattungen werden vor allem solche Verschattungen verstanden, die durch einen malignen Tumor wie durch ein Bronchialkarzinom bedingt sind. Diese Verschattungen zeichnen sich in der Regel durch eine große Dichte, die meistens homogen ist, und durch einen scharfen Rand aus.

Infiltration

Da es hierbei hinsichtlich der Röntgensymptomatologie naturgemäß Überschneidungen gibt und andererseits anhand der Röntgenaufnahme des Thorax keine histologische Diagnose gestellt werden kann, sollte man diese einen pathologischen Prozeß bestimmende Beschreibungsweise von Verschattungen nur selten verwenden.

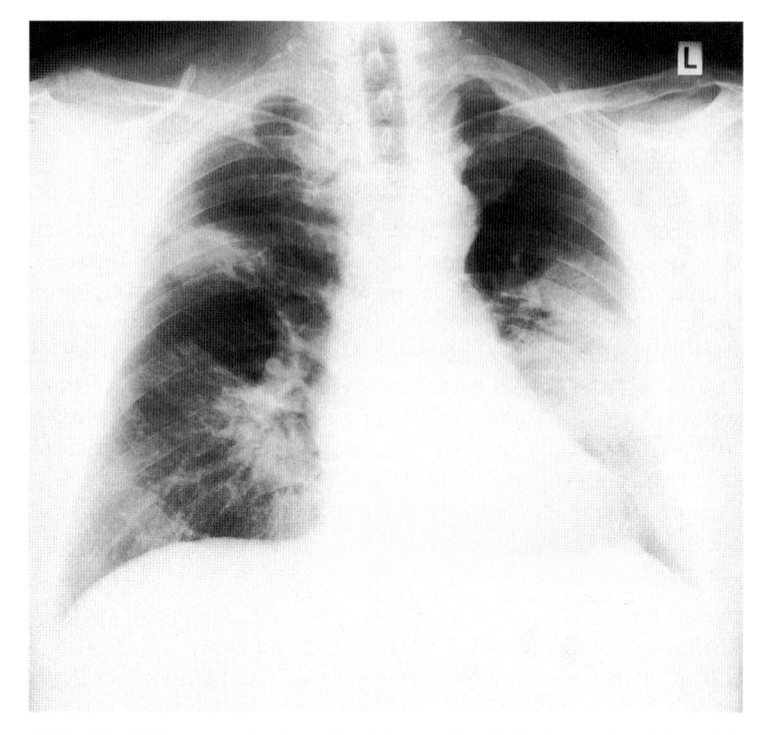

Abb. 92 Röntgenaufnahme des Thorax d.v. (53jähr. Patient): karnifizierende Pneumonie.

5.2.1.3 Strukturveränderungen

Unter Strukturveränderungen der Lunge versteht man pathologische Veränderungen der Lungenzeichnung, die von den die Lungenzeichnung oder das Lungengerüst prägenden anatomischen Substraten ausgehen, vorwiegend generalisiert sind und fast ausschließlich von inhalativen Noxen oder systemischen Prozessen verursacht werden, sofern sie nicht angeboren sind. Dabei muß man berücksichtigen, daß bei älteren Menschen die Lungenzeichnung physiologischerweise verstärkt ist. Im Sinn von Strukturveränderungen kann eine streifige, retikuläre, rarefizierte, miliare, feinfleckige und grobfleckige Lungenzeichnung bestehen (s. Tab. 7). Naturgemäß gibt es hierbei Übergangsformen und können mehrere dieser Veränderungen gleichzeitig auftreten, so daß man z. B. von einer streifig-feinfleckigen Lungenzeichnung spricht, wobei das dominierende Element zuerst genannt wird. Die Intensität der verschiedenen Lungenstrukturveränderungen sollte man quantifizieren. Bei mehreren Erkrankungen kann eine die Erkrankung kennzeichnende Lungenzeichnung vorherrschen.

Bei der streifigen Lungenzeichnung sind die normalerweise vorhandenen Streifenschatten verstärkt, d. h. verbreitert oder verdichtet, wobei sie außerdem einen unscharfen Rand haben können; diese Situation bezeichnet man als streifig verstärkte Lungenzeichnung.

Pathologisch-anatomisches Substrat sind entweder Pulmonalgefäße oder/und Anteile des Interstitiums, d. h. insbesondere Bindegewebe und Lymphspalten bzw. deren Veränderungen wie beispielsweise Fibrose oder Lymphstau.

Eine auf dem Boden der Gefäße und z. T. Lymphspalten streifig verstärkte Lungenzeichnung findet man vor allem bei mittelgradig ausgeprägter Lungenstauung (Abb. 93a u. 93b), wo die streifig verstärkte Lungenzeichnung seitensymmetrisch in allen Bereichen beider Lungen zur Darstellung kommt und an Intensität zur Peripherie annähernd gleichmäßig abnimmt. Nicht selten findet man bei ihr auch eine streifig-grobfleckige Lungenzeichnung. Kennzeichnend sind verbreiterte Gefäße, die – je nach Situation – einen unscharfen Rand haben können. Im Verlauf des Lungenödems kann man ähnlich wie bei dekompensierter Herzinsuffizienz nach erfolgreicher Therapie eine Normalisierung der Gefäßbreite beobachten. Das vielgestaltige Erscheinungsbild der Lungenstauung kann in seinen Übergangsformen zum Lungenödem zusätzlich eine geringe sog. milchglasartige Trübung beider Lungen aufweisen.

Lungenstauung

Beim Lungenödem steht diese milchglasartige Trübung, die in Nähe des Lungenhilus in eine homogene Verschattung übergehen kann, im Vordergrund; gleichzeitig finden sich unscharfe Ränder der Lungengefäße, die zunehmend von der Trübung überdeckt werden (Abb. 94a u. 94b) (s. auch Lunge/Verschattungen).

Lungenödem

Das interstitielle Lungenödem ist durch eine streifige und manchmal auch retikuläre sowie mitunter feinfleckige Lungenzeichnung gekennzeichnet, wobei alle diese Merkmale gleichzeitig bestehen können und nur selten zusätzlich eine geringe Trübung besteht. Dabei sind die Lungengefäße in der Regel gut erkennbar, auch wenn sie einen unscharfen Rand haben. Hinweisend auf das interstitielle Lungenödem kann gewertet werden, daß diese Veränderungen seitensymmetrisch sind und

Interstitielles Lungenödem

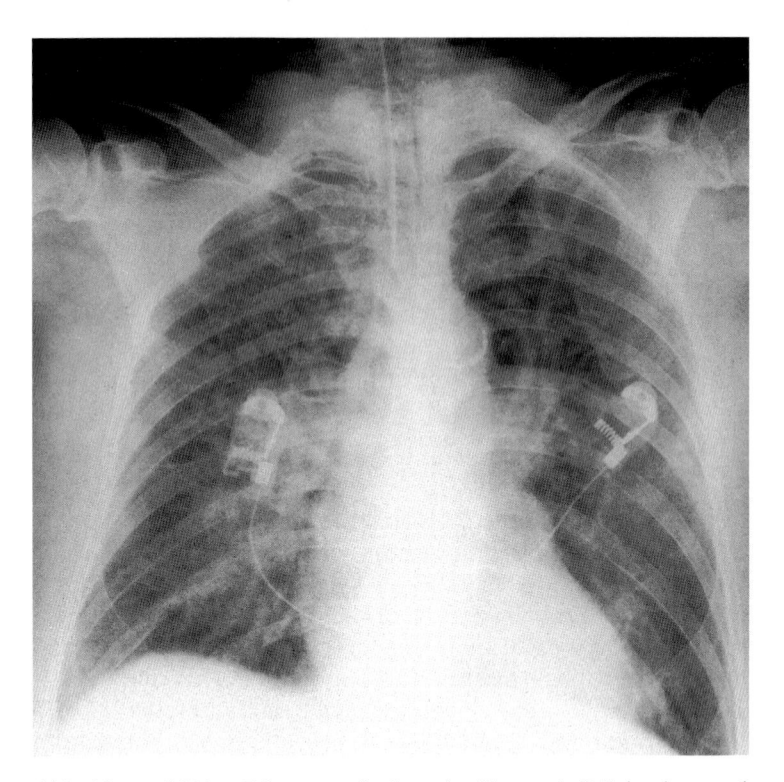

Abb. 93a und 93b Röntgenaufnahme des Thorax in Rückenlage und Ausschnittvergrößerung rechtes Spitzen-Ober-Feld (72jähr. Patientin): mittelgradig ausgeprägte Lungenstauung; als Zusatzbefund EKG-Elektroden, Trachealtubus und von links zugeführter Subklaviakatheter, dessen Spitze in der Vena cava caudalis liegt.

nicht die ganze Lunge betreffen, sondern ein allseitiger schmaler Randbereich eine regelrechte Lungenzeichnung aufweist (Abb. 95a u. 95b).

Alveoläres Lungenödem   Beim alveolären Lundenödem stehen vor allem eine feinfleckige und geringgradig streifige Lungenzeichnung im Vordergrund, die bis zu einem ca. 3 cm breiten Randbereich der Lungenperipherie zu verfolgen

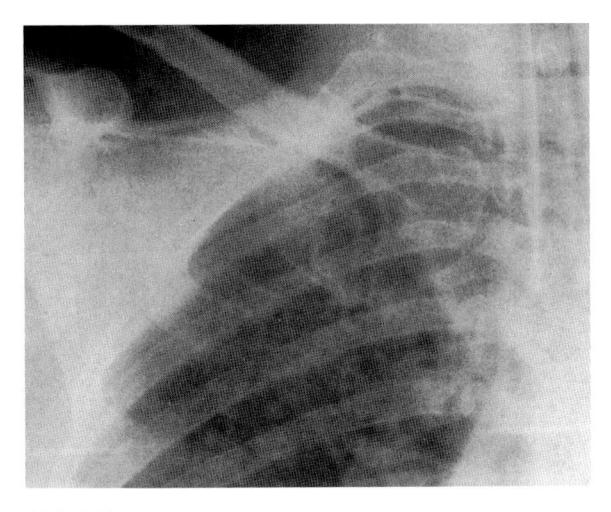

Abb. 93b

ist, wobei gleichzeitig eine geringe Trübung, die an Dichte zur Lungenperipherie gleichmäßig abnimmt, zu sehen ist.

Eine besondere Form des Lungenödems stellt die sog. Fluid lung dar. Bei ihr dominiert die beidseitige parahiläre und bis ca. 5 cm zur lateralen Thoraxwand reichende Trübung, wobei außerdem unmittelbar am Rand des Mediastinums ein etwa 2 cm breiter Bereich ebenfalls keine Trübung aufweist. Außerdem zeigt die jeweilige laterale Kontur der Trübung eine Gestalt, die insgesamt an einen entfalteten Schmetterling erinnert, weshalb man auch von der schmetterlingsförmigen Trübung oder Verschattung bei der Fluid lung spricht.

Fluid lung

Beim Acute/adult respiratory distress syndrome oder ARDS, das auch als sog. Schocklunge bezeichnet wird, findet sich anfänglich eine streifige Lungenzeichnung, bei der die Verbreiterung der Lungenarterien besonders in Nähe des Lungenhilus und gleichzeitig ein unscharfer Rand dieser Gefäße auffallen. Später findet sich zusätzlich eine ausgeprägte Trübung, in ihrer Form eine sog. schmetterlingsartige Trübung.

ARDS
Schocklunge

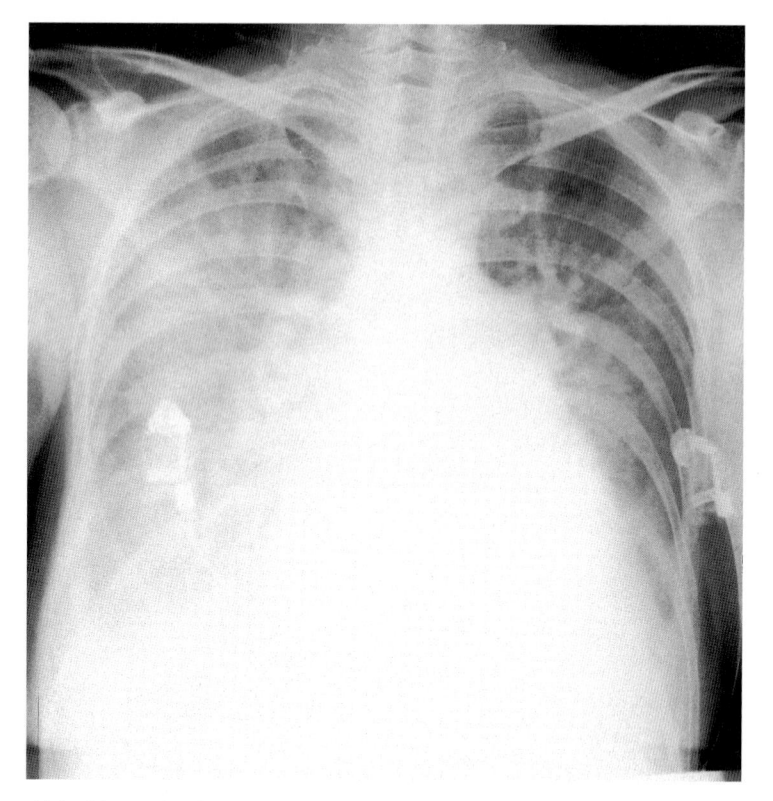

Abb. 94a und 94b   Röntgenaufnahme des Thorax in Rückenlage und Ausschnittvergrößerung rechtes Spitzen-Ober-Feld (62jähr. Patientin): Lungenödem.***

Ursache der Lungenstauung sind ein vermehrtes Blutvolumen in der Lunge und ein erhöhter Druck in den Lungenvenen und Lungenarterien. Am häufigsten entwickelt sich eine Lungenstauung bei dekompensierter Herzinsuffizienz. Die Zunahme einer Lungenstauung führt in der Regel zum Lungenödem. Darunter versteht man zusätzlich die Füllung der Alveolen mit Ödemflüssigkeit, wodurch der Gasaustausch beträchtlich behindert wird. Diese Form des Lungenödems stellt das alveoläre Lungenödem dar.

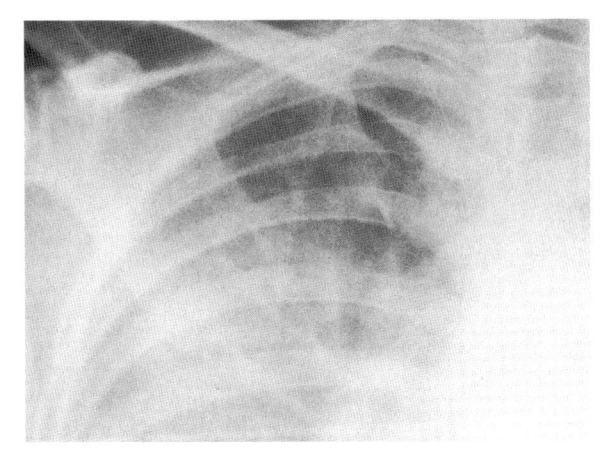

Abb. 94b

Das alveoläre Lungenödem kann auch durch toxische Substanzen verursacht werden, wie es bei der meistens lebensbedrohlichen sog. Silofüllerkrankheit der Fall ist. Dabei werden von Landarbeitern, die am Boden eines frisch gefüllten Silos arbeiten, dort vorhandene Nitrosegase unbemerkt eingeatmet, die sofort zu einem Lungenödem führen. Ebenso kann ein toxisch bedingtes alveoläres Lungenödem beim Ausführen von Schweißarbeiten in engen geschlossenen Räumen auftreten.

Silofüllerkrankheit

Die andere Form des Lungenödems ist das interstitielle Lungenödem. Hierbei besteht eine ausgeprägte, meistens plötzlich aufgetretene Hypervolämie, die dadurch zur Bildung des Ödems führt, daß reichlich Flüssigkeit aus dem Gefäßsystem in das Interstitium übertritt und dort verbleibt. Ist diese Situation sehr ausgeprägt, so bezeichnet man das pulmonologische Bild auch als Fluid lung. Das interstitielle Lungenödem wird durch eine sog. Überwässerung der Lungen verursacht, die bei akutem Nierenversagen und nach vorwiegend schneller intravenöser Infusion großer Flüssigkeitsmengen entstehen kann.

Das ARDS, das eine mitunter lebensbedrohliche Komplikation bei polytraumatisierten und operierten Patienten darstellt, ist durch eine

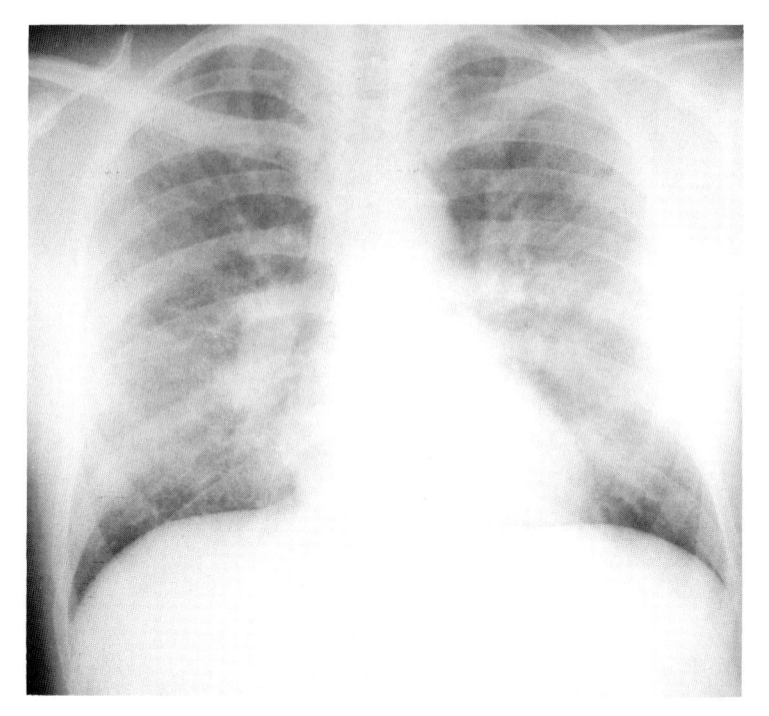

Abb. 95a und 95b Röntgenaufnahme des Thorax d.v. und Ausschnittvergrößerung rechtes Spitzen-Ober-Feld (25jähr. Patient): interstitielles Lungenödem.

akute respiratorische Insuffizienz bei primär regelrechter kardialer Funktion gekennzeichnet. Als Ursache werden präkapilläre Vasokonstriktion und Permeabilitätsstörungen infolge der Bildung u.a. von Endotoxinen diskutiert.

Ein Lungenödem, bei dem die Interpretation der in Patientenrückenlage angefertigten Röntgenaufnahme des Thorax besonders erschwert ist, stellt stets einen lebensbedrohlichen Zustand dar.

Eine streifig verstärkte Lungenzeichnung kann man auch bei einer Vielzahl von Erkrankungen finden, bei denen Veränderungen des Lungengerüstes im Vordergrund stehen, wozu u.a. die Sarkoidose der

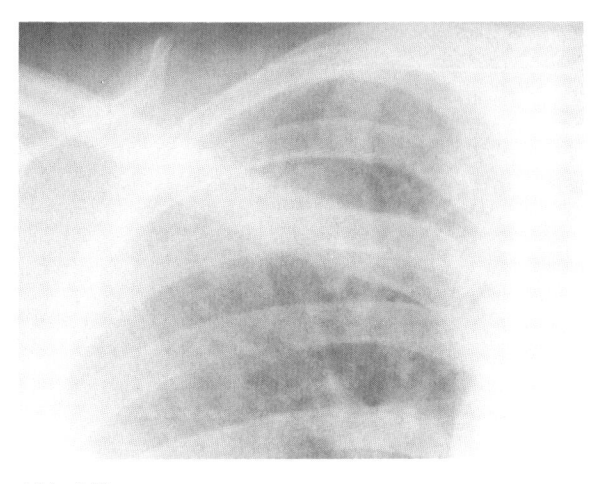

Abb. 95b

Lunge im röntgenologischen Stadium II und die Lymphangiosis carcinomatosa zählen.

So wird das röntgenologische Stadium II der Sarkoidose der Lunge vorherrschend durch eine streifig verstärkte Lungenzeichnung geprägt, die insbesondere im Bereich beider Mittelfelder vom Lungenhilus annähernd radiär zu den lateralen Thoraxbezirken verläuft (Abb. 96 a u. 96 b). Mitunter sind diese Veränderungen in den Ober- und Unterfeldern weniger ausgeprägt, so daß das sog. Schmetterlingsbild der Sarkoidose entsteht. Pathologisch-anatomisches Substrat dieser streifigen Schatten, die nicht selten ungleichmäßig breit sind und sich durch ihren häufig gewundenen Verlauf von Gefäßen unterscheiden lassen, sind die im Interstitium angeordneten Sarkoidosegranulome; sie können sich spontan zurückbilden. In diesem Stadium der Sarkoidose können die Lungenhili noch in typischer Weise vergrößert sein, ebenso wie es häufig Übergangsformen zu anderen Stadien gibt (s. auch Lungenhilus/Form- und Lageveränderungen). Bei der Lymphangiosis carcinomatosa findet man eine streifig verstärkte Lungenzeichnung, bei der der einzelne streifige Schatten sehr dicht, häufig inhomogen sowie unterschiedlich schmal ist und einen scharfen Rand hat. Diese meistens 0,5 bis 1,0 cm

Sarkoidose

Lymphangiosis carcinomatosa

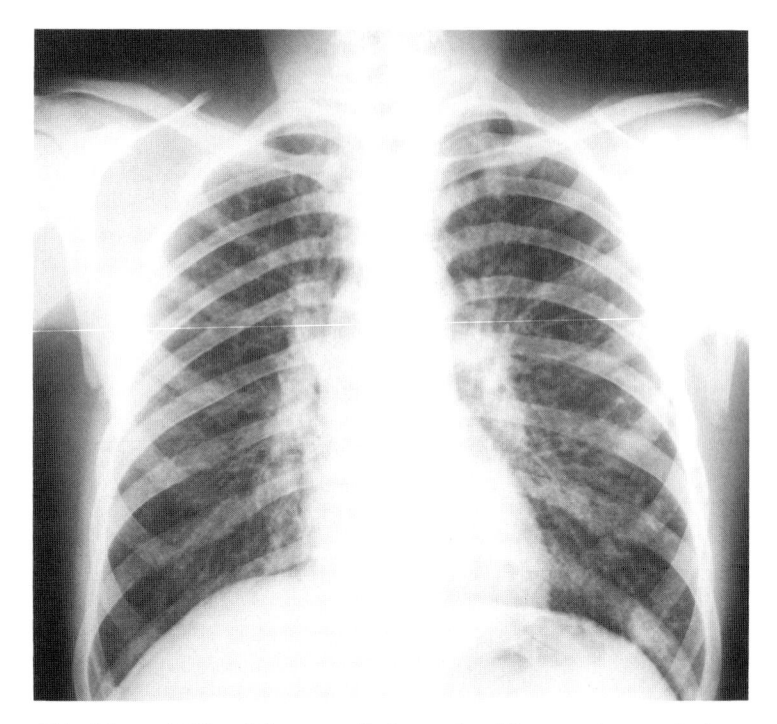

Abb. 96a und 96b Röntgenaufnahme des Thorax d.v. und Ausschnittvergrößerung rechtes Ober-Mittel-Feld (16jähr. Patient): Sarkoidose der Lunge im röntgenologischen Stadium II.

langen Schatten erscheinen nicht selten in netzartiger Anordnung, so daß Übergangsformen zur retikulären Lungenzeichnung bestehen (Abb. 97a u. 97b).

Die retikuläre Lungenzeichnung, die auch an ein Honigwabenmuster erinnert, weswegen sie im anglo-amerikanischen Sprachgebrauch Honeycomb pattern genannt wird, ist durch kleine sehr schmale und dichte Streifenschatten mit scharfem Rand gekennzeichnet, die netzartig verbunden sind; diese findet man in unterschiedlicher Ausprägung in allen Lungenabschnitten. Die retikuläre Lungenzeichnung ist das herausra-

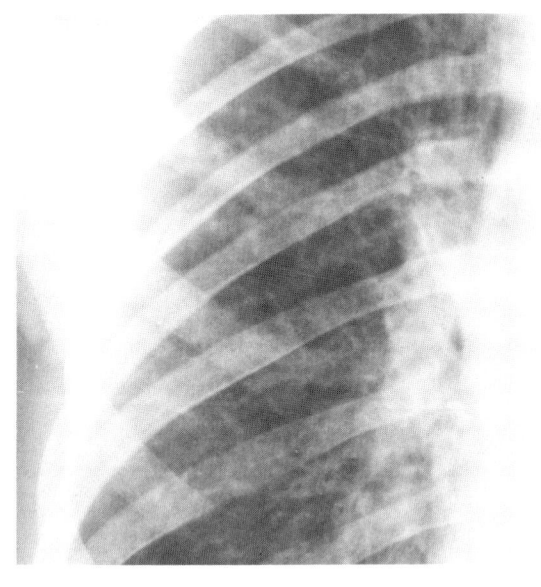

Abb. 96b

gende Merkmal von längere Zeit – ab ca. 2 Monate – oder chronisch bestehenden Veränderungen des Lungengerüstes.

Die häufigste Erkrankung bzw. das häufigste Stadium einer Erkrankung mit retikulär verstärkter Lungenzeichnung ist die Lungenfibrose, und zwar im röntgenologischen Stadium I (Abb. 98 a u. 98 b). Dabei sieht man eine annähernd gleichmäßige Anordnung dieser Veränderungen. Im röntgenologischen Stadium II findet man je nach Grunderkrankung zusätzlich Verdichtungsbezirke und z. T. Randbezirke der Lungen mit rarefizierter Lungenzeichnung, während im röntgenologischen Stadium III bullöse Randbezirke sowie Pleuraschwielen in kaudalen, lateralen und interlobären Abschnitten hinzukommen, und darüberhinaus der Lungenhilus nach kranial verzogen sein kann.

Lungenfibrose

Pathologisch-anatomisch versteht man unter einer Lungenfibrose eine Vermehrung und Neubildung von kollagen Fasern des Interstitiums nach einem entzündlichen Prozeß. Dabei ersetzt dieses feste Bindegewe-

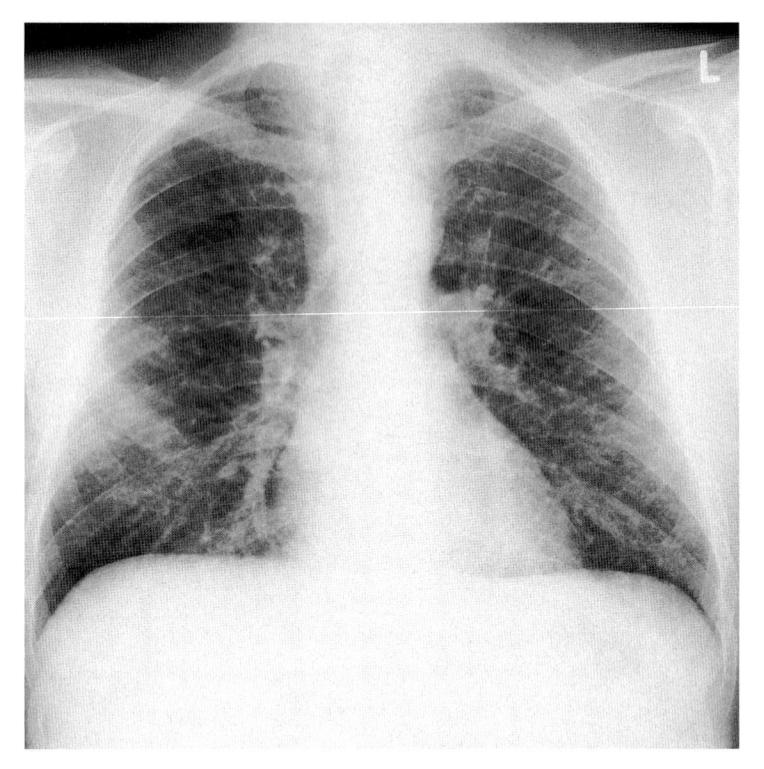

Abb. 97a und 97b Röntgenaufnahme des Thorax d.v. und Ausschnittvergrößerung rechtes Ober-Mittel-Feld (43jähr. Patient): Lymphangiosis carcinomatosa bei Magenkarzinom.

be dauerhaft untergegangenes Entzündungsgewebe und Organparenchym. Gleichzeitig kommt es zu einer Metaplasie des Epithels von Alveolen und Bronchiolen, wobei eine Verbreiterung der Bronchiolen stattfindet.

Ferner entwickeln sich Hyperplasie der glatten Muskulatur und Sklerose der Pulmonalarterien (GEDIGK u. TOTOVIC 1986, SEIFERT 1986). Dabei stellt die Lungenfibrose fast stets das Endstadium eines entzündlichen Prozesses des Interstitiums dar. Deshalb ist es nur selten möglich, aus

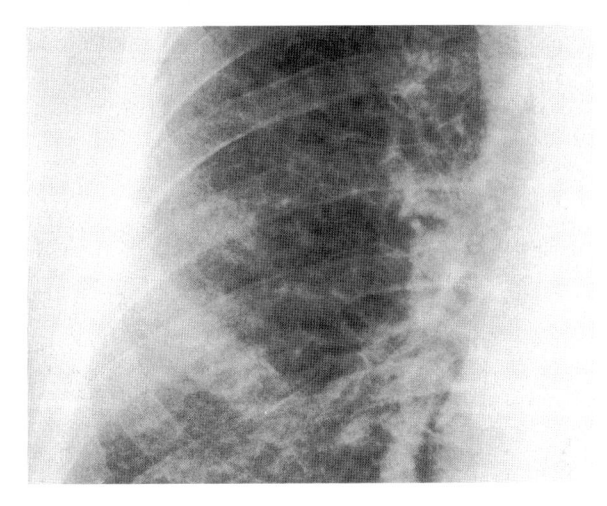

Abb. 97 b

dem röntgenologischen Erscheinungsbild einer Lungenfibrose deren Grundkrankheit zu diagnostizieren. Ursachen bzw. Grunderkrankungen von Lungenfibrosen sind vor allem inhalative Noxen wie bei Pneumokoniosen und exogen-allergischen Erkrankungen, ferner Systemerkrankungen wie Sarkoidose und Kollagenosen, außerdem neoplastische Prozesse wie Lymphangiosis carcinomatosa. Darüberhinaus können kardio-pulmonale Veränderungen, Infektionen, nichtinhalative Noxen wie Medikamente mit selektiv toxischen Nebenwirkungen und ionisierende Strahlen, letztlich besondere Erkrankungen zur Lungenfibrose führen, wobei das rasch progrediente sog. Hamman-Rich-Syndrom eine idiopathische Sonderform darstellt.

Hamman-Rich-Syndrom

Eine retikuläre Lungenzeichnung mit streifigen Anteilen, die mitteldicht sind und einen fast unscharfen Rand haben, findet man bei der interstitiellen Pneumonie (Abb. 99a u. 99b). Bei ihr weisen z. B. im Gegensatz zur Lungenfibrose auch schon im röntgenologischen Stadium I jener fast unscharfe Rand der zusätzlichen streifigen Schatten sowie das Intensitätsgleichmaß der Veränderungen nicht nur auf ein generalisiertes, sondern auch ein nicht längere Zeit – weniger als ca.

Interstitielle Pneumonie

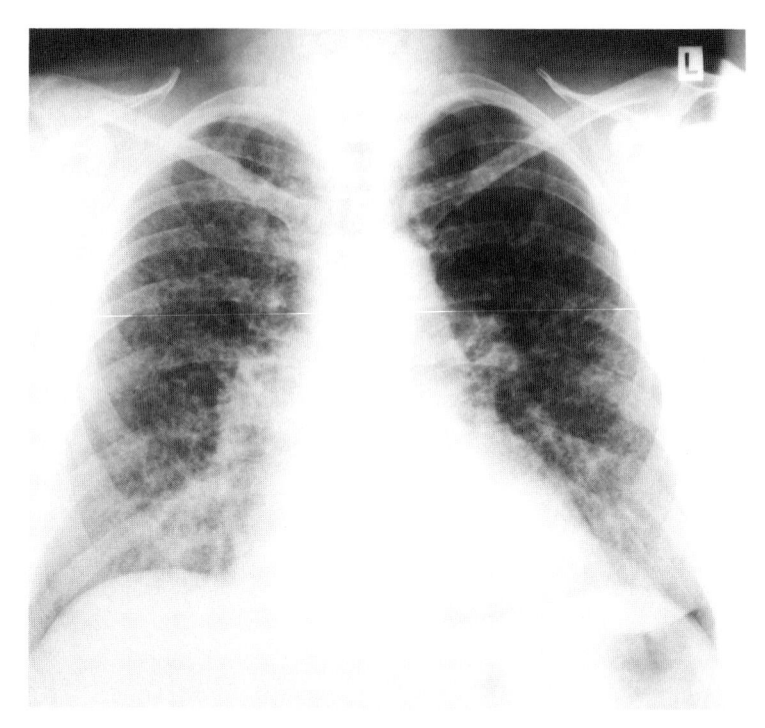

Abb. 98a und 98b Röntgenaufnahme des Thorax d.v. und Ausschnittvergrößerung rechtes Ober-Mittel-Feld (57jähr. Patient): Lungenfibrose im röntgenologischen Stadium I.

Alveolitis

2 Monate – bestehendes Krankheitsgeschehen (BRUGGER u. Mitarb. 1983).

Als Übergangsform der retikulären zur feinfleckigen Lungenzeichnung kann man das Bild der akuten Alveolitis sehen, bei der die Lungenzeichnung annähernd in allen Lungenabschnitten gleichmäßig retikulärfeinfleckig verstärkt ist. Dabei gehen retikuläre und feinfleckige Anteile ineinander über (Abb. 100a u. 100b).

Unter der akuten Alveolitis versteht man fast immer die zunehmend häufiger beobachtete akute exogen-allergische Alveolitis. Bei dieser im angloamerikanischen Sprachgebrauch als Hypersensitivity pneumonitis

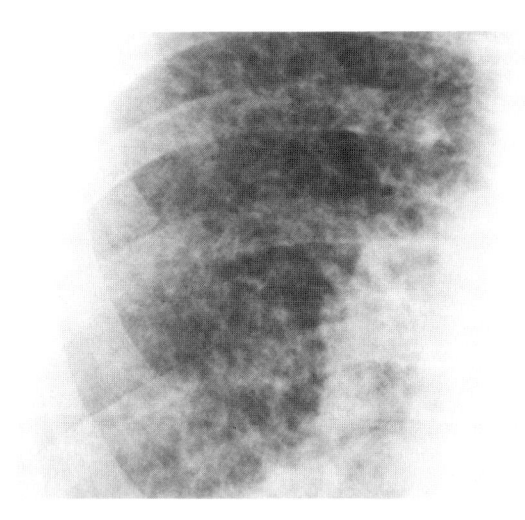

Abb. 98b

bezeichneten Erkrankung entsteht allergenspezifisches Immunglobulin-G gegen besondere alveolengängige Substanzen; dieses führt nach dem Arthus-Typ zur Bildung von pathogenen Immunkomplexen. Hierdurch kommt es innerhalb weniger Stunden – mitunter bereits nach 1 Stunde – zur Ausbildung eines bedrohlichen fieberhaften und meistens asthmoiden pulmonalen Zustandsbildes. Bei Fortbestehen ist die Gefahr gegeben, daß dieses Zustandsbild in eine Lungenfibrose übergeht. Die ursächlichen Substanzen sind insbesondere Aspergillusantigene, thermophile Aktinomyzeten, Kot- und Tierfedernallergene sowie Schimmelpilze. Sie können u.a. die sog. Farmerlunge und die Vogelhalterlunge verursachen. Auch können Substanzen wie Nitrofurantoin und Amiodaron auf hämatogenem Weg zur akuten exogenallergischen Alveolitis führen, die im späteren Verlauf durch multiple kleine Fleckschatten gekennzeichnet ist (JIRIK u. Mitarb. 1983).

Als rarefiziert bezeichnet man die Lungenzeichnung, wenn die Anzahl der Gefäße in beiden Lungen oder in einem umschriebenen Bereich vermindert und das einzelne Gefäß gegebenenfalls verschmälert ist, wodurch eine vermehrte Strahlentransparenz entsteht. Als Beispiel für

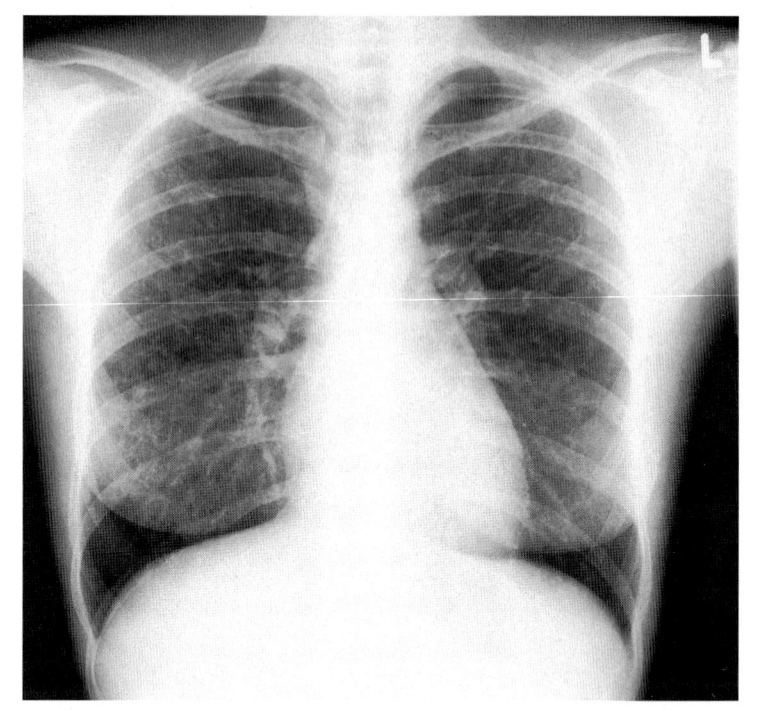

Abb. 99a und 99b Röntgenaufnahme des Thorax d.v. und Ausschnittvergrößerung rechtes Ober-Mittel-Feld (25jähr. Patientin): interstitielle Pneumonie.

Lungen-
emphysem

die allgemein rarefizierte Lungenzeichnung kann man das Lungenemphysem sehen, für umschriebene derartige Veränderungen einen Gefäßausfall nach akutem Verschluß eines Astes einer Pulmonalarterie, d. h. ein sehr frisches Bild eines Lungeninfarktes, nämlich bevor es zum Eindringen von Blut in die Alveolen kommt.

Pulmonale
Hypertonie

Ferner ist eine rarefizierte Lungenzeichnung in der beidseitigen Lungenperipherie neben einer Verbreiterung der zentralen Pulmonalarterien für die primäre pulmonale Hypertonie kennzeichnend, und wegen der übergangslosen Kaliberabnahme der im Lungenhilus gelegenen Pulmonalgefäße spricht man auch von der Hilusamputation.

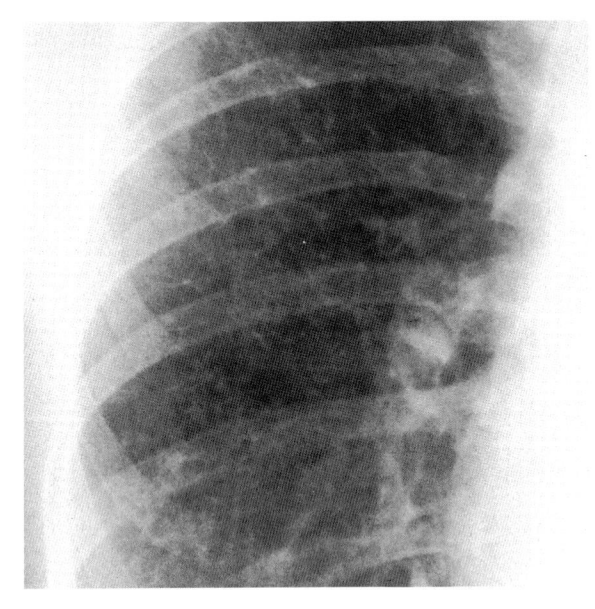

Abb. 99b

Ebenso kann die Lungenzeichnung bei der Lungenfibrose im röntgenologischen Stadium III besonders in kranio- und kaudolateralen Lungenbezirken rarefiziert sein.

Eine besondere Form der rarefizierten Lungenzeichnung liegt bei der seltenen Wabenlunge vor. Bei dieser angeborenen Fehlbildung erscheint die Lungenzeichnung meistens beider Lungen wabenartig rarefiziert. Dabei können die häufig geringgradig unterschiedlich großen schmalwandigen Waben einen Durchmesser von ca. 1 bis 5 cm haben und in den Ober- und Mittelfeldern am besten erkennbar sein. *Wabenlunge*

Mitunter kann man bei einem embolischen Verschluß einer Lungenarterie ohne eingetretene Infarzierung einen umschriebenen Bezirk sehen, in dem die Lungenzeichnung rarefiziert ist. Diese wenig verläßlich Erscheinung nennt man Westermarksches Zeichen. *Lungeninfarkt*

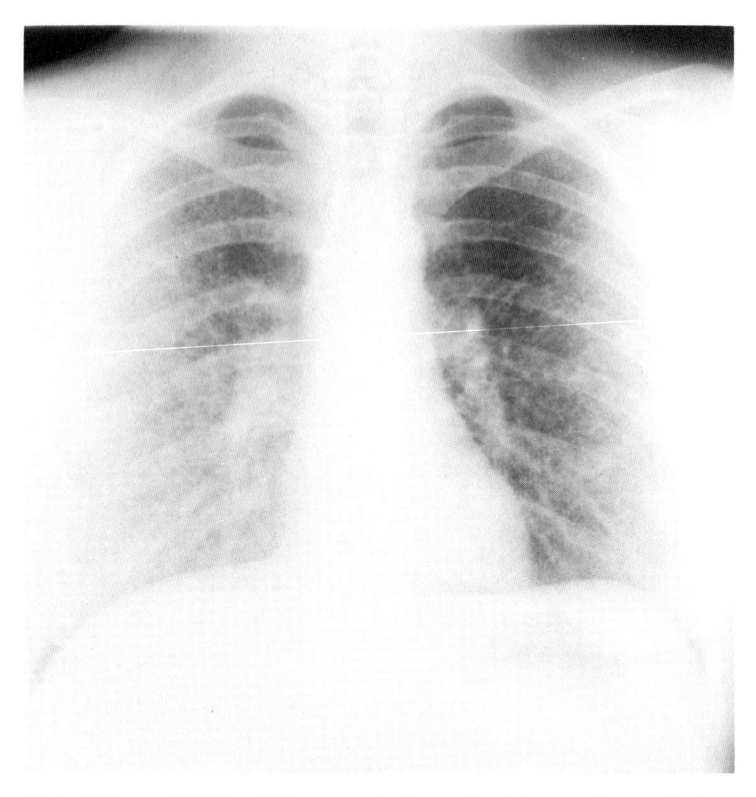

Abb. 100a und 100b Röntgenaufnahme des Thorax d.v. und Ausschnittvergrößerung rechtes Ober-Mittel-Feld (22jähr. Patientin): akute Alveolitis.

Miliartuberkulose

Unter miliarer Lungenzeichnung versteht man eine Lungenzeichnung, die durch kleine, d.h. im Durchmesser bis zu 1,5 mm messende wenig dichte bis mitteldichte homogene Rundschatten gekennzeichnet ist, die in allen Lungenbereichen systemisch angeordnet sind. Dabei zeigt der einzelne Rundschatten, der zu benachbarten stets einen annähernd gleichen Abstand hat, einen wenig scharfen bis mittelscharfen Rand. Diese miliare Lungenzeichnung ist das röntgenmorphologische Substrat der Miliartuberkulose der Lunge (Abb. 101a u. 101b), wobei eine Häufigkeitsabnahme der Rundschatten von kranial nach kaudal kennzeichnend ist.

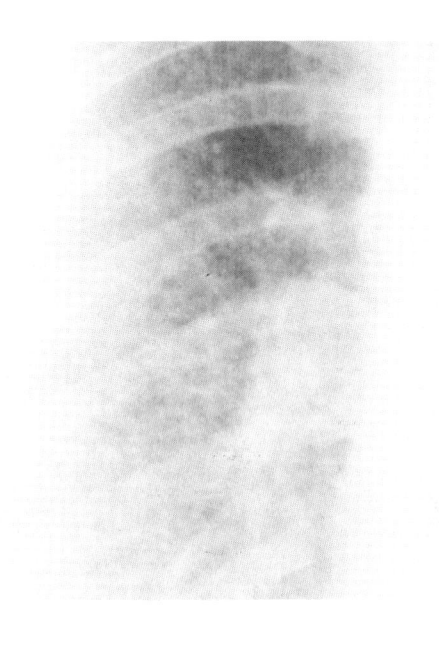

Abb. 100b

Eine miliare Lungenzeichnung kann man auch bei anderen Erkrankungen finden, so z. B. bei der Hämosiderose der Lunge und der mittelgradig ausgeprägten chronischen Lungenstauung infolge Mitralklappenstenose. Die Beschreibung als miliar, nämlich hirsekorn-artig hat man von der pathologisch-anatomischen Deskription übernommen.

Hämosiderose

Die feinfleckige Lungenzeichnung ist gekennzeichnet von kleinen, d. h. im Durchmesser zwischen 1,5 mm und 1,0 cm messenden Fleck- oder Rundschatten, die unterschiedlich dicht und homogen sein können, einen unterschiedlichen Rand haben sowie in der Regel in beiden Lungen annähernd gleichmäßig angeordnet sind. Diese Lungenzeichnung ist bei einer Vielzahl von Erkrankungen, insbesondere bei Pneumokoniosen zu beobachten.

Als eine Pneumokoniose mit kennzeichnender feinfleckiger Lungenzeichnung wird die Silikose der Lunge im röntgenologischen Stadium I

Silikose

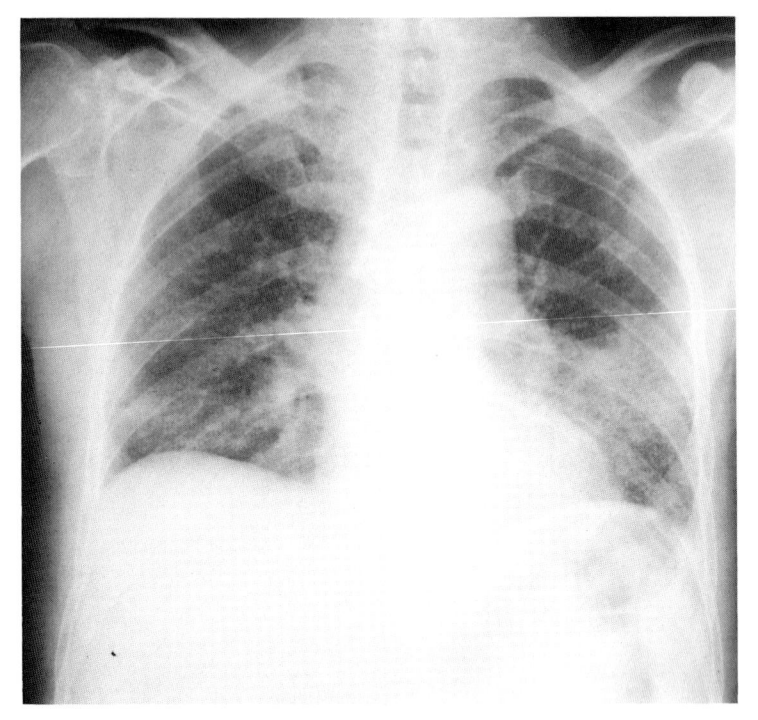

Abb. 101a und 101b Röntgenaufnahme des Thorax d.v. und Ausschnittvergrößerung rechtes Ober-Mittel-Feld (66jähr. Patient): Miliartuberkulose der Lunge.

angesehen. Dabei finden sich kleine Rundschatten, deren Durchmesser weniger als 1,0 cm beträgt, die mitteldicht bis sehr dicht sowie annähernd homogen sind und einen scharfen Rand haben; sie sind mit annähernd gleichem Abstand gegeneinander in allen Bereichen beider Lungen, vor allem jedoch in Nähe des Lungenhilus und in den peripheren Mittelfeldern angeordnet (Abb. 102a u. 102b).

Bei der meistens progredienten Silikose der Lunge finden sich im röntgenologischen Stadium II zusätzlich bis ca. 5 cm große dichte inhomogene Fleckschatten insbesondere im Bereich des Lungenhilus

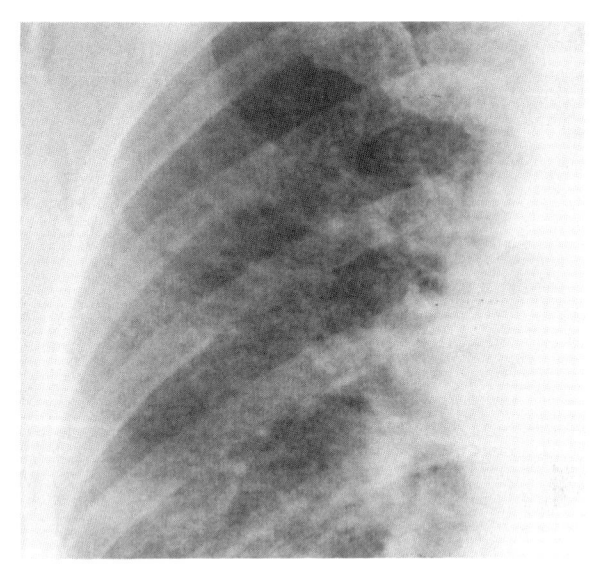

Abb. 101 b

und in den Oberfeldern, wobei sich jene der Oberfelder zu so dichten Fleckschatten mit unscharfem Rand und streifigen Ausziehungen entwickeln können, daß man sie als sog. silikotische Ballungsherde bezeichnet. Im röntgenologischen Stadium III dominieren die Zeichen der ausgeprägten Lungenfibrose wie streifig-retikulär verstärkte Lungenzeichnung, wobei gleichzeitig eine feinfleckige Lungenzeichnung fortbestehen kann, ferner bullöse Bezirke und Pleuraschwielen, mitunter ein nach kranial verzogener Lungenhilus mit Verkalkungen. Da diese Verkalkungen an Eierschalen erinnern können, nennt man einen derartig veränderten Lungenhilus auch Eierschalenhilus (THURLBECK 1988, ULMER 1989).

Silikotischer Ballungsherd

Der Silikose als einer der wichtigsten Pneumokoniosen liegt die lange Zeit – nicht weniger als 3 Jahre – anhaltende Inhalation von Kieselsäureanhydrid-haltigen Stäuben zugrunde. Dabei wird beim Einatmen von Mindestmengen dieser Stäube durch das Kieselsäureanhydrid im interstitiellen Bindegewebe der Lunge eine fibroblastische Gewebsreaktion

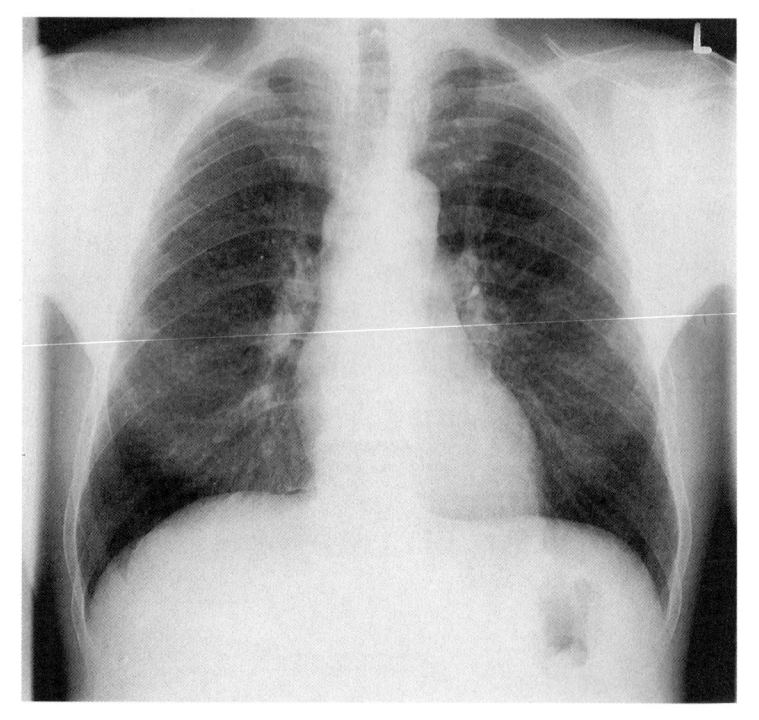

Abb. 102a und 102b Röntgenaufnahme des Thorax d.v. und Ausschnittvergrößerung rechtes Mittelfeld (47jähr. Patient): Silikose im röntgenologischen Stadium I.

verursacht, bei der Knötchen bis zu 2 mm Durchmesser entstehen, die im weiteren Verlauf zu Silikoseknötchen agglomerieren und die noduläre Form der Silikose darstellen, die die feinfleckige Lungenzeichnung bedingt. Besonders exponiert sind Bergleute im Steinkohle- und Graphitbergbau, Arbeiter in Steinbrüchen und Steinmetze, Sandstrahlbläser sowie Mineure im Stollenbau, wobei jedoch durch arbeitsmedizinische und berufsgenossenschaftliche Maßnahmen die Risiken auf ein Minimum gesenkt wurden (FERLINZ 1986).

Lunge/Strukturveränderungen

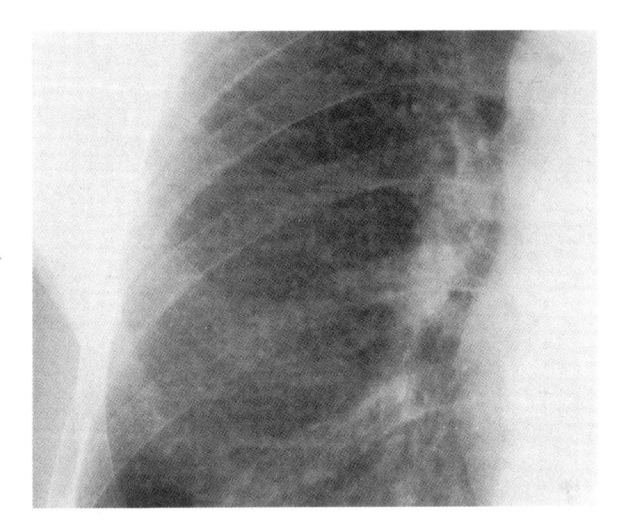

Abb. 102b

Als Grundlage für arbeitsmedizinische Maßnahmen wurde von der International Labor Organization 1969 eine internationale Staublungenklassifikation geschaffen, in der u. a. Größe, Verteilung und andere Merkmale von Schatten auf der Röntgenaufnahme des Thorax deklariert und allgemein übernommen wurden (ILO 1980).

Eine feinfleckige Lungenzeichnung, besonders auch in den Mittelfeldern, kann sich ebenso bei der Sarkoidose der Lunge im röntgenologischen Stadium I bis II finden. Eine feinfleckige Lungenzeichnung, die durch einen vaskulären Prozeß bedingt ist, kommt beim seltenen Goodpasture-Syndrom vor. Hierbei ist die Lungenzeichnung im Sinn eines sog. multiformen Bildes je nach Erkrankungsphase beidseits parahilär und dabei besonders im kaudalen Bereich feinfleckig verstärkt, wobei die

Goodpasture-Syndrom

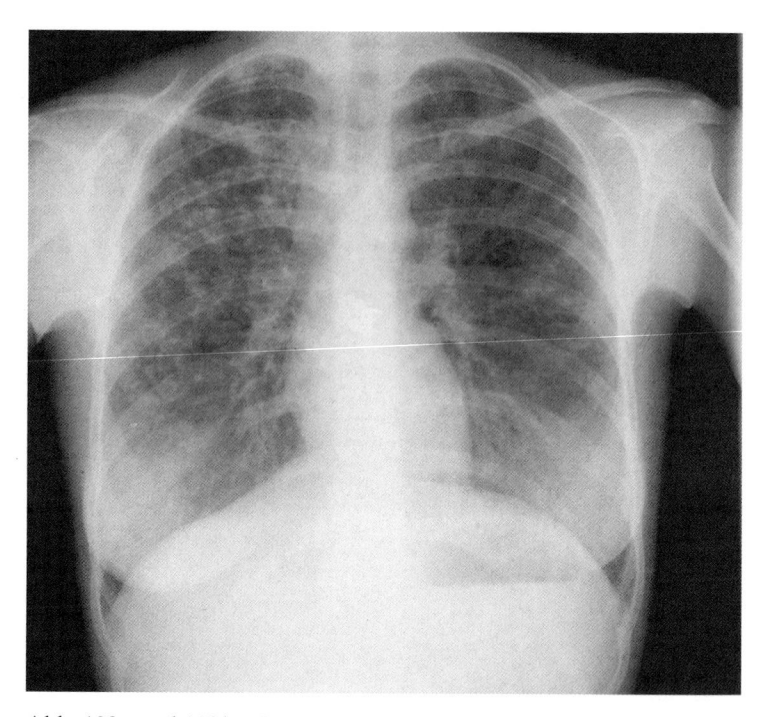

Abb. 103a und 103b Röntgenaufnahme des Thorax d.v. und Ausschnittvergrößerung rechtes Spitzen-Ober-Feld eines Röntgentomogrammes in 7 cm Schichttiefe einer Röntgentomographie d.v. (17jähr. Patientin): Mukoviszidose der Lunge.

systemisch angeordneten kleinen Fleckschatten einen Durchmesser von weniger als 0,5 cm haben und ihr Rand rasch wechselnd scharf und unscharf ist; außerdem findet sich – ebenfalls wechselnd – eine Trübung der mittleren Lungenabschnitte (KULKE u. Mitarb. 1986).

Beim Goodpasture-Syndrom handelt es sich um eine Glomerulonephritis, die durch im Serum zirkulierende Antibasalmembran-Antikörper und durch einen Immunkomplexniederschlag in den Glomeruli und in den Alveolarsepten ausgelöst wird. Im Verlauf der Erkrankung kommt es zur Gerinnungsstörung und dadurch zu Einblutungen in das Intersti-

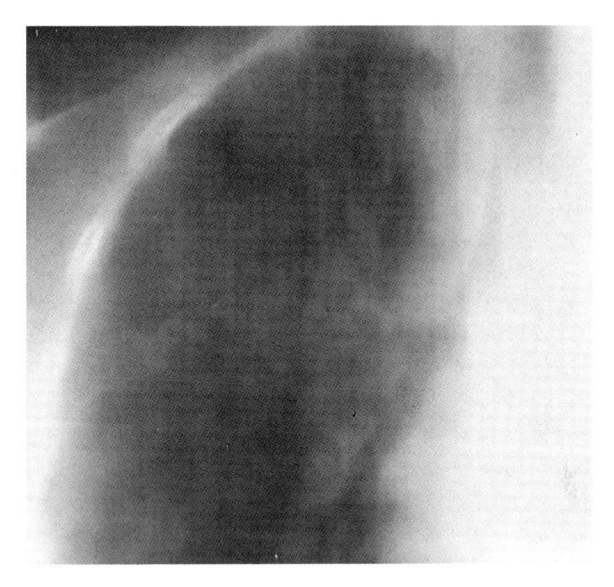

Abb. 103b

tium und zu Hämoptysen, zur respiratorischen Insuffizienz und zur Urämie, wobei der Verlauf stets infaust ist (NILSSON u. Mitarb. 1986).
Unter grobfleckiger Lungenzeichnung versteht man systemisch angeordnete Fleck- oder Rundschatten mit einem Durchmesser von 1 bis 2 cm als Bestandteil der Lungenzeichnung. Hierbei können sich im Hinblick auf Dichte und Homogenität sowie Rand die verschiedensten Arten finden. Auch kann die Anordnung in den Lungen bei annähernder Seitensymmetrie sehr unterschiedlich sein. Und ebenso kann die grobfleckige Lungenzeichnung bei den verschiedensten Erkrankungen vorkommen. Man kann sie primär finden, wie z. B. bei der Mukoviszidose der Lunge, oder sekundär, wie bei der Sarkoidose der Lunge und der Lungenfibrose im röntgenologischen Stadium II.

Mukoviszidose

Die Mukoviszidose der Lunge ist durch eine grobfleckige Lungenzeichnung gekennzeichnet, bei der die fleckigen Schatten einen Durchmesser von ca. 1,0 cm haben, mitteldicht und auffallend inhomogen sind und meistens einen unscharfen Rand aufweisen (Abb. 103a u. 103b). Mitunter sind die fleckigen Schatten im Zentrum aufgehellt, und mitunter ist diese Lungenzeichnung in den Oberfeldern besonders ausgeprägt verstärkt.

Bei der Mukoviszidose der Lunge und der des Pankreas, der zystischen Pankreasfibrose handelt es sich um eine Erbkrankheit mit generalisierter Dysfunktion exokriner Drüsen, insbesondere der Schleimdrüsen des Pankreas und der Atemwege. Dabei führt ein falsch aufgebautes Mukoprotein zur Bildung eines zähen Schleimes, der verzögert transportiert wird, wodurch es infolge Sekretstaues zu chronischer Entzündung und nachfolgend zur Organfibrose kommt.

Im Rahmen differentialdiagnostischer Abgrenzungen von Strukturveränderungen der Lungen wird zunehmend die Computertomographie in Form der sog. Dünnschicht-Computertomographie oder der sog. High-Resolution-Computertomographie durchgeführt. Mit diesen beiden Verfahren ist es möglich, Schnitte mit einer Schichtdicke von ca. 1 bis 2 mm anzufertigen, wodurch man z. B. bei der Lungenfibrose zusätzliche Informationen erhalten kann.

5.2.2 Lungenhilus

5.2.2.1 Verschattungen

Der Lungenhilus kann verschiedene Deskriptionsmerkmale haben; dabei kann er verdichtet und verschattet sein.

Bei der Verdichtung ist die Struktur, sind die Gefäßschatten des Lungenhilus gerade noch erkennbar, besteht noch ein geringer Dichteunterschied zur Kontur, besteht andererseits jedoch kein Schatten.

Bronchialkarzinom

Beidseitige Verdichtungen kommen insbesondere im frühen Stadium I der Sarkoidose der Lunge und mitunter bei entzündlichen Prozessen wie interstitieller Pneumonie vor, seltener bei malignen Prozessen wie bei malignen Lymphomen. Eine einseitige Verdichtung ist am häufigsten durch ein zentrales Bronchialkarzinom oder manchmal auch durch eine Metastase bedingt. Sehr selten kann auch eine Sarkoidose der Lunge im frühen röntgenologischen Stadium I eine einseitige Verdichtung verursachen, im übrigen entzündliche Veränderungen im Bereich der entsprechenden Thoraxhälfte.

Lungenhilus/Verschattungen

Bei einer Verschattung des Lungenhilus ist die Struktur, die ihn kennzeichnet, nicht mehr nachzuweisen; die Verschattung ist dicht und meistens homogen. Dabei kann der Lungenhilus beidseits und einseitig verschattet sein.

Eine beidseitige Verschattung findet man am häufigsten bei der Sarkoidose der Lunge im röntgenologischen Stadium I bis II, wobei geringe Seitenunterschiede bestehen können; auch bei malignen Lymphomen, wie beim Morbus Hodgkin kann eine solche Situation bestehen (Abb. 104), wobei meistens eine ausgeprägte Homogenität der Verschattung auffällt. Bei Pneumokoniosen und generalisierten entzündlichen

Sarkoidose

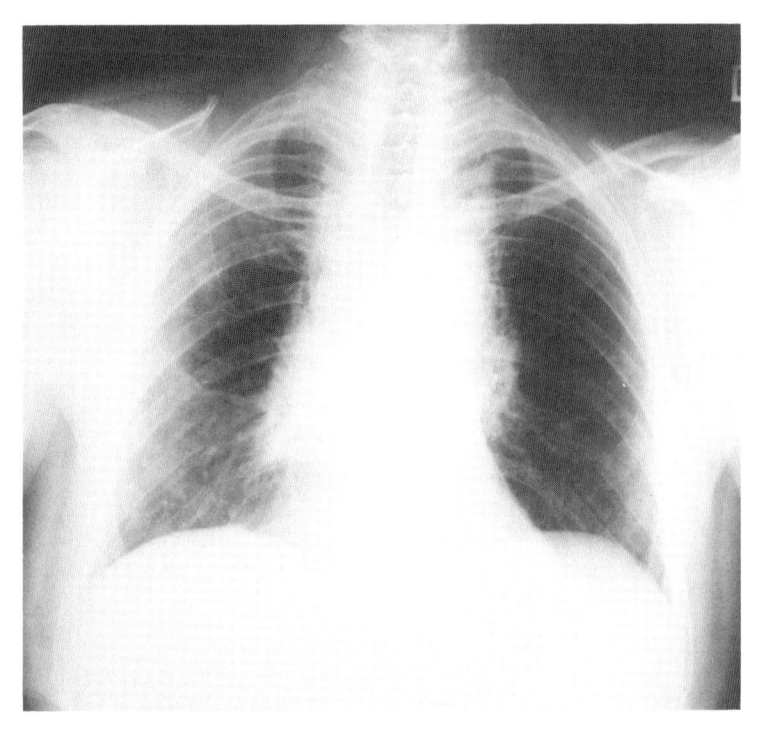

Abb. 104 Röntgenaufnahme des Thorax d.v. (66jähr. Patientin): Morbus Hodgkin beider Lungenhili und des kranialen Mediastinums nach Bestrahlung.

Prozessen der Lungen und der Pleura kann ebenfalls eine beidseitige Verschattung bestehen. Zu den Verschattungen zählen auch bihiläre Verkalkungen; so vor allem Lymphknotenverkalkungen nach Lungentuberkulose, wo die verkalkten Schatten eine inhomogene Struktur haben und unterschiedlich dicht sind sowie bei Silikose der Lunge, wo sie durch eine sog. eierschalenförmige Anordnung gekennzeichnet sind. Verkalkungen des Lungenhilus von aufgelockerter Anordnung kann man auch bei der Asbestose der Lunge finden.

Eierschalen-hilus

Einseitige Verschattungen des Lungenhilus entstehen vor allem durch ein zentrales Bronchialkarzinom, Metastasen und Lymphome maligner Erkrankungen, bei Pneumokoniosen, durch entzündliche Prozesse und in seltenen Fällen auch bei der Sarkoidose der Lunge (BRUGGER u. KULKE 1979). Zeigt der verschattete Lungenhilus Verkalkungen, so handelt es sich in der Mehrzahl der Fälle um Lymphknotenverkalkungen nach Lungentuberkulose, zumal dann, wenn sich auf derselben Lungenseite ein sog. verkalkter Primärkomplex befindet (s. Abb. 73); darüberhinaus können auch jene Erkrankungen mit beidseitigen Verkalkungen zu Verkalkungen in nur einem Lungenhilus führen.

Personen-identifikation

Derartige Lungenhilusverkalkungen werden manchmal zur Personenidentifikation herangezogen, insbesondere dann, wenn bei der Anfertigung der Röntgenaufnahme des Thorax bzw. der Röntgenfilmverarbeitung Unsicherheiten hinsichtlich der Identität der untersuchten Person auftreten. Hiervon muß abgeraten werden, da sich Kalk im Lungenhilus auch lösen und über die Bronchien abgehustet werden kann, so daß jenes scheinbar identifizierende Merkmal nicht mehr vorhanden sein muß (KULKE u. BREGULLA 1974).

5.2.2.2 Form- und Lageveränderungen

Als Form- und Lageveränderungen des Lungenhilus sind vor allem Vergrößerungen, Verkleinerungen, Verlagerungen und Konturveränderungen zu sehen.

Vergrößerungen des Lungenhilus können auf einer Seite und auf beiden Seiten vorkommen, wobei sie auch seitendifferent ausgeprägt sein können. Beidseitige Vergrößerungen werden vorwiegend durch raumfordernde Prozesse bedingt, wozu insbesondere maligne Lymphome wie die des Morbus Hodgkin zählen. Zu den benignen raumfordernden Prozessen gehören die Sarkoidose und mitunter die Silikose der Lunge, seltener

Lungenhilus/Form- und Lageveränderungen 221

führen generalisierte entzündliche Prozesse zu Vergrößerungen. Ferner kann der Lungenhilus auf einer Seite oder beidseits durch vaskuläre Prozesse vergrößert sein, wobei dies insbesondere bei einer ausgeprägten Dilatation des Truncus pulmonalis oder der rechten und linken Pulmonalarterie der Fall ist. Während diese Erkrankungen bzw. Veränderungen dem Lungenhilus zuzuordnen sind, gibt es auch einseitige Prozesse, wo die Abgrenzung eines vom Lungenhilus ausgehenden Geschehens gegen einen vom Lungenhilus nicht abgrenzbaren Prozeß erst mit Hilfe von Zusatzuntersuchungen möglich ist; dies kann insbesondere für eine thorakale Struma zutreffen (Abb. 105), wo die Schilddrüsenszintigraphie

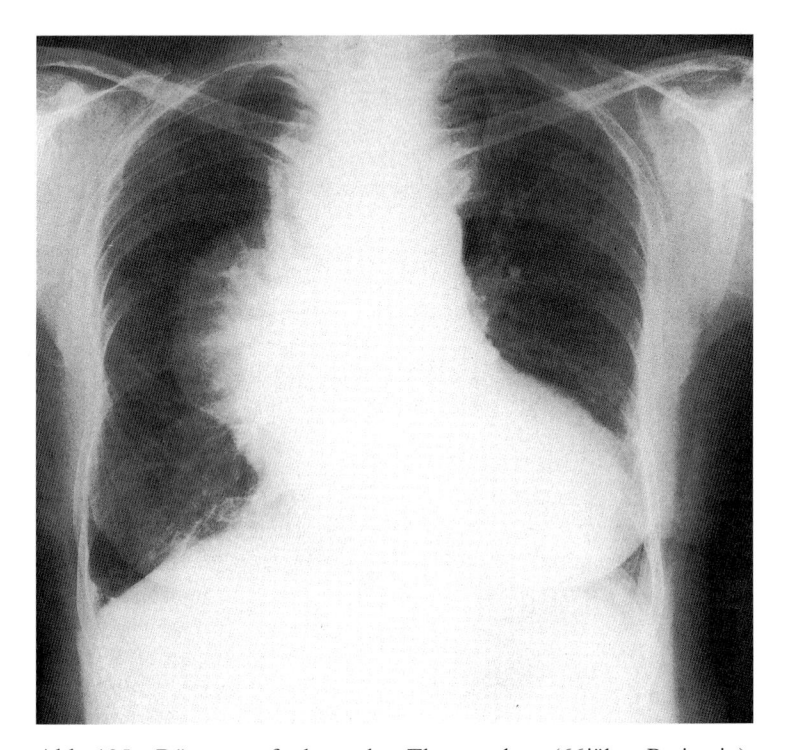

Abb. 105 Röntgenaufnahme des Thorax d.v. (66jähr. Patientin): Verschattung des rechten Lungenhilus durch eine thorakale Struma, Verdrängung und Einengung der Trachea durch eine vorwiegend extrathorakale Struma.***

zur Diagnose führt. Ebenso können sich direkt am Rand des Lungenhilus und gegen diesen nur schwer abgrenzbare Bronchialkarzinome und Metastasen finden.

Swyer-James-Syndrom

Eine Verkleinerung des Lungenhilus ist äußerst selten und kommt nur einseitig vor. Man findet sie beim Swyer-James-Syndrom, das im amerikanischen Sprachgut als Macleod-Syndrom bezeichnet wird. Ihm liegt eine angeborene Hypoplasie der A. pulmonalis einer Seite zugrunde. Infolge dieser Hypoplasie entsteht ein einseitiges Lungenemphysem, dessen vermehrte Strahlentransparenz als sog. einseitig helle Lunge bezeichnet wird.

Der Lungenhilus kann beidseits und einseitig verlagert sein, wobei diese Verlagerung fast stets nach kranial erfolgt; jedoch kann sie auf beiden Seiten unterschiedlich ausgeprägt sein. Die beidseitige Verlagerung findet man am häufigsten als Folge von schrumpfenden Lungenprozessen wie bei ausgeprägter Lungentuberkulose und Silikose der Lunge, wobei man von einem sog. hochgerafften Lungenhilus spricht. Selten kann sich auch nach Bestrahlung des kranialen Mediastinums eine beidseitige Verlagerung des Lungenhilus nach kranial ergeben.

Eine einseitige Verlagerung kann ebenfalls Folge von schrumpfenden Prozessen, z. B. nach Entzündungen und selten von Bestrahlungen sowie nach entsprechenden Operationen auftreten.

Konturveränderungen des Lungenhilus können beidseits und einseitig sowie für bestimmte Erkrankungen kennzeichnend sein.

So spricht bei beidseitigen Konturveränderungen z. B. eine polyzyklische Kontur mit scharfem Rand für die bihiläre Lymphadenopathie der Sarkoidose der Lunge im röntgenologischen Stadium I (Abb. 106a u. 106b); ebenso eine senkrecht verlaufende Kontur mit scharfem Rand für Lymphome des Morbus Hodgkin.

Finden sich derartige Konturveränderungen auf einer Seite, so kann es sich um dieselben Erkrankungen handeln. Zipfelige Ausziehungen und Verziehungen der gesamten Kontur können als reaktive Veränderungen nach Operationen und Bestrahlungen auftreten. Breite Streifenschatten mit scharfem Rand, die die Kontur des rechten und linken Lungenhilus zur Peripherie hin überlagern, werden von zentralen Lungenarterien gebildet, die z. B. bei der primären vaskulären pulmonalen Hypertonie

Lungenhilus/Form- und Lageveränderungen

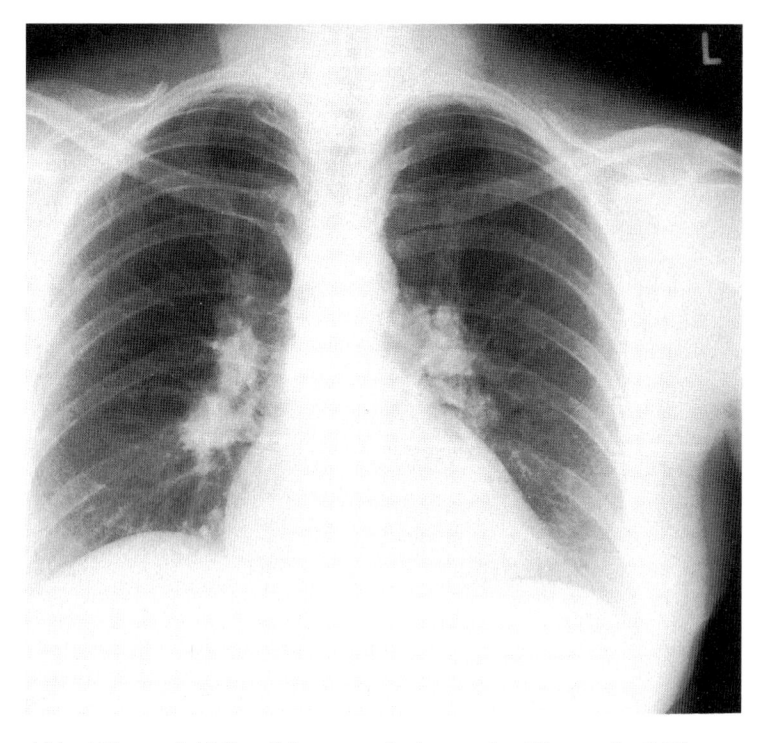

Abb. 106a und 106b Röntgenaufnahmen des Thorax in 2 Ebenen (45jähr. Patient): Sarkoidose der Lunge im röntgenologischen Stadium I (sog. bihiläre Lymphadenopathie).

nach 2 bis 3 cm übergangslos ein wesentlich schmäleres Kaliber aufweisen, so daß man von der Hilusamputation spricht. Streifige und zur Lungenperipherie hin schmäler werdende Ausziehungen, die in der Regel dicht sind, einen scharfen Rand haben und an einer umschriebenen Stelle der Kontur eines Lungenhilus bestehen, sprechen meistens für ein zentrales Bronchialkarzinom mit infiltrierendem Wachstum.

Hilusamputation

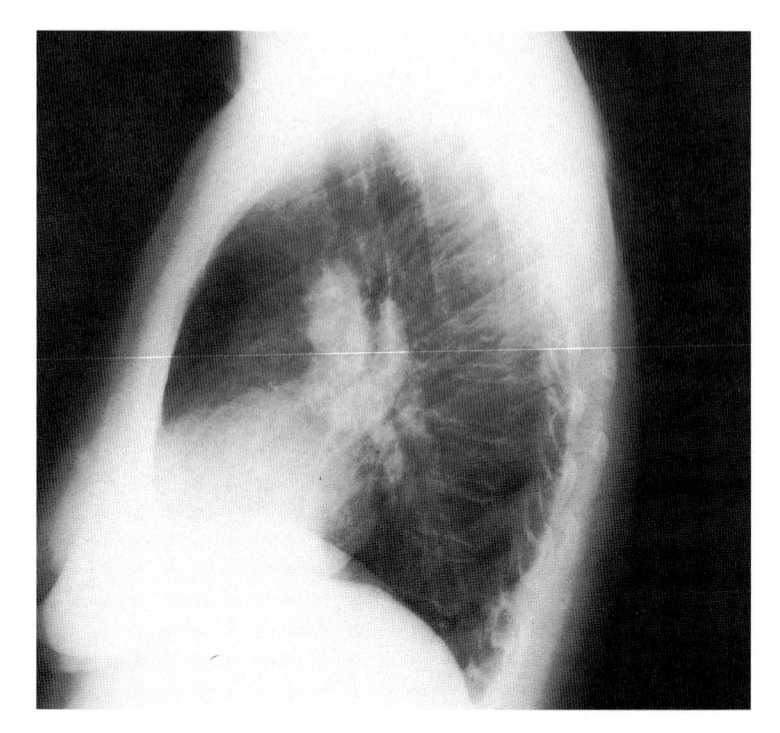

Abb. 106b Sarkoidose der Lunge im röntgenologischen Stadium I.

5.2.3 Pleura

5.2.3.1 Verschattungen

Die häufigsten pathologischen Veränderungen der Pleura stellen Verdichtungen, Verschattungen, Verbreiterungen und Konturveränderungen dar, wobei mitunter die meisten dieser Veränderungen gleichzeitig bestehen. Bevorzugte Lokalisation von Pleuraprozessen ist die Pleurakuppe. Hier kann man als kraniale Begrenzungslinie der Pleura eine 1 bis 2 mm breite homogene Verdichtungslinie mit scharfem Rand finden, die bis zu ca. 5 cm lang ist; bei ihr handelt es sich um die sog. Pleuraumschlagsfalte bei Jugendlichen, die man manchmal auch bei Erwachsenen

Pleuraumschlagsfalte

sieht und die einen normalen Befund darstellt. Diese Pleuraumschlagsfalte ist gegen einen bei anamnestischen Daten möglichen Pleuraspitzenerguß abzugrenzen, der dasselbe Erscheinungsbild haben kann.

Am häufigsten findet man an der Pleurakuppe eine unterschiedlich breite Verdichtungslinie – manchmal nur wenige Millimeter breit –, die durch eine unterschiedlich ausgeprägte wellige Kontur gekennzeichnet ist, wobei diese Verdichtungslinie mitteldicht bis sehr dicht, mitunter auch kalkdicht und meistens inhomogen ist. Sie kann wenige Zentimeter lang sein, sich aber auch vom Bereich der mediastinalen Pleura bis zur lateralen Thoraxwand erstrecken. Hierbei handelt es sich um eine Pleurakuppenschwiele oder entsprechend der Ausdehnung um eine Pleuramediastinalschwiele. Sie ist ein Residuum nach Lungen- oder Pleuratuberkulose, in dem keine bakterielle Aktivität mehr besteht. Solche Pleurakuppenschwielen können auch mehrere Zentimeter breit sein, sie können verkalken (Abb. 107). Korrespondierend zu einer Pleurakuppenschwiele kann man gelegentlich im Spitzenfeld derselben Lunge einen verkalkten postinfektiösen Herd finden. *Pleurakuppenschwiele*

Ebenfalls Residuen nach Lungentuberkulose sind die scholligen, manchmal streifig angeordneten kalkdichten Fleckschatten der Pleuropathia calcificata, die früher Pleuritis calcarea genannt wurde (s. auch Skelettanteile/Form- und Lageveränderungen). *Lungentuberkulose Pleuropathia calcificata*

Verkalkungen anderer Genese, z.B. durch Lungenasbestose, treten vor allem im Interlobärraum, an der Pleura diaphragmatica, d.h. am Zwerchfell und an der Pleura der peripheren Lungenbereiche auf. Diese Verkalkungen fallen wegen ihrer bizarr-scholligen Struktur und fleckenartigen Anordnung auf, so daß man bei der Asbestose der Lunge von Pleuraplaques spricht. *Asbestose*

5.2.3.2 Form- und Lageveränderungen

Verbreiterungen der Pleura, d.h. eines Pleurablattes oder einer Pleuraspalte, werden häufig von Pleuraschwielen gebildet. Jedoch können derartige Pleuraveränderungen auch durch entzündliche und benigne tumoröse sowie maligne Prozesse hervorgerufen werden. Von den entzündlichen Prozessen sind vor allem das Pleuraempyem, das benigne Pleuramesotheliom und die ständig an Bedeutung gewinnende Nokardiose der Lunge zu nennen.

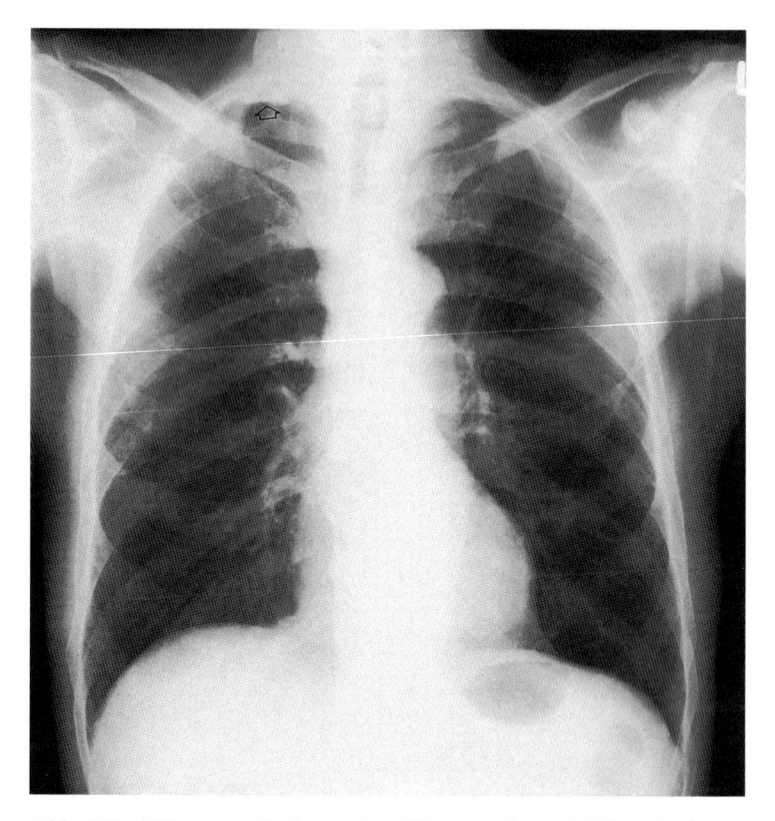

Abb. 107 Röntgenaufnahme des Thorax d.v. (84jähr. Patient): rechtsseitige verkalkte Pleurakuppenschwiele, linksseitige geringgradig verkalkte Pleurakuppenschwiele, Aortensklerose, vermehrte Strahlentransparenz beider Lungen, Haarlinie des Interlobärspaltes zwischen Ober- und Mittellappen sowie Fettbürzel an der Herzspitze.

Pleuraempyem   Beim Pleuraempyem, einer Sonderform des entzündlichen exsudativen Pleuraergusses unterschiedlicher Genese, findet sich eine – manchmal eingedickte – Flüssigkeit zwischen den Pleurablättern. Diese Flüssigkeit läuft beim stehenden Patienten nach kaudal, wodurch auf der Röntgenaufnahme des Thorax bei lateraler Lage des Pleuraempyems ein der inneren Thoraxwand anliegender schmaler, sich nach kaudal verbreiternder Schatten entsteht, der durch Verwachsungen der Pleurablätter eine schmale Form und meistens einen scharfen Rand erhält. In seltenen Fällen können Spiegelbildungen und Fisteln zum Bronchialsystem bestehen.

Das benigne Pleuramesotheliom führt zu einer meistens umschriebenen, mitunter polyzyklisch begrenzten, mitunter halb-ovoiden und dichten Verbreiterung der Pleura, wobei diese Veränderung an der lateralen Thoraxwand bevorzugt im kranialen Bereich zu beobachten ist. Diese Verbreiterung kann sich bis in das Spitzenfeld ausdehnen; sie ist dicht sowie homogen und hat meistens einen scharfen Rand (Abb. 108). *Benignes Pleuramesotheliom*

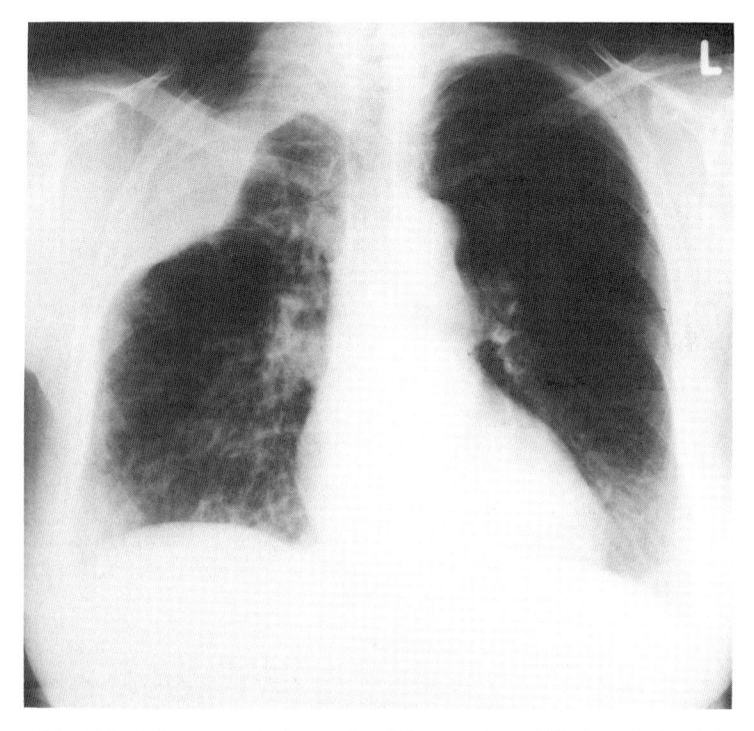

Abb. 108 Röntgenaufnahme des Thorax d.v. (65jähr. Patientin): benignes Pleuramesotheliom im rechten lateralen Spitzen-Ober-Feld.

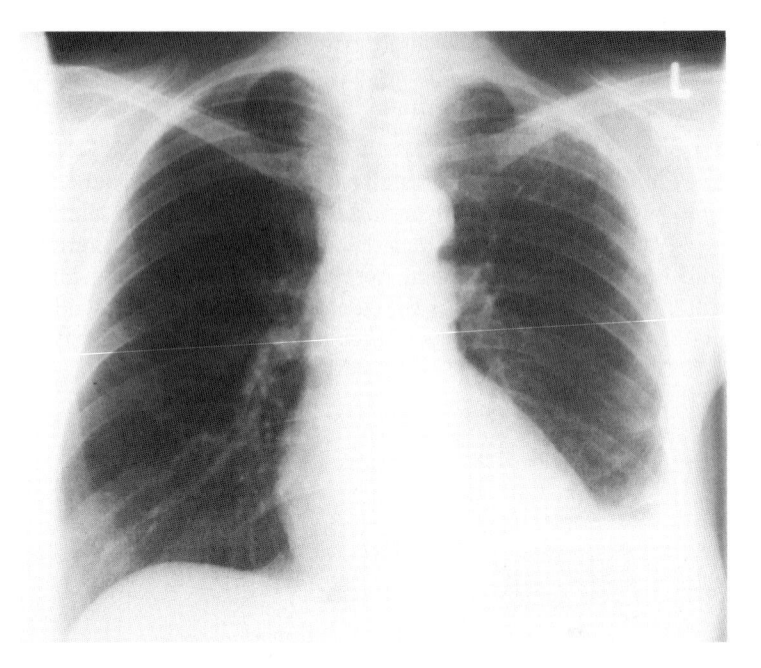

Abb. 109a und 109b Röntgenaufnahme des Thorax d.v. und Ausschnittvergrößerung linkes Spitzen-Ober-Feld eines Röntgentomogrammes in 8,5 cm Schichttiefe einer Röntgentomographie d.v. (38jähr. Patientin): Lungennokardiose im linken lateralen Thoraxbereich.***

Hat sich der Tumor auf die ventrale oder dorsale Pleura ausgedehnt, so können die Tumorverdichtungen als Fleckschatten erscheinen (SCHWEISFURTH u. Mitarb. 1983).

Pleuramesotheliome sind seltene Tumoren, und nach SEIFERT beträgt ihr Anteil am Sektionsgut maximal 0,5%; histologisch sind sie aus epithelartig angeordneten Pleuramesothelien und mesochymalem Fasergewebe aufgebaut. Die benigne Form, die auch, jedoch selten, entarten kann, zeigt ein langsames Wachstum (SEIFERT 1986).

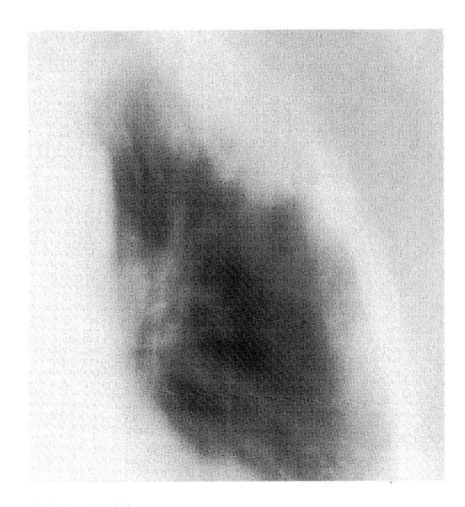

Abb. 109b

Bei der Lungennokardiose, die durch ein vielgestaltiges röntgenologisches Erscheinungsbild gekennzeichnet ist, kann es u.a. zu multiplen kleinen pleuralen Abszeßbildungen kommen, die sich – in diesem Stadium der Erkrankung bei Rückenlage des Patienten – als umschriebene polyzyklisch begrenzte und z.T. inhomogene zusammenhängende Pleuraverbreiterungen vorwiegend in den kranialen Bereichen manifestieren (Abb. 109a u. 109b) (WILHELM u. Mitarb. 1986). Ihre differentialdiagnostische Abgrenzung gegen derartige Verschattungen anderer Ätiologie kann man mit Hilfe der Sonographie erreichen, wobei man sonographisch im gleichzeitig bestehenden Pleuraerguß Formveränderungen bis zum Flottieren beobachten kann. Die Lungennokardiose ist eine früher selten diagnostizierte Infektionskrankheit, die heute – insbesondere bei Verdacht auf eine opportunistische Infektion – in differentialdiagnostische Erwägungen einbezogen werden muß, da ihre Letalität auch bei Durchführung der Chemotherapie um 50% beträgt; ihr wichtigster Erreger ist die Nocardia asteroides (SCHAAL 1988).

Nokardiose

Pleuraverbreiterungen maligner Genese werden vor allem durch den Pancoast-Tumor und das diffuse maligne Pleuramesotheliom hervorgerufen, mitunter auch durch eine Pleurakarzinose, selten von einem Morbus Hodgkin.

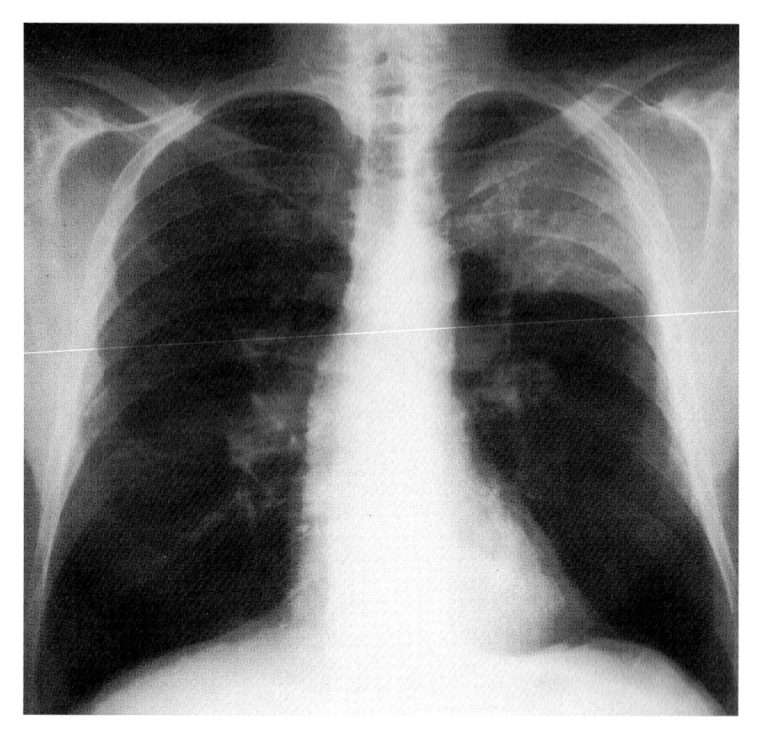

Abb. 110 Röntgenaufnahme des Thorax d.v. (61 jähr. Patient): Pancoast-Tumor im linken kraniolateralen Thoraxbereich mit Osteolyse der 2. und 3. Rippe.***

Pancoast-Tumor

Der Pancoast-Tumor kann zu einer ungleichmäßigen Verbreiterung der Pleura des Spitzen-Ober-Feldes der Lunge führen, wobei die Verschattung bis mehrere Zentimeter breit, dicht und im Zentrum homogen sein kann und in der Regel eine häufig wellige Kontur mit unscharfem Rand aufweist. In den unmittelbar benachbarten Lungenbereichen können sich streifig-fleckige Verschattungen finden. Nicht selten kann man den Pancoast-Tumor an osteolytischen Veränderungen der an die Pleuraverbreiterung angrenzenden Rippen erkennen oder daran, daß dort Rippen infolge der Osteolysen fehlen (Abb. 110).

Beim Pancoast-Tumor handelt es sich um eine besondere Lokalisations- und Wuchsform des Bronchialkarzinoms, um ein Plattenepithelkarzinom, das in der Lungenspitze entsteht und bei raschem Wachstum frühzeitig ins umgebende Gewebe ausbricht, weswegen es auch als Ausbrecherkarzinom bezeichnet wird (RIEDE u. COSTABEL 1989).

Ebenfalls zu einer Pleuraverbreiterung führt das diffuse maligne Pleuramesotheliom (ALEXANDER u. Mitarb. 1981). Bei ihm ist die Pleuraverbreiterung, die sehr unterschiedlich breit sein kann, durch eine homogene Dichte sowie wellige Kontur mit überwiegend unscharfem Rand gekennzeichnet, insbesondere in den kaudalen und mitunter auch mediastinalen Bereichen. Da der Tumor überwiegend von der Pleura diaphragmatica ausgeht und gleichzeitig Pleuraexsudat bildet, kann er wegen der Pleuraergußüberlagerung fast nur im fortgeschrittenen Stadium röntgenologisch diagnostiziert werden (Abb. 111). Mitunter kann der Tumor jedoch so expansiv wachsen, daß er die gesamte Pleura mantelartig einnimmt, was röntgenologisch zu einer selten differenzierbaren fleckigen Verschattung der ganzen Lunge führt. Die Entstehung eines diffusen malignen Pleuramesothelioms wird auch mit einer Asbestexposition in kausalem Zusammenhang gesehen (WHITWELL u. RAWCLIFFE 1971).

Malignes Pleuramesotheliom

Die Pleurakarzinose ist röntgenologisch durch eine allgemeine Pleuraverbreiterung oder durch mehrere umschriebene Pleuraverbreiterungen gekennzeichnet, die meistens sehr schmal – ca. 0,5 cm breit – sind, eine wellige Kontur und einen scharfen Rand aufweisen, wobei sich kleine streifige Pleuraausziehungen zur Lunge finden können. In der Regel tritt sie generalisiert in beiden Thoraxhälften auf. Ursache dieser pathologischen Veränderung, die eine allgemeine Pleurametastasierung darstellt, sind insbesondere maligne Tumoren der Lunge, des Ösophagus, der Schilddrüse sowie der Mamma und des Magens. Dabei kann der Primärtumor mitunter so klein sein, daß er nicht ohne weiteres diagnostizierbar ist.

Pleurakarzinose

Die seltene Manifestationslokalisation des Morbus Hodgkin an der Pleura kann zu Pleuraverbreiterungen führen, die unterschiedlich – bis zu mehreren Zentimetern – breit sind, eine meistens homogene mittlere Dichte und eine polyzyklische Kontur sowie einen scharfen Rand haben (ESCH u. Mitarb. 1983). Dabei findet sich manchmal gleichzeitig ein Pleuraerguß. Bei dieser Manifestation des Morbus Hodgkin handelt es sich um Absiedelungen eines nicht selten sonst nur intraabdominal gelegenen Lymphoms.

Morbus Hodgkin

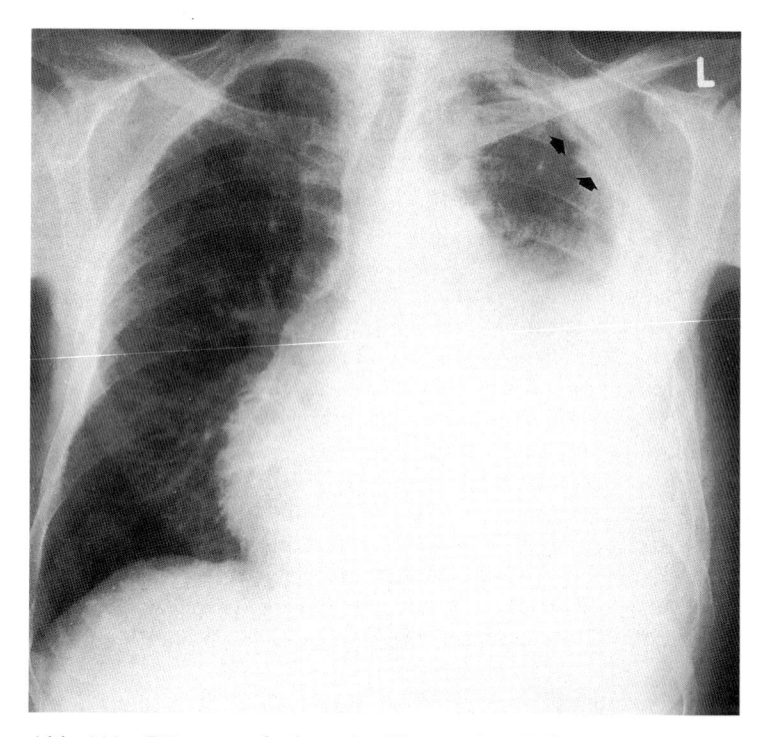

Abb. 111 Röntgenaufnahme des Thorax d.v. (77jähr. Patient): malignes Pleuramesotheliom im linken laterokranialen Thoraxbereich mit bis lateral annähernd in den Pleurakuppenbereich ausgedehntem linksseitigen Pleuraerguß mit Verlagerung des Mediastinums nach rechts.

Bei allen Pleuraveränderungen kann zur Klärung differentialdiagnostischer Fragen die Computertomographie durchgeführt werden, wodurch die Sicherheit der Diagnostik wesentlich erhöht wird.

5.3 Bereich Mediastinum mit Herz und großen Gefäßen

Normalerweise ist das Mediastinum mittelständig sowie normal breit und ist das Herz normal groß sowie regelrecht konfiguriert und sind die großen Gefäße nach Lage und Form regelrecht.

5.3.1 Mediastinum

5.3.1.1 Form- und Lageveränderungen

Zu den Form- und Lageveränderungen zählt man insbesondere Konturveränderungen, Verlagerungen und Verbreiterungen.

Die normale Kontur des Mediastinums, die rechts von einem annähernd geraden Verlauf und links durch die 4 Bogen des Gefäßbandes sowie des Herzens gekennzeichnet ist, kann Veränderungen aufweisen, die vorwiegend bei gleichzeitigen Verbreiterungen des Mediastinums bestehen. Darüber hinaus kann man auch ohne Mediastinalverbreiterung umschriebene rundliche oder polyzyklische Veränderungen der Kontur finden. Während eine solitäre rundliche Konturvorwölbung – mitunter bis zu ca. 1,5 cm im Durchmesser – auf der rechten Mediastinalseite kranial des kranialen Poles des Lungenhilus meistens von der hier orthograd verlaufenden V. azygos gebildet wird, sind andere solitäre oder polyzyklische Konturveränderungen in der Mehrzahl durch Raumforderungen, insbesondere Metastasen bedingt.

Der normalerweise scharfe Rand des Mediastinums ist am häufigsten im kranialen Bereich – und dabei vorwiegend seitensymmetrisch – durch Unschärfe verändert, die von einer Struma hervorgerufen wird. Ferner kann der Rand des Mediastinums infolge von Bestrahlungen und Operationen vor allem maligner oder anderer Mediastinalprozesse umschriebene oder allseitige Ausziehungen zeigen (s. Abb. 104). Durch kollabierte Lungensegmente oder -lappen sowie durch Pleuraergüsse, Atelektasen und Schwielen kann der Rand des Mediastinums gänzlich überlagert und dadurch nicht erkennbar sein.

*Mediastinal-
verlagerung*

Das Mediastinum als Mittelschatten auf der Röntgenaufnahme des Thorax im dorsoventralen Strahlengang kann insgesamt nach rechts oder links verlagert sein, und zwar auch ohne daß seine Konturen verändert sind. Diese Verlagerung – mit der Wahl dieses Wortes vermeidet man bewußt die Vorwegnahme der Ursache – kann durch eine Verdrängung oder Verziehung erfolgen. Einer Verdrängung liegt ein Prozeß in der Thoraxhöhle zugrunde, die jener gegenüberliegt, zu der das Mediastinum verdrängt wird; bei einer Verziehung dagegen wird das Mediastinum zur erkrankten Seite verzogen, d. h. zu jener Seite, in der sich die Ursache der Verziehung findet.

Zu einer Verdrängung des Mediastinums können vor allem Pleuraergüsse (s. Abb. 111), Pneumothoraces (s. Abb. 61) und tumoröse Raumforderungen jeglicher Art führen, wobei die Verdrängungen unterschiedlich ausgeprägt sein können. Verzogen wird das Mediastinum hauptsächlich durch schrumpfende Prozesse in der Thoraxhälfte, zu der es verzogen wird, ebenso auch durch ausgedehnte Atelektasen (s. Abb. 86a). Ursache schrumpfender Prozesse sind Schwielen, z. B. nach ausgeprägter Pleuritis exsudativa, bei Lungenfibrose, Lungentuberkulose sowie selten nach Bestrahlungen, und Ursache einer Schrumpfung kann auch ein Zustand nach Thorakoplastik sein.

Thorakoplastik

Unter Thorakoplastik versteht man ein Operationsverfahren, bei dem mittels teilweiser Rippenresektion ein Teilkollaps der Lunge erzielt wird, wodurch bei erhaltener Thoraxfunktion eine Thoraxdeformierung entstehen kann. Dieses Operationsverfahren wurde vor allem vor der Tuberkulostatika-Ära bei ausgeprägter kavernöser Lungentuberkulose durchgeführt.

*Mediastinal-
verbreiterung*

Das Mediastinum kann einseitig oder beidseits, gleichmäßig und ungleichmäßig verbreitert sein. Ebenso wie die Lokalisation einer Verbreiterung können auch deren Kontur und Rand für verschiedene pathologische Prozesse hinweisend sein, mitunter gilt dies auch für Dichte und Homogenität einer Mediastinalverbreiterung.

Finden sich Veränderungen dieser Art analog auf der Röntgenaufnahme des Thorax im seitlichen Strahlengang, so bezeichnet man diese nicht als Verbreiterungen nach ventral oder dorsal, sondern als Verschattungen des Retrosternal- bzw. Antekardialraumes oder des Retrokardialraumes bzw. des dorsalen Mediastinums.

Betrachtet man Verbreiterungen des Mediastinums, die durch das Herz und die großen Gefäße bedingt sind, gesondert, so kann man Mediastinalverbreiterungen im Bereich des Lungenhilus von denen des kranialen Mediastinums unterscheiden (s. auch Lungenhilus/Form- und Lageveränderungen).

Findet sich eine rechtsseitige annähernd gleichmäßige Mediastinalverbreiterung mit gerader Kontur und scharfem Rand, so kann es sich um eine ausgeprägte Dilatation des Ösophagus handeln, wie z.B. bei benigner kardianaher Ösophagusstenose. Diese Verbreiterung enthält mitunter eine Aufhellung – manchmal mit Spiegelbildung –, die durch Luft in Ösophagusabschnitten bedingt ist; hierdurch läßt sich diese Verbreiterung verifizieren. Findet sich eine derartige Verbreiterung auf der rechten oder auch der linken Mediastinalseite, so kann ein Zustand nach sog. Magenhochzugoperation bei Ösophagusresektion vorliegen, wobei hier häufig metalldichte Operationsclips oder chirurgisches Drahtnahtmaterial auf einen Zustand nach einer Operation hinweisen.

Ösophagusdilatation

Magenhochzugoperation

Umschriebene Verbreiterungen mit rundlicher Kontur können von Lymphomen und vor allem von Metastasen gebildet werden; dabei ist eine rundliche Verbreiterung der rechten Mediastinalseite in Nähe des kranialen Lungenhiluspoles von jener hier orthograd verlaufenden V. azygos zu unterscheiden, die eine rundschattenartige Metastase vortäuschen kann.

Einer seitensymmetrischen Verbreiterung des mittleren und kranialen Mediastinums mit gerader Kontur und scharfem Rand sowie von ausgeprägter homogener Dichte liegt meistens ein malignes Lymphom zugrunde, dabei häufig ein Morbus Hodgkin. Diese Verbreiterung wird auch als schornsteinartige Mediastinalverbreiterung bezeichnet (Abb. 112). Ihre Breite kann objektiv bestimmt werden, und die Abnahme dieser Breite nach erfolgter Strahlen- und Chemotherapie stellt ein Kriterium des Therapieerfolges dar.

Morbus Hodgkin

Bei einer seitensymmetrischen Verbreiterung des kranialen Mediastinums – insbesondere im Bereich der kranialen Thoraxapertur – von homogener mittlerer Dichte, die nach lateral an Intensität deutlich abnimmt und so zu einem unscharfen Rand führt, handelt es sich meistens um eine Struma. Manchmal kann man in ihrer Mitte als ein von kranial nach kaudal verlaufendes Aufhellungsband die Trachea erkennen, die seitlich verlagert und auch eingeengt sein kann, wobei dies auch analog in der zweiten Ebene möglich ist.

Einengungen und Verlagerungen der Trachea durch eine Struma kann man mit Hilfe von sog. Tracheazielaufnahmen gut dokumentieren (Abb. 113a u. 113b).

Struma

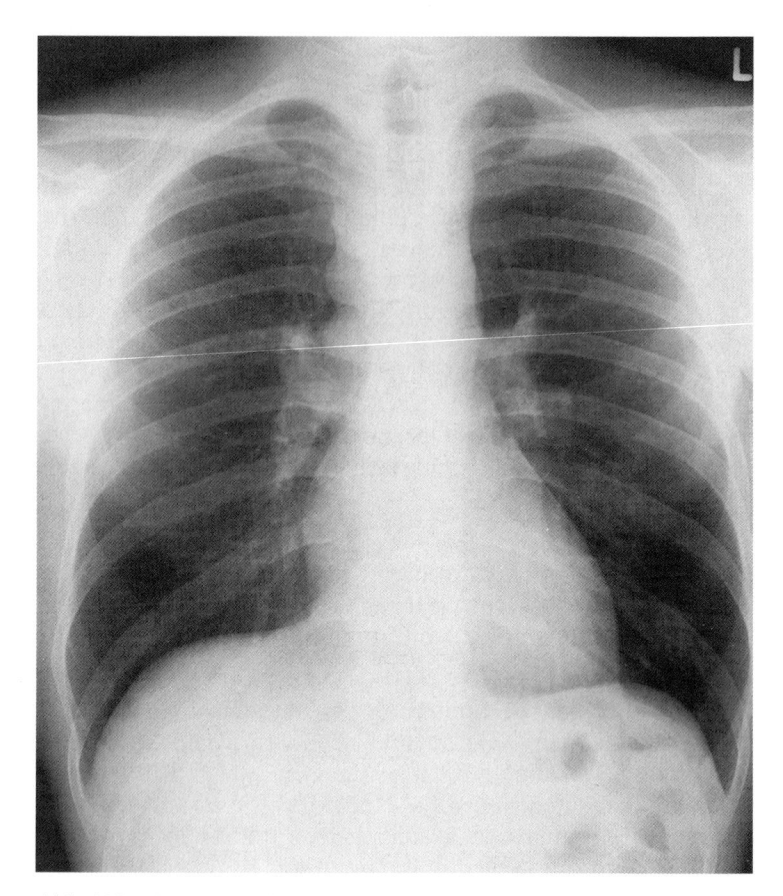

Abb. 112 Röntgenaufnahme des Thorax d.v. (35jähr. Patient): sog. schornsteinartige Verbreiterung des mittleren und kranialen Mediastinums (rechts mit polyzyklischer u. links mit gerader Kontur) bei Morbus Hodgkin.

Hustenversuch

Von diesen Verlagerungen der Trachea ist jene meistens etwas weiter kaudal gelegene zu unterscheiden, die durch eine Impression des Aortenbogens bewirkt wird und die normalerweise nach rechts erfolgt. Eine Abgrenzung der durch eine Struma verursachten paratrachealen Mediastinalverbreiterung gegen andere Prozesse ist mit Hilfe des Hustenversuches im Rahmen der Durchleuchtung des Thorax in einge-

Mediastinum/Form- und Lageveränderungen 237

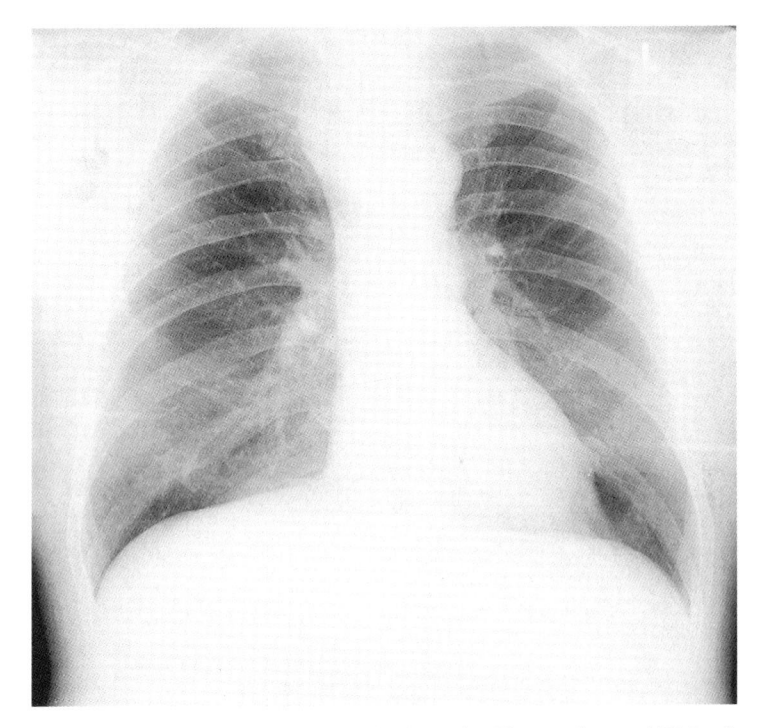

Abb. 113a und 113b Röntgenaufnahme des Thorax d. v. und Zielaufnahmen der Trachea in 2 Ebenen (66jähr. Patient): Verbreiterung und homogene Verdichtung des krainalen Mediastinums mit z. T. unscharfem Rand sowie mit Rechtsverlagerung und langstreckiger zirkulärer Einengung der Trachea durch eine Struma.***

schränktem Umfang möglich; hierbei erkennt man eine Struma an der Hustenverschieblichkeit der paratrachealen Verschattungen. Über Größe und Beschaffenheit einer Struma gibt jedoch die Szintigraphie zweifelsfrei die besten Informationen, zumal sie auch die Diagnose sichern kann, wenn es sich um eine atypisch lokalisierte Schilddrüse handelt, die eine Verschattung unklarer Genese verursacht (s. Abb. 105) (BÖRNER u. REINERS 1985).

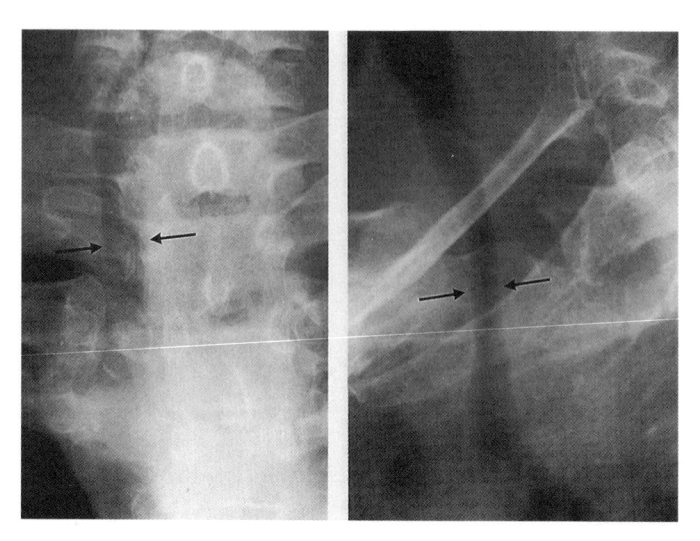

Abb. 113b Rechtsverlagerung und langstreckige zirkuläre Einengung der Trachea durch eine Struma.

Sarkoidose

Eine beidseitige paratracheale Verschattung kann ebenso durch maligne Tumoren oder benigne Prozesse, bei geringer Seitenasymmetrie z. B. durch eine Sarkoidose der Lunge entstehen (KULKE u. Mitarb. 1974).

Einseitige umschriebene Mediastinalverbreiterungen werden ebenfalls am häufigsten von malignen Prozessen gebildet; diese können im Extremfall eine Ausdehnung erreichen, die fast die ganze Thoraxhöhle einnimmt, womit man sie bereits den Verschattungen der Lunge zuordnet.

Andererseits müssen schon sehr geringe und fragliche Verbreiterungen des Mediastinums exakt erfaßt werden. Diesen Verbreiterungen kann besonders bei Erkrankungen des Immunsystems und dabei auch der angeborenen und erworbenen Immun-Defekt-Systeme sehr große Bedeutung zukommen, denn diese Erkrankungen können zur Entstehung von malignen Lymphomen prädisponieren (WILMS 1986).

Ferner können derartige Veränderungen durch Lymphknotenschwellungen verursacht sein, die bei Patienten mit noch nicht bekannter HIV-Infektion im Stadium des Lymphadenopathie-Syndroms zu Erkrankungsbeginn auftreten, dabei bevorzugt im zervikalen Bereich (MÜLLER-HERMELINK 1989).

Seltener werden einseitige Verbreiterungen in unterschiedlichen Bereichen des Mediastinums durch benigne Prozesse hervorgerufen, abgesehen von derartigen Manifestationen der Sarkoidose der Lunge.

5.3.1.2 Verschattungen

Verschattungen innerhalb des Mediastinums bestehen vorwiegend in Form von umschriebenen wenig dichten, dichten und kalkdichten Schatten.

Als wenig dichte bis mitunter auch dichte und homogene paratracheale Verschattung erscheint im kranialen Mediastinum und häufig im Bereich der kranialen Thoraxapertur eine Struma, und zwar nicht selten auch ohne gleichzeitige Mediastinalverbreiterung.

Umschriebene dichte Schatten werden hauptsächlich von Metastasen, primären Karzinomen und malignen Lymphomen gebildet.

Als kalkdichte Schatten erscheinen im Bereich des kranialen Mediastinums vorwiegend rechts oder links seitlich der Trachea verkalkte Strumaknoten oder -zysten. Sie haben sehr unterschiedliche Lokalisationen und sind in der Regel an ihrer inhomogenen Struktur und ihrem meistens scharfen und nicht geraden Rand erkennbar (Abb. 114). *Strumaverkalkung*

Mitunter können sich auch kalkdichte Fleckschatten inmitten des Mediastinums finden, die von verkalkten Lymphknoten gebildet werden. Sehr selten kommen kalkdichte Schatten als Teile von Teratomen vor.

Auf der Röntgenaufnahme des Thorax im seitlichen Strahlengang können sich diese Verdichtungen, Verschattungen und Verkalkungen ebenso finden. So wird eine wenig dichte bis sehr dichte homogene Verschattung im kranialen Mediastinum prätracheal oder retrotracheal bzw. prä- und retrotracheal von einer Struma verursacht. Als mitteldichte homogene retrosternale Verschattung erscheint beim Erwachsenen eine persistierende Thymusdrüse, die sich gegen die Aorta ascendens kaum merklich abgrenzt. Ein ähnliches Verschattungsbild kann z.B. auch durch Lymphome (Abb. 115) oder eine Blutung in diesem Raum, beispielsweise nach Sterniotomie auftreten, in äußerst seltenen Fällen mit kleiner rundlicher Aufhellung und möglicherweise kleiner Spiegelbildung, wobei es sich um eine postoperative Abszeßbildung handelt. *Thymusdrüse*

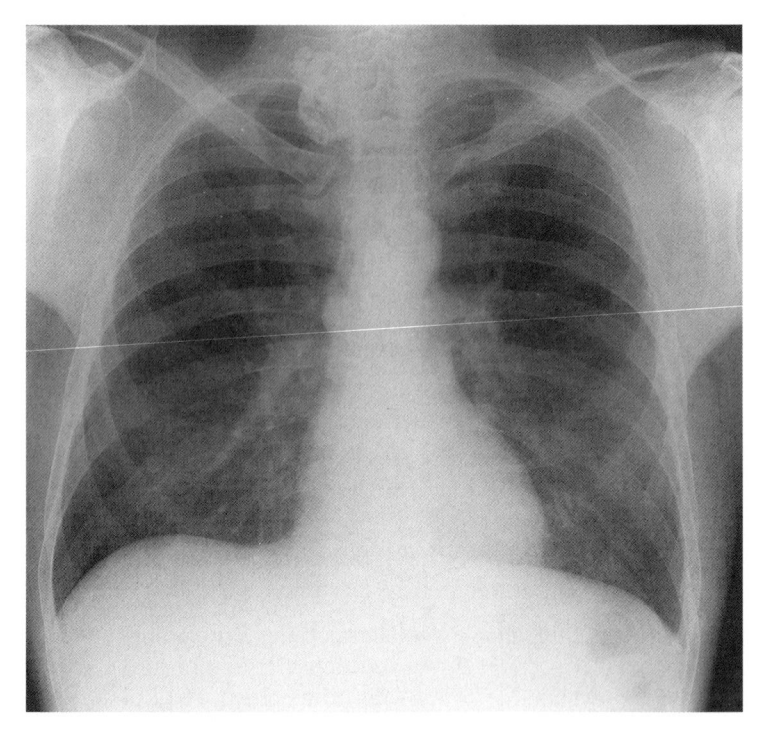

Abb. 114 Röntgenaufnahme des Thorax d.v. (50jähr. Patient): im Bereich des kranialen Mediastinums und der kranialen Thoraxapertur rechts lateral der Trachea kalkdichter schollig strukturierter rundlicher Schatten durch einen verkalkten Strumaknoten.***

Ferner können sich Rundschatten jeder Größe finden, die überwiegend von Metastasen gebildet werden; und hierbei kommt der Röntgenaufnahme des Thorax im seitlichen Strahlengang eine besondere Bedeutung zu, denn erst auf ihr werden jene im dorsoventralen Strahlengang vor allem vom Herzschatten verdeckten Metastasen erkennbar.

Im dorsalen und insbesondere prävertebralen Bereich kann man mitunter halbrunde mitteldichte homogene Verschattungen beobachten, bei

Mediastinum/Aufhellungen 241

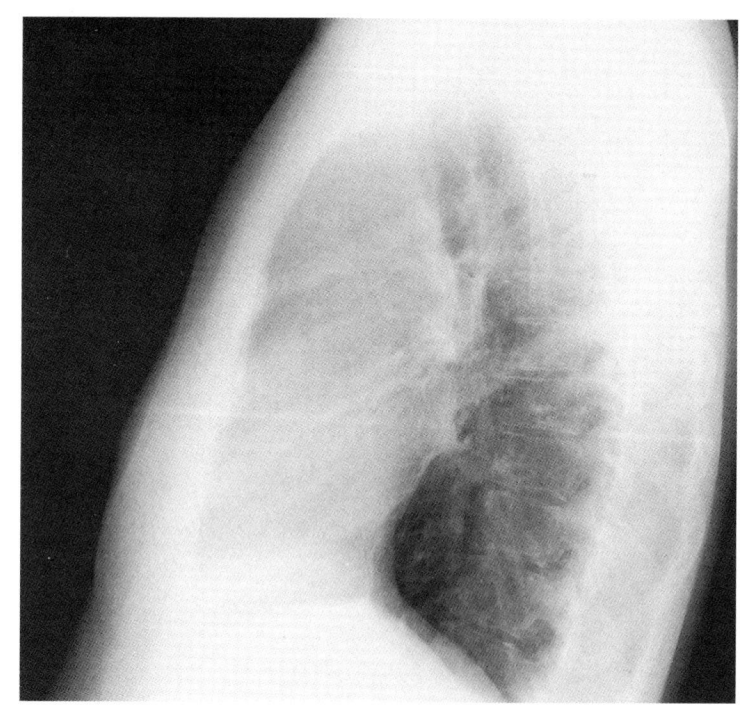

Abb. 115 Röntgenaufnahme des Thorax im seitlichen Strahlengang (32jähr. Patient): mitteldichte homogene Verschattung des Retrosternalraumes bei Morbus Hodgkin.

denen es sich um sog. kalte Abszesse sowie Neurinome handelt und bei jenen Verschattungen dieser Art, die nach kraniodorsal ausgezogen sind, um dorsal gelegene umschriebene Pleuraergüsse (s. Abb. 74b).

5.3.1.3 Aufhellungen

Als Aufhellungen des Mediastinums werden am häufigsten rundliche Bezirke mit unterschiedlich breitem Rand und öfters mit Spiegelbildungen gesehen – vorwiegend in Projektion auf den Herzschatten –, die von

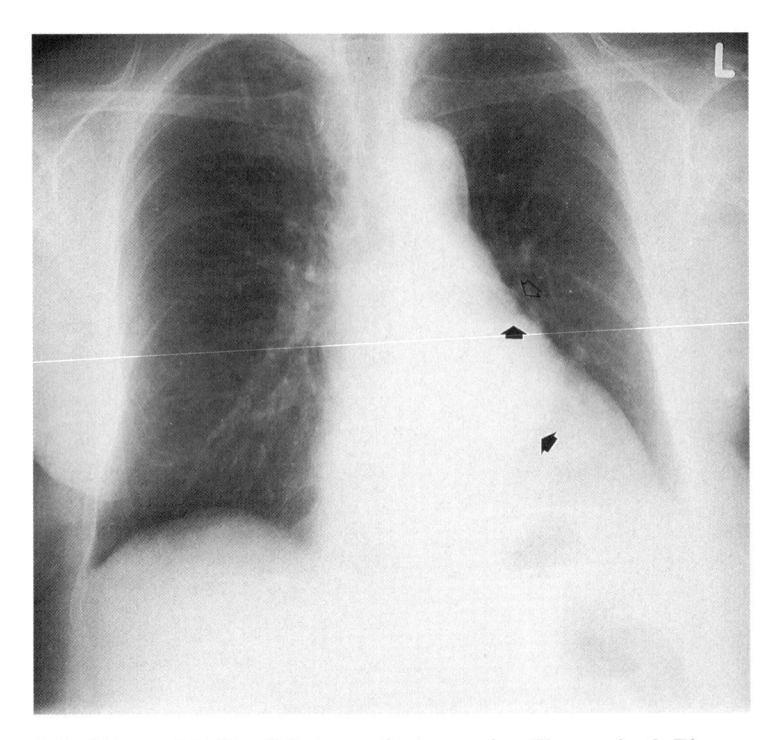

Abb. 116a und 116b Röntgenaufnahmen des Thorax in 2 Ebenen (74jähr. Patientin): Abb. 116a: in Projektion auf den Bereich des linken Herzrandes umschriebene sehr geringe Aufhellung mit kleiner Spiegelbildung und kaudal hiervon im Herzschatten rundlicher Verdichtungsbezirk.

Hiatushernie

hernierten Anteilen des Gastrointestinaltraktes gebildet werden, wie z. B. paraösophageale Hiatushernien. Ist die Interpretation einer solchen Veränderung unklar, so kann man auf der Röntgenaufnahme des Thorax im seitlichen Strahlengang diese Aufhellung überlagerungsfrei sehen oder mit Hilfe der Röntgenkontrastmitteldarstellung des Magen-Darm-Traktes eine zweifelsfreie Klärung erreichen.

Mediastinum/Aufhellungen

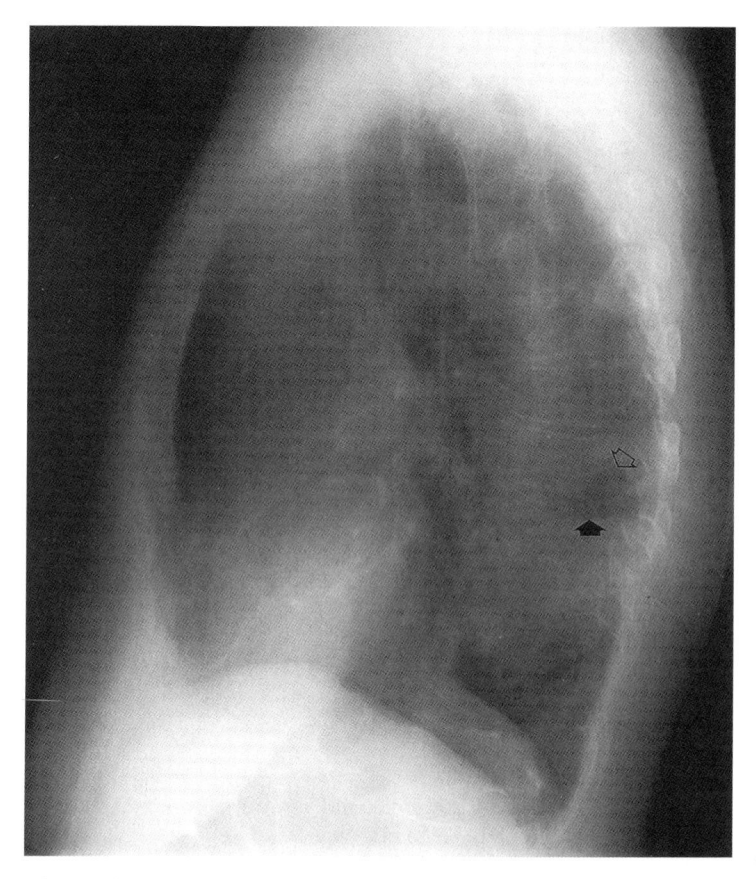

Abb.116b In Projektion auf den mittleren Bereich der dorsalen Brustwirbelsäule halbkreisförmiger Aufhellungsbezirk mit kleinem Spiegel durch einschmelzendes Bronchialkarzinom der linken Lunge.***

Außerdem können neben Luftansammlungen im Ösophagus, Zwerchfellhernien oder jeglichen Abszeßbildungen sowie sog. einschmelzenden Tumoren (Abb. 116a u. 116b) schmale bandförmige Luftansammlungen einseitig oder beidseits an den Mediastinalrändern oder am Herzrand beobachtet werden, und zwar meistens nur andeutungsweise. Bei einer derartigen Aufhellung handelt es sich um ein sog. Mediastinalemphysem, das auch Pneumomediastinum genannt wird.

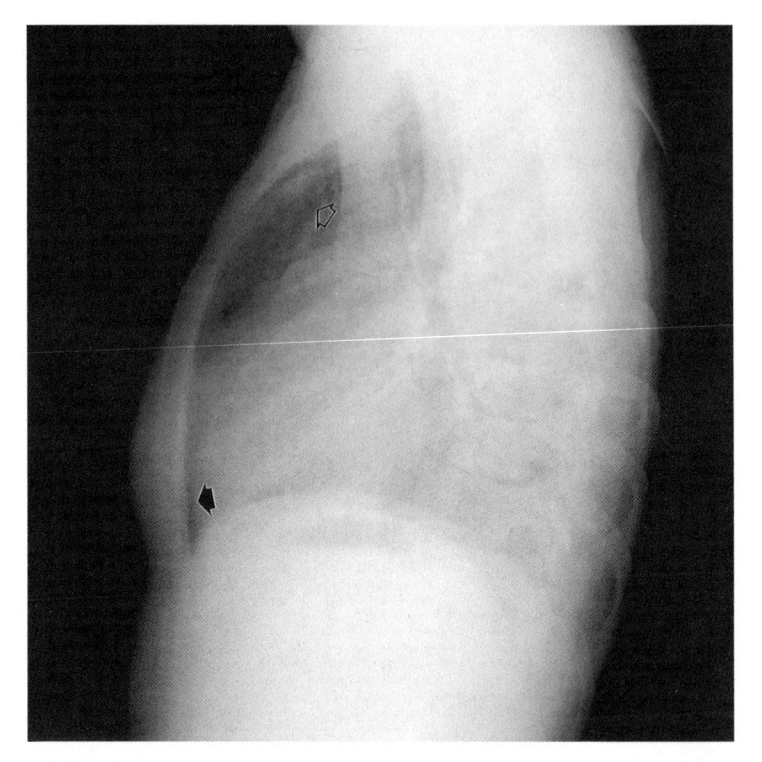

Abb. 117 Röntgenaufnahme des Thorax im seitlichen Strahlengang (21jähr. Patientin): im Antekardial- und Retrosternalraum sehr schmale Aufhellungslinie durch ein Mediastinalemphysem.

Mediastinal- Ein Mediastinalemphysem entsteht dadurch, daß bei einem Thorax-
emphysem trauma oder bei einer Trachealruptur mit und ohne gleichzeitig bestehendem Weichteilemphysem, das auf ein Mediastinalemphysem hinweisend sein kann, Luft in die Mediastinalweichteile gelangt. In seltenen Fällen kann ein Mediastinalemphysem auch bei Überdruckbeatmung und im Rahmen einer bronchoskopischen, bronchoskopisch-bioptischen oder auch ösophagoskopischen bzw. ösophagoskopisch-bioptischen Maßnahme entstehen.

Kleine umschriebene bandförmige Aufhellungen im Mediastinum oder am Mediastinalrand kann man auch als Komplikation bei der Sklerotherapie von Ösophigusvarizen beobachten (DEMARINO u. Mitarb. 1988, KULKE u. Mitarb. 1981).

Das Erkennen jeglicher Luftansammlungen im Mediastinum, die mitunter nur auf der Röntgenaufnahme des Thorax im seitlichen Strahlengang gesehen werden können (Abb. 117), kann für den Patienten von vitaler Bedeutung sein.

Annähernd alle Aufhellungen im Bereich des Mediastinums kann man auch auf der Röntgenaufnahme des Thorax im seitlichen Strahlengang sehen.

Bestehen hinsichtlich einer zweifelsfreien Interpretation von pathologischen Veränderungen und Besonderheiten Unklarheiten, so stellt die Computertomographie gerade für diesen Bereich das diagnostische Verfahren der Wahl dar (HEITZMAN 1984).

5.3.2 Herz

5.3.2.1 Form- und Lageveränderungen

Bei der Deskription des Herzens stehen Größe und Form im Vordergrund, dennoch sind im Hinblick auf die unterschiedlich ausgeprägte funktionelle Einheit sowohl die großen Gefäße als auch die Lungengefäße, d.h. die gefäßbedingte Lungenzeichnung mit zu berücksichtigen.

Neben Veränderungen von Größe und Form kann das Herz auch in seiner Lage verändert sein. So kann eine Verlagerung des Herzens durch eine Mediastinalverlagerung, einen Zwerchfellhochstand sowie durch Deformierungen der Brustwirbelsäule oder des Sternums wie bei ausgeprägter Lordose bzw. bei ausgeprägtem Sternum recurvatum oder infolge von Thoraxoperationen nach beiden Seiten verlagert sein.

Eine Sonderform der Verlagerung des Herzens stellen der Situs inversus thoracalis und totalis dar.

Eine Verbreiterung des Herzens, die in der Regel anhand des einfachen Transversaldurchmessers des Herzens ermittelt wird, kann vorgetäuscht und echt sein. Vorgetäuscht kann sie durch einen verkürzten Sternovertebralabstand bei einer Trichterbrust werden. Durch diese Verkürzung wird das Herz in seiner Dorsalausdehnung so sehr eingeengt, daß es nach

Herzverbreiterung

Trichterbrust

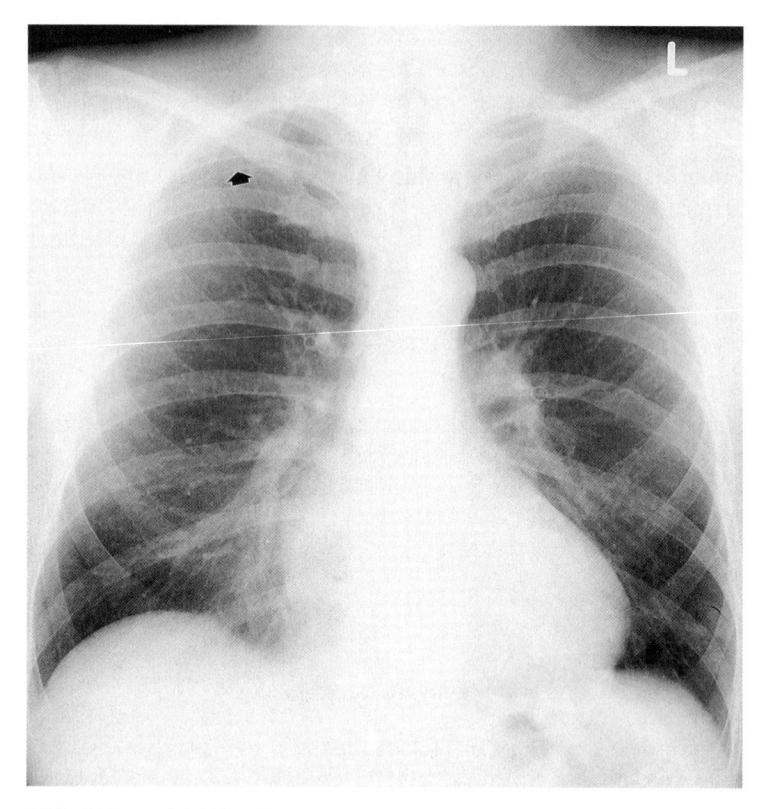

Abb. 118a und 118b   Röntgenaufnahmen des Thorax in 2 Ebenen (45jähr. Patient): ausgeprägt nach links ausladender linker Ventrikel und Einengung des Retro- und Antekardialraumes durch Impression und Dorsalverlagerung des Herzens infolge eines Sternum recurvatum. Sternovertebralabstand 9,0 cm; als Zusatzbefund von rechts zugeführter falsch positionierter Kavakatheter, der sich bis in den Bereich der Vena cava caudalis verfolgen läßt.***

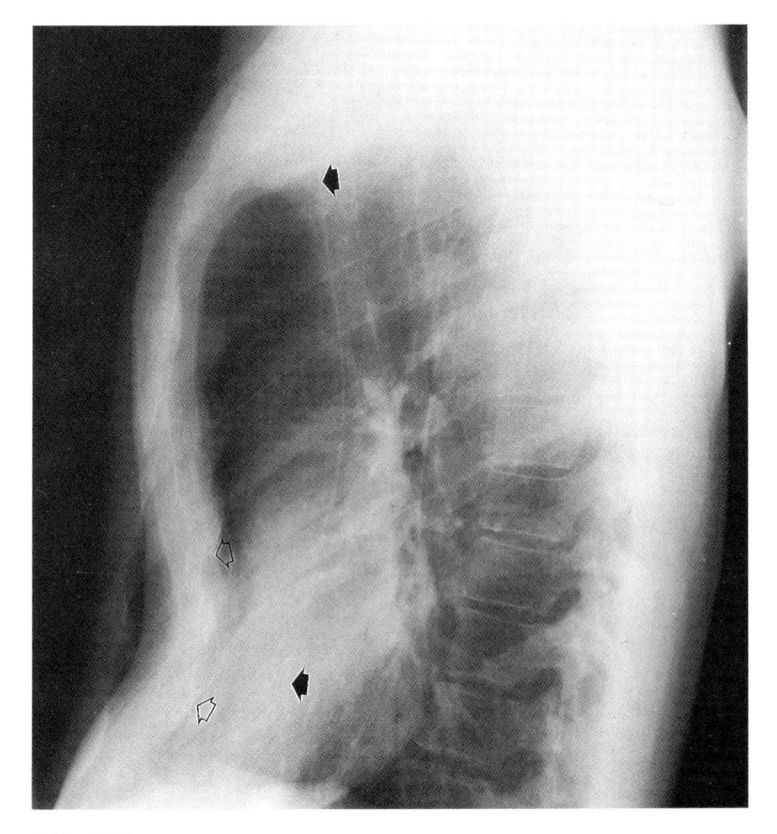

Abb. 118b

lateral ausweicht und dadurch verbreitert erscheinen kann (Abb. 118a u. 118b). Ferner kann das Herz auch durch einen Fettbürzel verbreitert erscheinen. Andererseits ist zu berücksichtigen, daß bei einer Vergrößerung des rechten Ventrikels sich dieser zuerst nach ventral und links ausdehnt, wodurch es zu einer Linksdrehung des Herzens kommen kann, durch die wiederum ein z.B. vergrößerter linker Ventrikel nach dorsal verlagert wird und so eine reale Herzverbreiterung röntgenologisch im dorsoventralen Strahlengang nicht diagnostizierbar ist. Verschmälert oder verkleinert kann das Herz nicht sein, auch wenn man bei bestimmten Situationen von einem schlanken Herz spricht, wie bei manchen Formen des chronischen Cor pulmonale.

Das Herz kann sowohl auf seiner rechten als auch linken Seite und beidseits verbreitert sowie nach ventral und dorsal ausgedehnt sein. Der direkten röntgenologischen Herzverbreiterung können eine Vergrößerung einer Herzhöhle – auch als Dilatation bezeichnet – oder mehrerer Herzhöhlen, eine umschriebene Dilatation des Myokards, eine Massenzunahme des Myokards, eine Flüssigkeitsansammlung im Herzbeutel und deren Folgezustände wie Perikardschwielen oder eine Rotation der Herzachse zugrunde liegen; eine indirekte Verbreiterung des Herzens kann durch Tumoren und Zysten bedingt sein.

Häufigste Ursache von Vergrößerungen einzelner Herzhöhlen, vornehmlich der Ventrikel, sind die koronare Minderdurchblutung und dabei die koronare Herzkrankheit, die arterielle Hypertonie, pulmonale Erkrankungen, entzündliche, rheumatische und toxische Prozesse sowie Herzklappenfehler. Da bei diesen Erkrankungen – mit Ausnahme der Vitien – die Vergrößerung eines Ventrikels meistens die Folge einer myokardialen Insuffizienz ist, spricht man auch von einer myogenen Dilatation eines Ventrikels; bei den Vitien dagegen ist das Myokard primär gesund.

Die umschriebene Dilatation eines Bezirkes eines Ventrikels ist Folge einer Myokardinfarzierung, die zu einer Aneurysmabildung des Myokards geführt hat. Zu einer Massenzunahme des Myokards kann es bei Kardiomyopathien, beim Sportlerherz oder im Rahmen von Speicherkrankheiten kommen.

Eine Flüssigkeitsansammlung im Herzbeutel, d.h. ein Perikarderguß, kann bei entzündlichen, urämischen, toxischen, rheumatischen und neoplastischen Krankheitsbildern sowie bei Blutungen in den Herzbeutel auftreten.

Zu einer Rotation der Herzachse kann es u.a. durch Vergrößerung des rechten Ventrikels kommen.

Bei der Deskription einer Herzverbreiterung sind neben den randbildenden Herzhöhlen auch die Vena cava cranialis, die V. azygos, die Aorta, die Gefäße des Lungenhilus und die der Lungenperipherie sowie die sog. Herztaille und das sog. aortopulmonale Fenster zu beachten. Ferner sollte man den Abstand vom rechten Rand des Herzens zu dem der Brustwirbelsäule berücksichtigen.

Unter dem aortopulmonalen Fenster versteht man den Raum, der vom linken Rand der Trachea, dem dorsalen Aortenbogen und nach kaudal vom kranialen Rand des Truncus pulmonalis bzw. der linken Pulmonalarterie gebildet wird.

Eine Verbreiterung des Herzens sowohl auf der rechten als auch auf der linken Seite beruht am häufigsten auf der Vergrößerung von Herzhöhlen.

Beschreibt man die röntgenologisch erfaßbaren Zeichen von Herzerkrankungen, bei denen die Herzverbreiterung vorwiegend auf der Vergrößerung von Herzhöhlen beruht, so kann die Verbreiterung des Herzens auf der rechten Seite mit und ohne gleichzeitige linksseitige Verbreiterung bestehen. Die rechtsseitige Herzverbreiterung kann durch eine Vergrößerung des rechten Ventrikels und/oder des rechten Vorhofes bedingt sein, die linksseitige Herzverbreiterung durch einen vergrößerten linken und rechten Ventrikel.

Eine Herzverbreiterung sowohl auf der rechten als auch auf der linken Seite wird am häufigsten durch eine Herzinsuffizienz verursacht. Unter Herzinsuffizienz, die man in Rechtsherz-, Linksherz- und Globalinsuffizienz einteilt, versteht man die Unfähigkeit des Herzens, das vom Organismus benötigte Herzzeitvolumen bei normalem enddiastolischen Ventrikeldruck zu fördern. Dabei stellt Herzinsuffizienz ein klinisches Syndrom dar und keine Diagnose, worauf KOCHSIEK u. SCHANZENBÄCHER hinweisen; dementsprechend muß, um eine wirksame Therapie durchführen zu können, stets die Ursache einer Herzinsuffizienz diagnostiziert werden (KOCHSIEK u. SCHANZENBÄCHER 1990). Röntgenologischerseits können jedoch Situationen bestehen, wo man die Herzinsuffizienz als röntgenologisches Syndrom und gleichzeitig auch deren Ursache – zumindest mit großer Wahrscheinlichkeit – diagnostizieren kann, wie es bei einem insuffizienten Herz mit zweifelsfreier aneurysmatischer Veränderung des linken Herzrandes möglich sein kann.

Herz-insuffizienz

Ursachen der Herzinsuffizienz stellen Kontraktionsschwäche, Volumen- und Druckbelastung, Herzrhythmusstörungen sowie Füllungsbehinderung dar, wobei diese Ursachen zur Dilatation von Ventrikeln und Vorhöfen führen können. Kann die Pumpleistung eines insuffizienten Herzens durch physiologische und therapeutische Maßnahmen so sehr verbessert werden, daß ein ausreichendes Herzzeitvolumen gefördert wird, so bezeichnet man dies als kompensierte Herzinsuffizienz und dementsprechend als dekompensierte Herzinsuffizienz, wenn diese Kompensationsmöglichkeiten nicht mehr wirken.

Die Rechtsverbreiterung des Herzens infolge einer Rechtsherzinsuffizienz kann durch eine Vergrößerung des rechten Vorhofes bedingt sein,

Rechtsherz-insuffizienz

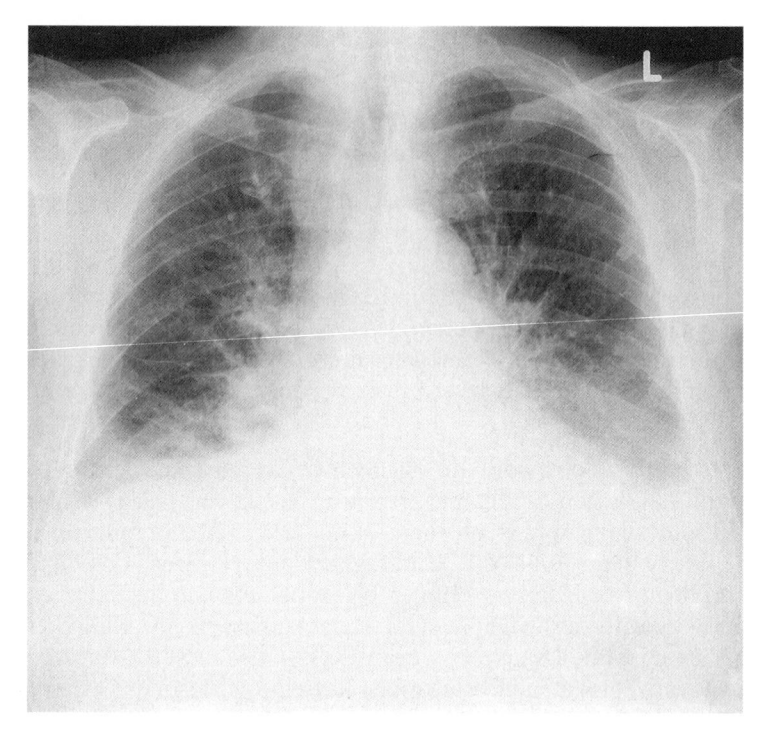

Abb. 119a und 119b Röntgenaufnahmen des Thorax in 2 Ebenen (66jähr. Patient): beidseits ausgeprägt verbreitertes Herz mit unscharfem Rand, verbreiterte Vena cava cranialis, perihiläre Lungenstauung, verbreiterte Lungenarterien in den Unterfeldern, allseitige kaudale Pleuraergüsse, die sich in die Interlobärspalten ausbreiten, insgesamt bei dekompensierter Rechtsherzinsuffizienz.***

wobei dieser auf dem Boden einer relativen Trikuspidalklappeninsuffizienz vergrößert wird, die wiederum Folge einer Vergrößerung des rechten Ventrikels ist.

Je nach Ausmaß der Rechtsherzinsuffizienz (Abb. 119a u. 119b) kommt es zu einem Blutrückstau in der Vena cava cranialis, die dann verbreitert ist, ebenso auch in der V. azygos. Zusätzlich können transsudative

Herz/Form- und Lageveränderungen 251

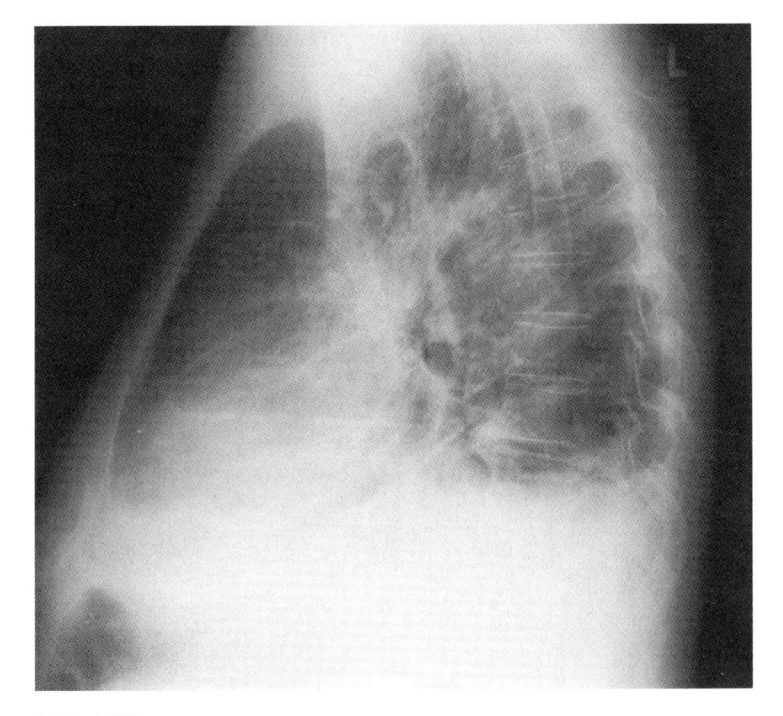

Abb. 119b

Pleuraergüsse beidseits sowie ein rechtsseitiger Zwerchfellhochstand durch Hepatomegalie infolge kardialer Stauungsleber auftreten.
Auf der Röntgenaufnahme des Thorax im dorsoventralen Strahlengang kommen diese Veränderungen in der Regel zur Darstellung; die Vergrößerung des rechten Ventrikels muß hierbei nicht direkt erkennbar sein, denn er dehnt sich zuerst nach ventral und sodann unbegrenzt nach links aus, was man an der durch ihn bedingten Verschattung des Antekardialraumes auf der Röntgenaufnahme im seitlichen Strahlengang erkennt, wie man dabei auch die Dorsalverlagerung des linken Ventrikels sehen

252   Pathologische Veränderungen

kann. Zu einer erkennbaren Ausdehnung des rechten Ventrikels nach rechts kommt es bei sehr ausgeprägter, meistens globaler Herzinsuffizienz.

Die alleinige Linksverbreiterung des Herzens durch eine reine Rechtsherzinsuffizienz ist nicht häufig und nicht sehr ausgeprägt.

Linksherz-
insuffizienz

Die Linksverbreiterung bei Herzinsuffizienz beruht meistens auf einer Vergrößerung des linken Ventrikels bei Linksherzinsuffizienz (Abb. 120)

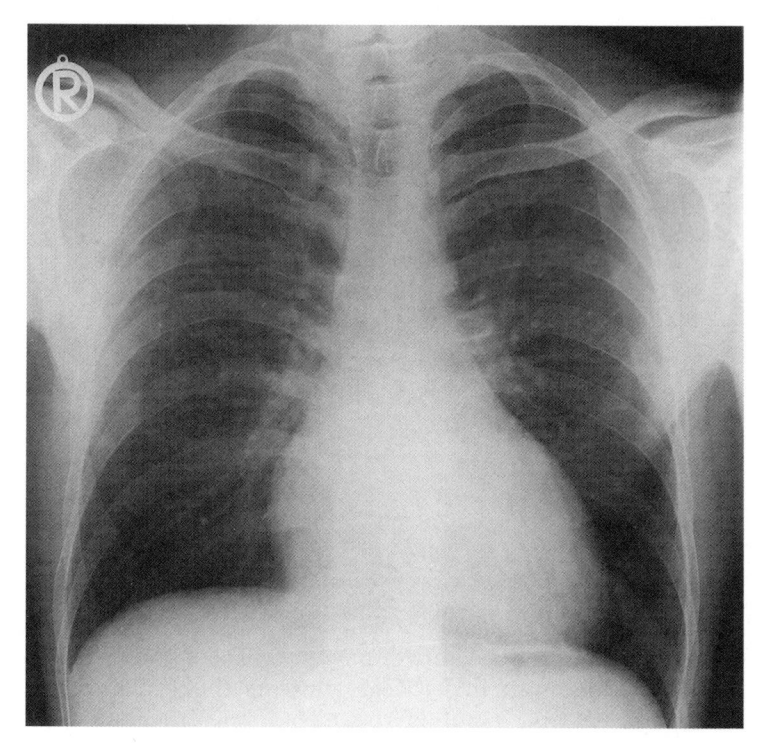

Abb. 120 Röntgenaufnahme des Thorax d.v. (36jähr. Patient): linksverbreitertes Herz mit runder Kontur des linken Ventrikels, verbreiterte Lungenvenen in den Oberfeldern im Sinn einer Umverteilung bei Linksherzinsuffizienz.***

oder Globalinsuffizienz; dabei kann sich der linke Ventrikel vor allem im kaudalen Bereich mit betonter Rundung so sehr nach links vorwölben, daß die Herztaille relativ weit erscheint und man auch hierbei von einer aortalen Herzkonfiguration spricht. Auf der Röntgenaufnahme des Thorax im seitlichen Strahlengang mit Ösophagusdarstellung ist gleichzeitig eine Vergrößerung des linken Vorhofes infolge einer relativen Mitralklappeninsuffizienz erkennbar, und zwar an einem Impressionseffekt oder an einer Dorsalverlagerung des Ösophagus auf Vorhofhöhe oder von beidem. Bei Linksherzinsuffizienz können die Lungenvenen in allen Lungenbereichen, jedoch bevorzugt in den Oberfeldern verbreitert sein und einen unscharfen Rand aufweisen. Dabei lassen sie sich nicht unbedingt kontinuierlich bis zu den großen lungenhilusnahen Lungenvenen verfolgen, wodurch man sie auch von den Lungenarterien unterscheiden kann. Sind die Oberlappenvenen sehr verbreitert und die kaudalen Lungenvenen dagegen relativ schmal, so handelt es sich um eine sehr ausgeprägte Linksherzinsuffizienz, bei der man dieses röntgenologische Erscheinungsbild als Umverteilung der Blutvolumina bezeichnet. Diese Umverteilung muß gegen eine echte Vermehrung des Lungendurchflusses z. B. bei körperlicher Belastung des Gesunden als apikale Hypervaskularisation abgegrenzt werden (SCHAD u. VIVIANI 1989). Ferner können die vor allem in den lateralen Unterfeldern gelegenen horizontal verlaufenden kleinen Lymphspalten gefüllt sein, so daß sie als Kerley-B-Linien auffallen.

Umverteilung

In einem fortgeschrittenen Stadium können entsprechende Lymphspalten in den Oberfeldern, wo sie eine Verlaufsrichtung zum Lungenhilus haben, als Kerley-A-Linien ebenfalls gestaut sein, auch in den Mittelfeldern netzartig angeordnete, die Kerley-C-Linien genannt werden. Mitunter fällt ebenso wie bei den Gefäßen auch bei den Bronchien, die in Nähe des Lungenhilus gelegen sind, ein unscharfer Rand auf; dieser unscharfe Rand ist durch eine peribronchiale Flüssigkeitsansammlung bedingt.

Bei mehrjährigem Bestehen einer derartigen Linksherzinsuffizienz kann es zu einer sekundären Hämosiderose der Lunge kommen, die durch vorwiegend in den Unterfeldern bestehende kleine dichte Fleckschatten mit scharfem Rand gekennzeichnet ist. Außerdem fallen breite Lungenhilusgefäße auf, und schließlich kann das Bild des interstitiellen und alveolären Lungenödems auftreten.

Besteht eine Linksherzinsuffizienz längere Zeit oder ist sie sehr ausgeprägt, so kommt es außerdem nicht selten auch zur Rechtsherzinsuffi-

Global-
insuffizienz

zienz, d. h. zur Globalinsuffizienz. Hierbei sind beide Ventrikel und je nach Ausmaß auch der rechte Vorhof dilatiert, so daß das Herz beidseits verbreitert ist.

Bei einer sehr ausgeprägten Globalinsuffizienz, bei der keine anderen Herzerkrankungen bestehen, kann das Herz in beiden kaudalen Abschnitten so sehr verbreitert sein und können beide kaudalen Herzränder so sehr mit rundlicher Kontur nach lateral ausladen, daß man früher nicht zu Unrecht von einem schlaffen Herz sprach; dabei erscheinen die Konturen von einer verminderten Anspannung, weswegen ein derartiges Herz mancherorts als vermindert tonisiert bezeichnet wird, wobei gesagt werden muß, daß diese Beschreibung auf einer subjektiven Wahrnehmung beruht.

Bei der Globalinsuffizienz (Abb. 121) finden sich entsprechend dem Ausmaß der Links- und Rechtsherzinsuffizienz Veränderungen der Lungenvenen, lungenhilusnahen Gefäße, der Lymphspalten, der Vena cava cranialis und der V. azygos sowie möglicherweise Pleuraergüsse und ein rechtsseitiger Zwerchfellhochstand. Schließlich kann die Intensitätszunahme einzelner dieser Veränderungen zum Lungenödem führen.

Hinsichtlich der Herzverbreiterung besteht zwischen Herzinsuffizienz und Vitien sowie den meisten Fällen einer Kardiomyopathie ein Unterschied, der für eine differentialdiagnostische Klärung herangezogen werden kann. Ist eine Herzinsuffizienz mit Herzverbreiterung kompensier- oder heilbar – z. B. medikamentös, durch Hämodialyse (Abb. 122a u. 122b) oder durch Anwendung eines Herzschrittmachers –, so kann man auf Verlaufsröntgenaufnahmen jetzt eine Abnahme der Herzverbreiterung oder eine Normalisierung der Herzgröße erkennen. Ist das Herz andererseits jetzt insuffizient geworden und dabei verbreitert, so kann man beim Vergleich der aktuellen Röntgenaufnahmen mit früheren jetzt die Herzgrößenzunahme bestätigen. Bei Vitien und den meisten Kardiomyopathien ist dies jedoch nicht der Fall, da hier seit der Adoleszentenzeit die typischen Form- und Größenveränderungen bestehen und auch Kardiomyopathien nach Erkrankungsbeginn keine diesbezüglichen wesentlichen Änderungen zeigen. Aus diesem Grund ist bei der Wertung einer Herzverbreiterung die Frage nach früheren Röntgenaufnahmen und deren Berücksichtigung bedeutungsvoll.

Trotz des Erfassens der Vielzahl von pathologischen Veränderungen, die für eine Herzinsuffizienz sprechen können, sollte man nur in eindeutigen Fällen allein aus der röntgenologischen Größe und Form des Herzens sowie der vorgeschalteten Gefäße die Diagnose Herzinsuffizienz stellen,

Herz/Form- und Lageveränderungen 255

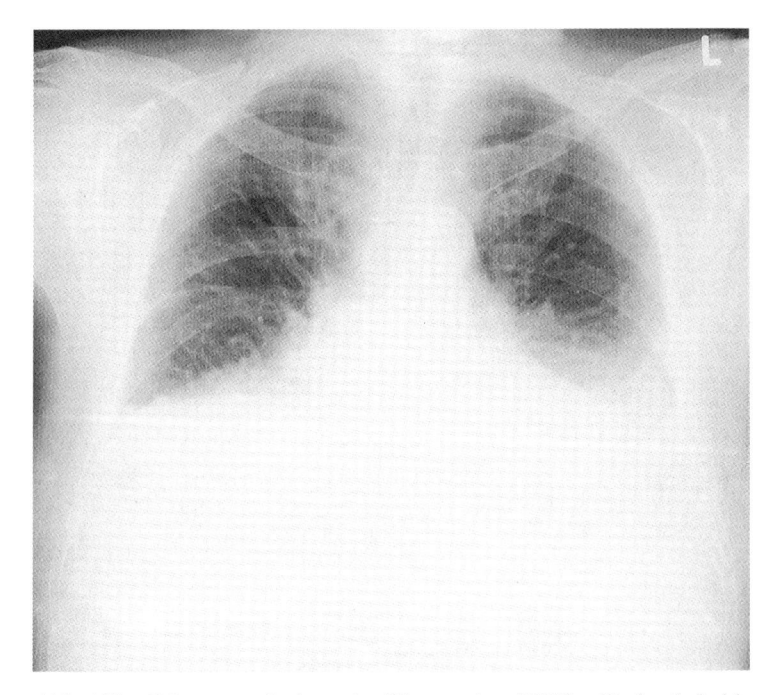

Abb. 121 Röntgenaufnahme des Thorax d.v. (67jähr. Patient): beidseits ausgeprägt verbreitertes Herz mit unscharfem Rand, verbreiterte Vena cava cranialis, verbreiterte V. azygos, perihiläre Lungenstauung, verbreiterte Lungengefäße insbesondere in den Unterfeldern, kleiner rechtsseitiger Pleurawinkelerguß, der sich bis in den Interlobärspalt ausbreitet, linksseitiger Pleuraerguß bei Globalinsuffizienz; als Zusatzbefund von rechts zugeführter in der V. subclavia endender Armvenenkatheter.***

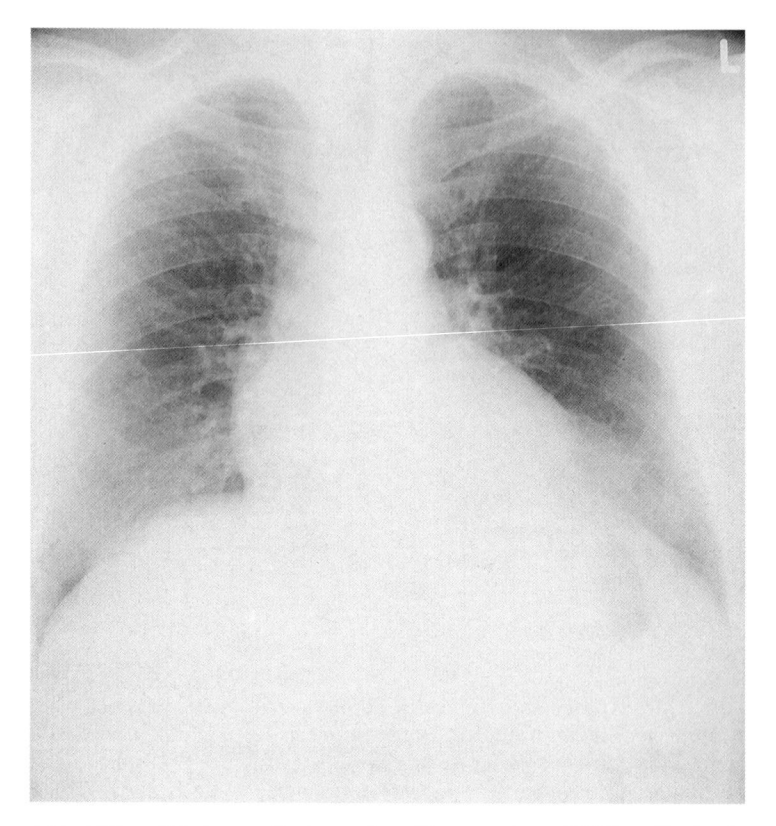

Abb. 122a Röntgenaufnahme des Thorax d.v. (53jähr. Patient): beidseits verbreitertes Herz mit Pleuraperikardschwielen im Bereich des linken Herzzwerchfellwinkels, verbreiterte Vena cava cranialis, perihiläre Lungenstauung, verbreiterte Lungenarterien bei unbehandelter Rechtsherzinsuffizienz.***

da es zu viele Faktoren geben kann, die außerhalb röntgenologischer Erfassungsmöglichkeiten liegen.

Arterielle Hypertonie

Eine Vergrößerung des Herzens auf der linken Seite kann durch eine arterielle Hypertonie – eine Bluthochdruckerkrankung – verursacht werden. Die arterielle Hypertonie stellt in den Industrienationen die häufigste Todesursache kardiovaskulärer Erkrankungen dar.

Herz/Form- und Lageveränderungen 257

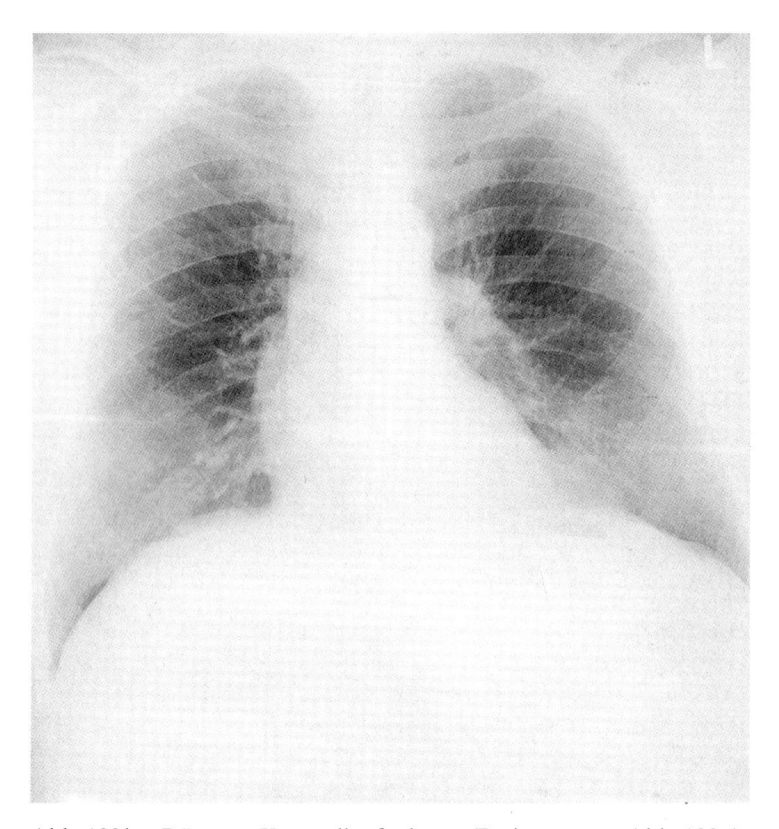

Abb. 122b Röntgen-Kontrollaufnahme (Patient von Abb. 122a): nach 2tägiger Hämodialysetherapie normal großes Herz, verbreiterte Vena cava cranialis, verbreiterte Pulmonalarterie und Lungenhilusarterien: Normalisierung der Herzgröße (Größenabnahme 2,5 cm) und Lungenzeichnung sowie Besserung der Lungenhiluszeichnung.***

Eine arterielle Hypertonie liegt nach WHO-Definition vor, wenn der Blutdruck systolisch 160 mm Hg und diastolisch 95 mm Hg überschreitet (WHO 1981). Im Hinblick auf die Ursache der Entstehung einer arteriellen Hypertonie kann man sie in eine primäre oder essentielle, eine renoparenchymatöse und renovaskuläre, eine endokrine und in eine sog. kardiovaskuläre Hypertonie einteilen. Den weitaus größten Anteil stellen jene Patienten mit essentieller Hypertonie dar, denn bei ihnen besteht keine der ursächlichen Erkrankungen. Da hierbei die Ursache nicht geklärt werden kann, stellt die Bezeichnung essentielle Hypertonie lediglich eine Ausschlußdiagnose dar.

Bei bestehender arterieller Hypertonie kommt es erst nach längerer Zeit – mitunter nach mehrere Jahre lang bestehender Hypertonie – zur Linksverbreiterung des Herzens durch eine Vergrößerung des linken Ventrikels, die wiederum Folge einer Hypertrophie und Dilatation ist.

Auf der Röntgenaufnahme des Thorax im dorsoventralen Strahlengang findet sich eine Verbreiterung des Herzens nach links. Die Verbreiterung kann anfänglich geringgradig (Abb. 123) und später so sehr ausgeprägt sein, daß der linke Ventrikel bis zur lateralen Thoraxwand reicht. Dabei kommen im mittleren und kaudalen Bereich des Herzens eine bogige Kontur und ein scharfer Rand zur Darstellung.

Auf der Röntgenaufnahme des Thorax im seitlichen Strahlengang findet sich die Vergrößerung des linken Ventrikels als Verlagerung des dorsalen Herzrandes nach dorsal.

Bei mehrjährigem Bestehen hoher Blutdruckwerte kommt es zusätzlich zur Vergrößerung des linken Vorhofes, und bei ausgeprägtem Krankheitsbild kann es darüberhinaus zur Vergrößerung des rechten Ventrikels und des rechten Vorhofes und schließlich zum Bild des sog. Cor bovinum kommen. Bei diesem ausgeprägten Bild ist das Herz beidseits extrem verbreitert und im mittleren und kaudalen Bereich weist es eine bogige Kontur und einen scharfen Rand auf.

Mit der Verbreiterung des Herzens entwickelt sich eine Verlängerung der Aorta ascendens, die am weiter kranial gelegenen Aortenbogen erkennbar wird. Ist diese Situation ausgeprägt, d.h. überragt der kraniale Rand des Aortenbogens den kaudalen Rand der Pars sternalis der linken Klavikula, so spricht man von einer elongierten Aorta oder einer Aortenelongation (s. Abb. 123). Nicht selten lädt auch die Aorta ascendens nach rechts lateral aus, wobei hier eine Abgrenzung gegen eine aneurysmatische Erweiterung erfolgen muß. Insbesondere bei älteren Patienten mit arterieller Hypertonie kann man ebenso eine nach links lateral bogig verlaufende Aorta descendens sehen, bei der man auf der Röntgenaufnahme des Thorax im seitlichen Strahlengang häufig einen bogigen Verlauf nach dorsal erkennt.

Bei Fortschreiten der Erkrankung kommt es meistens zu einer zunehmenden Verkalkung der Aorta, die als Aortensklerose bezeichnet wird,

Herz/Form- und Lageveränderungen

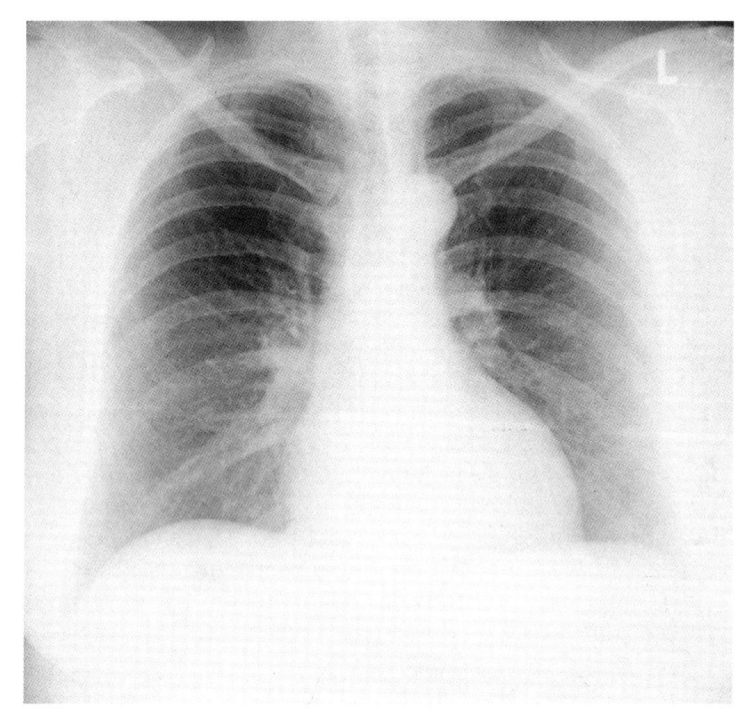

Abb. 123 Röntgenaufnahme des Thorax d.v. (61jähr. Patientin): größenmäßig im oberen Normbereich befindliches Herz mit scharfem Rand und ausgeprägt gerundeter Kontur des linken Ventrikels sowie ausgeprägter Herztaille, geringe Rechtsverlagerung der Aorta ascendens, elongiertes Gefäßband mit prominentem Aortenbogen bei artieller Hypertonie (seit länger als 3 Jahren bestehende Blutdruckwerte um 200/120 mm Hg).***

ausgußartige Randverkalkungen und eine bandartige homogene Verdichtung erreichen kann (s. Abb. 70).

Besteht bei ausgeprägter arterieller Hypertonie gleichzeitig eine Herzinsuffizienz, so finden sich die entsprechenden Lungengefäßveränderungen, insbesondere werden die Herzränder von verbreiterten Lungenvenen so sehr überlagert, daß sie unscharf erscheinen. Schließlich kann bei ausgeprägter dekompensierter Herzinsuffizienz eine Lungenstauung eintreten (s. auch Lunge/Strukturveränderungen).

Cor pulmonale Zu den Verbreiterungen des Herzens auf der linken Seite zählt auch – zumindest im Anfangsstadium – das Cor pulmonale.

Hierunter versteht man eine Vergrößerung des rechten Ventrikels, dem eine chronische oder akute Überlastung infolge Erkrankungen der Lunge und Bronchien zugrunde liegt, außerdem primäre und sekundäre Erkrankungen der Lungengefäße. Zu den Erkrankungen der Lunge und Bronchien zählen vor allem das Lungenemphysem, das Asthma bronchiale und auch die entsprechenden Auswirkungen durch eine ausgeprägte Kyphoskoliose sowie Systemerkrankungen einschließlich autoimmunologischer Prozesse. Zu den primären Erkrankungen der Lungengefäße zählt die primäre pulmonale Hypertonie, zu den sekundären die Lungenembolie. Das chronische Cor pulmonale ist meistens Folge der chronischen Widerstands- bzw. Druckerhöhung im kleinen Kreislauf, d. h. im Bereich der Pulmonalarterien, wie es vor allem beim Lungenemphysem der Fall ist, während die akute Überlastung des rechten Ventrikels z. B. durch eine Lungenembolie verursacht wird.

Auf der Röntgenaufnahme des Thorax im dorsoventralen Strahlengang finden sich im Anfangsstadium eine Linksverbreiterung des Herzens, ein deutlich betontes Pulmonalsegment, verbreiterte Pulmonalarterien im Bereich des Lungenhilus mit sog. Kalibersprung zur Lungenperipherie sowie eine rarefizierte Gefäßzeichnung in der Lungenperipherie. Dabei hat die rechte absteigende Lungenarterie nicht selten einen Durchmesser von mehr als 1,5 cm.

Besteht die chronische Überlastung des rechten Ventrikels – diese Situation wird als chronisches Cor pulmonale bezeichnet – längere Zeit, so kann es infolge einer Ausdehnung des rechten Ventrikels nach links zu einer Dorsalverlagerung des linken Ventrikels kommen. Hierdurch kann das Herz eine normale Größe erhalten und dadurch bei gleichzeitiger Zwerchfellabflachung oder gleichzeitigem Zwerchfelltiefstand relativ schmal erscheinen, weswegen man dabei vom schmalen Herz spricht (Abb. 124a u. 124b).

Pulmonale Hypertonie Bei der pulmonalen Hypertonie handelt es sich um ein pathologisches Druckgefälle zwischen Lungenarterien und linkem Vorhof, wobei der Lungenvenendruck normal ist. Man unterscheidet eine primäre und sekundäre Form. Bei der sehr seltenen primären pulmonalen Hypertonie ist der Lungenarteriendruckanstig durch eine primäre Obstruktion der Lungenarterien und meistens auch Lungenarteriolen bedingt. Der sekundären Form liegen vasorestriktive, vasoobstruktive oder vasokonstriktive Prozesse zugrunde.

Auf der Röntgenaufnahme des Thorax im dorsoventralen Strahlengang finden sich ein prominentes Pulmonalsegment, das durch eine Verbreiterung des Truncus pulmonalis vorgewölbt wird, verbreiterte Pulmonalarterien im Bereich des Lungenhilus mit sog. Kalibersprung zur Lungenperipherie sowie eine rarefizierte Gefäßzeichnung in der Lungenperipherie.

Auf der Röntgenaufnahme des Thorax im seitlichen Strahlengang fällt eine Verdichtung im Bereich der Lungenhili auf, die durch den verbreiterten Truncus pulmonalis bewirkt wird.

Eine Verbreiterung des Herzens auf der rechten und der linken Seite durch primäre oder sekundäre Myokarderkrankungen mit pathologischer Massenzunahme des Myokards findet sich bei den Kardiomyopathien.

Kardiomyopathie

Hierbei handelt es sich um eine Gruppe von zunehmend häufiger beobachteten Herzerkrankungen, die nicht auf dem Boden einer Hypertonie, von angeborenen und erworbenen Herzfehlern sowie einer Koronarsklerose entstanden sind. Sie sind stets durch Vermehrung des Myokards und meistens durch gleichzeitige Dilatation der Ventrikel gekennzeichnet, und über ihre Ätiologie liegen noch keine endgültigen Kenntnisse vor. Die häufigste Form der Kardiomyopathien ist die dilatative Form, bei der eine ausgeprägte exzentrische Links- und Rechtsherzhypertrophie mit gleichzeitiger Dilatation der Ventrikel besteht, die anfänglich zur linksseitigen und später beidseitigen Herzverbreiterung führt. Hierbei erscheinen die Konturen des Herzens auf beiden Seiten deutlich gerundet und die Ränder scharf (Abb. 125). Durch eine häufig gleichzeitig bestehende Herzinsuffizienz, meistens als Gobalinsuffizienz, nimmt die Herzverbreiterung noch zu und bestehen gleichzeitig auch Zeichen der Lungenstauung.

Andere Myokarderkrankungen mit pathologischer Massenzunahme des Myokards und Verbreiterung des Herzens auf der rechten und der linken Seite sowie mit scharfen Herzrändern – sofern nicht gleichzeitig eine Herzinsuffizienz besteht – stellen die Speicherkrankheiten dar, wozu die primäre Amyloidose des Herzens zählt (Abb. 126). Tritt im Krankheitsverlauf eine Herzinsuffizienz ein, so kommt es zu entsprechenden Lungengefäßveränderungen.

Speicherkrankheit

Pathologische Veränderungen

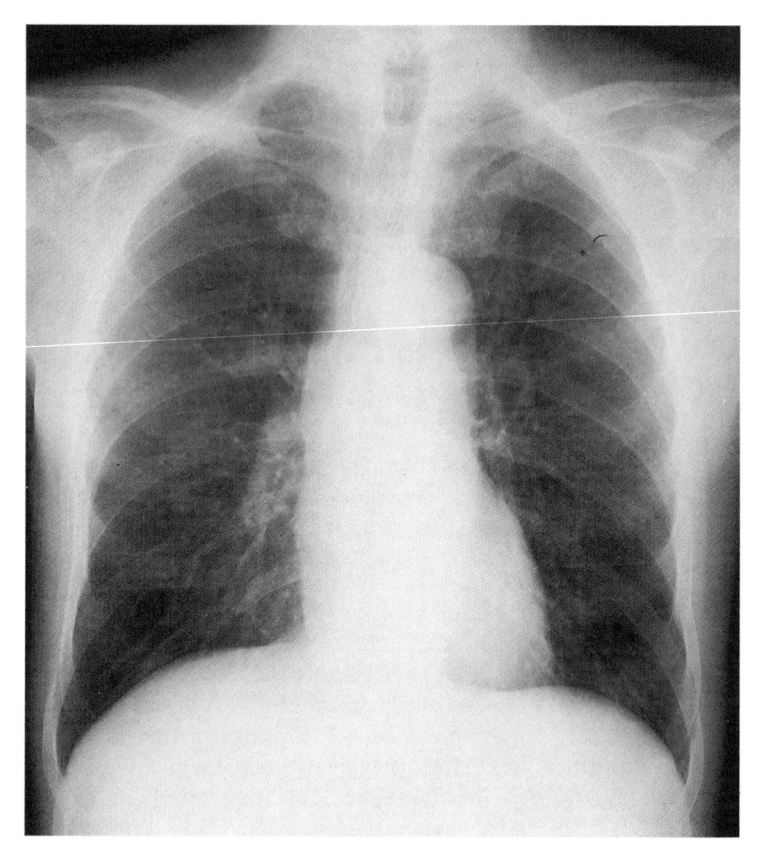

Abb. 124a und 124b   Röntgenaufnahme des Thorax d.v. und Ausschnittvergrößerung des rechten Lungenhilus (78jähr. Patient): schmales, annähernd mittelständiges Herz, verbreitertes Gefäßband, verbreiterte rechte Pulmonalarterie (Durchmesser 2,1 cm) sowie rarefizierte Lungenzeichnung und vermehrte Strahlentransparenz beider Lungen bei chronischem Cor pulmonale. ***

Sportlerherz

Eine Verbreiterung des Herzens auf der rechten und insbesondere der linken Seite auf dem Boden einer Art physiologischer Massenzunahme des Myokards besteht bei dem sog. Sportlerherz. Bei ihm bildet sich die myokardiale Hypertrophie bei anhaltender sportlicher Inaktivität wieder zurück. Beim Sportlerherz, dessen gut gerundete Konturen und

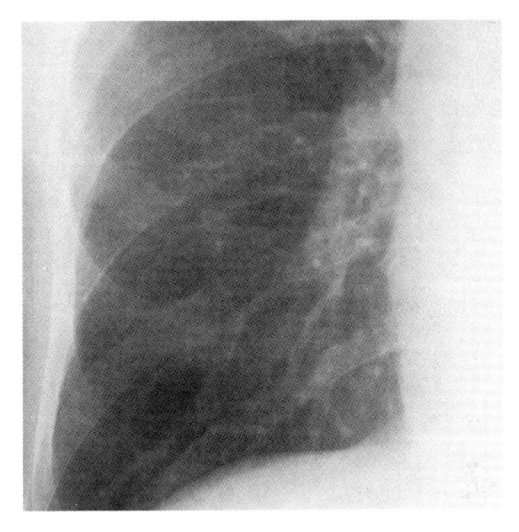

Abb. 124b

scharfe Herzränder auffallen, bestehen keine kardialen Insuffizienzzeichen.

Eine Verbreiterung des Herzens der rechten Seite besteht bei vielen Vitien, jedoch liegt dabei immer auch eine Verbreiterung auf der linken Seite vor, die dominiert.

Eine weitere rechtsseitige Herzverbreiterung kann durch einen Perikarderguß hervorgerufen werden, jedoch besteht dabei gleichzeitig auch eine linksseitige Verbreiterung, und zwar so, daß die beidseitige Verbreiterung annähernd seitengleich ist. Durch die Flüssigkeitsansammlung im Herzbeutel laden die kaudalen Herzrandbezirke besonders ausgeprägt nach lateral aus, und unmittelbar in Zwerchfellnähe führen sie wieder nach medial; ferner werden die einzelnen Herzbuchten ausgefüllt, so daß die Herztaille verstrichen ist (Abb. 127). Der Rand des Herzens ist beim Perikarderguß – ohne gleichzeitige Herzinsuffizienz – scharf, und die Lungen- und Lungenhilusgefäßzeichnung zeigen keine Auffälligkeiten. Dadurch entsteht eine Herzform, die an einen Bocksbeutel erinnert,

Perikarderguß

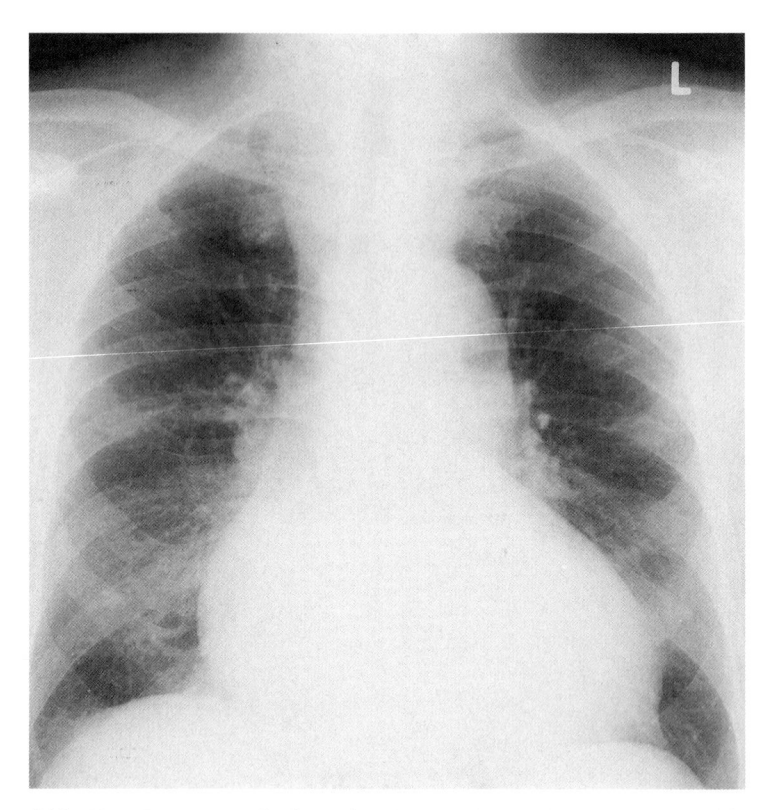

Abb. 125 Röntgenaufnahme des Thorax d.v. (77jähr. Patient): beidseits ausgeprägt verbreitertes Herz (22:35 cm) mit scharfem Rand und gerundeten Konturen, breites Gefäßband, geringgradig verbreiterte Lungenvenen bei dilatativer Kardiomyopathie; als Zusatzbefund Struma.***

weswegen man ein Herz mit einem ausgeprägten Perikarderguß auch als Bocksbeutelherz bezeichnet.

Röntgenologisch erfaßbar ist ein Perikarderguß erst ab einer Menge von 300 bis 500 ml. Mengenmessungen – ab 10 ml – können mit der Echokardiographie exakt bestimmt werden, informatorisch je nach Lage

Herz/Form- und Lageveränderungen 265

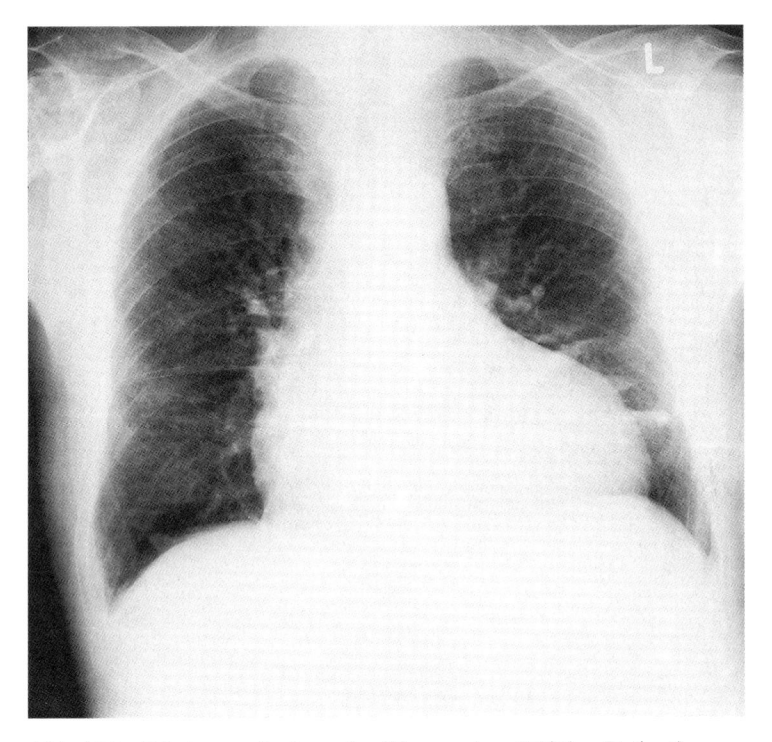

Abb. 126 Röntgenaufnahme des Thorax d.v. (59jähr. Patient): vorwiegend links ausgeprägt verbreitertes Herz (22:33 cm) mit sehr weit nach links ausladendem linken Ventrikel, nach rechts ausladendem rechten Vorhof und scharfem Rand, nach rechts verlagerte Aorta ascendens, verbreiterte Lungenhilusarterien sowie verbreiterte Lungengefäße, beidseits kaudal und links im Interpleuralraum kleine Pleuraergüsse bei Amyloidose des Herzens; als Zusatzbefund Struma.***

auch mit der Sonographie und der Computertomographie. Auf der Röntgenaufnahme des Thorax des Patienten in Rückenlage verteilt sich der Perikarderguß – sofern er nicht verklebt ist – nach kranial, so daß dann der mittlere Bereich des Herzens breiter ist und die Bocksbeutelform nicht mehr besteht.

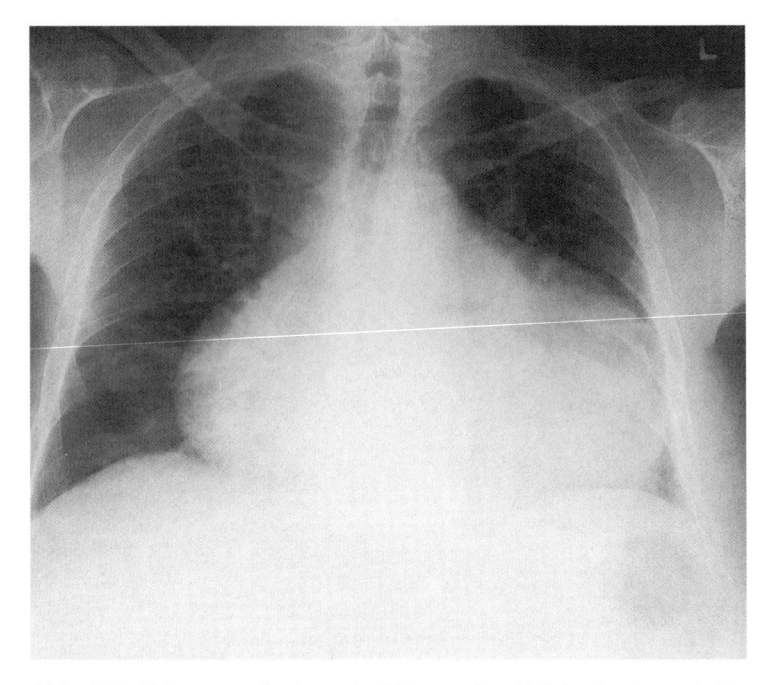

Abb. 127 Röntgenaufnahme des Thorax d.v. (45jähr. Patient): beidseits monströs verbreitertes links bis an die laterale Thoraxwand ausladendes Herz mit scharfem Rand und verstrichener Taille sowie beidseits kaudal gerundeten Konturen bei Perikarderguß (31), sog. Bocksbeutelherz.***

Form- und Lageveränderungen des Herzens und der großen Gefäße finden sich am vielfältigsten bei den Herzfehlern, insbesondere bei angeborenen und erworbenen Herzklappenfehlern.

Mitralklappen-stenose
Von den erworbenen Vitien ist die Mitralklappenstenose der häufigste Herzfehler, dessen Ursache meistens eine rheumatische Entzündung ist. Diese Entzündung führt zur Einengung der Klappenöffnungsfläche, wodurch der Einstrom des Blutes aus dem linken Vorhof in den linken

Ventrikel beeinträchtigt wird. Dadurch kommt es zu einem Blutrückstau mit diastolischer Druckerhöhung im linken Vorhof; diese führt zu einem Blutrückstau in die Lungenvenen und die Lungenkapillaren mit Ausbildung einer pulmonalen Hypertonie. Schließlich kommt es dadurch zum weiteren Blutrückstau in den rechten Ventrikel und bis in den großen Kreislauf. Der linke Vorhof wird – zuerst infolge einer vermehrten Druckbelastung – dilatiert, und bei ausgeprägtem Krankheitsbild auch der rechte Ventrikel, der gleichzeitig hypertrophiert. Infolge der Drucksteigerung des linken Vorhofes bzw. infolge dessen Dilatation wird das Reizleitungssystem anhaltend gestört, wodurch Vorhofflimmern mit absoluter Arrhythmie entsteht. Außerdem entsteht im dilatierten linken Vorhof die Neigung zur Thrombenbildung mit der Gefahr des Auftretens arterieller Embolien.

Auf der Röntgenaufnahme des Thorax im dorsoventralen Strahlengang findet man auf der linken Seite des Herzens eine verstrichene Herztaille, d.h. daß die Herzbucht zwischen Pulmonalsegment und linkem Ventrikel ausgefüllt ist; dies erfolgt dadurch, daß das randbildende linke Herzohr durch den vergrößerten linken Vorhof nach links verlagert wird, mitunter so sehr, daß die Herztaille vorgewölbt ist und man von einer prominenten Herztaille spricht. Auf der rechten Seite des Herzens kann man den vergrößerten linken Vorhof inmitten der rechten Herzhälfte sehen, und zwar scheint er mit rechtslateraler rundlicher Kontur durch den weniger schattendichten rechten Vorhof hindurch. In äußerst ausgeprägten Fällen kann der vergrößerte linke Vorhof den rechten Vorhof wie eine halbrunde Vorwölbung überragen. Ferner dehnt sich der linke Vorhof auch nach kranial aus, so daß es zu einer pathologischen Weitung der Bifurcatio tracheae kommt, d.h. zu einer Vergrößerung des Winkels der Karina.

Auf der Röntgenaufnahme des Thorax im seitlichen Strahlengang sieht man bei der Röntgenkontrastmitteldarstellung des Ösophagus einen rundlichen Impressionseffekt an der ventralen Ösophagusseite durch den vergrößerten linken Vorhof, selten zusätzlich auch eine Dorsalverlagerung des Ösophagus durch den linken Ventrikel, d.h. eine Einengung des Retrokardialraumes. Ebenso ist meistens der Antekardialraum verschattet, nämlich durch den vergrößerten rechten Ventrikel (Abb. 128a bis 128c). Bei einer reinen Mitralklappenstenose – häufig handelt es sich um kombinierte Mitralklappenfehler – ist das Herz durch dieses Vitium im Gegensatz zur Mitralklappeninsuffizienz nicht immer vergrößert. Ein in seiner Form derart verändertes Herz bezeichnet man als mitralkonfiguriertes Herz.

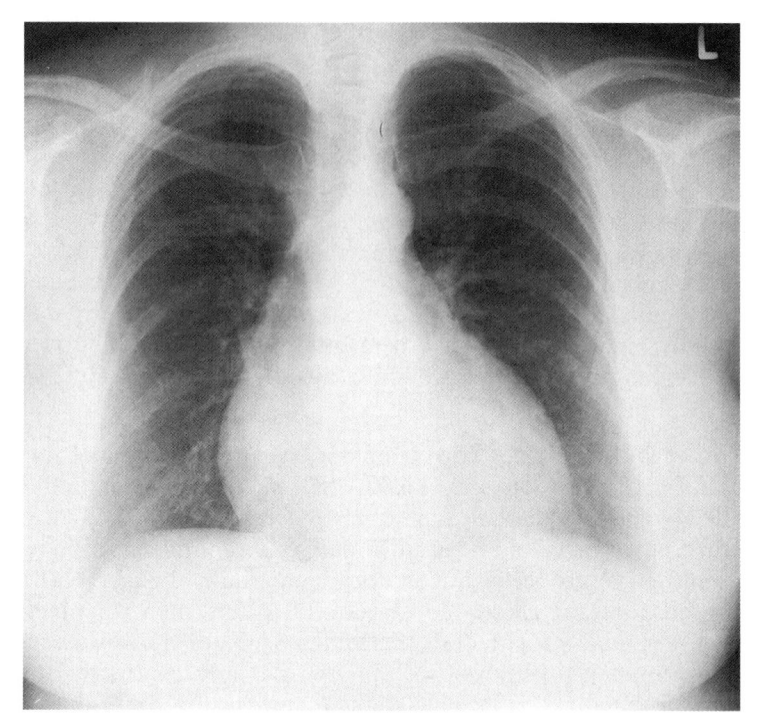

Abb. 128a bis 128c Röntgenaufnahmen des Thorax in 2 Ebenen, dabei Röntgenkontrastmitteldarstellung des Ösophagus und Ausschnittvergrößerung der rechten Herzhälfte (54jähr. Patientin): beidseits verbreitertes Herz (16:27 cm) mit annähernd scharfem Rand, geringgradig vorgewölbtem Pulmonalsegment und mit durch den rechten Vorhof durchscheinendem linken Vorhof, verschatteter Antekardialraum durch den rechten Ventrikel, eingeengter Retrokardialraum durch den linken Vorhof (Dorsalverlagerung des Ösophagus), verbreiterter Karinawinkel (90°), verbreiterte Lungenvenen bei Mitralklappenstenose.

Herz/Form- und Lageveränderungen 269

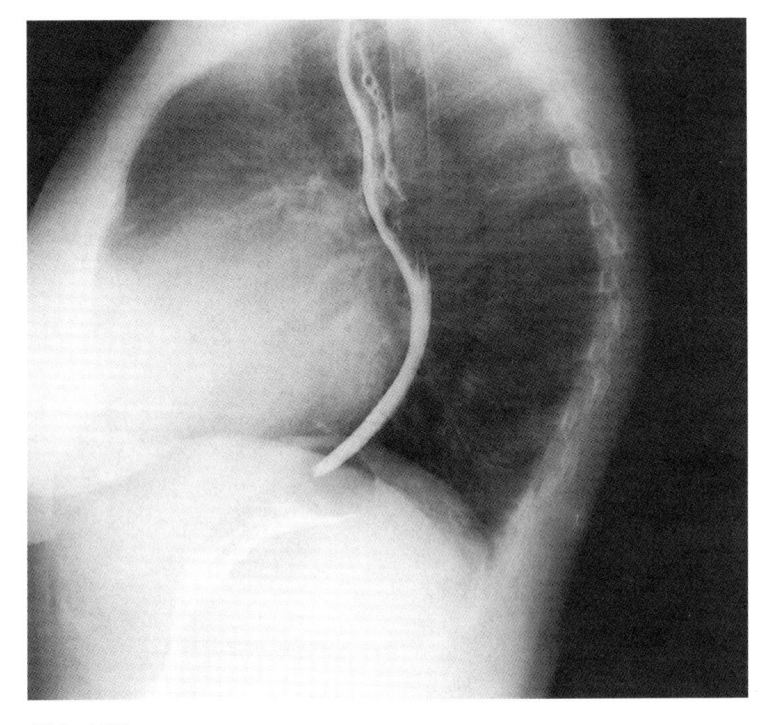

Abb. 128b

Im Bereich der Lungen finden sich verbreiterte Lungenvenen in den Oberfeldern als Ausdruck der Umverteilung der Lungendurchblutung. Ist die Erkrankung sehr ausgeprägt, so treten die Zeichen der Rechtsherzinsuffizienz hinzu, dabei kann man in den lateralen Unterfeldern mitunter auch Kerley-B-Linien sehen. Bei einer Mitralklappenstenose kann sich die kardio-pulmonale Insuffizienz bis zur Lungenstauung verschlechtern.

Die Mitralklappeninsuffizienz ist ein häufiger Herzklappenfehler, dessen Ursache meistens eine rheumatische und selten eine bakterielle Entzündung ist. Durch derartige Entzündungen kommt es zur Schlußunfähig-

Mitralklappeninsuffizienz

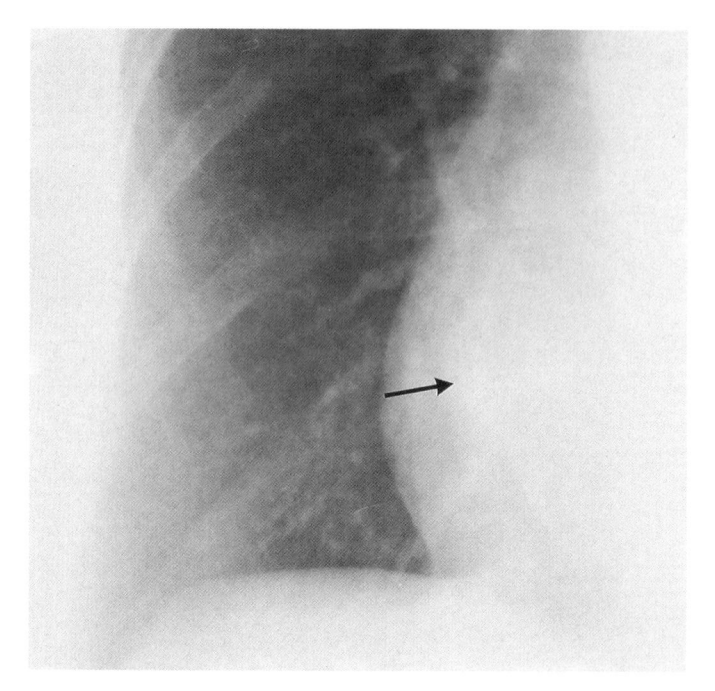

Abb. 128c   Durch den rechten Vorhof durchscheinender linker Vorhof bei Mitralklappenstenose.

keit dieser Herzklappe, wodurch konstant eine Öffnung verbleibt, durch die während der Systole Blut in den linken Vorhof zurückgepumpt wird.

Unter einer relativen Mitralklappeninsuffizienz versteht man dagegen die Schlußunfähigkeit der Mitralklappe infolge einer ausgeprägten Dilatation des linken Ventrikels. Die Schlußunfähigkeit der Mitralklappe führt zu einer Volumenbelastung des linken Ventrikels, in deren Folge er hypertrophiert, und gleichzeitig kommt es zur Dilatation des linken Vorhofes. Im Verlauf der Erkrankung kann es zur Dekompensation des linken Ventrikels und zum Druckanstieg im linken Vorhof kommen, der zur pulmonalen Hypertonie mit Druckbelastung des rechten Ventrikels führt; diese kann in eine Rechtsherzinsuffizienz übergehen.

Auf der Röntgenaufnahme des Thorax im dorsoventralen Strahlengang finden sich – im Gegensatz zur Mitralklappenstenose – eine Verbreiterung des Herzens auf der linken Seite durch den hypertrophierten linken Ventrikel sowie eine verstrichene Herztaille infolge der Dilatation des linken Vorhofes. Auch scheint der linke Vorhof mit rechtslateraler rundlicher Kontur durch den weniger schattendichten rechten Vorhof hindurch.

Auf der Röntgenaufnahme des Thorax im seitlichen Strahlengang sieht man bei der Röntgenkontrastmitteldarstellung des Ösophagus einen rundlichen Impressionseffekt an der ventralen Ösophagusseite durch den vergrößerten linken Vorhof, außerdem ist der Ösophagus durch den vergrößerten linken Ventrikel nach dorsal verlagert, d. h. ist der Retrokardialraum eingeengt. Mitunter kann der linke Ventrikel so sehr vergrößert sein, daß er den Ösophagus dorsal überragt. Bei gleichzeitiger Vergrößerung des rechten Ventrikels ist der Antekardialraum durch den rechten Ventrikel verschattet, d. h. es findet sich eine Einengung des Antekardialraumes. Im Bereich der Lungen finden sich bei ausgeprägtem Krankheitsbild zuerst gestaute Lungenvenen in den Oberfeldern und später die Zeichen der Rechtsherzinsuffizienz.

Das gleichzeitige Bestehen von Stenose und Insuffizienz einer Mitralklappe bezeichnet man als kombinierten Mitralklappenfehler. Dieses Vitium ist nicht selten, und auf den Röntgenaufnahmen des Thorax in beiden Ebenen herrschen jeweils die Merkmale vor, die vom hämodynamisch dominierenden Vitiumanteil gebildet werden.

Kombinierter Mitralklappenfehler

Bei der Aortenklappenstenose besteht eine Einengung der Aortenklappe, wobei man zwischen dem häufigsten, dem valvulären Typ sowie der selteneren subvalvulären und postvalvulären Aortenklappenstenose unterscheidet.

Aortenklappenstenose

Die valvuläre Aortenklappenstenose kann angeboren und als Folge einer meistens rheumatischen Entzündung erworben sein. Durch die Einengung dieser Klappe kommt es zur Druckbelastung des linken Ventrikels, was zu dessen Hypertrophie und zu einer verminderten Dehnbarkeit mit folgender Koronarinsuffizienz führt. Dabei kann bei wenig ausgeprägtem Krankheitsbild die Druckbelastung des linken Ventrikels von diesem kompensiert werden, so daß zu dieser Zeit das Herz noch normal groß ist. Erst bei fortgeschrittener Erkrankung mit ausgeprägter Hypertrophie des linken Ventrikels kommt es zur Herzvergrößerung auf der linken Seite und zur poststenotischen Dilatation der Aorta ascendens. Bei weiterer Fortentwicklung der Aortenklappenstenose kommt es zur Linksherzinsuffizienz mit Lungenstauung, die letztlich zur globalen Herzinsuffizienz führen kann.

Auf der Röntgenaufnahme des Thorax im dorsoventralen Strahlengang ist bei nicht ausgeprägtem Krankheitsbild das Herz, das noch keine besondere Konfiguration zeigt, nicht verbreitert. Bei ausgeprägtem Erkrankungsstadium dominiert die Verbreiterung des Herzens auf der linken Seite, wobei der kaudale Abschnitt der linken Herzkontur geradezu nach lateral vorgewölbt ist, so daß dieses Bild an einen Holzschuh erinnert und als Holzschuhform des Herzens bezeichnet wird. Ein in seiner Form derart verändertes Herz nennt man aortal konfiguriert. Anfänglich findet sich ein scharfer Herzrand (Abb. 129); erst bei Auftreten einer Linksherzinsuffizienz erscheint der Herzrand durch Überlagerung vor allem von Lungenvenen unscharf. Durch die poststenotische Aortendilatation wird die Aorta ascendens verbreitert, so daß ihre rechte Kontur relativ weit rechtslateral verläuft und darüber hinaus das gesamte Gefäßband verbreitert ist. Nicht selten findet man – auf der Röntgenaufnahme im dorsoventralen Strahlengang meistens nur andeutungsweise erkennbar – kleine schollig konfigurierte kalkdichte Fleckschatten in Projektion auf die Aortenklappe sowie ausgußartige Aortenverkalkungen.

Auf der Röntgenaufnahme des Thorax im seitlichen Strahlengang ist die Vergrößerung des linken Ventrikels an der Einengung des Retrokardialraumes erkennbar und kann man jene schollig konfigurierten und annähernd ringförmig angeordneten kalkdichten Fleckschatten in Projektion auf die Aortenklappe, die Aortenklappenverkalkungen sehen, außerdem die Verkalkungen der Aorta thoracalis.

Im Bereich der Lungen finden sich anfänglich keine Auffälligkeiten; kommt es im ausgeprägten Stadium zu einer relativen Mitralklappeninsuffizienz, so sind die Lungenvenen der Oberfelder verbreitert, und es entwickelt sich eine Rechtsherzinsuffizienz, die zur Lungenstauung führen kann.

Aortenklappen- Bei der Aortenklappeninsuffizienz, die der zweithäufigste Herzklappen-
insuffizienz fehler ist, besteht eine erworbene und selten eine angeborene Schlußunfähigkeit der Aortenklappe. Ursache der erworbenen Aortenklappeninsuffizienz ist eine rheumatische oder bakterielle Entzündung. Infolge der Schlußunfähigkeit dieser Klappe verbleibt konstant eine Öffnung, durch die während der Diastole Blut aus der Aorta ascendens in den linken Ventrikel zurückströmt. Die Schlußunfähigkeit der Aortenklappe führt zu einer Volumenbelastung des linken Ventrikels, in deren Folge es zu einer Dilatation und Hypertrophie dieses Ventrikels kommt. Bei ausge-

Herz/Form- und Lageveränderungen 273

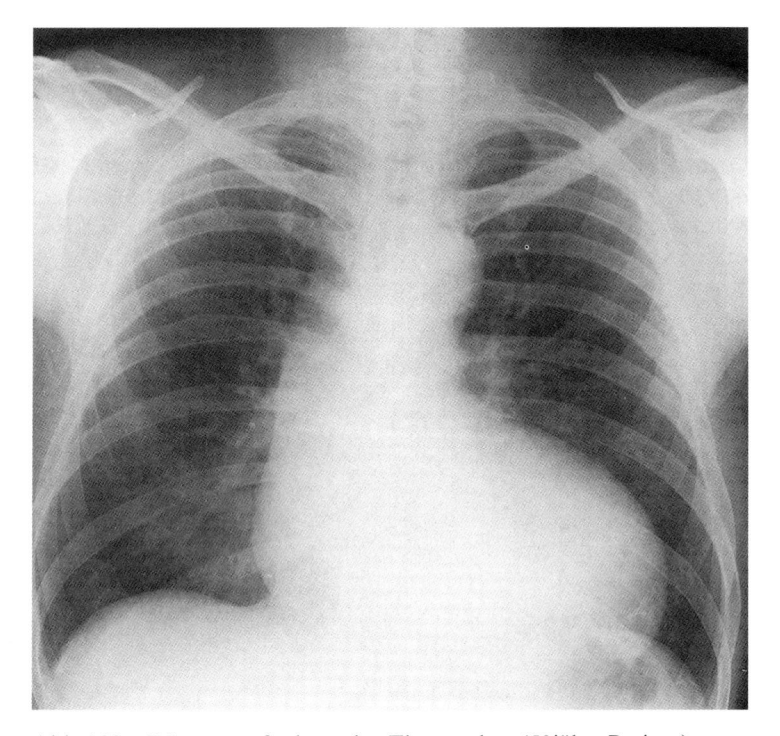

Abb. 129 Röntgenaufnahme des Thorax d.v. (50jähr. Patient): vorwiegend links verbreitertes Herz (20:33 cm) mit nach links vorgewölbter Kontur und scharfem Rand sowie ausgeprägter Taille, verbreiterte Aorta ascendens, Aortenelongation und prominenter Aortenbogen bei Aortenklappenstenose, sog. Holzschuhform des Herzens.***

prägtem Krankheitsbild entsteht eine Linksherzinsuffizienz mit Lungenstauung, die wiederum in eine globale Herzinsuffizienz übergehen kann.

Auf der Röntgenaufnahme des Thorax im dorsoventralen Strahlengang findet sich – erst bei ausgeprägter Aortenklappeninsuffizienz – eine Verbreiterung des Herzens auf der linken Seite, wobei der kaudale Abschnitt der linken Herzkontur sehr weit nach lateral vorgewölbt ist, und zwar in der Weise, daß eine holzschuhartige Form entsteht.

Dadurch, daß es erst in einem relativ späten Stadium zur Linksherzinsuffizienz kommt, findet sich ein scharfer Herzrand. Infolge dieser linksventrikulären Herzverbreiterung erscheint die entsprechende Herzbucht besonders deutlich tailliert, d. h. ist die Herztaille besonders deutlich ausgeprägt. Ferner bestehen eine deutlich verbreiterte und verlängerte Aorta ascendens und Aorta descendens, außerdem lädt der Aortenbogen weit nach links aus, so daß man bei dieser Gefäßbandsituation von einer dilatierten und elongierten Aorta ascendens und descendens sowie von einem prominenten Aortenbogen spricht.

Sind Herz und Gefäßband in dieser Weise verändert, so bezeichnet man ein derartig erscheinendes Herz als typisch aortal konfiguriert.

Auf der Röntgenaufnahme des Thorax im seitlichen Strahlengang fällt die Einengung des Retrokardialraumes durch den vergrößerten linken Ventrikel auf.

Im Bereich der Lungen finden sich – bei Auftreten einer Linksherzinsuffizienz mit Dilatation des linken Vorhofes und Lungenstauung in den Oberfeldern – verbreiterte Lungenvenen, und bei zusätzlicher Rechtsherzinsuffizienz neben der Verbreiterung des Herzens auf der rechten Seite durch den rechten Vorhof möglicherweise die entsprechenden Stauungszeichen.

Bestehen ein Aortenklappenvitium und gleichzeitig ein Mitralklappenfehler, so dominieren auf den Röntgenaufnahmen des Thorax in beiden Ebenen die Veränderungen des Herzfehlers, der strömungsmäßig zuerst gelegen ist, so bei einem kombinierten Aorten-Mitralklappenfehler jene des Mitralvitiums.

Trikuspidalklappeninsuffizienz

Die Trikuspidalklappeninsuffizienz ist ein häufiger Herzfehler. Bei ihm besteht eine Schlußunfähigkeit der Trikuspidalklappe, so daß Blut aus dem rechten Ventrikel in den rechten Vorhof zurückfließt. Fast stets handelt es sich um eine sog. relative Trikuspidalklappeninsuffizienz, die durch eine Dilatation des rechten Ventrikels entsteht. Dabei sind die häufigsten Ursachen ein Mitralklappenvitium oder eine Rechtsherzinsuffizienz anderer Genese, so daß die Trikuspidalklappeninsuffizienz annähernd ausschließlich bei anderen Herzfehlern – z. B. sehr ausgeprägt bei der Ebstein-Anomalie (s. Abb. 131) – oder bei bestimmten Herzerkrankungen vorkommt.

Auf der Röngtenaufnahme des Thorax im dorsoventralen Strahlengang findet sich eine Verbreiterung des Herzens auf der rechten Seite, wobei der rechte Herzrand den rechten Wirbelsäulenrand weit überragt. Die

Verbreiterung kann so ausgeprägt sein, daß z. B. bei multivalvulären Vitien das Herz auf der rechten Seite bis zur lateralen Thoraxwand reicht und der rechte Vorhof randbildend ist. Hierbei ist die rechtsseitige Herzkontur insbesondere im kaudalen Bereich sehr ausgeprägt gerundet und verläuft unmittelbar kranial des Zwerchfelles nach medial. Es findet sich ein scharfer Herzrand. Auf der linken Seite des Herzens besteht eine ähnliche Situation.

Auf der Röntgenaufnahme des Thorax im seitlichen Strahlengang ist vor allem der Antekardialraum durch den vergrößerten rechten Ventrikel und Vorhof verschattet. Da häufig gleichzeitig eine Vergrößerung des linken Ventrikels besteht, wird durch ihn der Retrokardialraum eingeengt.

Im Bereich der Lungen ist die Gefäßzeichnung infolge eines Staues des Blutes im erweiterten rechten Vorhof und somit einer verminderten Lungendurchströmung rarefiziert.

Der Vorhofseptumdefekt, auch als ASD, d.h. Atriumseptumdefekt bezeichnet, zählt zu den Vitien mit Shunt. Er ist angeboren und stellt eine offene Verbindung zwischen den Vorhöfen dar, wobei man vor allem zwischen dem Ostium-secundum-Defekt, dem Ostium-primum-Defekt und dem Sinus-venosus-Defekt unterscheidet. Durch die offene Verbindung zwischen den Vorhöfen entsteht im wesentlichen ein Links-rechts-Shunt, der zu einer Volumenüberlastung des rechten Vorhofes und Ventrikels mit reaktiver pulmonaler Hypertonie und Hypertrophie des rechten Ventrikels und Dilatation des rechten Vorhofes führt.

Vorhofseptumdefekt

Auf der Röntgenaufnahme des Thorax im dorsoventralen Strahlengang finden sich eine Verbreiterung des Herzens auf der linken Seite durch den hypertrophierten rechten Ventrikel, der links randbildend sein kann, sowie eine Verbreiterung auf der rechten Seite durch den vergrößerten rechten Vorhof. Ferner verläuft die linke kaudale Herzkontur in Zwerchfellnähe nach medial, d.h. ist die Herzspitze angehoben. Außerdem kommt infolge der pulmonalen Hypertonie ein prominentes Pulmonalsegment zur Darstellung und erscheint die Aorta schmal, wobei der Aortenbogen den linken Wirbelsäulenrand kaum überragt.

Auf der Röntgenaufnahme des Thorax im seitlichen Strahlengang ist der Antekardialraum durch den vergrößerten rechten Ventrikel verschattet und findet sich nicht selten eine rundliche Verdichtung in Projektion auf den Lungenhilus, die durch das erweiterte Pulmonalsegment bzw. die linke Pulmonalarterie gebildet wird.

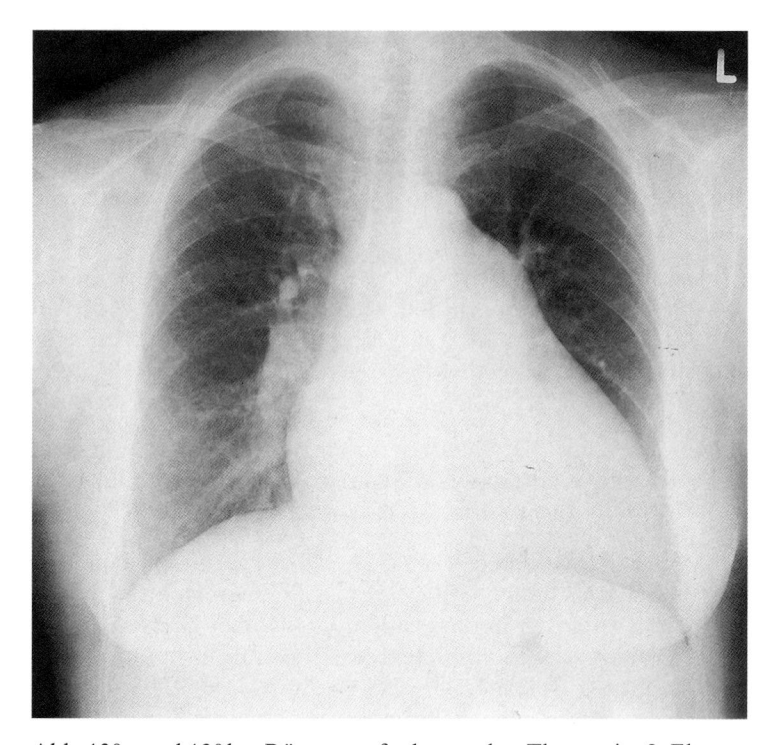

Abb. 130a und 130b Röntgenaufnahmen des Thorax in 2 Ebenen mit Röntgenkontrastmitteldarstellung des Ösophagus (60jähr. Patient): ausgeprägt vorwiegend links verbreitertes annähernd bis an die laterale Thoraxwand ausladendes Herz (17:26 cm) mit annähernd scharfem Rand, prominentem Pulmonalsegment und angehobener Spitze, verschatteter Antekardialraum durch den rechten Ventrikel, eingeengter Retrokardialraum durch den linken Ventrikel, verschattete Lungenhilusregion (im seitlichen Strahlengang) durch das erweiterte Pulmonalsegment, sehr schmales Gefäßband, ausgeprägt erweiterte zentrale Lungenarterien bei Vorhofseptumdefekt.***

Im Bereich der Lungen sind die zentralen Lungenarterien sehr deutlich erweitert, die Lungenarterien in der Peripherie dagegen nicht immer (Abb. 130a u. 130b). Mitunter kann man beim Skelettsystem des Thorax eine asymmetrische Vorwölbung der rechten Seite des Brustbeines und

Herz/Form- und Lageveränderungen 277

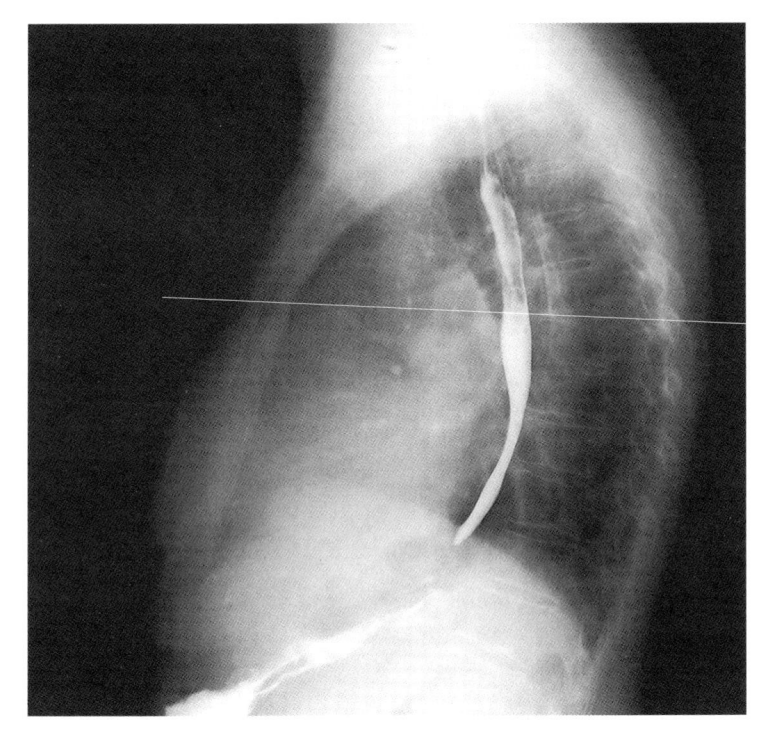

Abb. 130b

der angrenzenden Rippen sehen, die durch eine vor der Adoleszentenzeit an bestehende konstante Vergrößerung des rechten Ventrikels verursacht wird, und die man als Herzbuckel bezeichnet.

Der meistens angeborene und im Erwachsenenalter seltene Ventrikelseptumdefekt, auch als VSD bezeichnet – er ist der häufigste angeborene Herzfehler –, stellt eine offene Verbindung zwischen den Ventrikeln dar und zählt somit zu den Shuntvitien.

Ventrikelseptumdefekt

Auf der Röntgenaufnahme des Thorax im dorsoventralen Strahlengang ist bei größerem Shunt das Herz vor allem durch den vergrößerten linken Ventrikel auf der linken Seite – später auch rechts – verbreitert, findet sich insbesondere ein prominenter Pulmonalbogen.

Auf der Röntgenaufnahme des Thorax im seitlichen Strahlengang ist der Antekardialraum verschattet, bei der Kontrastmitteldarstellung des Ösophagus dieser durch den vergrößerten linken Vorhof ventral imprimiert und ist der Retrokardialraum durch den vergrößerten linken Ventrikel eingeengt; ferner kann ein sog. Herzbuckel bestehen.

Im Bereich der Lungen sind die zentralen Pulmonalarterien sehr weit, und in Nähe des Lungenhilus werden sie übergangslos schmal, so daß man von einem sog. Kalibersprung der zentralen Pulmonalarterien spricht.

Offener Ductus Botalli

Der offene oder auch persistierende Ductus Botalli stellt eine verbleibende Verbindung zwischen Aorta ascendens und Truncus pulmonalis mit Übertritt von Blut aus der Aorta in den Truncus pulmonalis dar.

Auf der Röntgenaufnahme des Thorax im dorsoventralen Strahlengang sieht man eine Verbreiterung des Herzens auf der linken Seite durch den vergrößerten linken Ventrikel, ein vorgewölbtes Pulmonalsegment, manchmal auch einen prominenten Aortenbogen.

Auf der Röntgenaufnahme des Thorax im seitlichen Strahlengang erkennt man bei der Kontrastmitteldarstellung des Ösophagus eine Impression an dessen ventraler Kontur durch den vergrößerten linken Vorhof und ist der Retrokardialraum durch den vergrößerten linken Ventrikel eingeengt.

Im Bereich der Lungen sind die zentralen Pulmonalarterien erweitert, wobei man sie bei der Durchleuchtung deutlich pulsieren sieht und deshalb vom tanzenden Lungenhilus spricht.

Pulmonalklappenstenose

Die Pulmonalklappenstenose, die meistens angeboren ist, stellt einen relativ seltenen Herzfehler dar, dessen Anteil an den angeborenen Herzfehlern 10% beträgt. Es gibt den valvulären Typ, der am häufigsten ist, und den subvalvulären sowie den supravalvulären Typ. Durch die Einengung der Pulmonalklappe beim valvulären Typ, nämlich durch die Verengung der rechtsventrikulären Ausflußbahn, kommt es zu einer Druckbelastung des rechten Ventrikels und dadurch zu dessen Hypertrophie und späteren Dilatation. Die Hypertrophie und Dilatation des rechten Ventrikels, der den Antekardialraum ausfüllt, führen zur

Verbreiterung des Herzens auf der linken Seite. Wird das Krankheitsbild ausgeprägter, so entwickelt sich eine poststenotische Dilatation der A. pulmonalis; bei weiterem Fortschreiten kommt es zu einer Rechtsherzinsuffizienz.

Auf der Röntgenaufnahme des Thorax im dorsoventralen Strahlengang findet sich – noch nicht bei geringer Pulmonalklappenstenose – eine Verbreiterung des Herzens auf der linken Seite durch den vergrößerten rechten Ventrikel, wobei dieser links randbildend sein kann; ferner verläuft die linke Herzkontur unmittelbar kranial des Zwerchfelles nach medial, d.h., daß die Herzspitze angehoben ist. Darüber hinaus fällt ein mitunter sehr deutlich prominenter 2. Herzbogen auf, der durch das prominente Pulmonalsegment gebildet wird.

Auf der Röntgenaufnahme des Thorax im seitlichen Strahlengang sieht man sehr deutlich die Verschattung des Antekardialraumes durch den rechten Ventrikel, wobei sich dieser so markiert, daß man auch von einer angehobenen ventralen Herzkontur spricht.

Im Bereich der Lungen fällt in ausgeprägtem Stadium eine Rarefizierung der Lungengefäße, nämlich der Lungenarterien, auf, und zwar insbesondere in der Peripherie.

Die Ebstein-Anomalie ist ein multivalvuläres Vitium, bei dem neben einer Trikuspidalinsuffizienz auch eine Trikuspidaldystopie und außerdem häufig ein Vorhofseptumdefekt oder ein offenes Foramen ovale bestehen. *Ebstein-Anomalie*

Auf der Röntgenaufnahme des Thorax im dorsoventralen Strahlengang fallen eine ausgeprägte Verbreiterung des Herzens auf beiden Seiten und eine fast kugelige Herzform und ein sehr schmales Gefäßband auf (Abb. 131).

Auf der Röntgenaufnahme des Thorax im seitlichen Strahlengang finden sich bei der Röntgenkontrastmitteldarstellung des Ösophagus ein deutlich eingeengter Retrokardialraum und ebenso ein deutlich eingeengter Antekardialraum.

Im Bereich der Lungen sind die Lungengefäße rarefiziert.

Bei der Aortenisthmusstenose besteht eine umschriebene ringförmige Verengung der Aorta thoracalis meistens im Bereich der Einmündung des Ductus Botalli, wodurch es zu einer pathologischen Differenz des systolischen Blutdruckes zwischen kranialen und kaudalen Extremitäten kommt. *Aortenisthmusstenose*

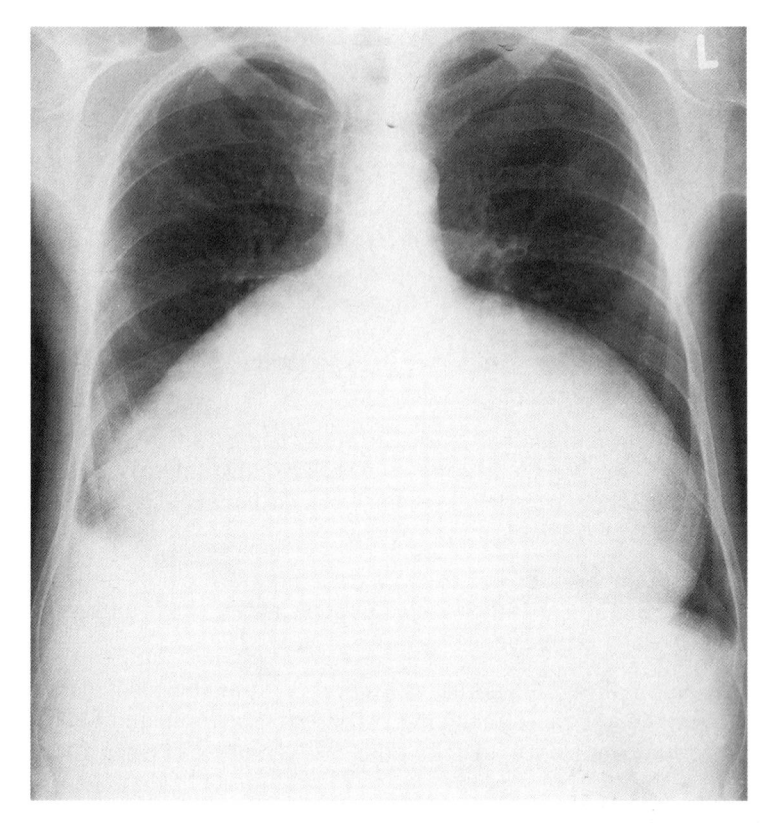

Abb. 131 Röntgenaufnahme des Thorax d.v. (60jähr. Patient): beidseits monströs verbreitertes jeweils annähernd bis zur lateralen Thoraxwand ausladendes Herz (29:32 cm) mit deutlich gerundeten Konturen, größtenteils scharfem Rand, verstrichener Taille und angehobener Spitze, schmales Gefäßband, rarefizierte Lungenzeichnung, rechtsseitiger kleiner Pleurawinkelerguß bei Ebstein-Anomalie.***

Herz/Form- und Lageveränderungen

Auf der Röntgenaufnahme des Thorax im dorsoventralen Strahlengang finden sich eine Verbreiterung des Herzens auf der linken Seite mit aortaler Konfiguration des linken Herzrandes, eine Verbreiterung der Aorta ascendens und eine auffallend schmale Aorta descendens bei oft nicht erkennbarem Aortenbogen; außerdem kommen am kaudalen Rand der dorsalen Rippenanteile Einkerbungen, sog. Rippenusuren zur Darstellung, und zwar meistens an der 3. bis 9. Rippe (Abb. 132a u. 132b).

Bei der Fallot-Tetralogie als multivalvulärem Vitium bestehen gleichzeitig ein Ventrikelseptumdefekt, eine Pulmonalklappenstenose und eine nach rechts verlagerte, über dem Ventrikelseptum reitende Aorta. *Fallot-Tetralogie*

Auf der Röntgenaufnahme des Thorax im dorsoventralen Strahlengang finden sich eine Verbreiterung des Herzens auf beiden Seiten, insbesondere auf der linken Seite, wobei die Herzspitze angehoben sein kann und man von einer Holzschuhform des Herzens spricht, ferner eine vermindert ausgeprägte sog. eingesunkene Herztaille und meistens einen auf die rechte Seite verlagerten Aortenbogen.

Auf der Röntgenaufnahme des Thorax im seitlichen Strahlengang ist der Antekardialraum verschattet.

Im Bereich der Lungen besteht eine ausgeprägt rarefizierte Lungenzeichnung, wodurch der Eindruck von sog. hellen Lungenfeldern entsteht.

Bei der Transposition der großen Gefäße gibt es verschiedene Typen, wobei das Hauptmerkmal der Fehlabgang der Aorta und des Truncus pulmonalis aus einer falschen Herzhöhle und eine entsprechende Fehleinmündung sind; dabei wird durch Shuntverbindungen das Leben ermöglicht. *Transposition der großen Gefäße*

Auf der Röntgenaufnahme des Thorax im dorsoventralen Strahlengang sieht man eine Verbreiterung des Herzens insbesondere auf der linken Seite und ein sehr schmales meistens elongiertes Gefäßband, wobei der Truncus pulmonalis dorsal der Aorta ascendens liegt und dadurch auch die Herztaille sehr ausgeprägt tailliert ist. Bei der Durchleuchtung kann man Aortenpulsationen erkennen.

Auf der Röntgenaufnahme des Thorax im seitlichen Strahlengang kommt die Aorta ascendens relativ weit ventral gelegen zur Darstellung und ist der Retrokardialraum eingeengt.

Im Bereich der Lungen finden sich deutlich verbreiterte Lungengefäße.

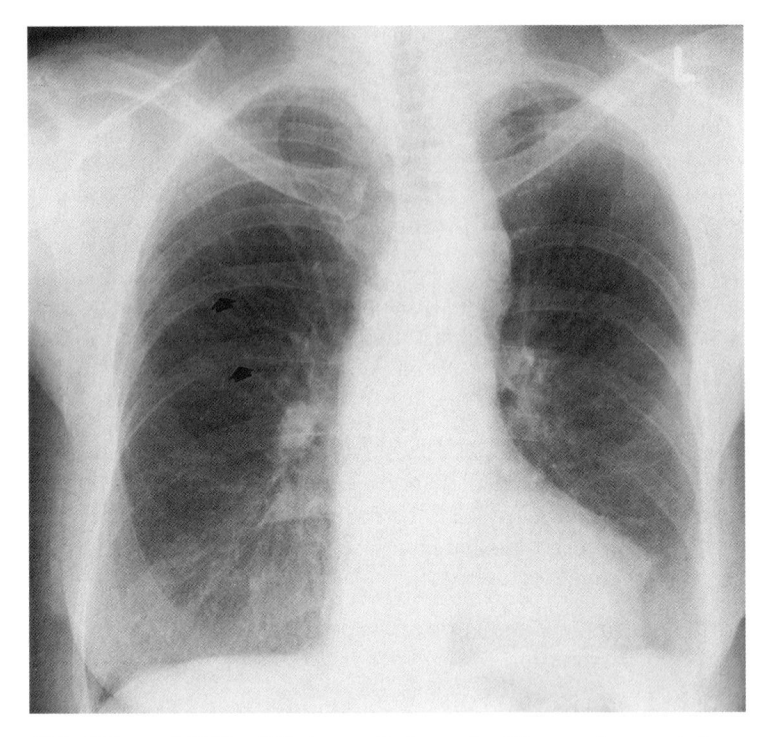

Abb. 132a und 132b Röntgenaufnahme des Thorax d.v. und Ausschnittvergrößerung linkes Mittelfeld (44jähr. Patientin): Rippenusuren; Zustand nach Teilresektion der linken 5. Rippe im dorsalen Bereich im Rahmen einer Korrekturoperation im 38. Lebensjahr bei Aortenisthmusstenose.***

Cor univentriculare

Eine besondere und mit dem Leben nur extrem selten vereinbare Form von angeborenen Fehlern des Herzens und der großen Gefäße stellt das äußerst seltene Cor univentriculare dar. Bei diesem auch als singulärer Ventrikel bezeichneten Fehlbildungskomplex, von dem es 2 Hauptformen gibt, fließt das Blut aus 2 getrennten Arterien oder einem gemeinsamen Atrium in den einzig bestehenden Ventrikel, wobei 2 oder eine gemeinsame Atrioventrikularklappe bestehen. Das Blut wird aus

Herz/Form- und Lageveränderungen 283

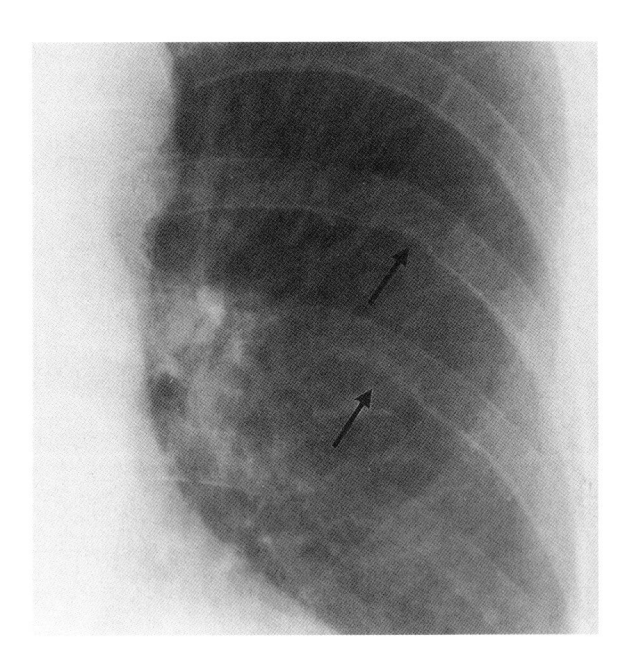

Abb. 132b

diesem Ventrikel entweder in eine der beiden größeren Arterien oder über eine Verbindung in die zweite der größeren Arterien gepumpt (MAISCH u. Mitarb. 1983).

Auf der Röntgenaufnahme des Thorax im dorsoventralen Strahlengang finden sich entweder ein beidseits verbreitertes Herz, bei dem der rechte Herzrand den rechten Wirbelsäulenrand sehr weit überragt, oder ein noch normal breites Herz und jeweils ein sehr ausgeprägt vergrößertes Pulmonalsegment (Abb. 133).

Auf der Röntgenaufnahme des Thorax im seitlichen Strahlengang ist der Antekardialraum gänzlich verschattet.

Im Bereich der Lungen findet sich eine rarefizierte Lungenzeichnung.

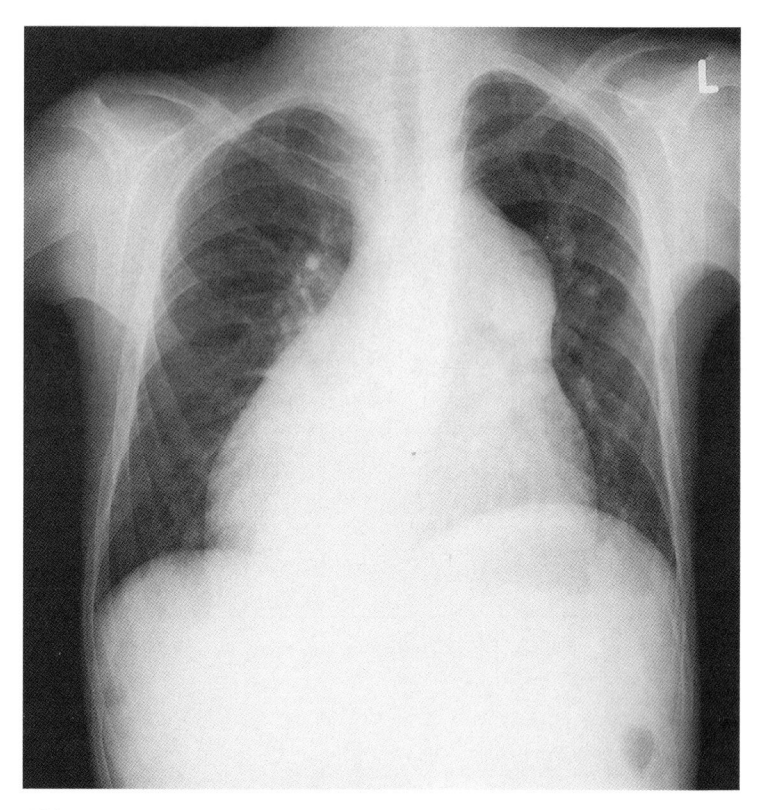

Abb. 133 Röntgenaufnahme des Thorax d.v. (18jähr. Patient): beidseits ausgeprägt verbreitertes Herz (19:28 cm) mit ausgeprägt vorgewölbtem Pulmonalsegment, gerundeten Konturen und scharfem Rand, schmales Gefäßband, verbreiterte zentrale Pulmonalarterien, linksseitiger Zwerchfellhochstand bei Cor univentriculare.

Eine Verbreiterung des Herzens kann auch bei einem Herzwandaneurysma bestehen, und zwar vorwiegend durch dieses Aneurysma, sofern es im seitlichen Bereich des linken Ventrikels gelegen ist (BRAUN u. HOFMANN 1970).

Bei einem Myokardaneurysma handelt es sich um eine lebensbedrohliche Komplikation der koronaren Herzkrankheit. Es entsteht dadurch, daß ein infarzierter Myokardbereich – meistens des linken Ventrikels – nicht wieder ausreichend perfundiert wird und es so zur Narbenbildung kommt. Dieses Narbengewebe, das in der Regel wesentlich dünnwandiger als das Myokard ist, wird durch den intraventrikulären Druck nach außen vorgewölbt und überragt die Kontur des Herzens. Dabei können sich kaum merkliche Vorwölbungen finden, andererseits können diese umschriebenen narbigen Bezirke so ausgeprägt sein, daß sie sich – wenn es nicht zur akuttödlichen Ruptur kommt – bis in die Nähe der lateralen Thoraxwand ausdehnen, wobei ihr Rand scharf ist (Abb. 134a u. 134b).

Myokardaneurysma

Da bei einem Zustand nach Myokardinfarkt mit Herzwandaneurysma nicht selten gleichzeitig eine Herzinsuffizienz besteht, kann man auf den Röntgenaufnahmen des Thorax in beiden Ebenen die röntgenologischen Zeichen der Herzinsuffizienz finden, wobei diese eine aneurysmatische Herzwanddilatation verdecken können.

Das für die Myokardaneurysma-Diagnostik zweifelsfrei geeignete Verfahren stellt die Echokardiographie dar; außerdem kann auch mit der Myokardszintigraphie eine exakte Diagnose gestellt werden und lassen sich darüber hinaus mit ihr exakte Daten der Myokardperfusion erheben.

Veränderungen der Herzform oder Herzverbreiterungen können auch durch Herztumoren bedingt sein, auch wenn diese meistens in die Herzbinnenräume wachsen. Während primäre Herztumoren, d. h. z. B. Fibrome, Lipome, Angiome oder Mesentheliome sehr selten sind, können sekundäre als metastatische Absiedelungen beispielsweise bei Mamma-, Lungen- und Magenkarzinom sowie beim Morbus Hodgkin beobachtet werden. Ebenso kann durch Perikarddivertikel die Herzform verändert sein.

Herztumor

Auf der Röntgenaufnahme des Thorax im dorsoventralen Strahlengang können Herztumoren umschriebene rundliche Vorwölbungen in allen Bereichen der Herzkontur verursachen (Abb. 135a u. 135b). Dabei kann man derartige Veränderungen jedoch nur im Sinn einer Verdachtsdiagnose beschreiben, denn die Diagnostik von Herztumoren wird am

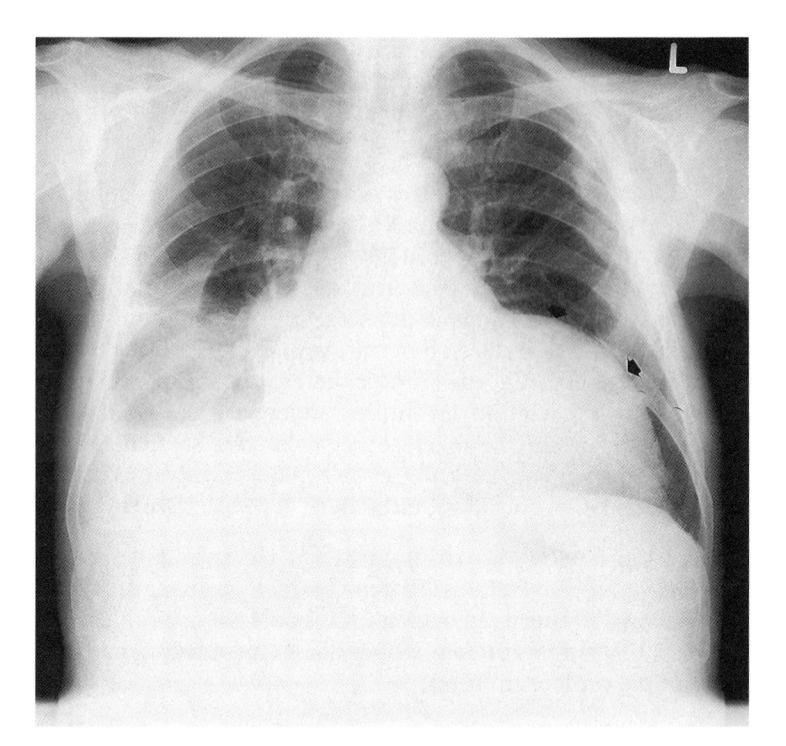

Abb. 134a und 134b Röntgenaufnahmen des Thorax in 2 Ebenen (59jähr. Patient): sehr ausgeprägte runde Vorwölbung der linken mittleren Herzkontur mit scharfem Rand, und zwar vorwiegend nach links laterokranial und dorsal, beidseitige, vorwiegend linksseitige Herzverbreiterung, Verschattung des Antekardialraumes durch den rechten Ventrikel, prominentes Pulmonalsegment, verbreiterte perihiläre Pulmonalarterien, rechtsseitiger, kaudal allseitiger Pleuraerguß mit Ausbreitung in den Interpleuralspalt, insgesamt akutes sehr großes Myokardaneurysma des linken Ventrikels bei Rechtsherzinsuffizienz.***

Herz/Form- und Lageveränderungen

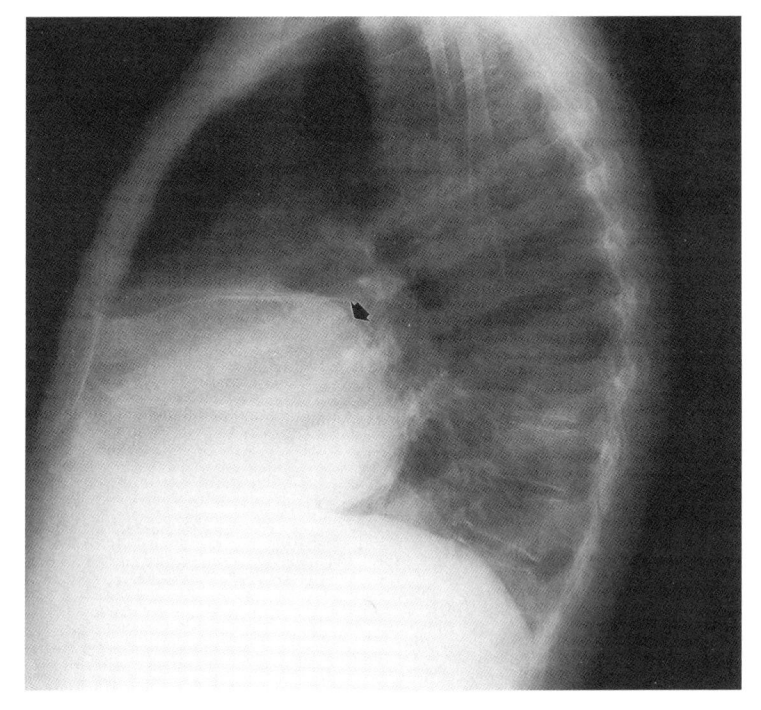

Abb. 134b

sichersten mit der Echokardiographie durchgeführt (KOCHSIEK u. MAISCH 1982).

Wenn auch selten, so kann die Form des Herzens auch durch Verletzungen und deren Folgen, wie u.a. bei Herzkontusionen sowie durch umschriebene Blutungen verändert sein, was bei entsprechenden anamnestischen Daten berücksichtigt werden muß. Und hierbei ist die Durchführung weiterführender Untersuchungen wie mittels Echokardiographie und insbesondere Magnetresonanz-Tomographie dringend angezeigt (BONSE u. Mitarb. 1988, RIENMÜLLER 1990).

Herzkontusion

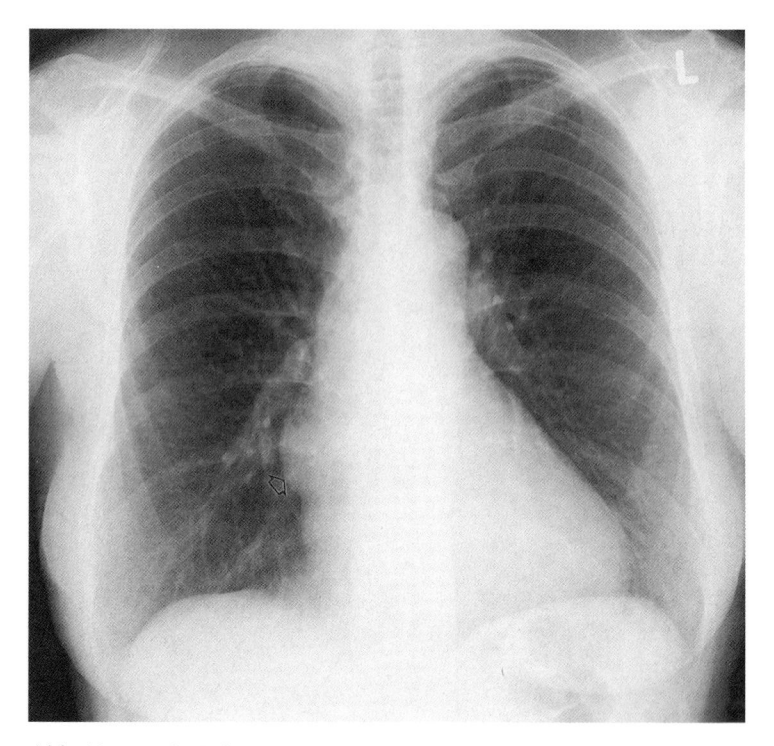

Abb. 135a und 135b Röntgenaufnahmen des Thorax in 2 Ebenen mit Röntgenkontrastmitteldarstellung des Ösophagus (56jähr. Patientin): im Bereich des rechten Herzrandes mitteldichter homogener Schatten, der den rechten und den kaudalen dorsalen Herzrand sowie den Ösophagus halbkreisförmig überragt durch Perikardfibrom.***

Perikardschwiele

Formveränderungen, insbesondere streifige Ausziehungen des Herzrandes unterschiedlicher Dichte und Gestalt können durch Perikardschwielen bedingt sein. Diese kommen häufig auf der Röntgenaufnahme des Thorax im seitlichen Strahlengang im ventralen Bereich des Herzens am besten zur Darstellung; sind sie von geringem Ausmaß, so werden sie als Pleuroperikardadhäsionen bezeichnet.

Herz/Form- und Lageveränderungen 289

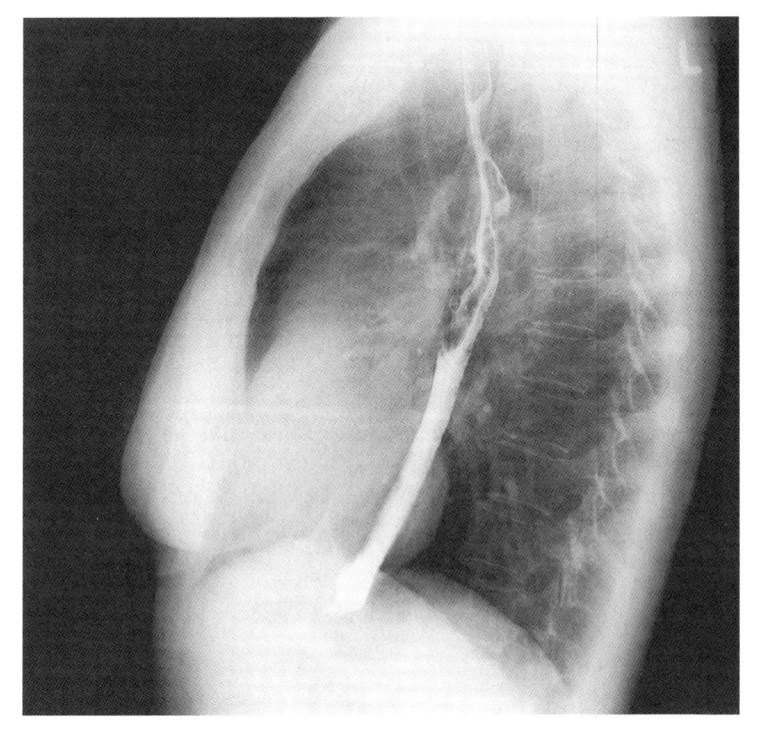

Abb. 135b

Form- und Lageveränderungen des Herzens können sich auch im Rahmen von Herz- und Perikardoperationen bilden. Bei den zunehmenden Möglichkeiten der operativen Behandlung von Herz-, Koronar- und Perikarderkrankungen kommt der Berücksichtigung dieser Veränderungen, die nicht selten eine Normalisierung des präoperativ pathologischen Befundes darstellen, große Bedeutung zu. Hierbei können sich Größe, Form und Lage des Herzens auf den Röntgenaufnahmen des Thorax in beiden Ebenen so verändern, daß sie in vielerlei Hinsicht von ihrer präoperativen Situation abweichen, was mitunter auch für die Lungengefäße zutrifft.

Herzoperation

Postkardiotomie-Syndrom

Derartige Veränderungen kann man z. B. nach Herzfehlerkorrekturen und Perikarddekortikationen sehen, ferner nach Aneurysmektomien, und passagere Veränderungen können z. B. bei sog. Postkardiotomie- oder Postthorakotomie-Syndrom entstehen. Hierunter versteht man einen Symptomenkomplex, dem möglicherweise immunologische Prozesse zugrunde liegen und der mehrere Tage bis Wochen nach einer Herzoperation auftreten kann, auch ohne daß eine Herzhöhle eröffnet wurde. Dabei sieht man auf den Röntgenaufnahmen des Thorax in beiden Ebenen eine Größenzunahme des Herzens und eine vorwiegend mitteldichte inhomogene Verschattung mit unscharfem Rand, die meistens links parakardial gelegen ist und den kaudalen Herzrand sowie das angrenzende Zwerchfell überlagert. Manchmal besteht ein kleiner linksseitiger Pleurawinkelerguß. Bei einer sehr seltenen Form des Postkardiotomie-Syndroms findet sich eine retrosternal gelegene Verschattung jener Art; und äußerst selten kann man in ihr eine umschriebene Verdichtung sehen, die eine kleine Aufhellung mit Spiegelbildung, eine Abszedierung enthält.

5.3.2.2 Verschattungen

Verschattungen des Herzens sind annähernd kalkdicht oder kalkdicht. Sie sind entsprechend der Lokalisation eines Organsystems angeordnet.

Herzklappenverkalkung

Finden sich auf der Röntgenaufnahme des Thorax im dorsoventralen Strahlengang in der kranialen Herzhälfte kalkdichte Fleckschatten, die auf der Röntgenaufnahme des Thorax im seitlichen Strahlengang im Bereich der Mitralklappe oder seltener der Aortenklappe zu verifizieren sind und hier dichter erscheinen, so handelt es sich um Mitral- oder seltener Aortenklappenverkalkungen. Neben ihrer Lage erkennt man sie an ihrer aufgelockerten, fast schelligen Struktur und annähernd ringförmigen Gestalt. Diese Herzklappenverkalkungen können eine sehr unterschiedliche Dichte aufweisen, mitunter eine geringe Kalkdichte, so daß man vom verdichteten Anulus fibrosus spricht.

Perikardverkalkung

Kalkdichte Fleckschatten unterschiedlicher Größe, meistens schelliger Struktur und z. T. in zusammenhängender Anordnung im Bereich bevorzugt des linken lateralen und ventralen Herzrandes, und zwar besonders in Nähe des Herzspitzenbereiches, die man auf den Röntgenaufnahmen des Thorax in beiden Ebenen sieht, sind Verkalkungen von Perikardschwielen, sog. Perikardverkalkungen (Abb. 136a u. 136b). Sie können ein solches Ausmaß haben, das den gesamten Bereich eines

Herz/Verschattungen

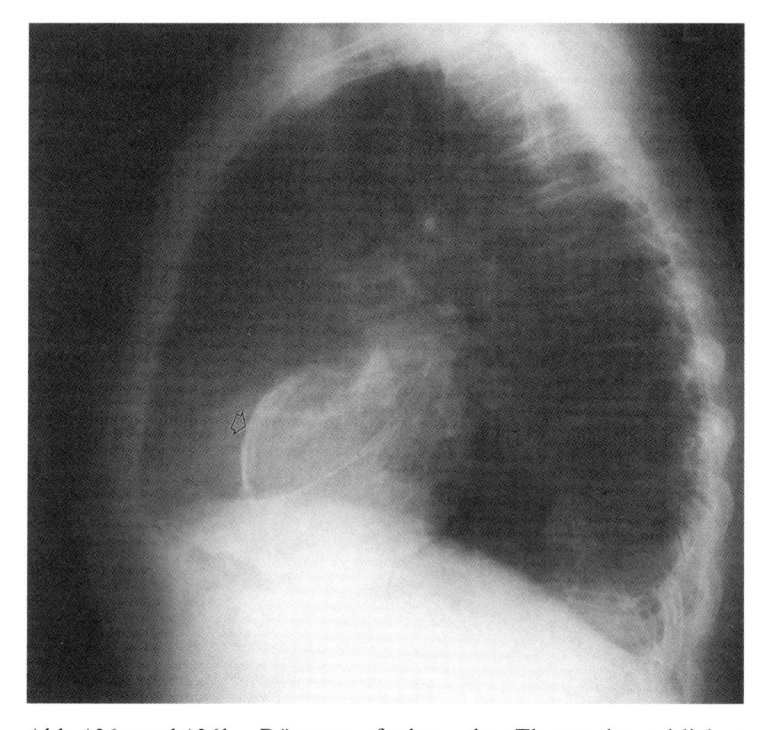

Abb. 136a und 136b Röntgenaufnahme des Thorax im seitlichen Strahlengang und Zielaufnahmen der linken ventralen Herzregion (67jähr. Patient): in Projektion auf den linken ventralen Herzrand kalkdichte schollig strukturierte vorwiegend halbkreisförmig angeordnete Fleckschatten bei Perikardschwielenverkalkung.

Ventrikels umschließt; dieses Zustandsbild bezeichnet man als Pericarditis calcarea oder auch Panzerherz. Ursache der Verkalkung sowohl der Herzklappen als auch des Perikards sind in erster Linie infektiöse Prozesse unterschiedlicher Ätiologie.

Annähernd bandförmig angeordnete sehr schmale – nicht breiter als ca. 1 mm – kalkdichte Streifenschatten kann man manchmal auf der Röntgenaufnahme des Thorax im seitlichen Strahlengang sehen, und

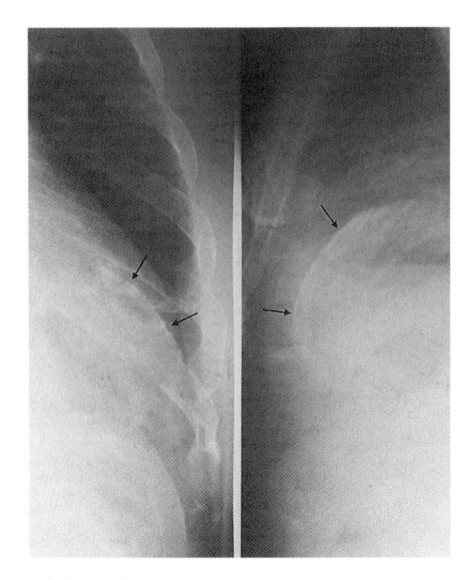

Abb. 136b

Koronar-
arterien-
verkalkung

zwar im mittleren Bereich des Herzens. Hierbei kann es sich um Verkalkungen von Abschnitten der Koronararterien handeln. Beobachtet man derartige Veränderungen, so sind sie dennoch äußerst kritisch zu interpretieren, da sie sehr leicht von anderen Verschattungen, meistens Summationseffekten vorgetäuscht werden. Die Ursache dieser Verkalkungen ist in der Atherosklerose dieser Gefäßabschnitte begründet.

5.3.2.3 Aufhellungen

Aufhellungen im Bereich des Herzens können in den Randabschnitten vorkommen, jedoch äußerst selten. Dabei kann man einen umschriebenen Bezirk vorwiegend in Nähe des Zwerchfelles sehen, der im Vergleich zum Herzschatten geringgradig strahlentransparent erscheint und nach lateral von einer schmalen Verdichtungslinie umgeben ist. Diese Aufhellung wird von einer Perikardzyste gebildet. Perikardzysten kommen am ehesten auf der Röntgenaufnahme des Thorax im dorsoventralen Strahlengang zur Darstellung. *Perikardzyste*

Bandförmige Aufhellungen von ca. 1 mm Breite – manchmal abschnittsweise auch breiter – können am Rand des Herzens und dabei mitunter auf allen Seiten beobachtet werden, und zwar auf den Röntgenaufnahmen des Thorax in beiden Ebenen. Bei diesen Aufhellungen handelt es sich um ein Perikardemphysem, das auch Pneumoperikard genannt wird. Neben seiner Form und Lage ist es an seiner ausgeprägten Strahlentransparenz erkennbar, wobei die Anamnese des Patienten auf die Möglichkeit des Bestehens eines Perikardemphysems hinweist. *Perikardemphysem*

Ursache dieser Luftansammlung im Bereich des Perikards sind Traumen – nicht selten im Rahmen von Straßenverkehrs-Auffahrunfällen –, entsprechende operative oder endoskopische Maßnahmen und ist mitunter artefizielles Vorgehen bei diagnostischen oder therapeutischen Eingriffen.

Da die Diagnostik von Luftansammlungen dieser Art Probleme bereiten kann, sollte bei entsprechender Verdachtsdiagnose oder bei der gezielten Suche nach ihnen stets die Computertomographie durchgeführt werden, denn sie ermöglicht die sicherste Aussage.

Eine Aufhellung besonderer Art findet sich manchmal bei bestimmten Patienten auf der Röntgenaufnahme des Thorax im dorsoventralen Strahlengang annähernd im mittleren Bereich des Herzens, und zwar ein kleiner meistens rundlicher, nur wenig strahlentransparenter Aufhellungsbezirk – ca. bis 5 cm im Durchmesser –, der von einem Verdichtungsrand ringartig umgeben wird. Hierbei handelt es sich um einen Zustand nach Perikardfensterung, die meistens wegen einer rezidivierenden Perikardergußbildung vorgenommen worden war; gelegentlich sieht man auch die noch liegende Perikarddrainage. *Perikardfensterung*

Hinsichtlich der Beurteilung von Form- und Lageveränderungen sowie Verschattungen und Aufhellungen des Herzens gilt grundsätzlich, daß sie nur anhand von Röntgenaufnahmen des Thorax des stehenden Patienten vorgenommen werden darf; das gilt insbesondere für die Bestimmung der Herzgröße und von Fehlern des Herzens. Auf den Röntgenaufnahmen des Thorax des liegenden Patienten finden sich in der Mehrzahl Hinweise, die zutreffen können. Ferner sollten bei

Befunden im Bereich des Herzens, die keine zweifelsfreie Aussage darstellen, zuerst alle Möglichkeiten der nichtinvasiven Herzdiagnostik ausgeschöpft werden, bevor man sich zur Durchführung von invasiven Untersuchungen entschließt, die den Patienten belasten und darüber hinaus selten risikofrei sind (LÖHR 1980).

5.3.3 Große Gefäße

5.3.3.1 Form- und Lageveränderungen

Die großen Gefäße können Form- und Lageveränderungen sowie Verschattungen aufweisen. Dabei kommt von den Form- und Lageveränderungen den Verbreiterungen der Gefäße eine besondere Bedeutung zu.

So kann die Aorta thoracalis in allen Bereichen insgesamt oder abschnittsweise unterschiedlich ausgeprägt verbreitert sein (s. Abb. 125). Ist dies in geringem Maß und überall annähernd gleichmäßig der Fall, so handelt es sich meistens um eine Aortendilatation, wie sie u.a. bei arterieller Hypertonie oder auch bei Atherosklerose vorkommen kann; bei letzterer erscheint die Aorta thoracalis außerdem oft sehr dicht.

Aortendilatation

Eine Verbreiterung der Aorta thoracalis, insbesondere im Aszendenzbereich, findet sich auch als poststenotische Dilatation bei Aortenklappenstenose (s. Abb. 129).

Aortenektasie

Ist ein umschriebener Abschnitt der Aorta thoracalis verbreitert, so nennt man diese Veränderung Aortenektasie.

Von derartigen Aortenverbreiterungen sind jene fast gleichartigen abzugrenzen, die sich im Rahmen eines aneurysmatischen Prozesses bilden und die man bei einer annähernd gleichmäßigen Aortenbreite von bis zu ca. 4 cm als aneurysmatische Aortenverbreiterungen bezeichnet. Dabei muß berücksichtigt werden, daß vor allem im Bereich der Aorta ascendens durch eine bogige Verlagerung nach rechts eine aneurysmatische Aortenverbreiterung vorgetäuscht werden kann.

Aortenaneurysma

Findet sich eine allgemeine oder umschriebene ausgeprägte Verbreiterung der Aorta thoracalis, so kann es sich bevorzugt um ein Aortenaneurysma handeln. Hierbei können Formen mit allmählichem Übergang zum verbreiterten Abschnitt oder ohne Übergang, d.h. in abrupter Form vorkommen; dabei kann ein Aortenaneurysma ein Ausmaß erreichen –

Große Gefäße/Form- und Lageveränderungen 295

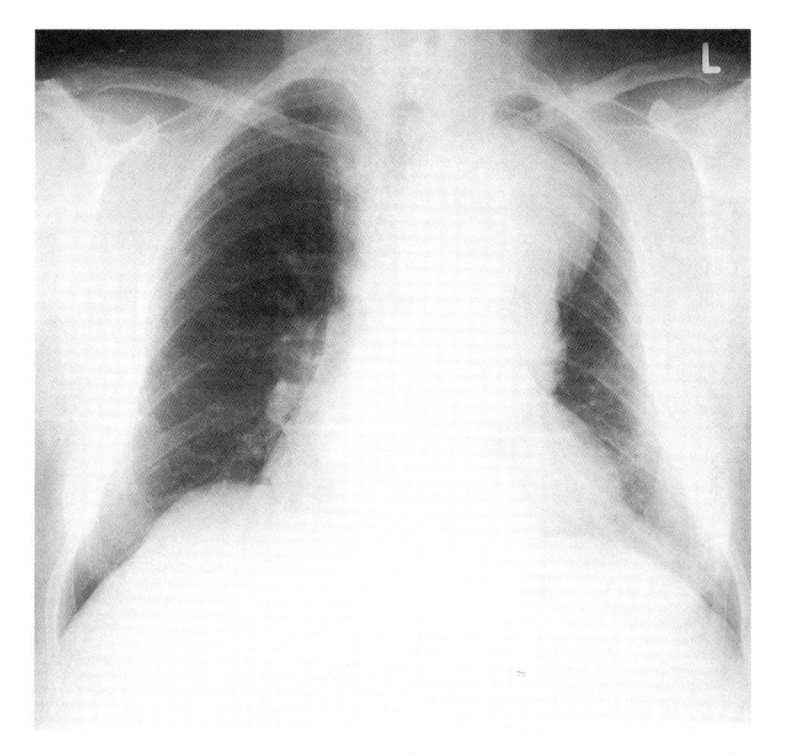

Abb. 137 Röntgenaufnahme des Thorax d.v. (51jähr. Patient): sehr ausgeprägte Vorwölbung des Aortenbogens nach links laterokranial von hoher homogener Dichte mit scharfem Rand, beidseitige Herzverbreiterung bei frischem ausgeprägten Aneurysma des Aortenbogens und der kranialen Aorta descendens, beidseitige Herzverbreiterung; als Zusatzbefund Sternaldrahtnähte bei Z.n. koronarer Bypass-Operation.***

dann meistens in einem umschriebenen Abschnitt – wodurch ein Tumor vorgetäuscht wird (Abb. 137).

Die Differenzierung zwischen Aortenaneurysma und tumorösem Prozeß wird erleichtert, wenn sich im mutmaßlichen aneurysmatischen Teil Verkalkungen finden, wobei diese nicht immer an der Gefäßkontur gelegen sein müssen; vielmehr wird dadurch erkennbar, daß das Aorten-

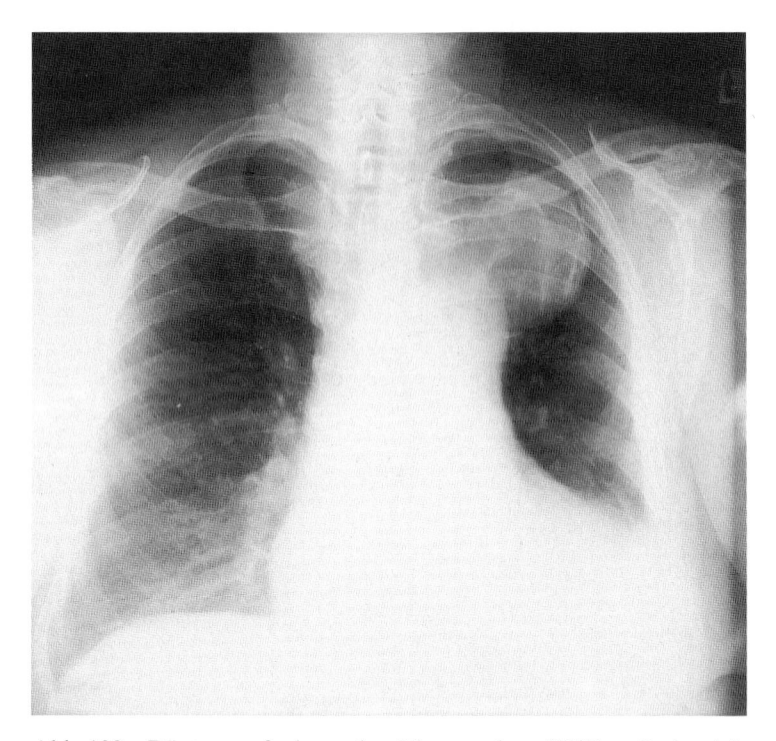

Abb. 138 Röntgenaufnahme des Thorax d.v. (73jähr. Patientin): große runde Verschattung (Durchmesser ca. 6 cm) von geringer Dichte mit schmalen kalkdichten Streifenschatten im Inneren und am Rand, der scharf ist, wobei die Verschattung in den Aortenbogen übergeht, breites nach links verlagertes Gefäßband sowie linksverbreitertes Herz bei altem, teilverkalktem sehr großem umschriebenen Aneurysma des Aortenbogens.***

aneurysma zeitlich nach der Aortensklerose entstanden ist oder zumindest dieses Ausmaß angenommen hat (Abb. 138).

Selten kann man im Gefäßband abschnittsweise entlang der Aortenkontur eine parallel verlaufende bandförmige Aufhellung, eine sog. Doppelkontur erkennen. Hierbei handelt es sich meistens um einen in der Gefäßperipherie gelegenen und weniger durchströmten dissezierten Anteil, in dem sich auch thrombotisches Material befinden kann.

Anatomisch-pathologisch versteht man unter einem Aneurysma eine abnorme, lokal begrenzte Ausweitung eines Abschnittes einer arteriellen Gefäßwand. Die der Ausweitung zugrunde liegende Gefäßwandschwäche kann angeboren und erworben sein. Man unterteilt Aneurysmen nach Form, Art und Ursache der Gefäßwandschwäche (RIEDE u. SCHAEFER 1986).

Für klinische Maßnahmen, insbesondere im Hinblick auf operatives Vorgehen, wurden zur Deklaration der Aortenaneurysmen Unterteilungen und Stadieneinteilungen geschaffen, die einerseits Pathomechanismen und andererseits Lokalisationsformen betreffen, so u. a. die Stadieneinteilung von De Bakey.

Ein Aortenaneurysma stellt für den Patienten fast immer eine auch akute lebensbedrohliche Situation dar, und deshalb ist sowohl hinsichtlich des Patienten als auch des Informationsflusses dieses Befundes dementsprechend zu handeln; denn ein Aortenaneurysma kann jederzeit – auch wenn es Verkalkungen enthält oder seit mehreren Jahren bekannt ist oder anamnestisch keine Größenveränderung zeigt – rupturieren.

Als geeignete diagnostische Verfahren zur näheren Differenzierung eines Aortenaneurysmas gelten die Angiographie bzw. als nichtinvasive Verfahren die digitale Subtraktionsangiographie und die Angio-Computertomographie.

Besonders mit der Angio-Computertomographie ist die exakte Bestimmung des freien und möglicherweise thrombosierten Lumens, des Gefäßaußendurchmessers, der Aneurysmalage und -ausdehnung sowie die von Umgebungsveränderungen wie Blutungen bei einer Ruptur möglich. Gute diagnostische Möglichkeiten bietet auch die Sonographie.

Ferner kann eine Verbreiterung der großen Gefäße, d. h. des Gefäßbandes durch eine Verbreiterung der Vena cava cranialis sowie der V. azygos verursacht werden.

Diese Verbreiterungen sieht man bevorzugt auf der Röntgenaufnahme des Thorax im dorsoventralen Strahlengang.

Hinsichtlich der Breite der Aorta thoracalis bzw. des Gefäßbandes können ebenso Verschmälerungen bestehen, auch wenn es hierfür keine absoluten Werte geben kann.

So können die Aorta ascendens und descendens im Bereich des Aortenbogens sehr schmal sein, wobei sich der linke Teil des Aortenbogens von der lateralen Kontur der Aorta descendens fast nicht abhebt;

diese Veränderungen finden sich insbesondere beim Vorhofseptumdefekt (s. Abb. 130).

Verschmälert ist das Gefäßband auch bei der Transposition der großen Gefäße, wo Aorta ascendens und Truncus pulmonalis von ventral nach dorsal hintereinander gelegen sind; hierbei handelt es sich gleichzeitig um Lageveränderungen.

Zu den Formveränderungen der Aorta thoracalis bzw. des Aortenbogens zählt man die Situation, wo der Aortenbogen die Kontur der Aorta descendens mehr oder weniger ausgeprägt nach links überragt, d.h. prominent ist. Hierbei bezeichnet man ihn als prominenten Aortenbogen (s. Abb. 123). Diese Veränderung findet sich vor allem bei arterieller Hypertonie, ebenso bei Aortenklappeninsuffizienz.

Prominenter Aortenbogen

Aortenelongation

Findet sich eine Ausdehnung der Aorta thoracalis bzw. des Aortenbogens nach kranial, so kann die Aorta elongiert sein. Von einer elongierten Aorta oder einer Aortenelongation spricht man jedoch erst, wenn der kraniale Rand des Aortenbogens den kaudalen Rand der Pars sternalis der linken Klavikula überragt (s. Abb. 123). Eine Aortenelongation sieht man häufig bei arterieller Hypertonie und Atherosklerose sowie bei der Aortenklappenstenose.

Aortenverlagerung

Verlagerungen der Aorta können neben jener bei Transposition der großen Gefäße auch bei arterieller Hypertonie, Atherosklerose und allgemeinen Alterungsprozessen wie Rundrückenbildung entstehen. Hierbei können Aorta ascendens und descendens einzeln oder beide von ihrem ursprünglichen Verlauf in sehr unterschiedlicher Weise abweichen. Meistens sind die Aorta ascendens nach rechts lateral (Abb. 139) und die Aorta descendens großbogig nach links lateral und dorsal verlagert, wobei die Aorta descendens sich auf der Röntgenaufnahme des Thorax im seitlichen Strahlengang nicht selten auf die Brustwirbelsäule projiziert (s. Abb. 70). Entwickelt sich ein Rundrücken, so kann man in mehrjährigen Abständen beobachten, wie die Aorta thoracalis gleichzeitig mit Volumenabnahme der Thoraxhöhlen zunehmend gestaucht und dadurch in dieser Weise häufig nach lateral verlagert wird; die Breite der Aorta thoracalis bleibt hierbei meistens gleich.

Neben diesen allgemeinen Lageveränderungen kann man auch den Aortenbogen rechts der Medianlinie sehen; hierbei handelt es sich um eine Dextroposition der Aorta thoracalis (Abb. 140).

Veränderungen von Form und Lage der großen Gefäße können mitunter so wenig kennzeichnend sein, daß ihre Interpretation nicht immer allein

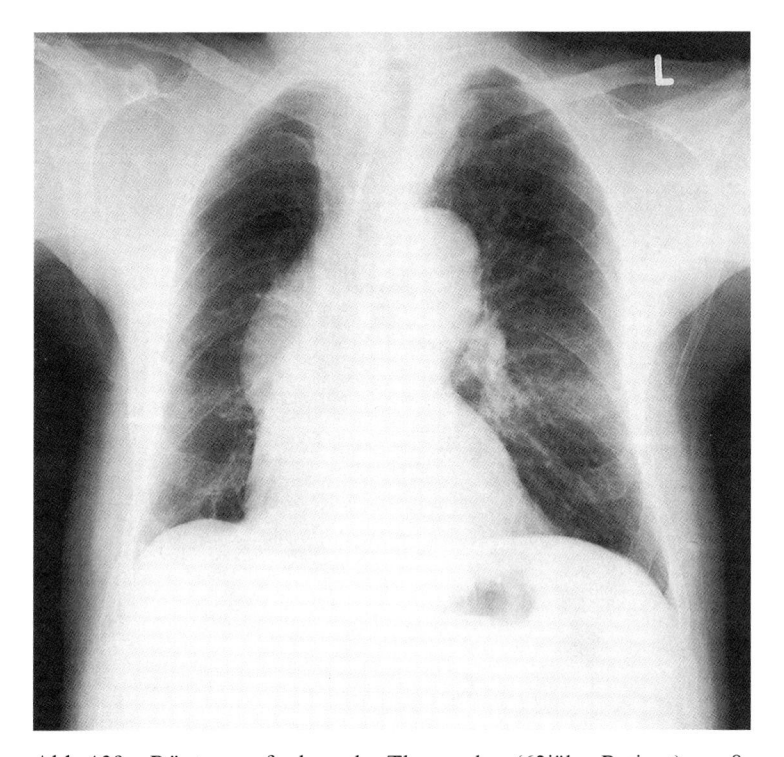

Abb. 139 Röntgenaufnahme des Thorax d. v. (62jähr. Patient): großbogig nach rechts verlagerte Aorta ascendens, prominenter Aortenbogen, beidseits verbreitertes annähernd mittelständiges Herz bei arterieller Hypertonie; als Zusatzbefund rechtskonvexe Skoliose der Brustwirbelsäule und paratracheale Struma.***

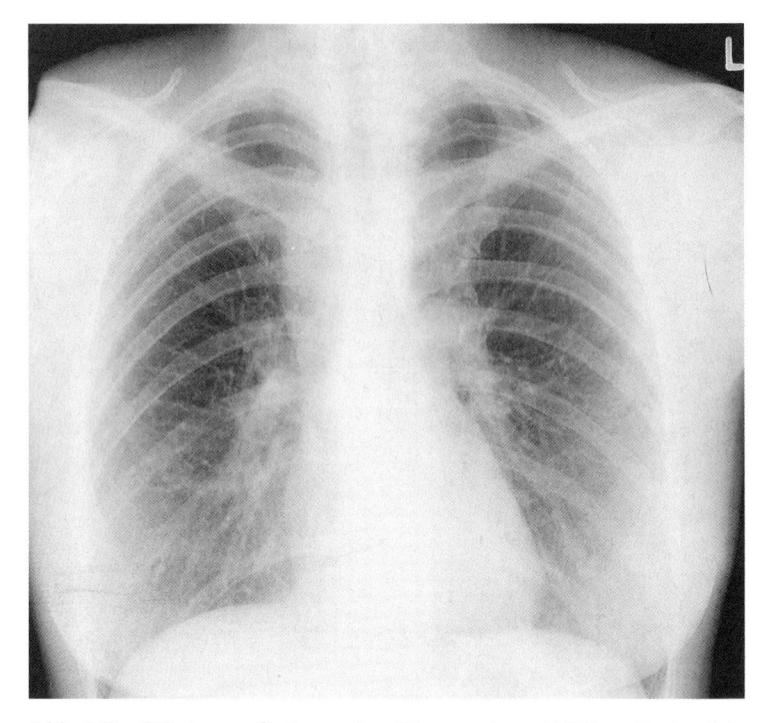

Abb. 140 Röntgenaufnahme des Thorax d.v. (45jähr. Patientin): nach rechts der Medianlinie verlagerte, den rechten Sternalrand überragende kraniale Aorta ascendens mit Aortenbogen bei Dextroposition der Aorta thoracalis.

Transposition der großen Gefäße

anhand der Röntgenaufnahme des Thorax im dorsoventralen Strahlengang bzw. und jener im seitlichen Strahlengang möglich ist. Das trifft vor allem für seltene Gefäßvarianten und -anomalien wie bei Transposition der großen Gefäße zu.

Während man bei einem schmalen Gefäßband, einem vorwiegend auf der linken Seite verbreiterten Herz mit scharfem Rand und mit ausgeprägter Herztaille sowie verbreiterten Lungen- und Lungenhilusgefäßen mit scharfem Rand auf der Röntgenaufnahme des Thorax im dorsoventralen Strahlengang eine komplette Transposition der großen Gefäße, d. h. eine ventrale Position der Aorta ascendens und eine direkt davon dorsale Position des Truncus pulmonalis annehmen kann, ist z. B. eine partielle Transposition der großen Gefäße nicht immer zu erkennen.

5.3.3.2 Verschattungen

Verdichtungen und Verkalkungen im Bereich der großen Gefäße betreffen die Aorta und ihre Veränderungen, d. h. auch Aortenaneurysmen.

Bei Aortenverdichtungen findet sich eine Dichte, die intensiver ist als die normale Aortendichte. Diese Dichte ist in allen Aortenabschnitten annähernd homogen. Da Randbereiche der Aorta, die im tangentialen Strahlengang dargestellt werden, eine größere Dicke der Aortenwand enthalten als jene des direkten Strahlenganges, sieht man nicht selten bei einer verdichteten Aorta zusätzlich einen kalkdichten Aortenrand. *Aortenverdichtung*

Verdichtungen der Aorta kommen vor allem auf der Röntgenaufnahme des Thorax im seitlichen Strahlengang zur Darstellung.

Pathologisch-anatomisches Substrat dieser Dichte ist eine Atherosklerose, die als Ausdruck eines physiologischen Alterungsprozesses insbesondere in höherem Lebensalter sowie bei arterieller Hypertonie und bei Stoffwechselerkrankungen beobachtet werden kann.

Verkalkungen der Aorta können generalisiert und an umschriebener Stelle auftreten, und zwar vorwiegend am Gefäßrand sichtbar werden. Sie können bandförmig und plaqueartig gestaltet sein. Am häufigsten kommen Aortenverkalkungen aus o. g. Gründen am Rand der Aorta zur Darstellung, plaqueartige mitunter auch im Gefäß. Bevorzugte Lokalisation ist der kraniale Rand des Aortenbogens (Abb. 141), nicht selten bei einem prominenten Aortenbogen oder einer elongierten Aorta, wobei die hier erkennbaren Verkalkungen vorwiegend umschrieben sind, während jene im Bereich der Aorta ascendens und descendens überwiegend bandförmig erscheinen. *Aortenverkalkung*

Aortenverkalkungen können ferner sowohl bei aneurysmatischen Aortenverbreiterungen als auch bei Aortenaneurysmen bestehen (s. Abb. 138). Aortenverkalkungen kann man auf Röntgenaufnahmen des Thorax in beiden Ebenen sehen.

Ursache von Aortenverkalkungen ist in erster Linie die Arteriosklerose. Hierbei handelt es sich um eine eigenständige allgemeine Gefäßerkrankung, die in unterschiedlichem Ausmaß den gesamten Organismus betrifft und sehr häufig vorkommt. Bei ihr stehen sowohl Veränderungen der Intima wie herdförmige Ansammlungen von Fettsubstanzen und Kohlenhydraten, Blutbestandteilen, Bindegewebe und Kalziumablage-

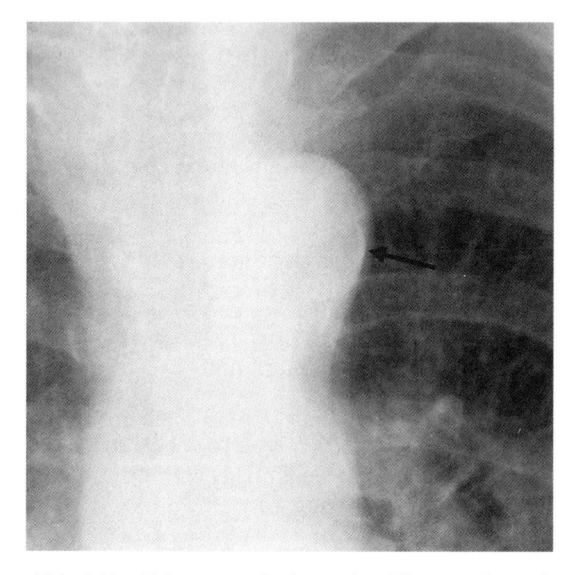

Abb. 141 Röntgenaufnahme des Thorax d.v., Ausschnittvergrößerung Bereich des Aortenbogens (71jähr. Patient): kalkdichter Streifenschatten im Bereich des linkslateralen Randes des sehr dichten Aortenbogens bei Aortenverkalkung, sog. Aortensklerose.

rungen als auch Veränderungen der Media im Vordergrund. Die dabei entstehenden meistens beetartigen Wandverdickungen werden nekrotisch, wobei Cholesterinkristalle austreten können, und verkalken schließlich; sie sind das anatomisch-pathologische Substrat jener Plaques.

Weitere Ursachen von Aortenverkalkungen sind ebenso wie bei Aortenverdichtungen die Atherosklerose im Rahmen physiologischer Alterungsprozesse besonders in höherem Lebensalter, vorwiegend aber arterielle Hypertonie und Stoffwechselerkrankungen. Ferner können sich Aortenverkalkungen im Rahmen von entzündlichen Prozessen bilden, so bei der seltenen rheumatischen Arteriitis, bei der überwiegend bei jüngeren Frauen beobachteten Takayashu-Erkrankung und bei der Mesaortitis luica.

5.4 Bereich Skelettanteile

Normalerweise finden sich symmetrische Brustkorbhälften und regelrechte Skelettanteile.

Als pathologische Veränderungen und Besonderheiten können Form- und Lageveränderungen, Verschattungen, Aufhellungen und Strukturveränderungen vorkommen, wobei sehr häufig zwei oder mehrere hiervon gleichzeitig bestehen. Ferner können Abweichungen von der Seitensymmetrie pathologische Ursachen haben. Diesen Veränderungen kommt für das Skelettsystem selbst und auch für andere Anteile des Thorax nicht selten große Bedeutung zu. So kann eine dieser Veränderungen einen Befund darstellen, der auf einen wesentlich bedeutungsvolleren Befund hinweist, wie z. B. ein sog. Herzbuckel als Ausdruck eines Herzfehlers, oder wie beispielsweise eine Osteolyse in einer Rippe, die bei der Differenzierung einer Verschattung in einem Lungenfeld auf die Möglichkeit eines metastasierenden Bronchialkarzinoms hinweist.

5.4.1 Form- und Lageveränderungen

Die Form- und Lageveränderungen der Skelettanteile kann man in angeborene und erworbene Veränderungen unterteilen.

Die angeborenen Veränderungen zeichnen sich neben jenen Form- und Lageveränderungen meistens zusätzlich durch Verdichtungen und Verschattungen aus, und sie haben überwiegend einen scharfen Rand; nicht selten stellen sie anatomische Varianten dar. Zu diesen Veränderungen zählen sog. Halsrippen, sog. Gabelrippen, Brückenrippen und weitere dysplastische Skelettveränderungen wie hypoplastische Rippen sowie angeborene Blockwirbelbildungen.

Halsrippe Halsrippen sind akzessorische Rippen der kaudalen Halswirbelkörper, die einseitig und beidseits bestehen können und wesentlich kürzer und schmäler sind als die ersten Brustrippen; mitunter sind sie stummelförmig, wobei sie durch ihre Gestalt als Rippen erkennbar sind. Bei den sog.
Gabelrippe Gabelrippen findet sich eine gabelartige Teilung des ventralen Bereiches einer Rippe in zwei Enden, die aus Knochen bestehen (Abb. 142). Die

Skelettanteile/Form- und Lageveränderungen 305

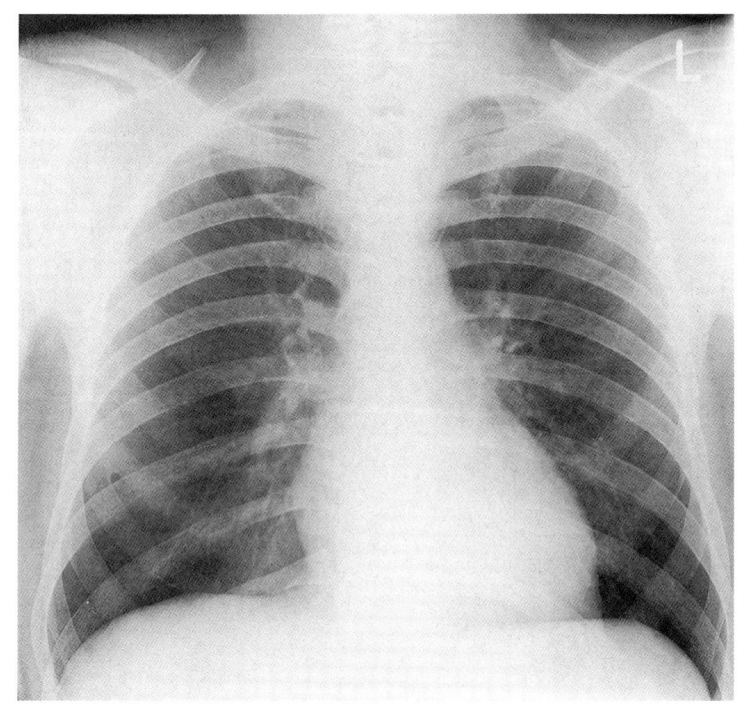

Abb. 142 Röntgenaufnahme des Thorax d.v. (31jähr. Patient): rechtsseitige ventrale Gabelrippe, 6. Rippe.

sog. Brückenrippen sind durch eine ebenfalls aus Knochen bestehende brückenartige Verbindung zwischen zwei Rippen – häufig im ventralen Bereich – gekennzeichnet. Hypoplastische Rippen sind in ihrer Größe weniger ausgebildet aus normal ausgebildete Rippen; meistens sind die ersten oder zwölften Brustrippen hypoplastisch (Abb. 143). Angeborene Blockwirbel sind Fehlbildungen, bei denen sich ein Blockwirbel aus zwei unvollständig verschmolzenen Wirbelkörperanlagen entwickelt hat. Dabei hat ein angeborener Blockwirbel in der Regel einen teilweise bestehenden Zwischenwirbelbereich mit Grund- und Deckplatte.

Brückenrippe

Hypoplastische Rippe

Angeborener Blockwirbel

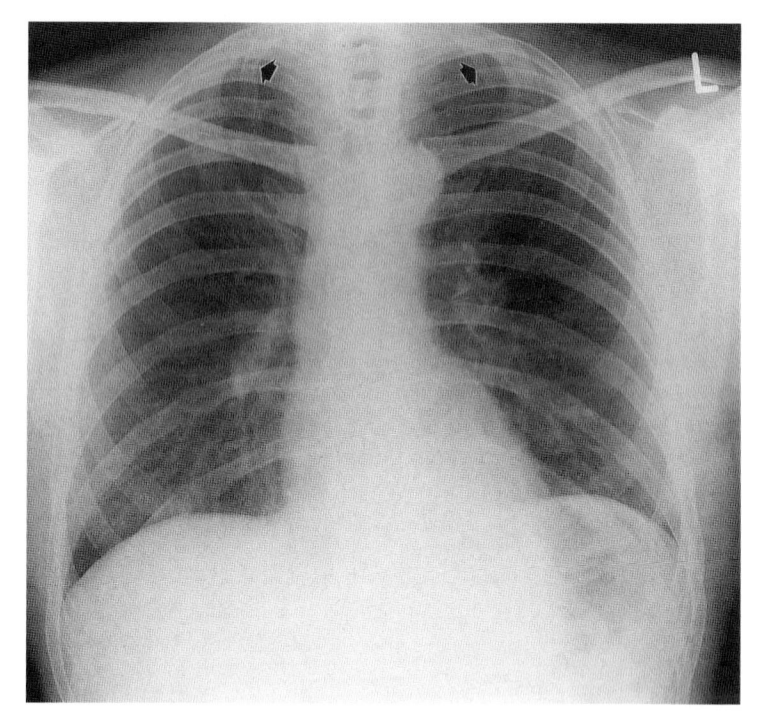

Abb. 143 Röntgenaufnahme des Thorax d.v. (55jähr. Patient): rechtsseitige und linksseitige hypoplastische Rippe, jeweils 1. Rippe.

Knochenzyste

Die erworbenen Form- und Lageveränderungen von Skelettanteilen können durch primäre Knochenerkrankungen verursacht sein, ferner können sie Folgen anderer Erkrankungen, von Traumen, Fehlbelastungen sowie von Alterungsprozessen und mitunter von therapeutischen Maßnahmen darstellen. So kann ein Skelettanteil vor allem von Extremitäten und Rippen z. B. an umschriebener Stelle eine Verbreiterung mit scharfem Rand aufweisen, die manchmal kolbenartig ist. Findet sich gleichzeitig eine beidseitige und gleichmäßige Verschmälerung der Kortikalis und eine Aufhellung des Markraumes, so kann es sich um eine benigne Knochenzyste handeln. Bestehen bei einer derartigen Verbreiterung ein welliger Rand, eine ungleichmäßig breite Kortikalis und eine inhomogene, möglicherweise streifig-fleckige Verdichtung des Markraumes, manchmal auch mit zystischen Aufhellungen, so kann ein primär maligner Knochentumor wie ein Osteochondrosarkom vorliegen. Sind die Verdichtungen des Markraumes sehr inhomogen sowie fleckig und haben diese fleckigen Anteile keinen scharfen Rand, so kann es sich um eine Osteitis handeln, die auch ohne Verbreiterung des betreffenden Skelettanteiles vorkommt. Bestehen sehr dichte, vorwiegend streifige Verdichtungen mit annähernd scharfem Rand und gleichzeitig eine rundliche Aufhellung oder mehrere Aufhellungen und ist darüberhinaus die Kortikalis stellenweise verbreitert, so sprechen diese Veränderungen für eine Osteomyelitis. *Osteochondrosarkom*

Osteitis

Osteomyelitis

Als Form- und Lageveränderungen – häufig mit weiteren Veränderungen – infolge anderer Erkrankungen können sich auch umschriebene Verbreiterungen eines Skelettanteiles oder mehrerer Skelettanteile und bei Wirbelkörpern auch eine Höhenminderung finden, wobei mitunter sowohl Verdichtungen als auch Aufhellungen des Markraumes und ein Kortikalisdefekt bestehen, d.h. die Kortikalis stellenweise nicht mehr vorhanden ist; diese Formveränderungen werden von Metastasen verursacht, und zwar sowohl von überwiegend osteolytischen als auch osteoblastischen Metastasen. Dabei besteht nicht selten eine gänzliche Aufhellung des mitunter verbreiterten Markraumes eines umschriebenen Skelettanteiles, wie z.B. einer Rippe, wobei es sich um eine ausgeprägte Osteolyse handelt. *Metastase*

Umschriebene, vorwiegend wulstartige Verbreiterungen vor allem von Röhrenknochen, die in Deformierungen übergehen können und bei denen gleichzeitig sehr dichte und homogene Verdichtungen dieser Skelettanteile bestehen, sind die Folgen von geheilten, sog. knöchern durchbauten Frakturen. Sie sind durch Kallus, d.h. reparative Knochenbildung, die den ehemaligen Frakturspalt schließt und überbrückt, entstanden. Hierbei findet sich vorwiegend ein scharfer Rand, seltener bestehen unterschiedlich große, teils spitze, teils rundliche Ausziehungen, die durch überschießende Knochenbildung entstehen und als Exostosen bezeichnet werden. Bei den Deformierungen im Rahmen einer Frakturheilung unterscheidet man zwischen einer regelrechten Stellung der Frakturfragmente, bei der die Fragmente in einer Achsenlinie verlaufen, d.h. nicht abgewinkelt sind, sowie seitlich bzw. ventral oder dorsal nicht verschoben, d.h. nicht versetzt sind, und zwischen z.B. einer nicht achsengerechten Stellung (z.B. Achsenabweichung um 10°) mit Versatz der Fragmente (z.B. um 2 cm nach lateral). Bei Wirbelkörpern werden dementsprechend die Form, wie z.B. eine ventrale Keilwirbelbil- *Fraktur*

Exostose

Keilwirbel

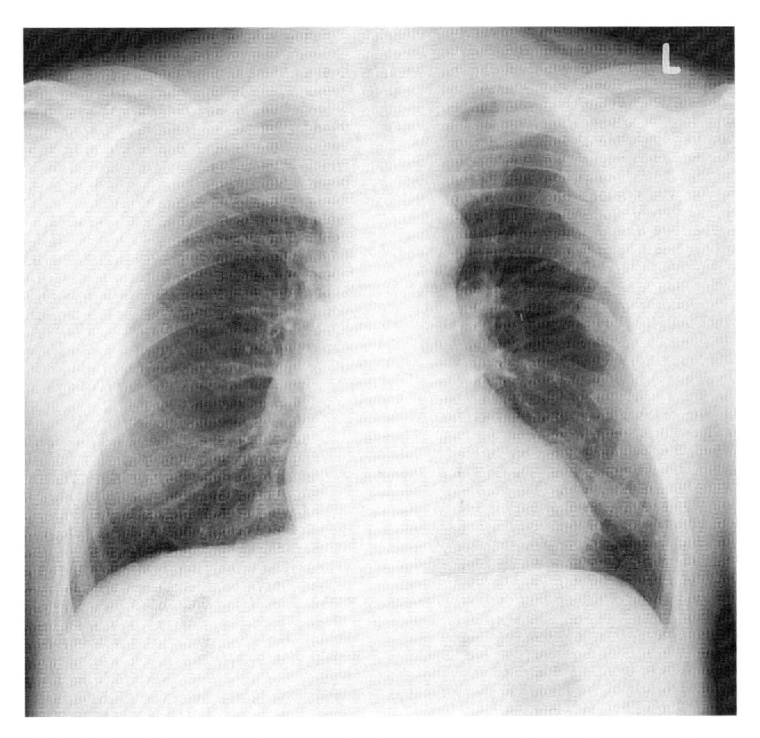

Abb. 144 Röntgenaufnahme des Thorax d.v. (71jähr. Patient): linksseitige dorsale alte Rippenserienfraktur, 5. bis 9. Rippe.***

Rippenserienfraktur

Rippenusur

dung, die Höhenminderung und die Breitenveränderung genannt. Bestehen bei mehreren nebeneinander gelegenen Rippen gleiche Frakturen – frisch oder geheilt – so bezeichnet man diese Situation als Rippenserienfraktur bzw. alte Rippenserienfraktur oder auch als Zustand nach Rippenserienfraktur (Abb. 144).

Eine seltene Formveränderung einzelner Rippen stellt eine sehr eng umschriebene Verschmälerung des dorsalen Rippenanteiles dar. Dabei ist die kaudale Kontur dieses Rippenanteiles verschmälert und hat einen scharfen Rand. Diese Verschmälerungen finden sich seitensymmetrisch meistens bei der 4. bis 8. Rippe (Abb. 145a u. 145b). Man bezeichnet sie

Skelettanteile/Form- und Lageveränderungen 309

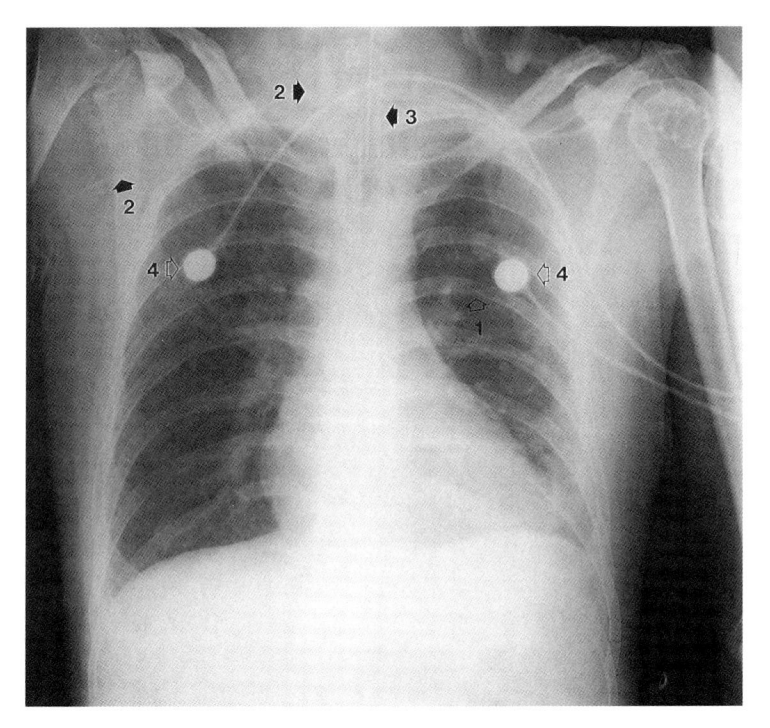

Abb. 145a und 145b Röntgenaufnahme des Thorax in Rückenlage und Ausschnittvergrößerung rechtes Mittelfeld (28jähr. Patient): Rippenusuren (*1*). Als Zusatzbefund von der rechten Kubitalvene zugeführter und in die rechte V. jugularis dislozierter Venenkatheter (*2*), Trachealtubus (*3*), 2 EKG-Elektroden (*4*).***

als Rippenusuren; sie bilden sich bei Aortenisthmusstenose in frühester Kindheit durch einen Kollateralkreislauf, der auch über Interkostalarterien führt.

Eine Formveränderung mehrerer Rippen kann bei den lateroventralen Anteilen der kranialen und mittleren Rippen beider Thoraxhälften bestehen, wobei diese nach dorsal gelagert sind; hierdurch wird der Thorax in diesen Bereichen abgeflacht, wodurch die kaudalen ventralen

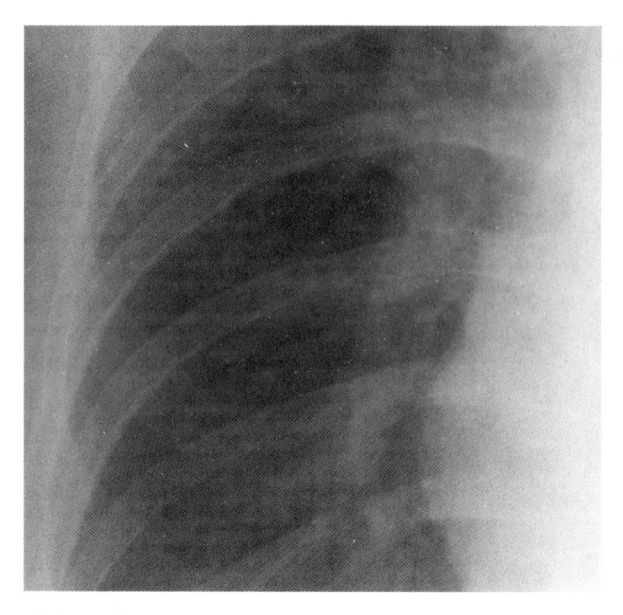

Abb. 145b

Rippen vorstehend erscheinen. Diese mitunter äußerst deformierenden Veränderungen des Thorax sind Rachitisfolgen.

Form- und Lageveränderungen kann man auch bei der Brustwirbelsäule beobachten. Dabei finden sich am häufigsten umschriebene Haltungsabweichungen nach dorsal – seltener nach ventral – sowie nach rechts oder links oder nach beiden Seiten. Diese Veränderungen bezeichnet man als Kyphose oder Rundrücken – seltener als Lordose – sowie als rechts- oder linkskonvexe Skoliose der Brustwirbelsäule, wobei man näherungsweise die Lokalisation im kranialen, mittleren oder kaudalen Bereich angibt. Kommt außerdem auf der Röntgenaufnahme des Thorax im dorsoventralen Strahlengang stellenweise der Ursprung einzelner benachbarter Rippen mehr überlagerungsfrei zur Darstellung als auf der gegenüberliegenden Seite, so handelt es sich um eine gleichzeitige Torsion der Brustwirbelsäule, z. B. als rechtskonvexe Torsionsskoliose. Häufigste Ursachen derartiger Fehlhaltungen der Brustwirbelsäule sind Fehlbela-

Kyphose
Lordose
Skoliose

stungen und Alterungsprozesse. Durch eine Torsionsskoliose entsteht eine Asymmetrie beider Thoraxhälften, die auf diesem Boden bei der Gibbusbildung am ausgeprägtesten ist.
Bei einer Gibbusbildung findet sich zusätzlich eine Seitendifferenz der Höhe der dorsalen Interkostalräume und überragen die dorsalen Anteile mehrerer Rippen dieser Thoraxseite buckelartig das Niveau der anderen dorsalen Thoraxhälfte. Ursache einer Gibbusbildung ist meistens eine frühkindliche Wirbelsäulenschädigung. *Gibbus*

Im ventralen Thoraxbereich können Formveränderungen in der Weise vorkommen, daß das Sternum eine Art Verlagerung in den Thoraxraum aufweist und dementsprechend die rechten und linken Rippenenden nach dorsal verlaufen, wodurch eine Art Einbuchtung des mittleren ventralen Thoraxbereiches entsteht; diese Situation, durch die der Sternovertebralabstand verkürzt wird, bezeichnet man als Sternum recurvatum oder als Trichterbrust (s. auch Deskriptionsbereiche des Thorax/Lunge) (s. Abb. 22 u. 23). Bestehen Veränderungen dieser Skelettanteile in der Weise, daß sie nach ventral verlaufen und dadurch der Sternovertebralabstand verlängert wird, so spricht man von einer Kiel- oder Hühnerbrust. Eine nur rechtsseitige Vorwölbung des Brustbeines und der angrenzenden Rippen wird als sog. Herzbuckel bezeichnet; er hat sich durch eine vor der Adoleszentenzeit bestehende konstante Vergrößerung des rechten Ventrikels z. B. bei Vorhof- oder Ventrikelseptumdefekt gebildet (s. auch Herz/Form- und Lageveränderungen). *Sternum recurvatum* *Trichterbrust* *Hühnerbrust* *Herzbuckel*

Finden sich insbesondere bei einer Skoliose oder Kyphose der Wirbelsäule umschriebene kalkdichte, vorwiegend homogene Verbindungen mit scharfem Rand zwischen zwei oder mehreren Wirbelkörpern, die z.T. Zwischenwirbelräume überbrücken und mitunter an Spangen erinnern, so handelt es sich um Knochenbildungen. Diese sind u.a. infolge von degenerativen Prozessen oder reaktiv, z.B. nach Wirbelkörperfrakturen oder entzündlichen Prozessen entstanden und werden jeweils nach ihrer Art als Osteophyten, Spondylophyten und Syndesmophyten bezeichnet. Man kann sie vor allem im seitlichen und ventralen Bereich der Brustwirbelsäule sehen. *Osteophyt* *Spondylophyt* *Syndesmophyt*

Am häufigsten finden sich derartige knöcherne Randwulstbildungen und spangenartige Knochenbildungen, die z.T. deutlich verschmälerte Zwischenwirbelräume überbrücken, als Osteochondrose mit reaktiver Spondylosis deformans. Diese degenerativen Prozesse können zu Formen führen, bei denen die Spondylophyten eine Größe von mehreren Zentimetern erreichen; solche Veränderungen können abschnittweise und an der ganzen Brustwirbelsäule bestehen. Systemische Form- und *Osteochondrose* *Spondylosis deformans*

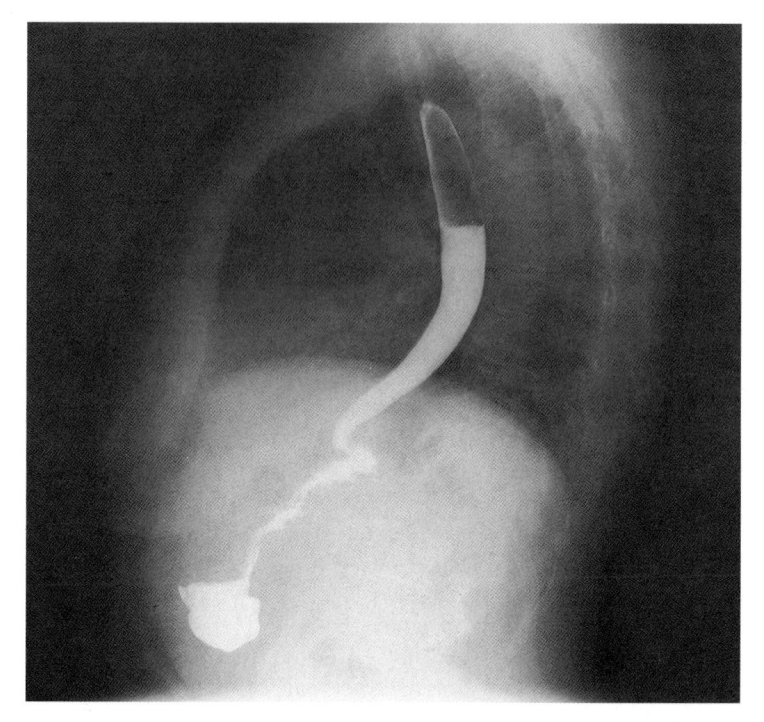

Abb. 146a and 146b Röntgenaufnahme des Thorax im seitlichen Strahlengang und Ausschnittvergrößerung kraniale Brustwirbelsäule (70jähr. Patientin): ventrale Keilwirbelbildung des 5. Brustwirbelkörpers mit erhaltener Deck- und geringgradig imprimierter Grundplatte bei sehr ausgeprägter allgemeiner Osteoporose.***

Lageveränderungen der Wirbelsäule können sich in Gestalt einer sog. kasten- oder blockartigen Wirbelkörperform manifestieren, wobei gleichzeitig eine gleichmäßige Verschmälerung der Zwischenwirbelräume besteht, die insbesondere ventral und lateral von annähernd gleichartigen kalkdichten Verbindungen, sog. Syndesmophyten überbrückt werden. Diese Veränderungen, bei denen nicht selten eine gleichmäßige Kyphose der Brustwirbelsäule besteht, und die man wegen ihres

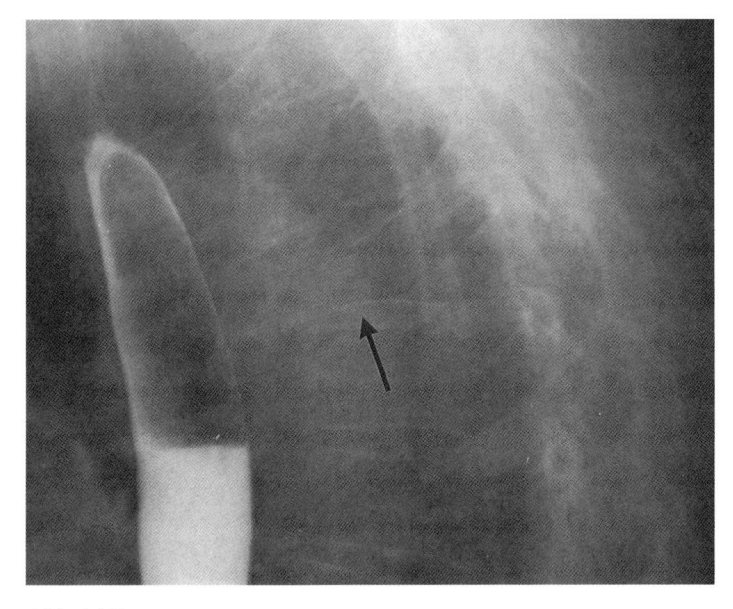

Skelettanteile/Form- und Lageveränderungen 313

Abb. 146 b

bambusstabartigen Aussehens als Bambusstabwirbelsäule bezeichnet, sind pathognomonische Veränderungen des Skeletts und Halteapparates bei Morbus Bechterew.

Morbus Bechterew

Fehlhaltungen der Brustwirbelsäule können auch infolge von Formveränderungen eines Wirbelkörpers oder zweier benachbarter Wirbelkörper entstehen, wozu Deformierungen, Destruktionen und erworbene Blockbildungen von Wirbelkörpern und Veränderungen des Zwischenwirbelraumes zählen.
So kann ein Wirbelkörper z. B. durch Höhenminderung, die man in ausgeprägter Form als Zusammensintern bezeichnet, sowie durch ventrale, laterale und seltener dorsale Keilwirbelbildung (Abb. 146a u. 146b) mit überwiegend erhaltenen Konturen deformiert sein. Ebenso können ihre Deck- und Grundplatte bei gleichzeitig regelrechter ventraler und dorsaler Kontur imprimiert sein; sind diese Veränderungen sehr ausgeprägt, so nennt man einen solchen Wirbelkörper Fischwirbel.

Keilwirbel

sog. Fischwirbel

Ursache hierfür sind insbesondere Osteoporose, Traumen, Entzündungen und maligne Prozesse. Bestehen bei einem Wirbelkörper Veränderungen der Grund- oder Deckplatte, der ventralen oder dorsalen Kontur in der Weise, daß diese unterbrochen sind und Abweichungen zeigen – was man bei der Grund- und Deckplatte als eingebrochen bezeichnet –, und ist die Wirbelkörperform wesentlich verändert, so kann man von einer Destruktion sprechen; ihr liegen die gleichen Ursachen zugrunde, häufig jedoch ein malignes Geschehen wie eine Metastasierung. Ferner kann ein einzelner Wirbelkörper durch eine annähernd gleichmäßige Verbreiterung und mitunter auch Erhöhung deformiert sein, wobei z. B. an einer sog. palisadenartigen Struktur des Wirbelkörpers die Ursache,

Hämangiomwirbel nämlich eine Hämangiombildung erkennbar wird. Sind zwei Wirbelkörper annähernd vollständig zu einem verschmolzen, wobei die Deckplatte
Erworbener des einen und die korrespondierende Grundplatte des anderen nicht
Blockwirbel mehr erkennbar sind und meistens eine ventrale Höhenminderung
Spondylitis besteht, so liegt eine erworbene Blockwirbelbildung vor; sie kann z. B.
tuberculosa nach Spondylitis tuberculosa entstehen.

Form- und Lageveränderungen der Wirbelsäule, die durch Veränderungen des Zwischenwirbelbereiches bedingt sind, beruhen auf einer Verschmälerung dieses Bereiches. Diese Verschmälerung kann gleichmäßig und ungleichmäßig sein. Die häufigsten Ursachen hierfür sind degenera-
Bakterielle tive und traumatische Veränderungen, seltener postentzündliche Prozes-
Spondylitis se wie solche infolge bakterieller Spondylitis.

Als Folge von therapeutischen Maßnahmen können Form- und Lageveränderungen vor allem der Rippen entstehen.
Rippenteil- Endet eine Rippe – und fast stets im dorsalen Anteil – mit einer quer und
resektion gerade verlaufenden Kontur mit scharfem Rand, so wurde diese Rippe an dieser Stelle unter Belassen des ursprungsnahen Anteiles reseziert (Abb. 147). Ist eine Rippe – mitunter im lateralen Anteil – ungleichmäßig verschmälert, wobei ihre Kontur wellig und ihr Rand scharf sind, so
sog. Obliterierte handelt es sich um eine sog. obliterierte Rippe nach Rippendurchtren-
Rippe nung oder Rippenteilresektion. Beiden Formveränderungen gingen intrathorakale operative Maßnahmen voraus. Finden sich mehrere obliterierte Rippen und fehlen gleichzeitig die kranialen Rippen auf einer Thoraxseite, wodurch meistens eine auffallende Asymmetrie insbesondere der kranialen Thoraxhälften mit deutlicher Verschmälerung
Thorako- einer Thoraxseite entsteht, so sind das Veränderungen nach Thorako-
plastik plastik (Abb. 148), meistens vor der Tuberkulostatika-Ära.

Grenzen zwei Wirbelkörper, die als solche noch zu erkennen sind, direkt aneinander, so kann es sich bei dieser Lageveränderung um eine sog.

Skelettanteile/Form- und Lageveränderungen 315

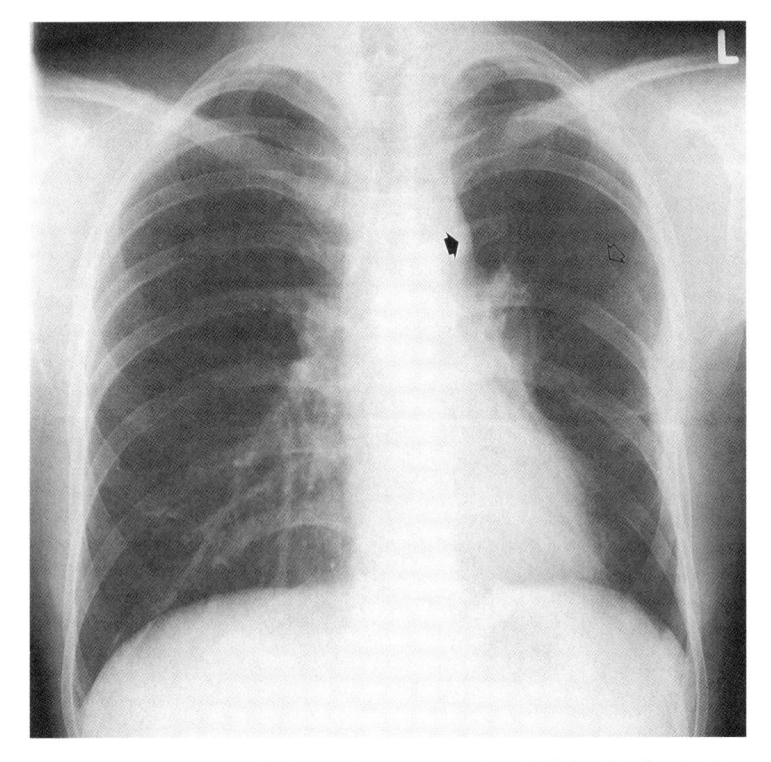

Abb. 147 Röntgenaufnahme des Thorax d.v. (22jähr. Patient): Zustand nach Teilresektion der linken 6. Rippe mit obliteriertem lateralen Anteil.

Fusionierung zweier Wirbelkörper handeln. Das hierbei eingebrachte Spongiosatransplantat muß nicht immer erkennbar sein, es sei denn, daß synthetisches Material verwandt wurde, wie ein sog. Metallspongiosablock, der als Fremdmaterial auf den Zustand nach Fusionierung hinweist (s. auch Fremdmaterialien/Besondere Materialien).

Spongiosablock

Fusionierung

Zu den Form- und Lageveränderungen der Skelettanteile zählen auch Abweichungen von der Seitensymmetrie der Thoraxhälften. So können auf der Röntgenaufnahme des Thorax im dorsoventralen Strahlengang in verschiedener Weise Abweichungen von der Seitensymmetrie der

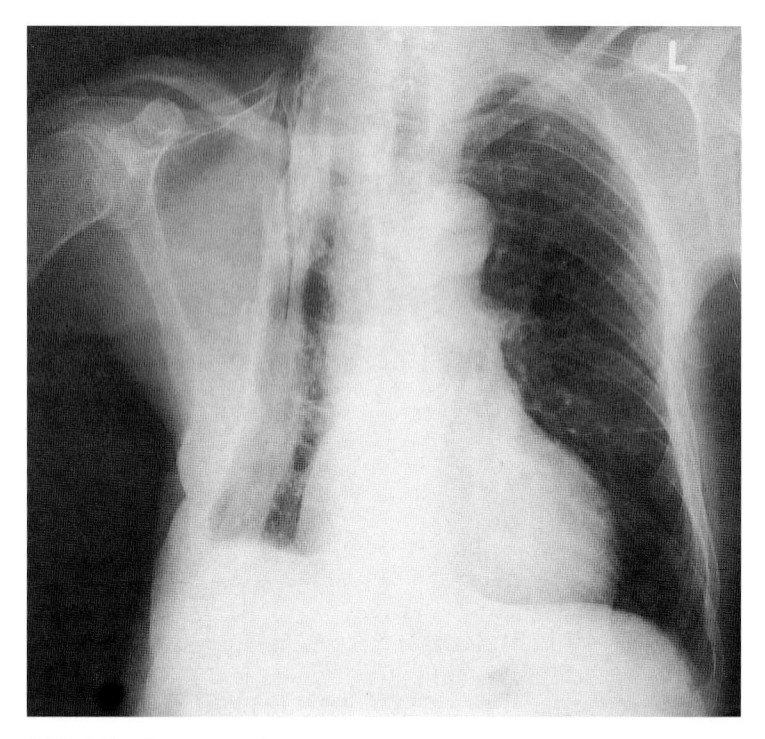

Abb. 148 Röntgenaufnahme des Thorax d.v. (75jähr. Patient): Zustand nach rechtsseitiger Thorakoplastik mit Rippen- und Lungenteilresektion sowie rechtslateraler teilweise verkalkter Pleuraschwiele.

beiden Thoraxhälften zur Darstellung kommen. Unter diesen Abweichungen werden hier Abweichungen von einer normalerweise seitensymmetrischen Form und Lage der einzelnen Anteile verstanden, während Abweichungen von physiologischen Verschattungen und Aufhellungen den entsprechenden Organkapiteln zugeordnet werden.

Diese Seitenasymmetrie kann insbesondere in Form einer Verkleinerung, Vergrößerung oder auch Deformierung einer Thoraxhälfte bestehen, *Schulterfehl-* ferner in Form einer Fehlhaltung einer Schulter wie einer Schulterluxa-
stand tion, einem Schulterhoch-, Schultertief- oder Schulterschiefstand, in

Form einer Fehlhaltung eines Oberarmes oder in Form einer Deformierung oder Destruktion oder im Fehlen dieser Skelettanteile sowie in einseitiger Verschmälerung oder Verbreiterung oder in einseitigem Fehlen von umgebenden Weichteilen.

Abweichungen von der Seitensymmetrie des Thorax kann man in solche unterteilen, die vorwiegend durch Veränderungen der Skelettanteile hervorgerufen werden und in solche, die durch Veränderungen der umgebenden Weichteile bedingt sind (s. auch Umgebende Weichteile/Form- und Lageveränderungen). Darüberhinaus müssen besondere Schmerzsituationen als Ursache der Asymmetrie der Thoraxhälften berücksichtigt werden.

Im Bereich der Skelettveränderungen sind die häufigsten Ursachen von Seitenunterschieden der Thoraxhälften Brustwirbelsäulenveränderungen wie Skoliosen, Torsionsskoliosen und hierbei selten die Gibbusbildung. Nicht selten finden sich Abweichungen, die auf Veränderungen von Rippen und des Sternums beruhen, wozu ausgeprägte Rippenanomalien, die asymmetrische Trichterbrust, die asymmetrische Hühnerbrust und der sog. Herzbuckel zählen, ferner Rippenfrakturen, Osteolysen von Rippen sowie der Schlüsselbeine und Rachitisfolgen. Außerdem ergeben sich asymmetrische Thoraxhälften mitunter unausweichlich nach operativen Maßnahmen, wozu verschiedene Arten der Thorakotomie, der Rippen- und Schulterresektionen sowie Oberarmamputationen zu rechnen sind. Hierbei finden sich nach operativ behandelten Traumen und nach Tumorresektionen wie nach Rekonstruktionen mitunter ungewöhnliche Formen, die dem Patienten jedoch Organe belassen und Funktionsausübungen ermöglichen. Ebenso können Prozesse der Pleura und des Halteapparates eine Seitenasymmetrie zur Folge haben, so z. B. tumoröse Pleura- und Lungenerkrankungen wie das maligne Pleuramesotheliom und der Pancoast-Tumor oder auch sehr ausgeprägte Pleuraschwarten, die in dieser Situation meistens verkalkt sind (Abb. 149). Bei den Schultern kann eine Seitenasymmetrie u.a. durch entzündliche Prozesse wie ausgeprägte Periarthropathia calcificans humeroscapularis und chronische Polyarthritis, insbesondere in ihrer destruierenden Form verursacht werden (s. Abb. 126).

Besondere Schmerzsituationen können vor allem durch verschiedene Pleuritiden hervorgerufen werden, selten auch im Rahmen von strahlentherapeutischen Maßnahmen. Bei diesen Situationen kann der Patient eine entsprechende Schonhaltung einnehmen, die eine Seitenasymmetrie der Thoraxhälften zur Folge hat. Diese wiederum kann Hinweis auf

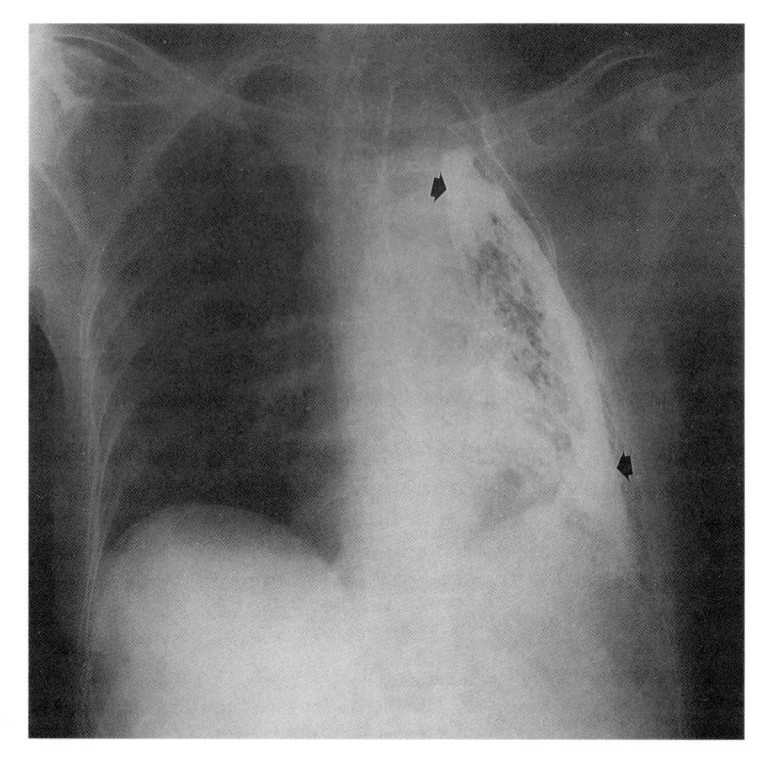

Abb. 149 Röntgenaufnahme des Thorax in Rückenlage (69jähr. Patientin): Zustand nach linksseitiger Thorakoplastik mit ausgeprägter Thoraxdeformierung mit ausgeprägter Verkleinerung der linken Thoraxhöhle infolge ausgeprägter geschrumpfter und verkalkter Pleuraschwiele annähernd der gesamten linken Lunge, sog. Pleuropathia calcificata; Verziehung des Mediastinums nach links, rechtsseitiges Lungenemphysem, Tracheal- und Bronchialverkalkungen.

einen pathologischen Prozeß sein, der röntgenologisch nicht darstellbar ist oder sich derzeit röntgenologisch noch nicht manifestiert. Aus diesem Grund nimmt die Beurteilung der Seitensymmetrie beider Thoraxhälften insbesondere im Hinblick auf die Früherkennung pathologischer Veränderungen eine besondere Stellung ein.

5.4.2 Verschattungen

Verschattungen im Bereich der Skelettanteile können als unterschiedlich dichte, unterschiedlich homogene und sehr unterschiedlich große Schatten mit scharfem und unscharfem Rand vorkommen, dabei können sie auch konfluieren und Aufhellungen enthalten.

Findet sich ein dichter homogener streifenartiger Schatten, der z. B. quer zu einer Rippe verläuft und die Rippenkontur möglicherweise wulstartig mit glattem Rand überragt, so handelt es sich um eine alte Fraktur einer Rippe mit Kallusbildung. In ähnlicher Weise kann ein streifenförmiger Schatten in einem Wirbelkörper eine alte Fraktur darstellen. Besteht ein solitärer kleiner, mitteldichter und geringgradig inhomogener rundlicher Fleckschatten mit fast scharfem Rand, der einen Durchmesser von ca. 0,5 cm hat, so handelt es sich sehr wahrscheinlich um eine sog. Kompaktainsel, eine unbedeutende benigne Knochenveränderung. Liegen dagegen zwei oder mehrere oder multiple Fleckschatten vor, die dieser Kompaktainsel ähneln, sich möglicherweise durch eine geringgradig spongiosaartige Struktur und mitunter unterschiedliche Größe von ihr unterscheiden, so wird es sich sehr wahrscheinlich um osteoblastische Skelettmetastasen handeln, die in allen Skelettanteilen vorkommen können. Abzugrenzen hiervon sind derartige Fleckschatten, die in gruppenartiger Anordnung fast nur in einem Skelettanteil vorkommen; hierbei handelt es sich um die sehr seltene Osteopoikilie, eine gutartige Anomalie der Knochenbildung.

Kompaktainsel

Metastase

Osteopoikilie

Bei multiplen und in allen Skelettanteilen fast gleichmäßig vorhandenen sehr kleinen und sehr dichten Fleckschatten, die einen Durchmesser von meistens kleiner als ca. 0,5 cm haben, kann die Ursache ein C-Zellkarzinom der Schilddrüse sein (Abb. 150a u. 150b); haben die Fleckschatten einen Durchmesser von ca. 0,5 bis 1,0 cm, so können dieser Metastasenbildung verschiedene Karzinome zugrunde liegen. Finden sich gleichzeitig kleine rundliche Aufhellungen von ähnlicher Größe, so besteht eine sog. gemischtförmige Metastasierung, bei der osteoblastische und osteolytische Metastasen vorliegen.

Haben solche dichten und inhomogenen Fleckschatten einen Durchmesser von mehr als ca. 0,5 cm, einen sehr unscharfen Rand und enthalten sie z. T. streifige Anteile, so kann es sich beim Mann um Metastasen eines Prostatakarzinoms handeln, die im Thoraxbereich in annähernd allen Skelettanteilen – jedoch ungleichmäßig verteilt – vorkommen (Abb. 151a u.151b).

Ausgeprägt fleckige Verschattungen, bei denen die einzelnen Anteile einen Durchmesser von einem halben bis mehrere Zentimeter haben

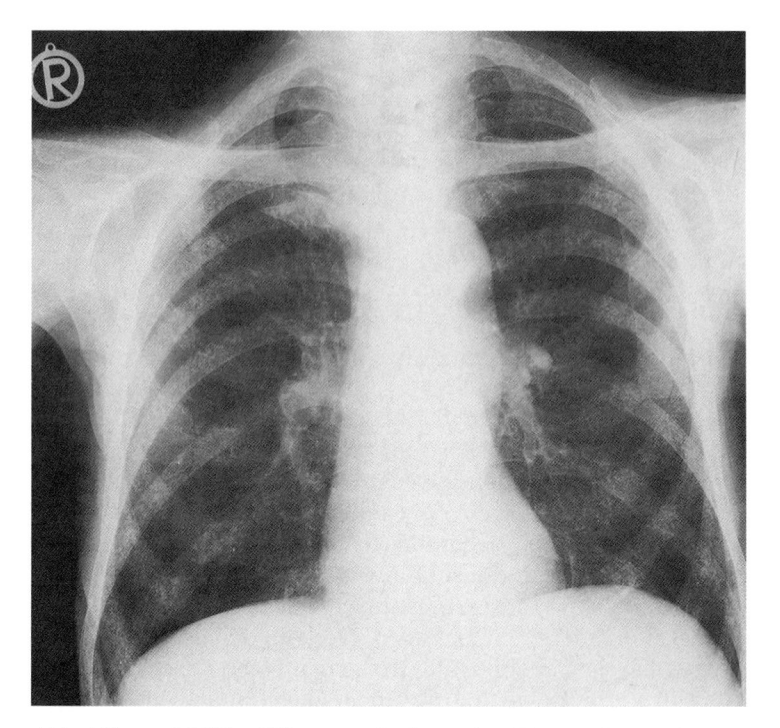

Abb. 150a und 150b   Röntgenaufnahme des Thorax d.v. und Ausschnittvergrößerung von Rippen (71jähr. Patient): multiple sehr kleine osteoblastische Metastasen in allen Skelettanteilen annähernd gleichmäßig angeordnet bei C-Zellkarzinom der Schilddrüse, Struma, ausgeprägte Kachexie.***

können, die häufig dichte streifige Anteile neben aufgehellten Abschnitten enthalten und einen sehr unscharfen Rand haben, können ossäre Manifestation des Plasmozytoms sein, bei dem man auch von einem fleckig-scheckigen Erscheinungsbild spricht. Diese Verschattungen sind vor allem in den Wirbelkörpern lokalisiert, wo sie nicht selten gleichzeitig zu Wirbelkörperdestruktionen führen.

Bestehen dichte inhomogene Schatten mit unscharfem Rand, die konfluieren, einen Durchmesser von bis zu mehreren Zentimetern haben und

Skelettanteile/Verschattungen

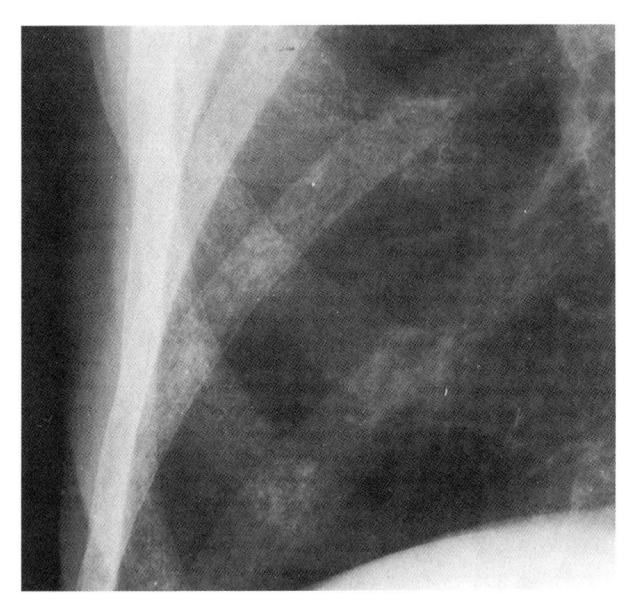

Abb. 150b

in einem ganzen Skelettanteil vorkommen, so können es Veränderungen durch einen Morbus Paget sein; diese Verschattungen sind von solchen zu unterscheiden, die noch dichter und homogener sind, die aber in sehr umschriebenen Skelettanteilen bestehen; sie sind durch eine Osteomyelosklerose bedingt.
Morbus Paget

Dichte inhomogene Verschattungen, die an umschriebener Stelle vorwiegend der Extremitäten bestehen, bei denen die Knochenstruktur z.T. noch erkennbar ist und die mitunter rundliche Aufhellungen enthalten, sprechen für eine Osteomyelitis.
Osteomyelitis

Findet sich ein kleiner solitärer mitteldichter homogener Schatten mit einem Durchmesser von ca. 0,5 bis ca. 1,0 cm im zentralen Bereich eines Zwischenwirbelraumes der Brustwirbelsäule, so besteht hier eine Verkalkung des Nucleus pulposus einer Bandscheibe. Darüberhinaus können auch andere Bereiche der Bandscheibe verkalken, und zwar infolge verschiedener Ursachen. Diese sog. Bandscheibenverkalkungen kommen vor allem auf der Röntgenaufnahme des Thorax im seitlichen Strahlengang zur Darstellung.
Bandscheibenverkalkung

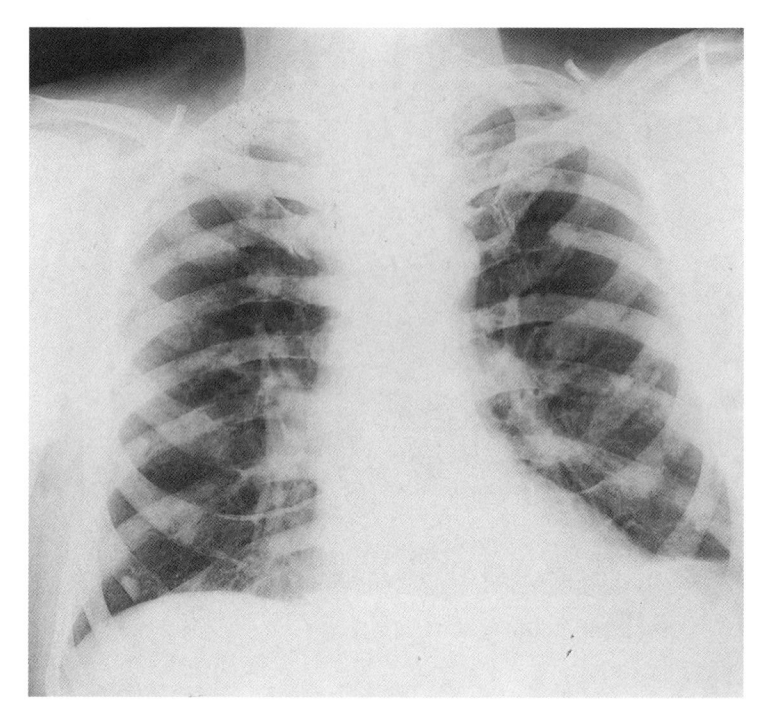

Abb. 151a und 151b   Röntgenaufnahme des Thorax d.v. und Ausschnittvergrößerung von Rippen (71jähr. Patient): multiple osteoblastische und osteolytische, d.h. gemischtförmige Metastasen in ungleichmäßiger Anordnung in allen Skelettanteilen bei Prostatakarzinom.***

5.4.3 Aufhellungen

Im Bereich der Skelettanteile können unterschiedliche Aufhellungen bestehen, die einen Durchmesser eines Haares bzw. von wenigen Millimetern haben, bis zu solchen, bei denen der gesamte Markraum eines umschriebenen Skelettanteiles aufgehellt ist. Dabei kann sowohl eine geringe Aufhellung vorliegen als auch eine, die so ausgeprägt ist, daß keine Knochenstruktur mehr besteht. Aufhellungen des Skelettsystems haben meistens einen scharfen Rand.

Skelettanteile/Aufhellungen 323

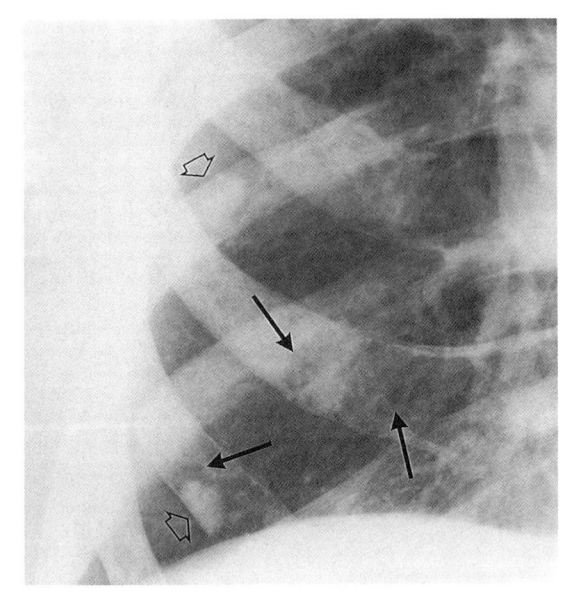

Abb. 151 b

Findet sich eine rundliche annähernd gänzliche Aufhellung, die häufig den ganzen Markraum ausfüllt und bevorzugt im Humerus gelegen ist, so handelt es sich wahrscheinlich um eine benigne Knochenzyste, wie sie bei Jugendlichen nicht selten vorkommt. Hierbei ist die Kortikalis häufig verschmälert. Besteht bei einem Skelettanteil – bei einem Röhrenknochen hauptsächlich quer zu seiner Längsachse – eine mehr oder weniger schmale bis breite bandförmige Aufhellungslinie, so liegt am häufigsten eine Fraktur vor, und zwar mitunter auch ohne entsprechende anamnestische Daten. In der Regel handelt es sich dabei um eine frische Fraktur, wie man sie im Bereich des Thorax bei Rippen z. B. nach Sturz finden kann. Diese bandförmige Aufhellungslinie, die meistens einen scharfen Rand hat, entspricht dem Frakturspalt, der eine Breite von der eines Haares bis zu einer von mehreren Zentimetern haben kann, wobei die Frakturfragmente auch durch eine nicht regelrechte Stellung auffallen können. Bei verzögerter Frakturheilung kann der Frakturspalt bis zu mehreren Monaten dem einer frischen Fraktur gleichen. Merkmal der

Knochenzyste

Frische Fraktur

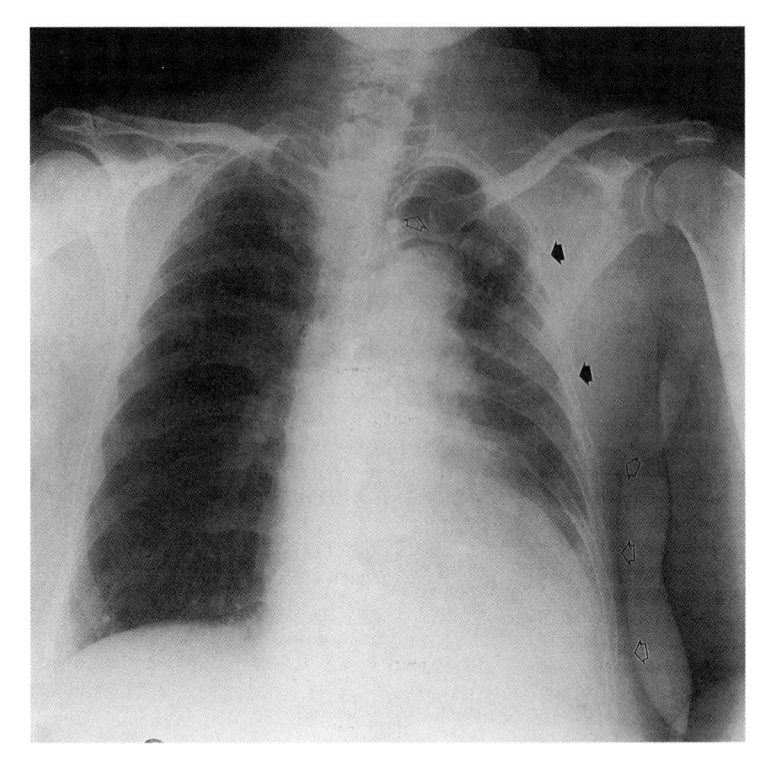

Abb. 152 Röntgenaufnahme des Thorax in Rückenlage (79jähr. Patientin): pathologische Fraktur der linken 2. bis 6. Rippe lateral, linksseitiger Spitzenpneumothorax mit teilweise kollabiertem Oberlappen, Verlagerung des Mediastinums nach links, Zustand nach linksseitiger Mastektomie mit Axillenrevision, ausgeprägtes Lymphödem des linken Oberarmes, insgesamt nach linksseitigem Mammakarzinom. Als Zusatzbefund Verkalkung einer linksseitigen Halsarterie und eines linksseitigen Halslymphknotens.***

Fraktur eines primär gesunden Skelettanteiles sind die normale Knochenstruktur und Dichte unmittelbar bis zum Frakturspalt.
Haben bei einer Fraktur die Enden der Frakturfragmente einen unscharfen Rand, finden sich in ihrer Nähe oder Umgebung Aufhellungen oder ist die Knochenstruktur nicht mehr erkennbar, so kann man annehmen, daß dieser Knochen primär pathologisch verändert ist (Abb. 152);

deswegen wird eine derartige Fraktur als pathologische Fraktur bezeichnet, deren Merkmal es außerdem ist, daß sie spontan und durch ein inadäquates Trauma eintritt. Häufigste Ursachen von pathologischen Frakturen sind Skelettmetastasen, Knochenzysten, primäre Knochentumoren und auch Osteoporose.

Pathologische Fraktur

Findet sich – bevorzugt in den Rippen – eine schmale bandförmige Aufhellung eines Skelettanteiles, die meistens quer zu seiner Längsachse verläuft und insbesondere dadurch gekennzeichnet ist, daß in dieser Aufhellung noch eine geringe Spongiosastruktur besteht, so handelt es sich nicht um eine Fraktur, sondern um eine sog. Loosersche Umbauzone. Darunter versteht man einen umschriebenen Abschnitt mit Entmineralisierung und kompensatorischer Bildung von osteoidem Gewebe, wodurch dieser Skelettanteil an Stabilität abnimmt und als Folge eine Neigung zur Frakturbildung besteht.

Loosersche Umbauzone

Vorwiegend rundliche Aufhellungen der Skelettanteile des Thorax können in allen Bereichen bestehen. Sie können einen Durchmesser von einem Millimeter bis zu mehreren Zentimetern haben, und sie können auch so sehr ausgedehnt sein, daß an umschriebener Stelle keine Knochenstruktur mehr erkennbar ist. Bei diesen sowohl solitär als auch multipel und mitunter in allen Skelettanteilen annähernd gleichmäßig verteilten Aufhellungen handelt es sich um osteolytische Metastasen. Sie haben meistens einen relativ scharfen Rand und finden sich insbesondere im Markraum. Bei fortschreitender Metastasierung nehmen diese Aufhellungen an Anzahl und auch Größe zu, können konfluieren und auch zur Auflösung der Kortikalis führen. Diese Progression kann soweit fortschreiten, daß Skelettanteile teilweise oder gänzlich osteolytisch verändert, d.h. als solche nicht mehr vorhanden sind (Abb. 153). Ursache der osteolytischen Metastasen können sehr verschiedene Karzinome sein. Öfters finden sich neben oder im Bereich der durch Metastasen bedingten Aufhellungen fleckige oder rundliche Verschattungen, die durch jene osteoblastischen Metastasen gebildet werden, manchmal ineinander übergehend, wie es bei gemischtförmigen Metastasen des Prostatakarzinoms der Fall sein kann oder wie es in ähnlicher Weise für das Plasmozytom, insbesondere seine sklerosierende Form, zutreffen kann.

Metastase

Plasmozytom

Eine besondere Art einer Aufhellung kann im Bereich der Wirbelsäule vorkommen, und zwar eine umschriebene, meistens wenige Millimeter breite und ca. 1 bis 2 cm lange Aufhellung in einem Zwischenwirbelbereich, die man als sog. Vakuumphänomen bezeichnet. Diese seltene Aufhellung gilt als Hinweis auf eine einrißartige Schädigung einer

sog. Vakuumphänomen

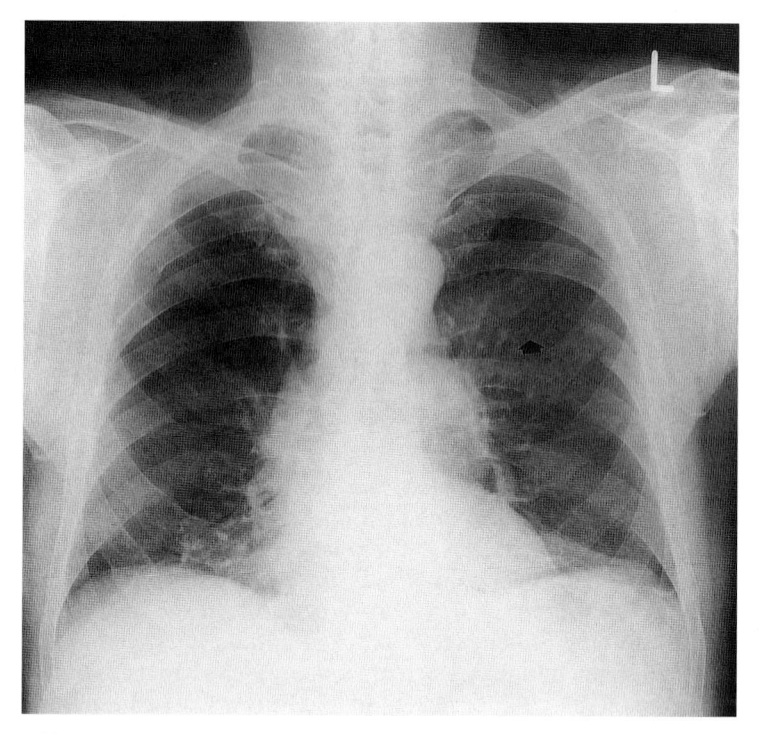

Abb. 153 Röntgenaufnahme des Thorax d.v. (75jähr. Patient): Osteolyse des ganzen dorsalen Anteiles der linken 7. Rippe und linksseitiger kleiner kaudaler Prozeß (hinweisend) bei Prostatakarzinom. Als Zusatzbefund alte Fraktur der rechten 5. Rippe lateral, der rechten 5. und 6. Rippe ventral sowie Struma.

Bandscheibe; sie ist auf der Röntgenaufnahme des Thorax im seitlichen Strahlengang am besten zu erkennen.

5.4.4 Strukturveränderungen

Strukturveränderungen von Skelettanteilen des Thorax finden sich in Form einer Rarefizierung der Bälkchenstruktur der Spongiosa, die gleichmäßig und ungleichmäßig sein kann, in Form einer Zunahme dieser Bälkchen an Anzahl und an Bälkchendicke sowie in Form einer Verbreiterung oder Verschmälerung der Kortikalis, wobei diese einen scharfen oder unscharfen Rand haben kann. Derartige Strukturveränderungen können generalisiert oder in umschriebener Weise bestehen.

Besteht in allen Skelettanteilen eine gleichmäßige Rarefizierung der Bälkchenstruktur und eine Verschmälerung der Kortikalis, so handelt es sich um eine allgemeine Osteoporose, die auch als Verminderung des Kalksalzgehaltes oder Demineralisation bezeichnet wird. Diese Osteoporose kommt bei den Röhrenknochen und Wirbelkörpern am deutlichsten zur Darstellung (s. Abb. 146); dabei kann eine deutliche Dichtedifferenz zwischen Spongiosa und Kortikalis auffallen, die aus der Differenz der Dicke dieser Skelettanteile resultiert, die bei Osteoporose größer als normal ist. So fällt bei einer ausgeprägten allgemeinen Osteoporose eine vermehrte Strahlentransparenz auf, die auf der Röntgenaufnahme des Thorax im seitlichen Strahlengang und dabei insbesondere der Brustwirbelkörper am deutlichsten erscheint. *Osteoporose*

Die Osteoporose kann vielfältige Ursachen haben, wozu zuerst physiologische Alterungsprozesse und in diesem Rahmen bei der Frau auch die Zeit nach der Menopause zählen. Außerdem können verschiedene Stoffwechselerkrankungen, endokrinologische Störungen, verschiedene Skeletterkrankungen, besondere Formen der Mangelernährung und Malabsorption sowie lang dauernde Kortisontherapie zu einer Osteoporose führen.

Eine umschriebene Osteoporose, d.h. die einzelner Skelettanteile, kann vor allem durch Entzündungen und infolge von ungenügender Aktivität sowie von Immobilität entstehen, wobei sie nach Wegfall der Ursache in der Regel reversibel ist. Diese Art der Osteoporose wird als Inaktivitätsosteoporose bezeichnet.

Eine Verminderung des Kalksalzgehaltes der einzelnen Bälkchen der Spongiosa kann zu einer sog. verwaschenen Knochenstruktur führen, insbesondere wenn der Rand sowohl der Bälkchen als auch der Kortikalis unscharf ist (HEUCK 1989). Derartige Veränderungen können als Initialphase bei osteomalazischen Prozessen vorkommen, wobei sie meistens inhomogen sind. Eine ausgeprägt verwaschene Knochenstruktur an einem umschriebenen Skelettanteil kann nach Strahlentherapie – jedoch sehr selten bei den neueren Verfahren – auftreten; sie wird als Radioosteonekrose bezeichnet. *Osteomalazie*

Radioosteonekrose

Verdichtungen der Knochenstruktur sind durch Verdichtung, Verbreiterung oder Vermehrung der Anzahl der Knochenbälkchen bedingt, ferner mitunter durch zusätzlich vermehrte Osteoblastenbildung, denen eine vermehrte Mineralisation oder Vermehrung des Knochengewebes zugrunde liegen. Diese Verdichtungen kommen in der Regel nicht generali-

*Hämangiom-
wirbel*

siert, sondern an umschriebenen Skelettanteilen vor, dabei häufig unterschiedlich ausgeprägt, wobei Übergangsformen zu fleckigen Verschattungen und gleichzeitig rarefizierte sowie verwaschene Strukturanteile und auch Aufhellungen bestehen können.

Hierbei gibt es auch besondere Formen, bei denen der Eindruck einer Systematik der Strukturanordnung besteht. So kann ein Wirbelkörper bei einer allgemeinen Osteoporose eine sog. palisadenartige Knochenstruktur haben. Findet sich diese Knochenstruktur isoliert bei einem Wirbelkörper, so handelt es sich sehr wahrscheinlich um ein Wirbelkörperhämangiom. Mitunter kann eine ähnliche Knochenstruktur – dann meistens generalisiert oder zumindest in mehreren Wirbelkörpern – bei einer Wirbelkörpermetastasierung beobachtet werden.

Durch die Verdichtung der Knochenstruktur kommt es bei den in dieser Weise veränderten Skelettanteilen zu einer Minderung der Strahlentransparenz. Ursachen der verdichteten Knochenstruktur sind vor allem entzündliche und postentzündliche Prozesse wie z. B. bei Ostitis condensans, Sklerosierungen wie beispielsweise die sklerosierende Form der Osteomyelitis oder des Plasmozytoms sowie eine Vielzahl von primären Knochenerkrankungen. Besondere Bedeutung kommt der Abgrenzung dieser Verdichtungen gegen osteoblastische Metastasen zu, denen sie sehr ähneln können.

Die Anfertigung von Röntgenaufnahmen des Thorax im dorsoventralen und im seitlichen Strahlengang stellt kein geeignetes Verfahren dar, pathologische Veränderungen und Besonderheiten von Skelettanteilen zu verifizieren, auch wenn man bei diesen Röntgenaufnahmen mitunter hinreichende Informationen erhält. Zur Differenzierung von Skelettveränderungen müssen Zusatzuntersuchungen oder weiterführende Untersuchungen durchgeführt werden. Als Zusatzuntersuchungen können Röntgenaufnahmen mit harter Strahlentechnik des entsprechenden Bereiches – gegebenenfalls bei Röntgendurchleuchtung – angefertigt werden. Als weiterführende Untersuchungsverfahren gelten insbesondere bei malignen Skelettprozessen nuklearmedizinische Untersuchungen. So weist die Skelettszintigraphie bei Knochentumoren im Vergleich zur Anfertigung von Röntgenaufnahmen nach BESSLER bei der Früherkennung eine hohe Sensitivität auf (BESSLER 1989). Trotzdem kann es zur exakten Klärung – insbesondere im Hinblick auf die Ausbreitung eines pathologischen Skelettprozesses – erforderlich werden, die Computertomographie oder die Magnetresonanz-Tomographie durchzuführen, wobei letztere einen zunehmend höheren Stellenwert erhält (ATLAN u. Mitarb. 1986).

5.5 Bereich Umgebende Weichteile

Normalerweise sind die umgebenden Weichteile seitensymmetrisch gestaltet und angeordnet, mitteldicht bis sehr dicht sowie homogen, und normalerweise haben sie gegen eine Seite ihrer Umgebung einen scharfen Rand; in einzelnen Anteilen von ihnen können sich physiologischerweise Aufhellungen finden, sonst sind sie frei von weichteilfremder Materie.

Als pathologische Veränderungen und Besonderheiten können Form- und Lageveränderungen, Verschattungen sowie Aufhellungen bestehen, und zwar auf den Röntgenaufnahmen des Thorax sowohl im dorsoventralen als auch im seitlichen Strahlengang. Sie können einseitig und beidseits lateral der Rippen sowie ventral von Rippen und Sternum und dorsal der Wirbelsäule vorkommen. Ferner können diese Veränderungen in umschriebener Weise, aber auch in ganzer Ausdehnung der umgebenden Weichteile nachweisbar sein. Bestehen von ihnen die Form- und Lageveränderungen einseitig lateral, so können sie zur Seitenasymmetrie der Thoraxhälften führen (s. auch Bereich Skelettanteile/Form- und Lageveränderungen).

5.5.1 Form- und Lageveränderungen

Die Form- und Lageveränderungen der umgebenden Weichteile kann man in Verbreiterungen und Verschmälerungen unterteilen, und es können Anteile von ihnen fehlen. Außerdem können hierbei Abweichungen von der Seitensymmetrie der umgebenden Weichteile bestehen.

Verbreiterungen der umgebenden Weichteile können in umschriebener Weise verursacht werden, so insbesondere durch Lymphome, Tumoren, wozu Metastasen und z. B. Fibrome bei Morbus Recklinghausen zählen, durch Narben, Schilddrüsenvergrößerung, Fehlhaltung des Halses (Abb. 154) und Lymphstau (s. Abb. 152). Zu Verbreiterungen einer Seite oder möglicherweise mehrerer Seiten können ein Weichteilemphysem, Hämatome und ein Weichteilödem führen, beispielsweise der Schulter und des Oberarmes bei sog. infiziertem Venenkatheter.

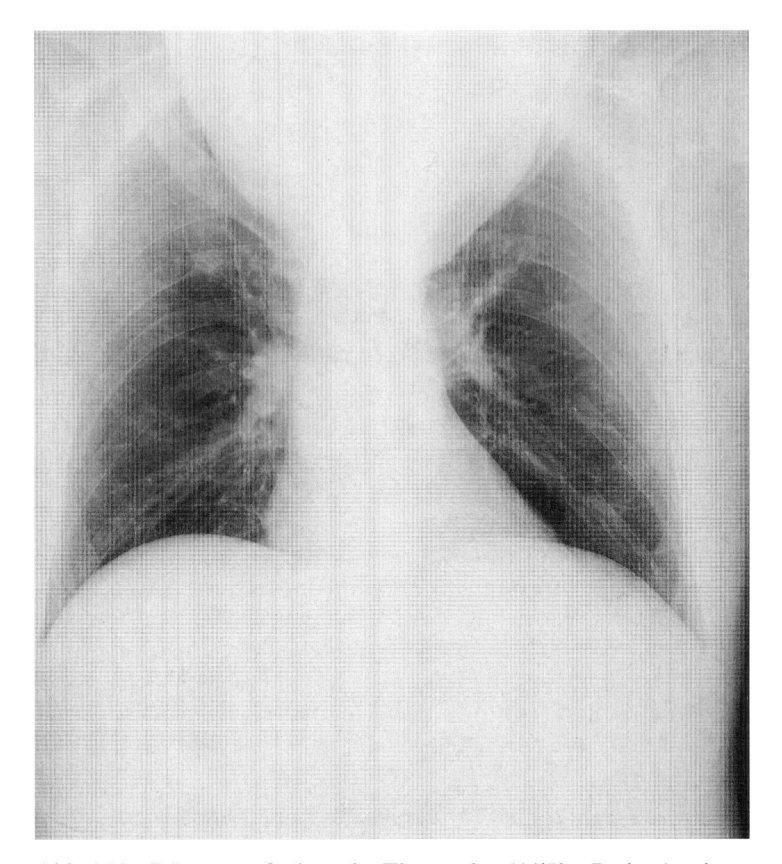

Abb. 154 Röntgenaufnahme des Thorax d.v. (44jähr. Patient): seitensymmetrische Verbreiterung mit sehr dichter Verschattung mit scharfem Rand der Halsweichteile, wobei sich die nach kaudal bis zum Manubrium sterni reichende Verschattung verschmälert, insgesamt durch Fehlhaltung des Halses bei Morbus Bechterew.

Kachexie

Sklerodermie

Verschmälerungen der umgebenden Weichteile sind ebenfalls generalisiert, einseitig und umschrieben zu beobachten. Die häufigste generalisierte Verschmälerung stellt die Kachexie dar; von den Erkrankungen, bei denen eine generalisierte Verschmälerung der umgebenden Weichteile einen kennzeichnenden Bestandteil darstellt, ist vor allem die Sklerodermie im ausgeprägten Stadium zu nennen (Abb. 155).
Umschriebene Verschmälerungen können sich u.a. infolge von Resektionen, Atrophien nach Lähmungen und Amputationen im Bereich der

Umgebende Weichteile/Form- und Lageveränderungen

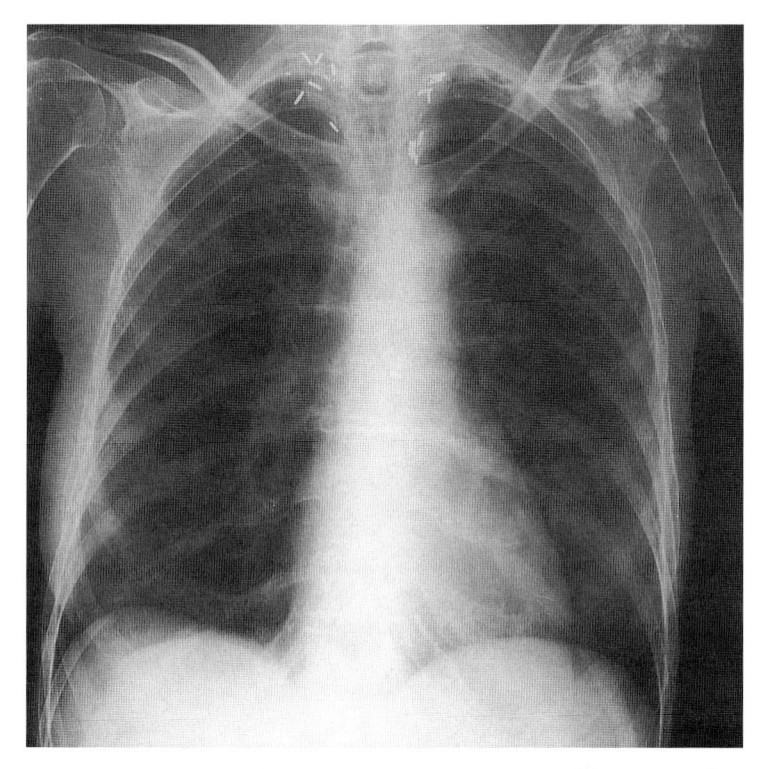

Abb. 155 Röntgenaufnahme des Thorax d.v. (46jähr. Patientin): gruppenartig angeordnete periartikulare rundliche Weichteilverkalkungen im Bereich des linken Schultergelenkes bei Thibierge-Weissenbach-Syndrom, einer Sonderform der Sklerodermie. Als Zusatzbefund ausgeprägte Kachexie und mehrere Operationsclips in Projektion auf die kraniale Thoraxapertur bei Zustand nach Strumektomie.

Arme sowie infolge von Narbenbildungen finden. So können die umgebenden Weichteile einer lateralen Thoraxwand bei der Frau nach Mastektomie (Abb. 156) ohne und mit Axillenrevision umschrieben verschmälert sein. Hierbei ist außerdem der Mammaschatten nicht mehr vorhanden, d. h., daß ein Anteil der umgebenden Weichteile fehlt, was auch für beide Mammae zutreffen kann. Auch können die umgebenden Weichteile eines Oberarmes bei Parese des Armes oder bei Zustand nach

Mastektomie

332   Pathologische Veränderungen

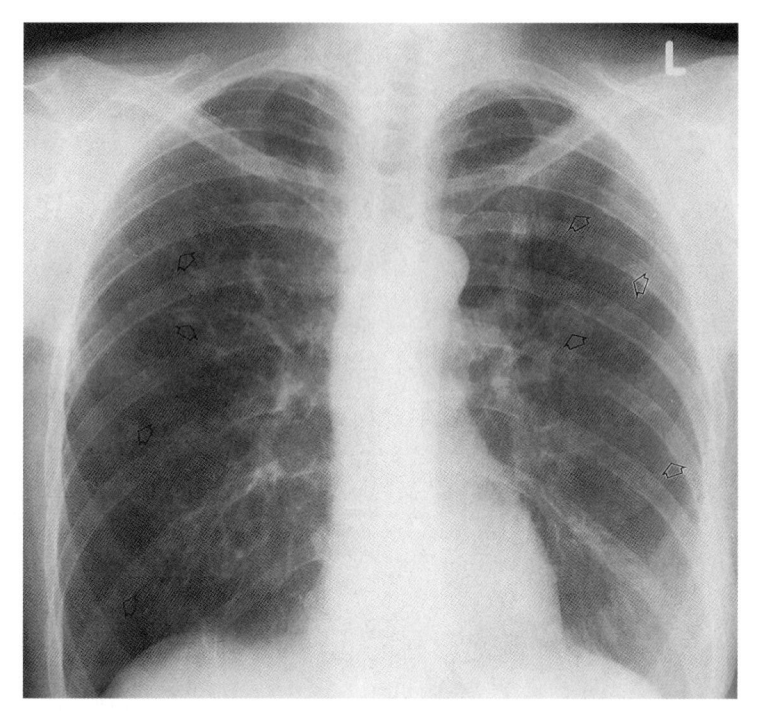

Abb. 156 Röntgenaufnahme des Thorax d.v. (64jähr. Patientin): Zustand nach rechtsseitiger Mastektomie, deshalb vermehrte Strahlentransparenz des rechten Mittel-Unter-Feldes sowie multiple Metastasen in beiden Lungen.

Amputation oder an anderer Stelle infolge von Narbenbildungen – z. B. nach ausgeprägten Verbrennungen – verschmälert sein oder annähernd nicht mehr vorhanden sein. Der Zustand nach Mastektomie kann auf der Röntgenaufnahme des Thorax im dorsoventralen Strahlengang mitunter insbesondere an einer einseitig vermehrten Strahlentransparenz des entsprechenden Lungen-Unter-Feldes erkennbar sein (s. Abb. 156).

Abweichungen von der Seitensymmetrie der umgebenden Weichteile sind durch jene pathologischen Veränderungen und Besonderheiten bedingt, die Verbreiterungen und Verschmälerungen der umgebenden

Weichteile verursachen und z.T. von jenen, die zu Form- und Lageveränderungen der Skelettanteile führen, wobei dies die Röntgenaufnahme des Thorax im dorsoventralen Strahlengang betrifft.

5.5.2 Verschattungen

Verschattungen im Bereich der umgebenden Weichteile können unterschiedliche Dichte und Formen haben, wobei sie überwiegend homogen sind; sie kommen in umschriebener Weise vor.

Kleine dichte Rundschatten mit einem Durchmesser von ca. 0,5 bis 1,0 cm können von Fibromen z. B. bei Morbus Recklinghausen und von Metastasen gebildet werden, die jeweils im Unterhautgewebe gelegen sind. Von Metastasen oder Lymphomen – auch benigner Natur – können ebenso größere Rundschatten verursacht sein; diese Rundschatten kann man in allen Anteilen der umgebenden Weichteile beobachten, jedoch fast nie in den Brustdrüsen.

Bestehen derartige kleine dichte Rundschatten in den lateralen umgebenden Weichteilen der Thoraxhälften, so ist zu berücksichtigen, daß sich ihre Ursachen – z. B. Fibrome – auch in den ventralen und dorsalen umgebenden Weichteilen befinden können, wodurch sie sich dann auf der Röntgenaufnahme des Thorax im dorsoventralen Strahlengang als kleine Rundschatten auf die Lungen projizieren, die Lungenmetastasen vortäuschen können.

Fleckige oder auch streifige Verschattungen der umgebenden Weichteile können durch intrakutane Narben gebildet werden. Bei derartigen Verschattungen kann man mitunter kalkdichte Anteile beobachten, die Teilverkalkungen der Narben – in seltenen Fällen von chirurgischem Nahtmaterial – entsprechen. Häufiger vorkommende rundliche kalkdichte Schatten mit vorwiegend inhomogener Struktur können im Bereich der Schilddrüse verkalkten Schilddrüsenknoten (s. Abb. 114) oder -zysten und im Bereich der Axillen verkalkten Axillarlymphknoten (Abb. 157a bis 157c) entsprechen, wobei erstere einen Durchmesser von bis zu 10 cm haben können. *Verkalkter Schilddrüsenknoten*

Verkalkter Lymphknoten

Finden sich teils fleckförmige, teils streifige kalkdichte Schatten von bis zu ca. 2 cm Länge, die im Weichteilbereich der Schulter, bevorzugt im kraniolateralen Bereich – am häufigsten in der Rotatorensehnenmanschette – gelegen sind, so handelt es sich meistens um postentzündliche Verkalkungen bei Periarthropathia calcificans humeroscapularis, die *Periarthropathia c.h.*

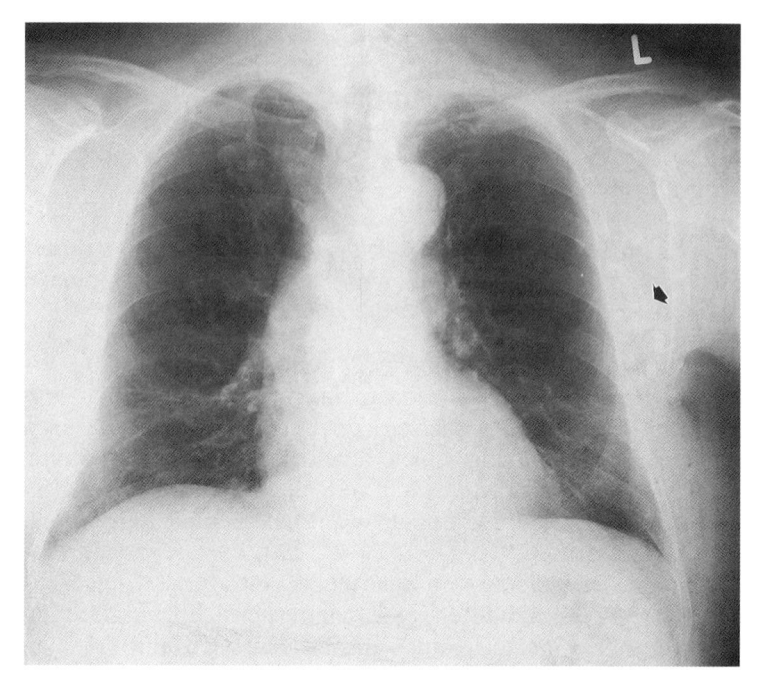

Abb. 157a bis 157c Röntgenaufnahmen des Thorax in 2 Ebenen und Zielaufnahmen des linken Axillarbereiches (72jähr. Patient): linksseitige multiple z.T. schalenförmig verkalkte Axillarlymphknoten (maximaler Durchmesser ca. 3 cm) bei unbekannter Genese.

Thibierge-Weissenbach-Syndrom

früher als Periarthritis humeroscapularis bezeichnet wurde (DIHLMANN 1987). Sehr selten kann es sich um periartikulare Weichteilverkalkungen bei der Sonderform der Sklerodermie, dem Thibierge-Weissenbach-Syndrom handeln (s. Abb. 155).

Narbe

Größere Schatten mit einem Durchmesser von mehreren Zentimetern, die wenig- bis mitteldicht und meistens inhomogen sind und einen vorwiegend unscharfen Rand aufweisen, können sowohl von großen als auch von kleinen Narben der umgebenden Weichteile gebildet werden (Abb. 158), z.B. nach Verbrennungen, Operationen und Verletzungen.

Umgebende Weichteile/Verschattungen 335

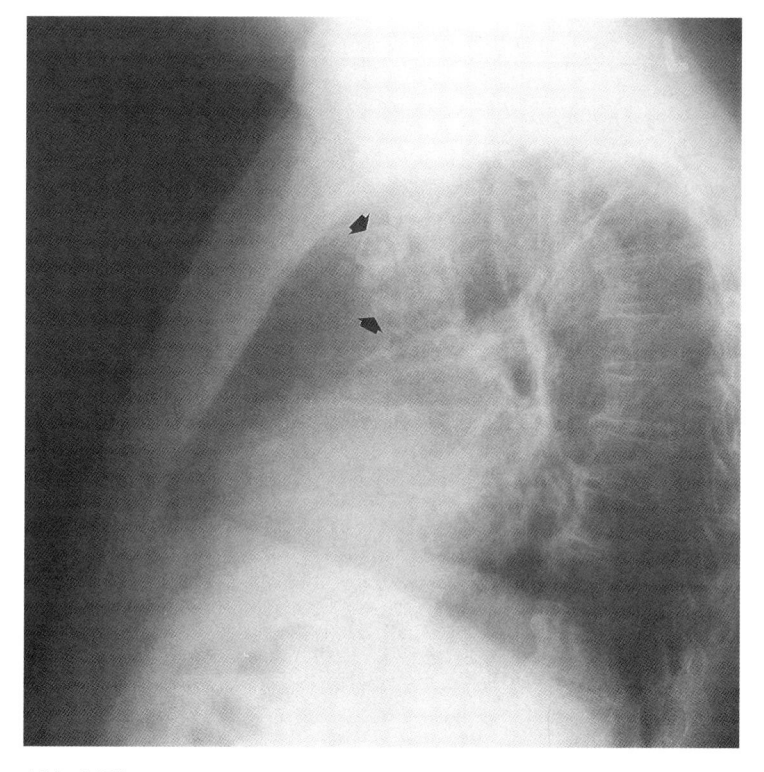

Abb. 157b

Findet sich bei einem Mann seitengleich in Projektion auf beide Mittel-Unter-Felder der Lungen jeweils ein mitteldichter homogener Schatten, der kaudal eine runde Kontur sowie einen scharfen Rand hat und nach kranial an Dichte allmählich abnimmt, so handelt es sich um eine Gynäkomastie (Abb. 159). Sie kann sich vor allem in höherem Lebensalter, bei Leberzirrhose, bei Akromegalie und bei anderen endokrinologischen Erkrankungen bilden, ferner als Folge einer Östrogentherapie bei Prostatakarzinom. Diese echte Gynäkomastie ist von der weit häufiger anzutreffenden sog. falschen Gynäkomastie bei ausgeprägter Adipositas zu unterscheiden; ebenso wird eine in der Pubertät bei ca. 50% der männlichen Jugendlichen vorübergehende Brustdrüsenschwellung, die zu kleinen, den Mammaschatten ähnlichen Schatten führen kann,

*Gynäko-
mastie*

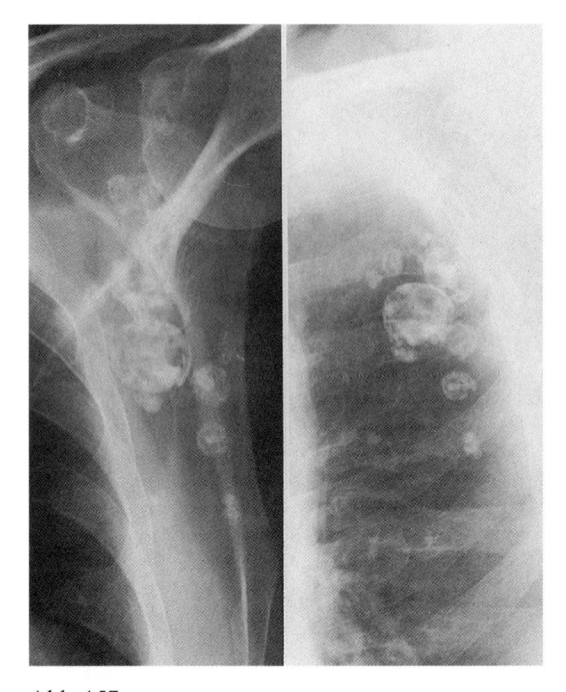

Abb. 157c

Mammakarzinom des Mannes

Mammaprothese

fälschlicherweise als Gynäkomastie bezeichnet. Diese Brustdrüsenschwellung ist jedoch gegen eine echte Gynäkomastie abzugrenzen, die bei jungen Männern auftreten kann und ein Hinweis auf das hoch maligne Chorionepitheliom des Hodens ist. Besteht beim Mann eine einseitige Gynäkomastie, so kann es sich um ein Mammakarzinom des Mannes handeln.

Mitunter können sich bei Frauen innerhalb der Mammaschatten häufig gut abgrenzbare runde Schatten mit scharfem Rand finden, die in der Regel etwas dichter als der Mammaschatten und homogen sind; hierbei handelt es sich um Mammaprothesen. Sie stellen Fremdmaterialien dar (s. auch Fremdmaterialien/Besondere Materialien).

Umgebende Weichteile/Verschattungen 337

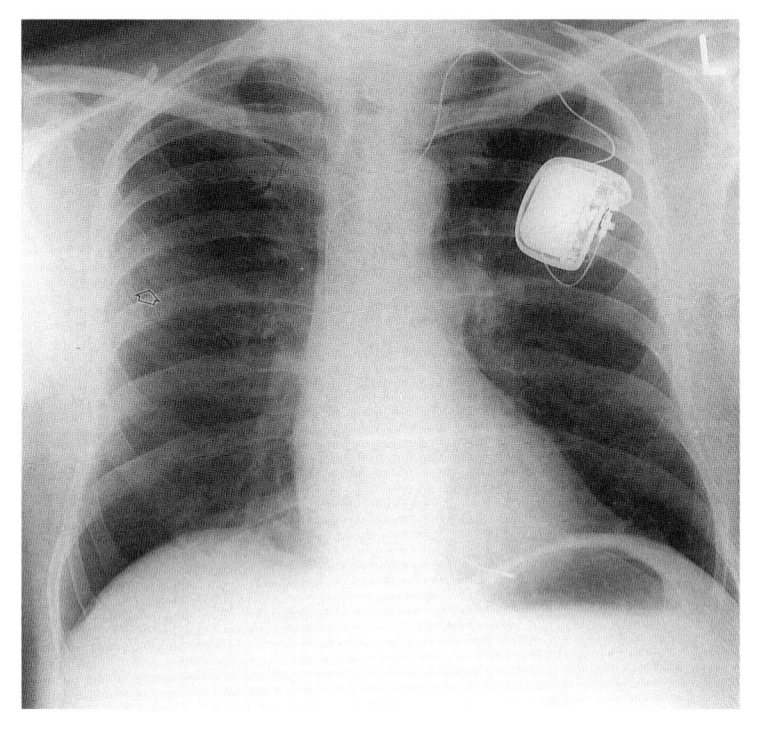

Abb. 158 Röntgenaufnahme des Thorax d.v. (79jähr. Patient): im Bereich des rechten lateralen Ober-Mittel-Feldes mitteldichte inhomogene Verschattung mit unscharfem Rand, die einer frischeren pneumonischen oder spezifischen Infiltration gleicht, bei kutaner Narbenbildung nach Explantation eines früher rechtsseitigen permanenten Herzschrittmachers, von links zugeführter permanenter Herzschrittmacher.

Als dichte bis sehr dichte homogene Verschattung kann der Bereich der umgebenden Weichteile des gesamten kranialen Abdomens auf den Röntgenaufnahmen des Thorax in beiden Ebenen erscheinen. Dies ist besonders dann der Fall, wenn keine Aufhellungen vorhanden sind, insbesondere auch nicht jene, die wie die Luft im Fundus ventriculi physiologischerweise bestehen, oder zumindest von geringer Intensität

Adipositas

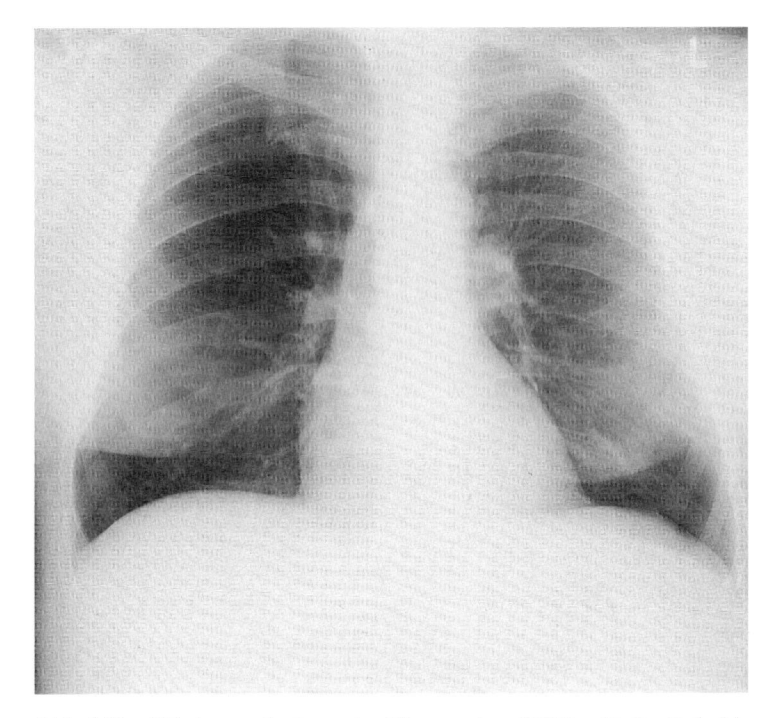

Abb. 159 Röntgenaufnahme des Thorax d.v. (50jähr. Patient): beidseitige Gynäkomastie.

Aszites

der Aufhellung sind. Ursache dieser gänzlichen Abdominalverschattung ist am häufigsten eine allgemeine Adipositas.
Ferner kann ausgeprägter Aszites zu dieser Verschattung führen, wobei sich Aszites mitunter daran differenzieren läßt, daß auf der Röntgenaufnahme des Thorax im seitlichen Strahlengang der Bereich des Abdomens gegen jenen des ventralen Thorax sich sehr ausgeprägt übergangslos nach ventral wölbt. Außerdem können sich bei Aszites mehrere bis multiple kleine Aufhellungen finden, die Dünndarmspiegeln entsprechen, wobei diese Darmschlingen im Aszites geradezu schwimmen können (s. auch Umgebende Weichteile/Aufhellungen).

Umgebende Weichteile/Aufhellungen

Bei Frauen in entsprechendem Lebensalter kann eine homogene Verschattung des kranialen Abdominalraumes auch bei Schwangerschaft in den letzten Schwangerschaftswochen hervorgerufen werden.
Schwangerschaft

Pathologische Raumforderungen, wie sehr große intraabdominale Tumoren verschiedener Genese, können ebenso zu einer Verschattung der umgebenden Weichteile des kranialen Abdominalraumes führen. Hierzu zählen vor allem Hepato- und Splenomegalie. Bei derartigen Situationen finden sich manchmal kleine rundliche inhomogene Aufhellungen mit einem Durchmesser von ca. 3 cm, die in aufgelockerter Weise im laterokranialen Abdominalbereich angeordnet sind und bei denen es sich um nach lateral verdrängte, teilweise mit Luft gefüllte Darmschlingen handelt. Diese Erscheinungen können auch bei Schwangerschaft vorkommen.
Hepato-Splenomegalie

5.5.3 Aufhellungen

Aufhellungen im Bereich der umgebenden Weichteile können unterschiedliche Formen und Größen bzw. Ausdehnungen haben; sie kommen in umschriebener Weise vor, selten generalisiert. Aufhellungen kann man in allen Bereichen der umgebenden Weichteile beobachten, wobei sie in einzelnen Bereichen physiologischerweise bestehen. Man kann sie auf den Röntgenaufnahmen des Thorax meistens in beiden Ebenen sehen, häufig am besten jedoch auf jener im dorsoventralen Strahlengang.

Die Aufhellungen, die physiologischerweise bestehen können, werden durch Luft gebildet, die sich in Anteilen des Gastrointestinaltraktes und mitunter in den Gallenwegen befindet. Diese Aufhellungen kommen in dem Bereich der umgebenden Weichteile zur Darstellung, der kaudal des Zwerchfelles gelegen ist.

Findet sich direkt kaudal der linken Zwerchfellkuppel oder auch wenige Zentimeter weiter kaudal eine häufig nach kranial halbkreisförmig konfigurierte, meistens homogene Aufhellung mit scharfem Rand und mitunter welliger Kontur, so entspricht diese Aufhellung der Luft im Fundus des Magens; ist diese Aufhellung sehr inhomogen, so befindet sich die Luft im Magen zwischen Speiseresten. Diese Aufhellung, die auch als Magenblase bezeichnet wird, kann die Größe eines schmalen, quergelagerten Streifens und die des ganzen Magens haben. Sieht man links seitlich hiervon ebenfalls eine derartige Aufhellung, die jedoch fast stets eine grobwellige Kontur hat und z.T. Verdichtungslinien enthält, so handelt es sich um die luftgefüllte linke Kolonflexur, manchmal mit
sog. Magenblase

benachbarten Kolonabschnitten. Kommt diese Kolonflexur direkt kaudal der linken Zwerchfellhälfte an der lateralen Bauchwand zur Darstellung, so besteht möglicherweise ein Zustand nach Splenektomie, weswegen die linke Kolonflexur in die Milzloge gelagert ist.

Kommt auf einer Röntgenaufnahme des Thorax im dorsoventralen Strahlengang eine kleine fast rundliche Aufhellung mit einem Durchmesser von ca. 2 cm und mit einem scharfen Rand in Projektion auf die rechte Hälfte ca. des 2. Lendenwirbelkörpers zur Darstellung, so entspricht sie dem luftgefüllten Bulbus duodeni.

Pneumatie der Gallenwege

Finden sich in Projektion auf den Bereich des Leberhilus streifige Aufhellungen, die in Gestalt und Anordnung den großen intrahepatischen Gallenwegen entsprechen, so handelt es sich hierbei um Luft in diesen Gallenwegen. Diese Situation bezeichnet man als Pneumatie der Gallenwege oder Aerobilie oder Aerocholie. Ursache hierfür kann ein Zustand nach Papillotomie oder eine biliodigestive Anastomose sein, die in einem Zustand nach Hepatikojejunostomie oder Choledochoduodenostomie besteht. Dabei kommt bei diesen postoperativen Situationen häufig auch eine breitstreifige Aufhellung zur Darstellung, die von kaudal in den Bereich des Leberhilus verläuft und durch Luft in den anastomosierten Darmabschnitten entsteht.

Während diese Aufhellungen physiologisch sind, kann auch pathologischerweise Luft in den großen intrahepatischen sowie extrahepatischen Gallenwegen zur Darstellung kommen, und zwar vor allem bei Penetration eines Gallensteines in das Colon transversum, bei biliokolischen Fisteln, wobei letztere auch auf dem Boden eines Kolonkarzinoms entstanden sein können.

Chilaiditi-Syndrom

Sehr selten kann man kaudal der rechten, vorwiegend lateralen Zwerchfellhälfte annähernd fleckige Aufhellungen mit einem Durchmesser von nicht größer als ca. 7 cm sehen, die mitunter schmale Verdichtungslinien enthalten; sie sind durch Luft im Kolon, insbesondere der rechten Kolonflexur und des oralen Colon transversum bedingt, das hierbei als topographische Variante zwischen Leber und rechter Zwerchfellhälfte gelagert ist. Diese Koloninterposition nennt man Chilaiditi-Syndrom (Abb. 160).

Bei entsprechenden anamnestischen Daten kann eine kleine, mitunter rundliche oder streifige Aufhellung mit einem Durchmesser von näherungsweise bis zu 1 cm in den umgebenden Weichteilen zur Darstellung kommen, bevorzugt in den Hals- und Schulterweichteilen, seltener in einer Mamma. Hierbei handelt es sich um intrakutane Lufteinschlüsse im

Umgebende Weichteile/Aufhellungen 341

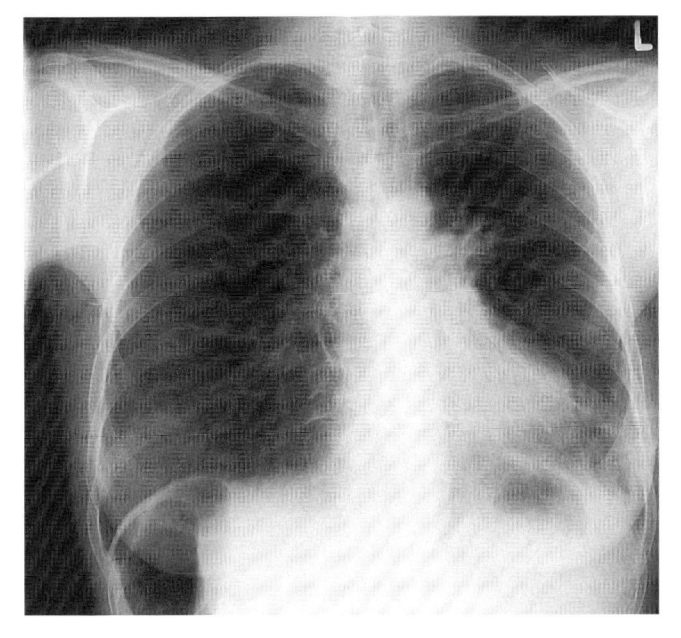

Abb. 160 Röntgenaufnahme des Thorax d.v. (56jähr. Patientin): kaudal des rechten Zwerchfelles luftgefüllte Kolonschlingen bei Chilaiditi-Syndrom.

Rahmen einer Lymphknotenexstirpation oder Probeexzision bzw. bei der Mamma im Rahmen einer Mammaaugmentation.

Streifig-fleckige Aufhellungen mit sehr ungleichmäßigen Konturen und annähernd scharfem Rand können sich in bandförmiger Anordnung in den lateralen Weichteilen finden, wobei sie auch in den rippennahen Schulter- und Halsweichteilen vorkommen können, und zwar einseitig oder beidseits. Hierbei handelt es sich um ein Weichteilemphysem (Abb. 161), das auch als Hautemphysem bezeichnet wird. Es stellt eine Luftansammlung im Unterhautgewebe dar, wobei die Luft infolge einer Wandläsion aus benachbarten Lungenlappen bzw. der Pleurahöhle oder

Weichteilemphysem

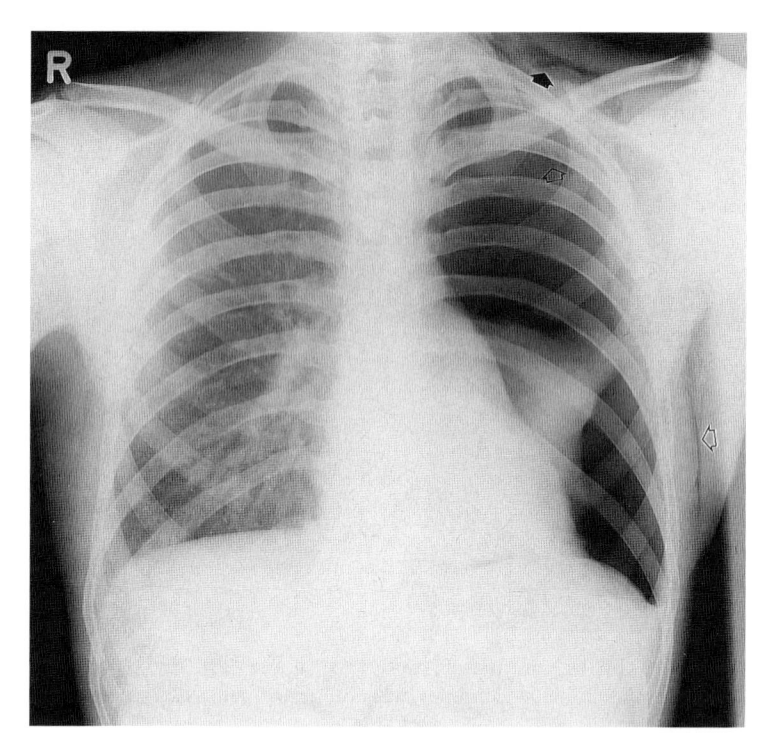

Abb. 161 Röntgenaufnahme des Thorax d.v. (37jähr. Patient): linksseitiger ausgeprägter Pneumothorax mit annähernd gänzlich kollabierter Lunge, linksseitiges Weichteilemphysem im lateralen Thorax-, Schulter- und Halsbereich sowie geringgradig in Projektion auf das Spitzenfeld.

der Trachea entwichen ist. Das Weichteilemphysem, das sich auch in die ventralen Weichteile ausbreiten kann, ist fast stets Folge eines frischen Thoraxtraumas, auf das es – sofern das Trauma nicht bekannt ist – direkt hinweisen kann. Da es sich bei Patienten mit Weichteilemphysem vorwiegend um traumatisierte Patienten handelt, bei denen die Röntgenaufnahme des Thorax in Rückenlage angefertigt wird, sieht man jene streifigen Aufhellungen bevorzugt in den lateralen Thorax- und Halsweichteilen. Die Ausdehnung eines Weichteilemphysems kann jedoch so

Umgebende Weichteile/Aufhellungen 343

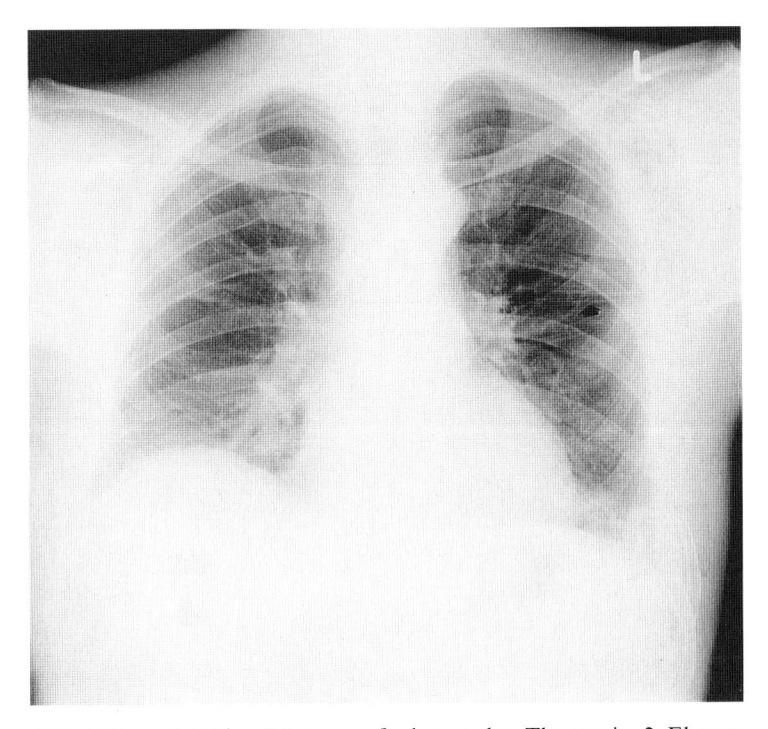

Abb. 162a und 162b Röntgenaufnahmen des Thorax in 2 Ebenen (53jähr. Patient): Weichteilemphysem, das vorwiegend im Bereich der großen Faszien der linken ventralen Thoraxmuskulatur besteht und ventral des Sternums erkennbar ist. Als Zusatzbefund 1 Drahtnaht ventral des Manubrium sterni sowie 1 Sternalklammer in diesem und 2 Sternalklammern im Corpus sterni.***

ausgeprägt sein, daß man jene Aufhellungen auch im ventralen Weichteilbereich sehen kann, wo sie im Verlauf der großen Faszien lokalisiert sein können, so daß diese dadurch erkennbar und abgrenzbar werden (Abb. 162a u. 162b).
Ein Weichteilemphysem stellt für den Patienten immer eine Sondersituation dar, die in allerkürzester Zeit lebensbedrohlich werden kann, so daß diese röntgenologische Information im Rahmen des Informa-

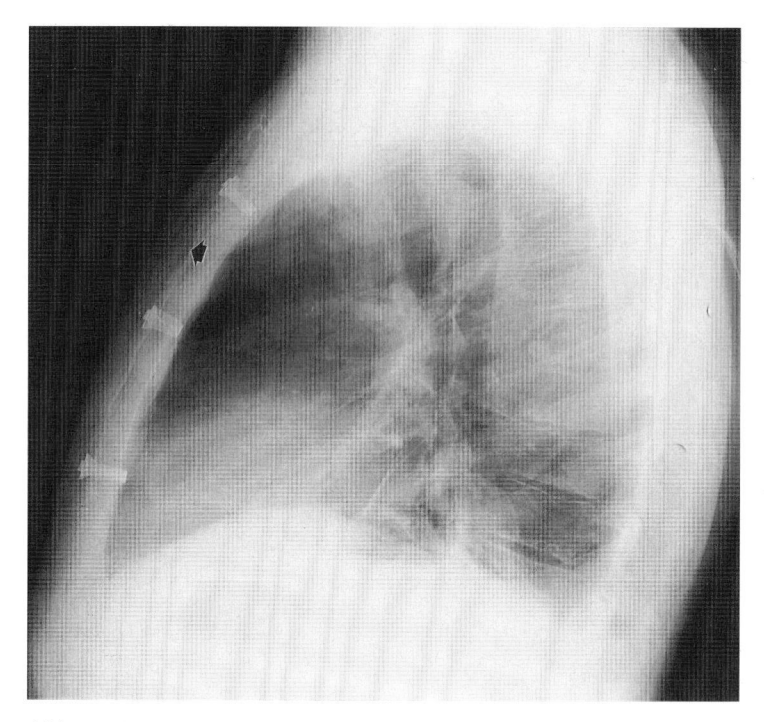

Abb. 162b

tionsflusses sofort und kontrollierbar in entsprechender Weise weitergegeben werden muß (s. auch Informationsfluß).

Im Hinblick auf pathologische Aufhellungen ist der kraniale Abdominalbereich einer der bedeutendsten Bereiche der umgebenden Weichteile. Kommen hier beim stehenden Patienten vorwiegend unmittelbar kaudal der rechten, selten der linken Zwerchfellhälfte und mitunter kaudal beider Zwerchfellkuppeln horizontal verlaufende, oft der Zwerchfellkontur entsprechend konfigurierte schmale Aufhellungen mit scharfem Rand zur Darstellung, so handelt es sich fast stets um freie Luft in der Abdominalhöhle (Abb. 163a bis 163c).

Freie Luft in der Abdominalhöhle

Umgebende Weichteile/Aufhellungen

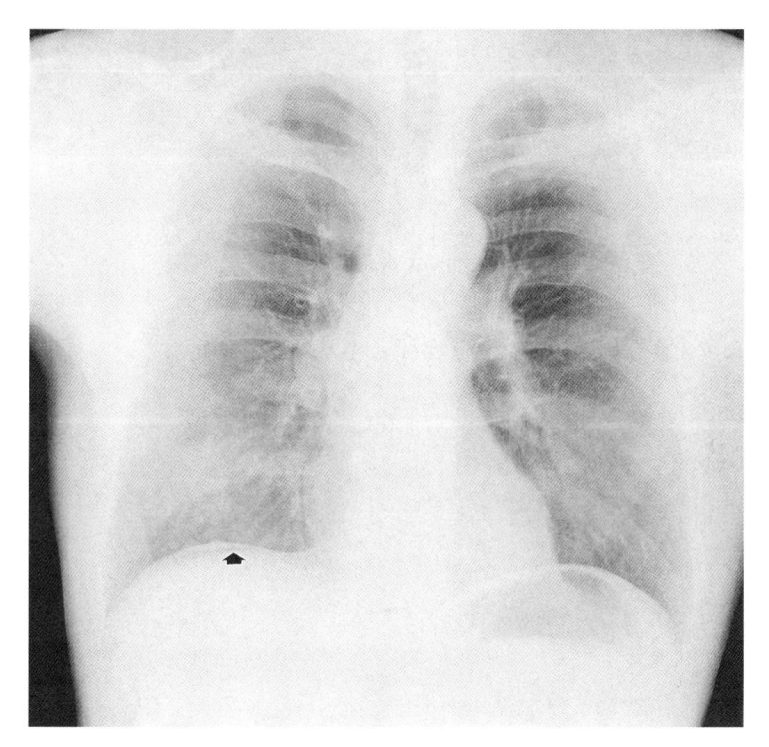

Abb. 163a bis 163c Röntgenaufnahmen des Thorax in 2 Ebenen und Zielaufnahme des rechten Zwerchfellbereiches (48jähr. Patient): unmittelbar kaudal des rechten Zwerchfellbereiches freie Luft in der Abdominalhöhle bei Perforation eines Ulcus ventriculi.

Abzugrenzen sind diese Aufhellungen von ähnlichen Erscheinungen. Sie können bei besonderen Formen der Zwerchfellkuppeln hervorgerufen werden. Sind die Zwerchfellkuppeln von ventral nach dorsal buckelartig gestaltet, so können in den dorsalen Sinus phrenicocostales gelegene Lungenanteile kaudal der Zwerchfellkontur gewissermaßen hindurch scheinen, wodurch mitunter freie Luft in der Abdominalhöhle, d.h. kaudal der Zwerchfellkuppeln vorgetäuscht werden kann.

Freie Luft, d.h. Luft außerhalb lufthaltiger Organe, kann durch verschiedene Veränderungen und Maßnahmen in die Abdominalhöhle

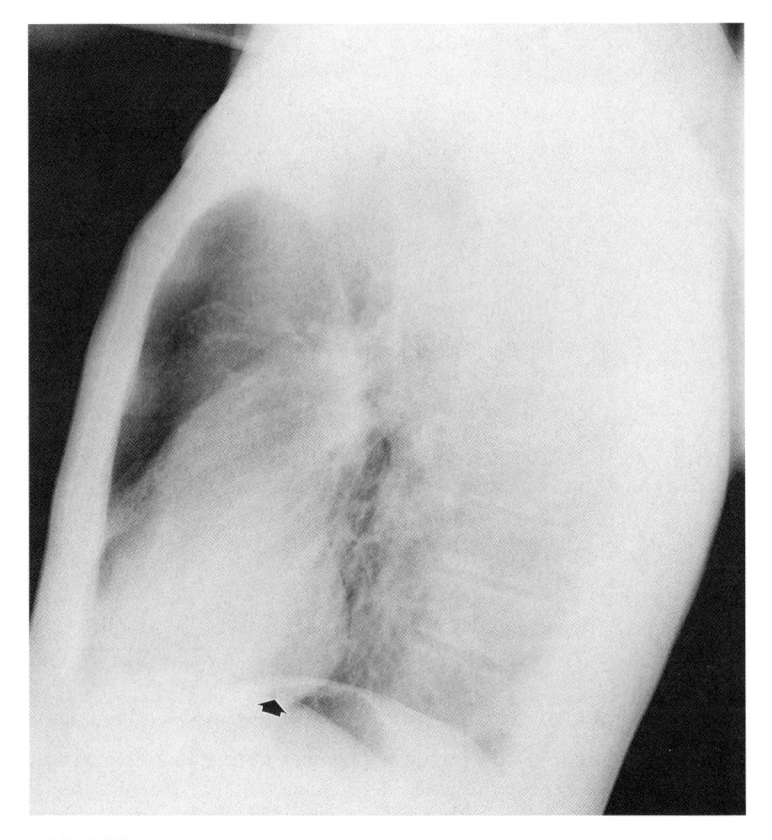

Abb. 163b

gelangt sein, und zwar infolge Perforation eines Intestinaltraktabschnittes wie eines Ulcus ventriculi oder duodeni, eines Divertikels z. B. bei Dickdarmdivertikulitis oder eines Dickdarmneoplasmas, ferner bei Laparotomie, Laparoskopie sowie Peritonealdialyse und bei der Frau bei Tubendurchblasung. Ist freie Luft bei diagnostischen oder therapeutischen Maßnahmen, die anamnestisch stets bekannt sind, in die Abdominalhöhle eingebracht worden, so kann sie mitunter bis zu ca. 2 Tagen nachweisbar sein.

Akutes Abdomen

Freie Luft, die sich pathologischerweise in der Abdominalhöhle befindet, ist stets ein sehr wesentlicher Detailbefund, meistens ein Hauptbefund der röntgenologischen Ileussymptomatik und fast immer ein Ausdruck des sog. akuten Abdomens.

Umgebende Weichteile/Aufhellungen 347

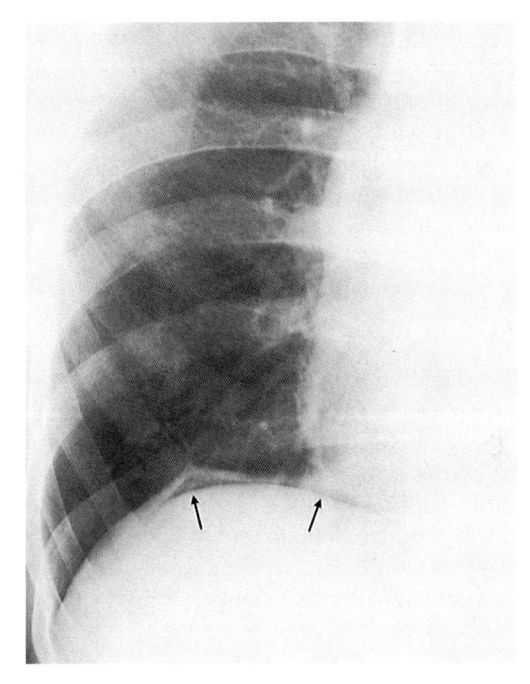

Abb. 163c

Da bei einer Perforation des Intestinaltraktes nicht selten gleichzeitig eine Blutung besteht, die jederzeit in eine massive Blutung übergehen kann, bedeutet freie Luft in der Abdominalhöhle nach Ausschluß anderer Ursachen für den Patienten stets eine Sondersituation. Diese Sondersituation kann jederzeit lebensbedrohlich werden, weswegen sie sofortige entsprechende informatorische und weitere diagnostische bzw. therapeutische Maßnahmen zur Folge haben muß.

Im Bereich des kranialen Abdomens finden sich selten Aufhellungen, die fleckig, inhomogen und wenig dicht sein können und einen unscharfen Rand haben; sie können einen Durchmesser von ca. 1 cm bis zu ca. 5 cm oder auch 10 cm aufweisen. Bei diesen Aufhellungen kann es sich um Abszedierungen in der Leber oder in anderen, dabei auch in retroperitonealen Bereichen handeln.

Intestinal-trakthernie

Bei umschriebenen Aufhellungen unmittelbar kaudal der Zwerchfellkuppeln und insbesondere beidseits paravertebral, die meistens nach kranial rundlich konfiguriert sind sowie einen scharfen und nach kaudal einen unscharfen Rand haben und mitunter durch eine Spiegelbildung gekennzeichnet sind, kann es sich um hernierte oder volvierte Anteile des Ösophagus und des Magens bei Dystopie oder Zustand nach entsprechenden Operationen handeln. Dabei können sich diese Aufhellungen manchmal auch mit geringer Ausdehnung kranial des Zwerchfelles fortsetzen (s. auch Zwerchfell/Aufhellungen u. Mediastinum/Aufhellungen).

Darmspiegel

Umschriebene Aufhellungen mit einem Durchmesser von ca. 2 cm bis ca. 15 cm, die kranial einen bogigen Verlauf einer z. T. welligen Kontur mit scharfem Rand haben und die dadurch auffallen, daß sie kaudal durch eine horizontal verlaufende Verschattung mit scharfem Rand begrenzt sind, können sich auf den Röntgenaufnahmen des Thorax in beiden Ebenen finden, jedoch selten. Hierbei handelt es sich um Luft im Darm – gegebenenfalls auch im Magen – und kaudal von ihr flüssigen Darminhalt, die als Darmspiegel bezeichnet werden, wobei man nach Möglichkeit zwischen Dick- und Dünndarmspiegeln unterscheidet. Mitunter kommen sie auf der Röntgenaufnahme des Thorax im seitlichen Strahlengang deutlicher oder auch nur hier zur Darstellung. Diese Darmspiegel können solitär und multipel vorkommen. Am häufigsten sind Darmspiegel Zeichen eines pathologischen Prozesses im Bereich des veränderten Darmabschnittes wie beispielsweise eines Darmverschlusses. Sie können jedoch auch reaktive Veränderungen darstellen, wobei sie meistens multipel vorhanden und klein sind. So können sich inmitten einer ausgeprägten sonst homogenen Verschattung des kranialen Abdominalraumes multiple kleine Darmspiegel, insbesondere Dünndarmspiegel finden. Bei dieser Verschattung handelt es sich um Aszites, in dem jene Dünndarmschlingen geradezu schwimmen. Somit wird durch diese Darmspiegel die Abgrenzung des Aszites gegen eine ausgeprägte Adipositas ermöglicht.

Bestehen diese Veränderungen bei einer Frau und besteht gleichzeitig ein Pleuraerguß, so kann man daraus auf ein möglicherweise vorliegendes Meigs-Syndrom schließen.

Akutes Abdomen

Darmspiegel stellen einen sehr wesentlichen Detailbefund der röntgenologischen Ileussymptomatik dar und können Ausdruck des sog. akuten Abdomens sein. Dementsprechend sind sie auch unter Berücksichtigung anamnestischer Daten und ihres Ausmaßes, d.h. ihrer Art, Anzahl,

Größe, Form und Lokalisation zu werten, und dementsprechend ist auch der Informationsfluß zu handhaben; denn mitunter können Darmspiegel erste Hinweise auf eine lebensbedrohliche Situation sein, wie z. B. auf einen akuten Abdominalgefäßverschluß.

Der Beachtung der umgebenden Weichteile gerade im Grenzbereich Thorax und Abdomen mit den angrenzenden Bereichen kommt insbesondere im Hinblick auf eine Intestinaltraktperforation sowie eine inkarzerierte Hernie allergrößte Bedeutung zu, weswegen auch – was WENZ betont – bei Fragestellungen, die primär den kranialen Abdominalbereich betreffen, stets eine Röntgenaufnahme des Thorax angefertigt werden muß, und das auch, wenn weiterführende Untersuchungen zur Anwendung kommen (WENZ 1982). Als weiterführende Untersuchung insbesondere des kranialen Abdominalbereiches ist insbesondere die Sonographie, auf deren Effektivität schon frühzeitig hingewiesen wurde, zu nennen, zumal sie keine Belastung für den Patienten darstellt (OLIVA 1976). Ferner kommen bei entsprechenden Fragestellungen die Computertomographie und die Angiographie zur Anwendung.

Die umgebenden Weichteile auf der Röntgenaufnahme des Thorax im dorsoventralen und im seitlichen Strahlengang werden bei der Deskription und Beurteilung sehr häufig unzureichend berücksichtigt, und vielerorts negiert man den sich durch sie möglicherweise ergebenden Informationszuwachs. Dieser Umstand wird auch dadurch deutlich, daß man nicht selten bei Anfertigung der Röntgenaufnahmen des Thorax das Nutzstrahlenfeld so sehr einblendet, daß die umgebenden Weichteile nicht dargestellt werden. Hiervon ist grundsätzlich abzuraten, denn einerseits sind die umgebenden Weichteile Bestandteile des Thorax und andererseits können sich ausschließlich bei ihnen pathologische Veränderungen finden, deren Diagnostik für den Patienten von vitaler Bedeutung sein kann.

5.6 Bereich Fremdmaterialien

Fremdmaterialien sind Materialien, die normalerweise im Körper nicht vorhanden sind; es sind Materialien, die unter bestimmten Bedingungen und aus bestimmten Anlässen in den Körper gelangt sind.

Fremdmaterialien unterteilt man in Fremdkörper und besondere Materialien. Fremdkörper sind Materialien, die unbeabsichtigt in den Körper gelangt oder in ihm verblieben sind oder ihm in schädigender Absicht zugeführt wurden. Fremdkörper schaden in der Regel der Gesundheit, zumindest sind sie nicht nützlich. Besondere Materialien sind Materialien und Systeme, die im Rahmen diagnostischer oder therapeutischer Maßnahmen bewußt vorübergehend oder für immer in den Körper eingebracht wurden. Hierbei können – juristisch gesehen – besondere Materialien Bestandteil des Körpers werden.

Da den Fremdmaterialien in vielerlei Hinsicht nicht selten allergrößte Bedeutung zukommt, ist zu ihrer Beschreibung und Bestimmung eine größtmögliche Kenntnis von ihrer Art, Aufgabe und regelrechten Lage sowie des Grundmaterials, aus dem sie bestehen, Voraussetzung.

5.6.1 Besondere Materialien

Besondere Materialien wurden in den Körper eingebracht, damit sie bestimmte Aufgaben erfüllen oder bestimmte Maßnahmen ermöglichen. Aus diesem Grund ist es am zweckmäßigsten, sie im Hinblick auf ihre Grundmaterialien und ihre Aufgaben zu unterteilen.

Da zunehmend neue besondere Materialien Anwendung finden, ist es nicht möglich, hier alle darzustellen. Die neuen besonderen Materialien bestehen vorwiegend aus den bisher verwandten Grundmaterialien, so daß diese kontinuierlich als Grundlage der Beschreibung dienen können. Das Grundmaterial der besonderen Materialien besteht aus 4 Materialgruppen, d.h. aus metallischen Materialien, Kunststoffmaterialien, keramischen Materialien und Biomaterialien (Tab. 11). Nicht selten besteht ein besonderes Material, d.h. ein Produkt aus mehreren Grundmaterialien, wobei – sofern nur eines hiervon beschrieben werden kann –

Tab. 11 Einteilung des Grundmaterials, aus dem besondere Materialien bestehen können.

1. Metallische Materialien
2. Kunststoffmaterialien
3. Keramische Materialien
4. Biomaterialien

das Grundmaterial genannt wird, das die größte Bedeutung oder den größten Anteil hat. So haben bei einem Herzschrittmacher die metallischen Materialien im Hinblick auf Bedeutung und Menge den größten Anteil. Aus Kunststoffmaterial, das mengenmäßig insgesamt den überwiegenden Anteil hat, sind vor allem die verschiedenen Katheter, insbesondere die Gefäßkatheter; jedoch zählt zu Kunststoffmaterial auch Befestigungsmaterial wie sog. künstlicher Zement. Zu den keramischen Materialien werden insbesondere Stoffe aus gebrannten Erden, vor allem aus Ton, gezählt, deren Bedeutung und Anteil am Grundmaterial der besonderen Materialien in naher Zukunft deutlich zunehmen wird; derzeit dient es vor allem als Grundmaterial für bestimmte Prothesen. Die Biomaterialien sind Materialien von nicht menschlicher Spezies, die nach entsprechender Bearbeitung oder Bearbeitung und Konservierung meistens als Organersatz in den Körper eingebracht wurden, so wie die Herzklappenprothese aus Biomaterial, wobei das Material vom Ohr des Schweines stammt.
Materialien, die im Körper selbst gebildet wurden, wie Konkremente oder Verkalkungen von Gefäßen, zählen nicht zu den Fremdmaterialien, ebenso nicht Transplantate.
Die Einteilung hinsichtlich der Aufgaben der Fremdmaterialien erfolgt wie in Tabelle 12 dargestellt (Tab. 12; aus Gründen der besseren Übersichtlichkeit sind hier auch die Fremdkörper enthalten). Manche der besonderen Materialien lassen sich sowohl der einen als auch einer anderen Aufgabengruppe zuordnen.
Zu den besonderen Materialien, die für besondere Funktionen dem Körper eingebracht wurden, zählt insbesondere der Herzschrittmacher.
Hinsichtlich seiner Wirkungsdauer unterscheidet man den temporären und den permanenten Herzschrittmacher. Der grobe Aufbau eines Herzschrittmachers gliedert sich in sein Aggregat und beim monopola-

Herzschrittmacher

1. Besondere Materialien
   a) Für besondere Funktionen
   b) Für Zufuhr, Ableitung, Verbindung, Messung
   c) Zum Verschluß, zur Stabilisierung
   d) Als Prothese
2. Fremdkörper

Tab. 12 Einteilung der Fremdmaterialien.

ren in seine Elektrode, beim bipolaren in seine Elektroden, wobei die Elektrodenspitzen eigens erwähnt werden. Somit stellt ein Herzschrittmacher ein System dar. Der temporäre Herzschrittmacher wird so eingebracht, daß das Aggregat meistens auf den rechten Oberarm extrakorporal vorübergehend aufgebunden wird und die Elektrode nach Einführen in die rechte V. subclavia über die Vena cava cranialis und den rechten Vorhof in den rechten Ventrikel geleitet und die Elektrodenspitze direkt an – bei Schraubenelektroden in – der Ventrikelmuskulatur plaziert wird. Beim permanenten Herzschrittmacher (Abb. 164) wird das Aggregat subkutan implantiert, und zwar in der Regel im Bereich der rechten kranialen ventralen Thoraxhälfte; ist dies nicht durchführbar, z. B. wegen fehlender Zugangsmöglichkeit, so wird es auf der entsprechenden linken Seite implantiert. Ist dies auch nicht möglich, so kann das Herzschrittmacheraggregat – früher öfters – auch in den ventralen Adominalbereichen implantiert und die Elektrode entsprechend zugeleitet werden. Eine Sonderform der Lage der Herzschrittmacherelektroden stellt die des epikardialen Herzschrittmachers dar. Bei diesem System werden die Elektroden auf dem Perikard fixiert.

Herzschrittmacher kann man häufig auch hinsichtlich ihres Herstellers unterteilen, wobei dies meistens durch Form und Größe des Herzschrittmacheraggregates möglich ist; außerdem lassen sich manchmal verschiedene Typen eines Herstellers unterscheiden.

Ventrikulo-atrialer Shunt   Als besonderes Material, d.h. als System muß ein ventrikulo-atrialer oder ventrikulo-abdominaler Shunt gesehen werden, der meistens mit einem Steuerungsmechanismus ausgestattet ist (Abb. 165). Durch ihn wird bei Überdrucksituation zum Druckausgleich Liquor über einen Venenkatheter vom Gehirn in den rechten Vorhof oder in die Abdominalhöhle geleitet. Von diesem Shunt kann man auf den Röntgenaufnah-

Fremdmaterialien/Besondere Materialien 353

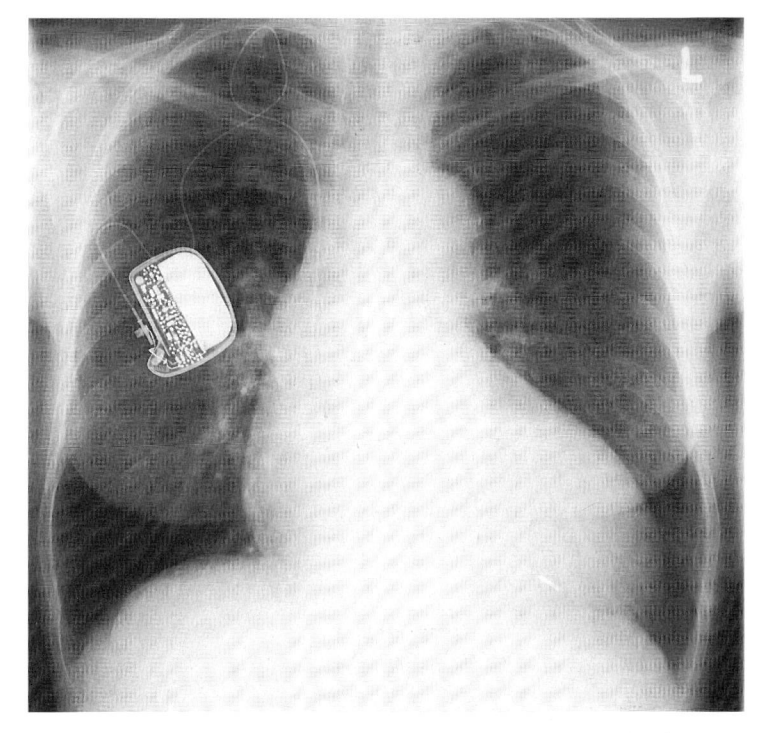

Abb. 164 Röntgenaufnahme des Thorax d.v. (55jähr. Patientin): von rechts zugeführter permanenter Herzschrittmacher.***

men des Thorax in 2 Ebenen den Venenkatheteranteil, z.T. ähnlich einem Kavakatheter sehen, nur daß der Katheteranteil des Shunts auch in den Halsweichteilen sichtbar ist und bis in den rechten Vorhof oder in die Abdominalhöhle verfolgt werden kann.
Zu den besonderen Materialien, die in ihrer Funktion einem System entsprechen, muß auch ein sog. Kavaschirm gezählt werden. Dieses schirmartig und meistens aus Metall gestaltete System hat die Aufgabe, zur Prophylaxe von Lungenembolien Thromben gewissermaßen aufzufangen. Es wird in der Regel transvenös in der Vena cava abdominalis plaziert. Auf Röntgenaufnahmen des Thorax, die auch einen großen

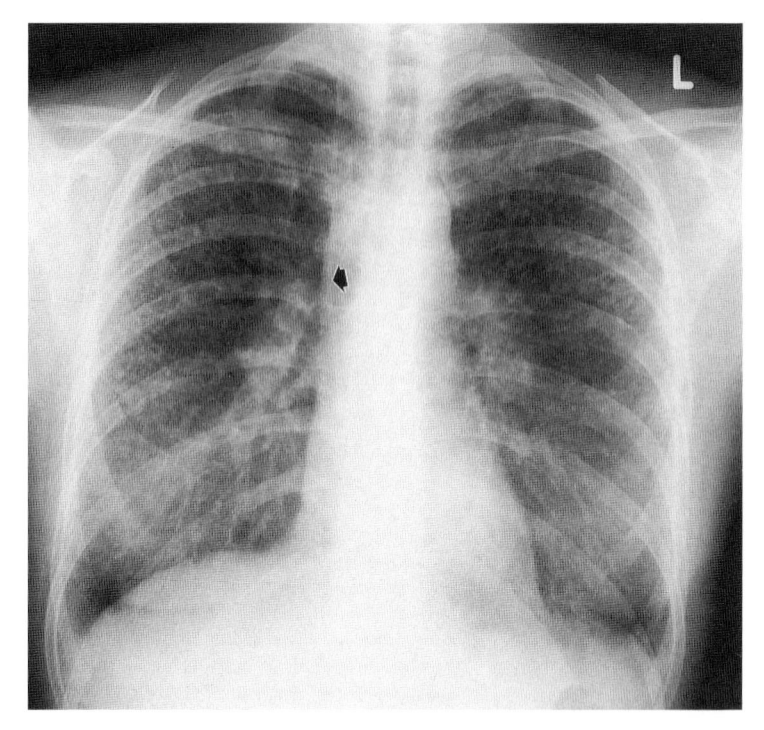

Abb. 165 Röntgenaufnahme des Thorax d.v. (35jähr. Patientin): Gefäßkatheteranteil eines rechtsseitigen ventrikulo-atrialen Shunts.***

sog. Kavaschirm Bereich des kranialen Abdominalraumes darstellen, kann mitunter ein solcher sog. Kavaschirm erkennbar sein.

Sengstaken-Blakemore-Sonde Ebenfalls ein besonderes System stellt die Sengstaken-Blakemore-Sonde als Doppelballonkatheter zur blockierbaren Zufuhr und Entnahme von Flüssigkeiten in bzw. aus dem Magen dar. Die aufgeblasenen Ballons können oral und aboral der Kardia als rundliche Aufhellungen mit scharfem Rand zur Darstellung kommen, ihr Katheteranteil im Bereich des Ösophagus. Auch die Linton-Nachlas-Sonde, ein Doppelkatheter

Linton-Nachlas-Sonde

mit einem Ballon, die vor allem zur Kompression von blutenden Fundusvarizen nasal eingeführt wird, kann als besonderes Fremdmaterial in ähnlicher Weise zur Darstellung kommen.

Zu den besonderen Materialien für Zufuhr, Ableitung, Verbindung und Messung zählt eine Vielzahl verschiedener Produkte und Systeme, die aus unterschiedlichen Materialien, dabei auch miteinander kombiniert hergestellt sein können, wobei Kunststoff als Material am häufigsten vorkommt.

Sehr häufig finden sich auf den Röntgenaufnahmen des Thorax in 2 Ebenen Katheter, und zwar Venenkatheter, die vor allem zur Zufuhr von Medikamenten, Elektrolyt- und Nährlösungen dienen, wobei sie häufig eine längere Zeit – bis zu mehreren Monaten – verbleiben können (Abb. 166). Sie werden als Venenkatheter bezeichnet und zusätzlich nach ihrer Lage, dabei unterschiedlich, und zwar nach der Lokalisation ihres inkorporierten Endes, wie der Kavakatheter, oder mancherorts nach der Inkorporationsstelle, wie der Armvenenkatheter, der in der Kubitalvene eingeführt ist. Am sinnvollsten ist die Bezeichnung nach Lage des inkorporierten Endes mit Angabe der Inkorporationsstelle und Körperseite. *Venenkatheter*

Venenkatheter, die in oder vor einer Herzhöhle plaziert werden, können auch zu Druckmessungen verwandt werden, so beispielsweise zur Bestimmung des zentralen Venendruckes beim Lungenödem.

Gefäßkatheter kommen auch bei intravenöser und intraarterieller Lage zur Applikation von Röntgenkontrastmittel zur Anwendung, ebenso in besonderer Form zur Gefäßdilatation oder zum Einbringen von sog. Stents oder sog. Kavaschirmen. Dabei kann ein derartiger Katheter auffallend dicht erscheinen; diese Dichte wird durch einen Führungsdraht aus Metall bewirkt, der sich vorübergehend im Katheter befindet.

Bei einem Dilatationskatheter kann man an umschriebener Stelle eine mehrere Zentimeter lange Verdichtung sehen, die dem nicht entfalteten Dilatationsballon entspricht; ist dieser entfaltet, so erkennt man ihn an derselben Stelle, insbesondere auch daran, daß er wesentlich breiter als der Katheteraußendurchmesser ist. Gefäßkatheter können auch zur Ableitung verschiedener Flüssigkeiten, meistens nach Punktionen oder Fensterungen, z. B. des Perikardergusses nach Perikardfensterung wegen rezidivierender Perikardergußbildung verwendet werden. *Dilatationskatheter*

Es gibt Katheter, die eine längere Zeit in ihrer Position verbleiben und der intermittierenden Zufuhr dienen. Diese Katheter sind an ihrem extrakorporalen Ende mit einem entsprechenden Verschlußmechanismus ausgestattet, wie u. a. der sog. Shaldon-Katheter, der in die *Shaldon-Katheter*

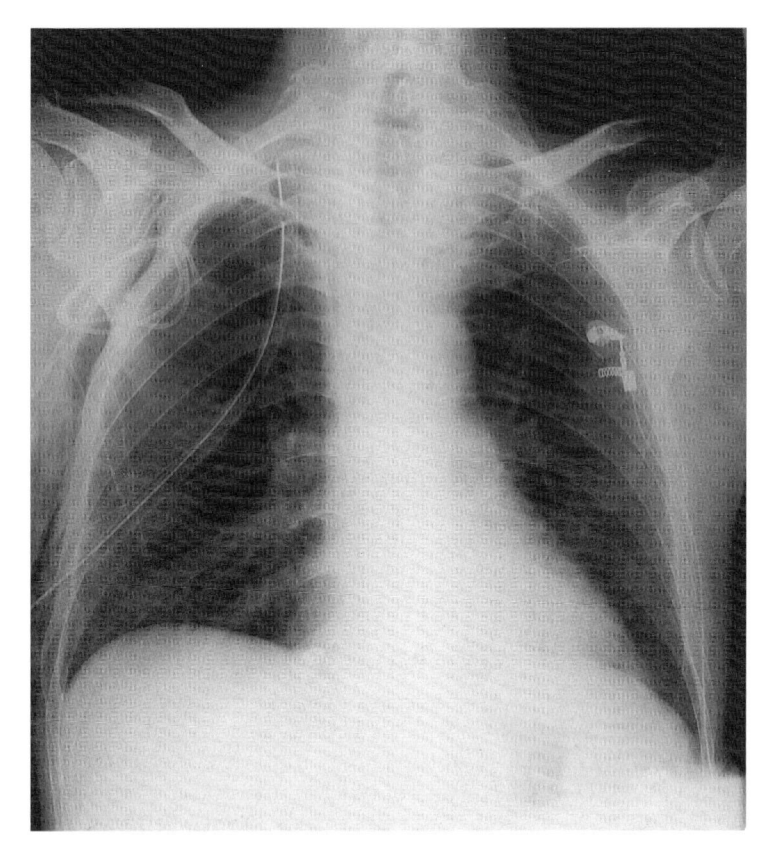

Abb. 166 Röntgenaufnahme des Thorax im Sitzen (49jähr. Patient): rechtsseitiges Weichteilemphysem im lateralen Thoraxbereich, Bülau-Drainage in der Spitze der rechten Thoraxhöhle, von der rechten V. subclavia zugeführter Kavakatheter, von der linken Kubitalvene zugeführter Kavakatheter, EKG-Elektrode sowie Operationstuch (durch Draht markiert).***

Drainage

V. subclavia oder V. jugularis eingeführt wird und häufig zur Durchführung der Hämodialyse-Therapie dient.
Katheter, die einen größeren Innendurchmesser als Gefäßkatheter haben und sowohl aus Kunststoff als auch aus Gummi beschaffen sein können, bezeichnet man herkömmlicherweise als Drainagen. Sie sind vor allem zur Ableitung von Luft und Flüssigkeit und mitunter von vorher eingebrachter Spülflüssigkeit bestimmt. Derartige Drainagen sind u.a.

Fremdmaterialien/Besondere Materialien 357

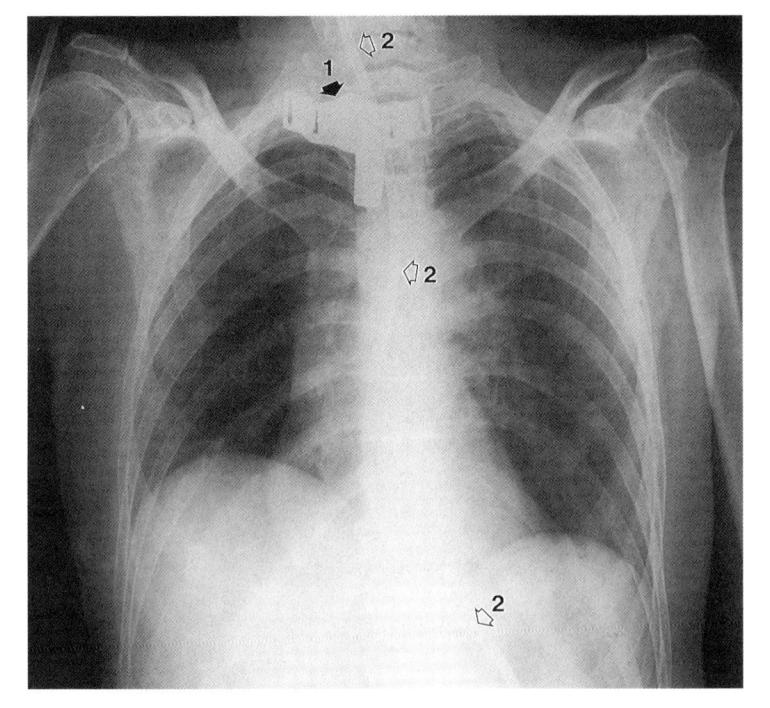

Abb. 167 Röntgenaufnahme des Thorax in Rückenlage (59jähr. Patientin): metalldichte Trachealkanüle (*1*) und Magenkatheter (*2*).***

die Bülau-Drainage (s. Abb. 166), die in die Pleurahöhle eingelegt wird, und Wundbettdrainagen, die sich in einem frischen Operationsgebiet befinden. Auch zählt der Magenkatheter (Abb. 167), der früher als Magensonde bezeichnet wurde, hierzu.
Ebenfalls zur Zufuhr und Ableitung – von Luft bzw. von Luft und Sekret – dienen der Trachealtubus und die Trachealkanüle. Der Trachealtubus (s. Abb. 167), der vorwiegend im Rahmen von Anästhesieverfahren und bei Bewußtlosen ohne Spontanatmung zur Beatmung mittels Intubation eingeführt wird, ist aus Kunststoff. Die Trachealkanüle, die meistens wegen Verlegung der oralen Luftwege nach operativer Tracheaeröffnung

Bülau-Drainage

Magenkatheter

Trachealtubus

Trachealkanüle

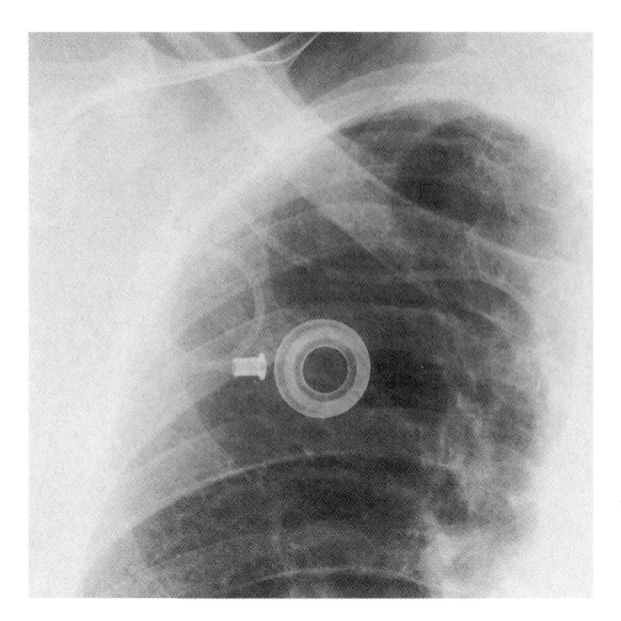

Abb. 168 Röntgenaufnahme des Thorax d.v., Ausschnittvergrößerung rechtes Spitzen-Ober-Feld (48jähr. Patientin): Portsystem.

Portsystem

*Antibiotika-
kugel-Kette*

in der Trachea plaziert wird, kann aus Kunststoff oder Metall beschaffen sein.

Besonderes Fremdmaterial für die autonome Zufuhr vor allem von Zytostatika stellt ein sog. Portsystem dar, das zusätzlich eine Depotfunktion hat (Abb. 168). Hierbei handelt es sich um ein kleines rundes dosenartiges Gefäß aus Kunststoff mit einem Durchmesser von ca. 3 cm, das subkutan auf der ventralen Thoraxseite eingenäht ist, meistens rechts. Von ihm führt ein Venenkatheter in die Vena cava cranialis. In dieses Gefäß wird durch perkutane Injektion das Medikament eingebracht, das von hier über den Venenkatheter durch den venösen Sog in den Kreislauf gelangt.

In ähnlicher Weise stellt die sog. Antibiotikakugel-Kette ein besonderes Material für die autonome Zufuhr von Antibiotika dar. Hierbei finden sich auf einen Metalldraht aufgereihte Kunststoffkugeln mit einem Durchmesser von ca. 0,5 cm, die das Antibiotikum enthalten. Diese

Kette wird in einen entzündlich veränderten Frakturspalt eingebracht und verbleibt dort mehrere Wochen, währenddessen das Antibiotikum allmählich in die unmittelbare Umgebung gelangt. Auf den Röntgenaufnahmen des Thorax in 2 Ebenen sind die kunststoffdichten homogenen kugelförmigen Schatten und der metalldichte drahtartige Schatten zu erkennen.

Besondere Materialien, deren Aufgabe der Verschluß und die Stabilisierung sind, bestehen bevorzugt aus Metall. Zu diesen besonderen Materialien zählen insbesondere Materialien, mit denen Schnittstellen oder Wunden von Weichteilen, Skelettanteilen oder Gefäßen verschlossen werden; das sind vor allem Drahtnähte, Sternalklammern (s. Abb. 162 b) und Metallclips. Zur Stabilisierung dienen ebenfalls besondere Materialien, die vorwiegend aus Metall hergestellt sind. Zu dieser Gruppe ist die Vielzahl der Osteosynthesematerialien zu rechnen, wie Marknägel, Schraubenplatten, Einzelschrauben, Fixateure und Metallspongiosablöcke.

Drahtnaht
Sternalklammer
Metallclip

Osteosynthesematerial

Material, das überwiegend aus Kunststoff besteht und zum Verschluß von Gefäßen in liquider Form intravaskulär eingebracht und am Zielort verfestigt wird, nennt man Embolisationsblock; es ist zu den besonderen Materialien zu rechnen, die eine Verschlußaufgabe haben. Durch das fest gewordene Embolisationsmaterial wird die Gefäßbahn verschlossen und der peripher gelegene maligne Tumor nicht mehr perfundiert. Auf den Röntgenaufnahmen des Thorax in 2 Ebenen kommt das Material als entsprechend großer kunststoffdichter homogener Schatten mit unscharfem Rand zur Darstellung.

Embolisationsblock

Ein besonderes Material, das vor der Tuberkulostatika-Ära verwendet wurde, stellt das Paraffin dar. Es wurde zur Kompression eines Lungensegmentes und somit zur Stabilisierung dieser Kompression in die künstliche Pneumolysehöhle eingelassen und blieb an dieser Stelle, wo es als mitteldichter homogener Schatten mit scharfem Rand im lateralen Spitzen-Ober-Feld zur Darstellung kommt; eine solche Veränderung wird als sog. Oleothorax bezeichnet.

sog. Oleothorax

Besondere Materialien, deren Aufgabe der Organersatz mit besonderer Funktionsmöglichkeit ist, stellen Prothesen dar. Sie können aus verschiedenen der Grundmaterialien bestehen, dabei auch die gleiche Prothese in verschiedenen Materialausführungen, wie beispielsweise eine Herzklappenprothese aus Metall oder Kunststoff oder Biomaterial. Bei den Herzklappenprothesen (Abb. 169) unterscheidet man nicht nur nach anatomischer Herzklappe, sondern auch nach dem Klappenprinzip, dem sog. Modell, wie z. B. die Starr-Edwards-Klappe, die Cross-Jones-

Herzklappenprothese

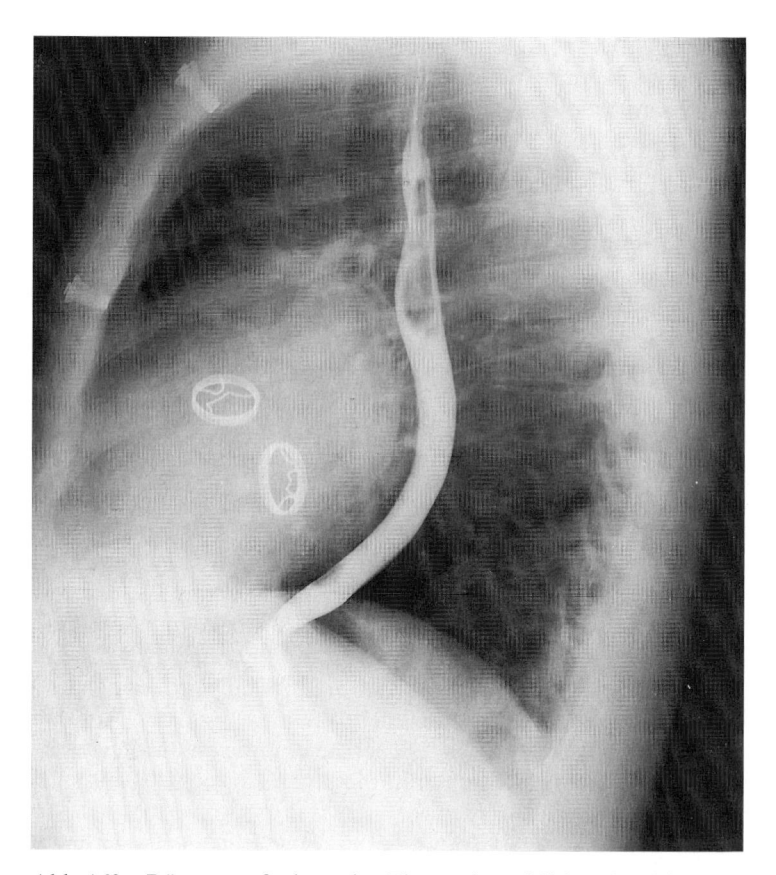

Abb. 169 Röntgenaufnahme des Thorax im seitlichen Strahlengang mit Röntgenkontrastmitteldarstellung des Ösophagus (31jähr. Patient): 2 Herzklappenprothesen (Björk-Shiley-Klappe) – Aorten- und Mitralklappe –, Dorsalverlagerung des Ösophagus mit Impression von ventral auf Höhe des linken Vorhofes bei kombiniertem Mitral-Aortenklappenvitium. Als Zusatzbefund je eine Sternalklammer im Corpus und Manubrium sterni.

Gelenk- Klappe oder die Björk-Shiley-Klappe. Zu den Prothesen, die aus
prothese mehreren Grundmaterialien bestehen, sind auch die Gelenkprothesen zu rechnen, wie die eines Schultergelenkes.
Mammaprothese Dagegen sind andere Prothesen vorwiegend aus Kunststoff hergestellt
Tubus wie Ösophagus-, Trachea-, Gefäß- und Mammaprothesen (Abb. 170), ebenso Tubusse und sog. Stents, wie diejenigen, durch die eine Tumorste-

Fremdmaterialien/Besondere Materialien 361

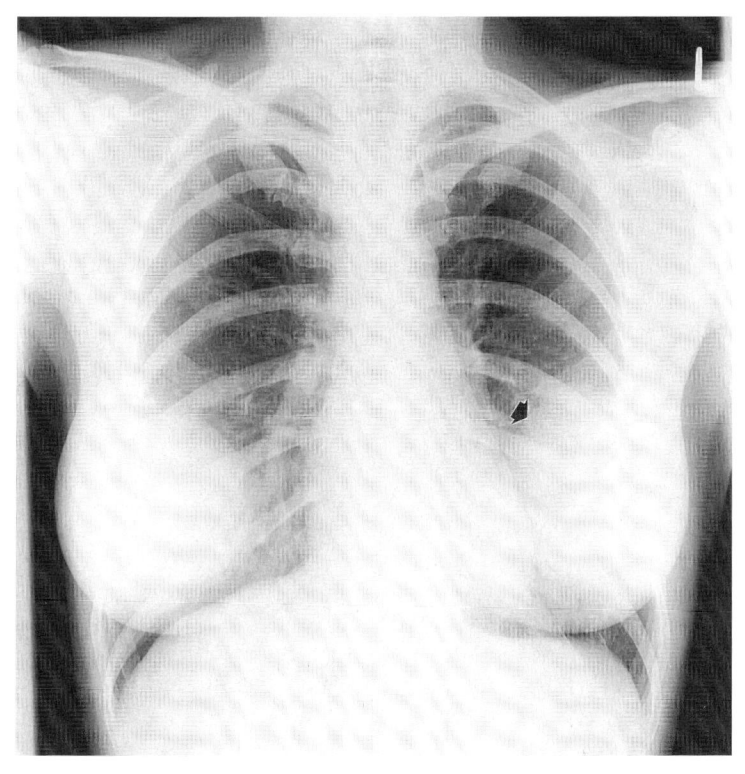

Abb. 170 Röntgenaufnahme des Thorax d.v. (41jähr. Patientin): Beidseitige Mammaprothese.

nose oder ein Tumorverschluß überwunden wird, z. B. der Tumorverschluß eines Bronchus bei Bronchialneoplasma. Derartige besondere Materialien sind nicht selten durch draht- oder gitterartige Metalleinlagen verstärkt.

Damit sowohl Fremdmaterialien als auch deren Positionen auf den Röntgenaufnahmen des Thorax in 2 Ebenen möglichst zweifelsfrei erkannt bzw. bestimmt werden können, enthalten manche Fremdmaterialien, insbesondere solche aus Kuststoff, ein Markierungsmaterial. Hierbei handelt es sich vorwiegend um Metalldrähte, die sich z. B. in ganzer Länge in einem Trachealtubus befinden und ihn anhand von metalldichten Schatten markieren. Bei Magenkathetern kann ein oli-

Stent

venähnliches Abschlußstück aus Metall – eine sog. Olive – als Markierung des inkorporierten Endes dienen. Ähnliche Markierungen aus Metallfäden enthalten auch Operations- und Abdecktücher.

5.6.2 Fremdkörper

Fremdkörper sind unbeabsichtigt in den Körper gelangt oder in ihm verblieben oder ihm in schädigender Absicht zugeführt worden. Fremdkörper können aus den verschiedensten Materialien bestehen.

Die am häufigsten vorkommenden Fremdkörper sind jene, die unbeabsichtigt in den Körper gelangt sind, und zwar vorwiegend im Rahmen der Berufsausübung, als Straßenverkehrsteilnehmer sowie bei anderen Tätigkeiten, wozu auch solche während der Freizeit, bei sportlichen Übungen und während des Wehrdienstes zu rechnen sind.

Metallsplitter So können Metallsplitter und -späne sowie Nähnadeln bei Tätigkeiten insbesondere in der metallverarbeitenden Industrie, in entsprechenden Handwerkszweigen und in der Landwirtschaft vorwiegend in die Haut eindringen. Diese sind auf den Röntgenaufnahmen des Thorax in 2 Ebenen an ihrem metalldichten Schatten zu erkennen.

Glassplitter Glassplitter können bei Straßenverkehrsunfällen in die Haut gelangen, wo sie meistens als multiple kleine mitteldichte Fleckschatten mit einem Durchmesser von ca. 0,5 cm und mit scharfem Rand zur Darstellung kommen. Mitunter kann ihre Dichte so gering sein, daß sie sich nur andeutungsweise darstellen.

Granatsplitter Munition und Munitionsteile, d.h. Schrotkugeln, Projektile, Bolzen sowie Granat- und Bombensplitter (Abb. 171a u. 171b), die an ihrem metalldichten Schatten z.B. in der Form eines Schrotkornes, der typischen Projektil- oder Bolzenform oder an ihrem splitterartigen Aussehen erkennbar sind, können sich in allen Bereichen auf den Röntgenaufnahmen des Thorax in 2 Ebenen finden. Anlässe für ihr Eindringen können Berufsausübung, Freizeitbeschäftigung und Kampfhandlungen, auch Tötung und Tötungsabsicht sein.

Zahnplombe Zahnplomben, Zähne, Teile von Zahnprothesen und kleine Münzen und ähnliches können verschluckt werden; wenn sie in ein Ösophagusdivertikel gelangen oder oralwärts der Kardia verbleiben, kann man sie an ihrer entsprechenden Dichte und Form erkennen. Mitunter werden Zähne und Zahnplomben auch aspiriert, z.B. von Unfallverletzten. Darüberhinaus gibt es eine Vielzahl von unterschiedlichen Fremdkörpern, die unbeabsichtigt in den Körper gelangen.

Fremdmaterialien/Fremdkörper 363

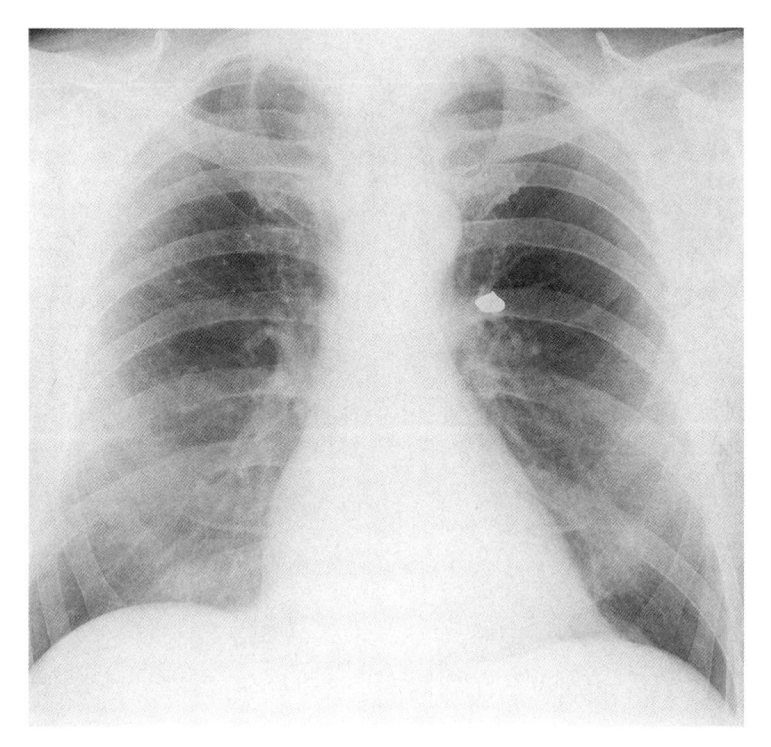

Abb. 171 a und 171 b Röntgenaufnahmen des Thorax in 2 Ebenen (62jähr. Patient): Granatsplitter in den kranioventralen umgebenden Weichteilen.

Bei Fremdkörpern, die im Körper verblieben sind, kann es sich um solche handeln, die in Kenntnis und um solche, die unbeabsichtigt verblieben sind.
Zu jenen Fremdkörpern, die in Kenntnis verblieben sind, z. B. weil eine Entfernung nicht erforderlich oder zu risikoreich war, kann man u. a. Fragmente von Herzschrittmacherelektroden und abgebrochene Anteile von Osteosynthesematerial zählen, die ohne Funktion zum Fremdkörper werden. Unbeabsichtigt können im Körper Reste von zu entfernendem Fremdmaterial verblieben sein, beispielsweise 2 von 8 zu entfernenden Metallsplittern, ebenso u. a. Operationsmaterial wie Operationsnadeln

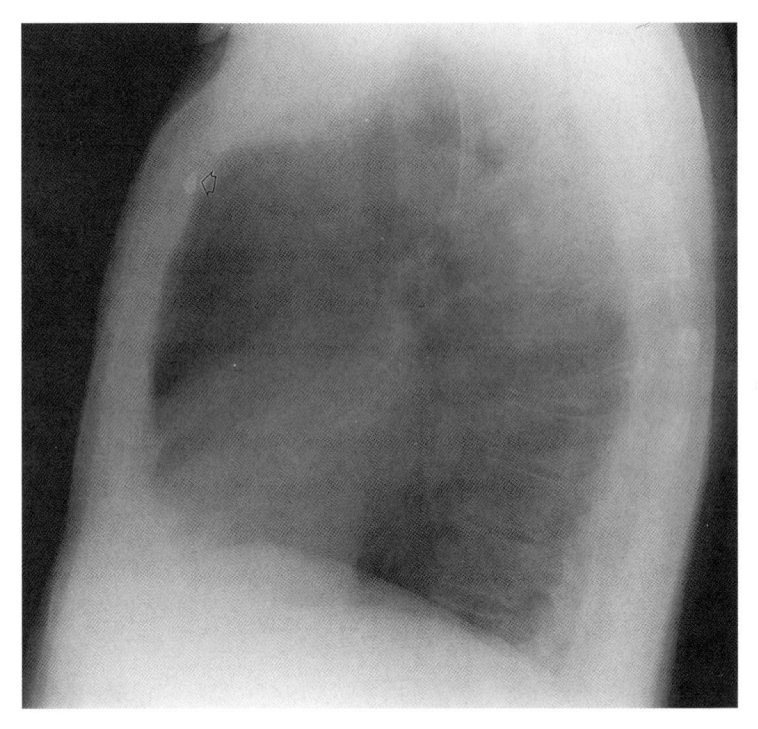

Abb. 171b

*Röntgen-
kontrast-
mittelreste*

und anderes, wozu auch abgescherte Teile von Gefäßkathetern gehören (Abb. 172).

Besondere Substanzen, die nach ihrer Funktionserfüllung zu Fremdkörpern werden, stellen physiologischerweise verbliebene Reste von Röntgenkontrastmittel dar, und zwar nach Lymphangiographie und Bronchographie. So können mitunter bis zu 3 Monate nach durchgeführter Lymphangiographie Röntgenkontrastmittelreste im Bereich des linken medialen Spitzen-Ober-Feldes und den umgebenden Weichteilen als röntgenkontrastmitteldichte inhomogene Fleckschatten mit unscharfem Rand und einem Durchmesser von bis zu ca. 2 cm zur Darstellung kommen, dabei auch in aufgelockerter Anordnung (s. Abb. 39).

Fremdmaterialien/Fremdkörper

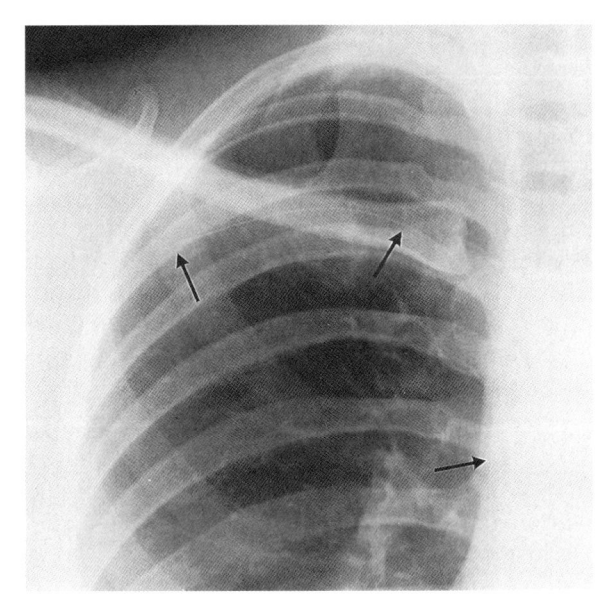

Abb. 172 Röntgenaufnahme des Thorax d.v., Ausschnittvergrößerung rechtes Spitzenfeld (20jähr. Patientin): in der rechten V. subclavia abgescherter und verbliebener Kavakatheter.

Fremdkörper, die dem Körper indirekt oder direkt in schädigender Absicht zugeführt wurden, können die verschiedensten Gegenstände aus den unterschiedlichsten Materialien darstellen.
Im Ösophagus und Magen können sich z.B. Münzen, Metall- und Drahtstücke sowie Besteckteile finden, die von Insassen von Haftanstalten und psychiatrischen Kliniken beabsichtigt verschluckt wurden. In den umgebenden Weichteilen können Nadeln, Kanülenspitzen, Drahtteile und ähnliches zur Darstellung kommen, die bei krankhaften und perversen Handlungen bewußt in den Körper eingebracht wurden. Ebenso können Projektile bei Selbstmord und Tötung bewußt in den Körper gelangt sein.

5.6.3 Deskription der Fremdmaterialien

Fremdmaterialien, die auf den Röntgenaufnahmen des Thorax in 2 Ebenen oder auch nur auf einer dieser Aufnahmen zur Darstellung kommen, müssen beschrieben werden, und sie müssen in die Beurteilung eingehen, und zwar auch dann, wenn sie bekannt sind oder wenn sie auf einer Röntgenkontrollaufnahme unverändert zur Darstellung kommen. Bei ihrer Beurteilung müssen Röntgenvoraufnahmen berücksichtigt werden. Eine derartige Bestimmung ist u. a. für eine Positionsbestimmung vor dem Entfernen der Fremdmaterialien erforderlich.

Sowohl die besonderen Materialien als auch die Fremdkörper sind vor allem im Hinblick auf Besonderheiten zu beschreiben und zu beurteilen. Zu diesen Besonderheiten zählen Veränderungen des Materials bzw. Systems unter Berücksichtigung seiner Beschaffenheit, Form, Lage und Funktionsfähigkeit; ferner zählen pathologische Veränderungen oder Auffälligkeiten in seiner Umgebung hierzu. Diese Basiselemente der Deskription von Fremdmaterialien (Tab. 13) erfassen eine Vielzahl von Veränderungen.

So kann die Beschaffenheit des Materials Veränderungen im Sinn von Materialfehlern, Materiallockerung, Materialfehlbelastung oder Materialermüdung z. B. bei Osteosynthesematerial aufweisen.

Die Form des Materials kann in der Weise verändert sein, daß eine Herzschrittmacherelektrode (Abb. 173) oder eine Sternalklammer gebrochen ist, was gleichzeitig eine Funktionsveränderung im Sinn eines Funktionsausfalles bedeutet. Ebenso kann ein Venenkathether oder eine Drainage eine Knickbildung haben.

Die Lage des besonderen Materials kann so verändert sein, daß beispielsweise das inkorporierte Ende eines Kavakatheters in eine andere Vene disloziert ist (s. Abb. 145a) oder das entsprechende Ende einer Bülau-Drainage nicht im Bereich des Pneumothorax liegt und sich das

---

1. Beschaffenheit
2. Form
3. Lage
4. Funktion
5. Umgebungsverhalten

Tab. 13 Basiselemente der Deskription von Fremdmaterialien.

Fremdmaterialien/Deskription

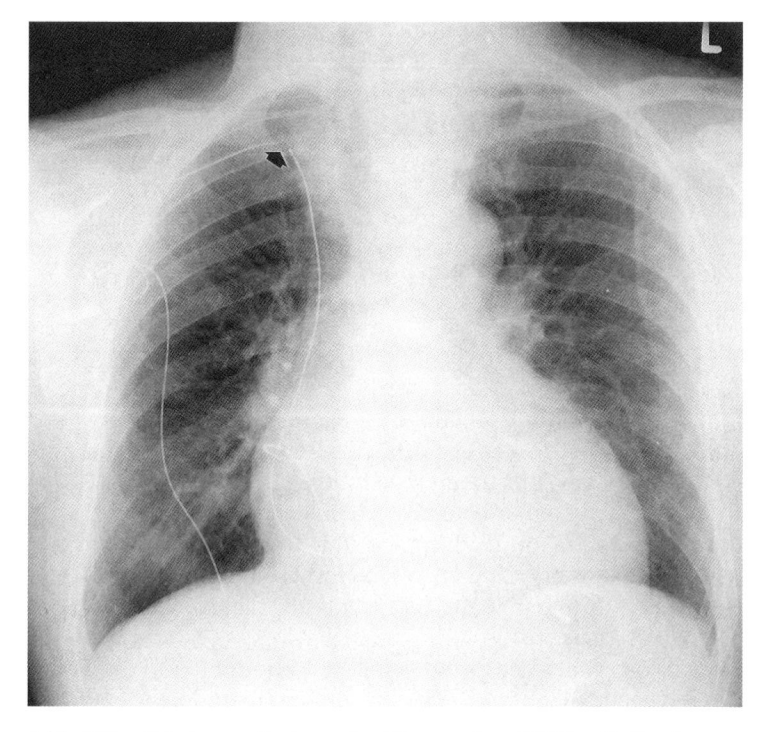

Abb. 173 Röntgenaufnahme des Thorax d.v. (73jähr. Patient): vom rechten Abdominalbereich zugeführter permanenter Herzschrittmacher, dessen Elektrode in der rechten V. subclavia eine 1 cm lange Bruchstelle hat.

inkorporierte Ende eines Trachealtubus in einem Hauptbronchus befindet. Darüberhinaus können Fremdkörper und auch Teile mancher besonderen Materialien ihre ursprüngliche Lage verlassen, was man als Dislokation und in ausgeprägtem Maß als Wandern bezeichnet, wie es bei Metallsplittern im Verlauf von mehreren Jahren vorkommen kann. Die Funktion eines besonderen Materials, d. h. Systems kann nicht nur bei einem Herzschrittmacher durch einen Elektrodenbruch gestört sein, sondern auch bei einem Portsystem, bei dem ein Leck besteht oder bei einem Ballonkatheter, bei dem Luft entweicht.

Das Umgebungsverhalten sowohl von besonderen Materialien als auch von Fremdmaterial kann in der Weise pathologisch verändert sein, daß sich entzündliche Prozesse wie bei einem sog. infizierten Venenkatheter in Form entzündlich-ödematöser Weichteilveränderungen der Schulter und des Oberarmes finden oder die unmittelbare Umgebung von Osteosynthesematerial Strukturveränderungen im Sinn einer Osteitis zeigt. Auch können Fremdkörperreaktionen auftreten. In ähnlicher Weise können bei Fremdkörpern, u. a. bei Granatsplittern, im Verlauf von mehreren Jahren Verdichtungen in der Umgebung auftreten, die durch eine reaktive Malignombildung bedingt sind.

Um Fremdmaterialien exakt erfassen und beurteilen zu können, müssen Röntgenaufnahmen des Thorax stets in 2 Ebenen mit gänzlicher Darstellung der umgebenden Weichteile angefertigt werden. Kann anhand dieser Röntgenaufnahmen keine zweifelsfreie Beurteilung erfolgen, so müssen Zusatzuntersuchungen durchgeführt werden. Ist die Funktionsfähigkeit z. B. eines Kavakatheters ungeklärt, so wird man während einer Röntgendurchleutung Röntgenkontrastmittel injizieren und den Flow beobachten oder eine Röntgenkontrollaufnahme nach Injektion anfertigen, wobei letzteres stets nach Einbringen von besonderen Materialien erfolgt.

Der röntgenologische Nachweis von Fremdmaterialien dient nicht nur dem eigenen Nachweis, vielmehr können besondere Materialien z. B. als Zusatzinformation mitunter geradezu als Schlüssel zur Diagnose führen, so wie es u. a. bei Operationsclips der Fall sein kann. Außerdem können sie einen beweisfähigen Anteil bei der Personenidentifikation darstellen.

Der Stellenwert der Fremdmaterialien im Rahmen der Röntgendiagnostik von Thoraxerkrankungen wird u. a. daran erkennbar, daß ausschließlich zu ihrer Beurteilung in zunehmendem Maß Röntgenaufnahmen des Thorax angefertigt werden. Dies trifft insbesondere für den Bereich der Intensivmedizin und Anästhesiologie sowie Herzschrittmacher-Therapie zu. Und mit ständiger Zunahme der Organtransplantationen und damit verbundenen Röntgenuntersuchungen (FUCHS 1988) wird die Bedeutung von besonderen Fremdmaterialien zunehmend größer.

6 Zusatzuntersuchungen

6.1 Allgemeine Grundlagen der Zusatzuntersuchungen

Kann die Fragestellung, die zur Anfertigung der Röntgenaufnahmen des Thorax in 2 Ebenen führte, mit den erhobenen Befunden nicht beantwortet werden oder sind Befunde zweifelhaft, so müssen zur gänzlichen Klärung zusätzlich Untersuchungen, sog. Zusatzuntersuchungen durchgeführt werden. Dabei muß die Entscheidung darüber, welche Untersuchung durchgeführt bzw. möglicherweise zuerst durchgeführt wird, unter bestimmten Gesichtspunkten erfolgen; und zwar unter dem Gesichtspunkt des größtmöglichen und möglichst sicheren Informationswertes, der geringstmöglichen Patienten- und insbesondere Strahlenbelastung sowie der geringsten Kosten. Außerdem muß berücksichtigt werden, daß mit der Durchführung einer Untersuchung nicht die Möglichkeit zur nachfolgenden Durchführung einer anderen Untersuchung genommen wird.

Grundlage und Vorraussetzung zur Entscheidung für die Durchführung einer Zusatzuntersuchung ist die Aktualität der Röntgenaufnahmen des Thorax. Dabei sollten diese grundlegenden Röntgenaufnahmen im allgemeinen nicht älter als 7 Tage sein, bei besonderen Fragestellungen nicht älter als 1 Tag und bei Situationen, wie sie insbesondere in der Anästhesiologie und Intensivmedizin vorkommen können, mitunter nicht älter als 15 Minuten.

Als Zusatzuntersuchungen können sehr unterschiedliche Verfahren zur Anwendung kommen. Hierbei hängt die Entscheidung, welche der Zusatzuntersuchungen durchgeführt wird, nicht nur von der Fragestellung, dem erhobenen Befund und den jeweiligen Möglichkeiten ab, sondern sie wird wesentlich auch von der Erfahrung des Erstuntersuchers und seinen Kenntnissen von den Zusatzuntersuchungen bestimmt.

Zusatzuntersuchungen, für die es keine allgemeine Einteilung gibt, kann man nach verschiedenen Gesichtspunkten einteilen. Unter dem Gesichtspunkt von Thoraxerkrankungen erscheint eine Einteilung in ergänzende Untersuchungen und weiterführende Untersuchungen sinnvoll, wobei hier ausschließlich Verfahren aus dem Gesamtbereich der Radiologie verstanden werden; Möglichkeiten der Überschneidungen können dabei naturgemäß nicht ausgeschlossen werden, ebensowenig können alle heute und vor allem früher durchführbaren Untersuchungen enthalten sein.

6.2 Ergänzende Untersuchungen

Als ergänzende Untersuchungen können Röntgenuntersuchungen angesehen werden, die man bevorzugt unmittelbar nach Anfertigung der Röntgenaufnahmen des Thorax durchführen kann – wozu der Patient z. B. nicht nüchtern sein muß – und die den erhobenen Befund bestätigen oder ergänzen.

Hierzu zählt in erster Linie die Röntgendurchleuchtung des Thorax, die andererseits fester Bestandteil der eingehenden Röntgenuntersuchung des Thorax ist, ebenso die Röntgenkontrastmitteldarstellung des Ösophagus (siehe auch Grundlagen der Röntgenuntersuchung des Thorax/Allgemeine Grundlagen). Und Röntgenzielaufnahmen, die im Rahmen der Röntgendurchleuchtung angefertigt werden, gelten auch als Bestandteile dieser Untersuchung.

Ferner können als die häufigsten ergänzenden Untersuchungen die Anfertigung von sog. knöchernen Thoraxaufnahmen oder sog. Hemithoraxaufnahmen (z. B. zur Bestätigung einer fraglichen Rippenfraktur), sog. Schrägaufnahmen (z. B. zur ergänzenden Beurteilung des Herzens) und sog. Herzfernaufnahmen (z. B. zur projektionsgerechteren Darstellung des Herzens) angefertigt werden. Außerdem kann man sog. Kontaktaufnahmen (z. B. des Sternums) anfertigen, und vor allem früher führte man sog. Lungenspitzenaufnahmen (zum Lungentuberkulosenachweis oder -ausschluß) durch.

6.3 Weiterführende Untersuchungen

Zu den weiterführenden Untersuchungen zählen sowohl Röntgenuntersuchungen als auch Verfahren, bei denen keine ionisierenden Strahlen zur Anwendung kommen oder diese in bestimmter Form bzw. im Zusammenhang mit einer anderen Darstellungsmethode. Weiterführende Untersuchungen sind in der Regel eigene Untersuchungen, die meistens gesondert durchgeführt werden müssen und hinsichtlich der Diagnostik neue Gesichtspunkte oder eigene Diagnosen erbringen.

6.3.1 Organbezogene Röntgenuntersuchungen

Als organbezogene, d.h. einer entsprechenden Fragestellung dienende Röntgenuntersuchungen kann man im Hinblick auf Thoraxerkrankungen die Röntgenuntersuchung des Ösophagus (z. B. bei einerStenose), die Magen-Duodenum-Passage (z. B. bei einer Zwerchfellhernie), den Kolonkontrasteinlauf (z. B. bei einer Zwerchfellhernie) und die Fistulographie (z. B. bei einer ösophagotrachealen Fistel) bezeichnen. Zu den Röntgenuntersuchungen zählen außerdem die Röntgentomographie (z. B. zur Differentialdiagnostik eines Lungenrundschattens) sowie für ein besonderes Organ die Mammographie; auch ist die Bronchographie (z. B. zur Bronchiektasendiagnostik) noch hierzu zu rechnen.

6.3.2 Sonographie

Die Sonographie, auf deren Anwendungsmöglichkeit bei Herzerkrankungen SCHMITT und BRAUN schon frühzeitig hinwiesen, hat insbesondere bei Patienten in Rückenlage und da bei Pleuaergußbildungen einen hohen Aussagewert (SCHMITT u. BRAUN 1972), ferner bei räumlichen Veränderungen der Schilddrüse. Im übrigen ermöglicht die Sonographie, die auch als Ultraschallverfahren bezeichnet wird, in Form der Echokardiographie bei bestimmten Herzerkrankungen die sicherste Diagnose.

6.3.3 Computertomographie

Die Computertomographie kommt bei einer Vielzahl von Thoraxerkrankungen als weiterführendes Verfahren zur Anwendung. Dabei stellen Mediastinal- und auch Pleuraerkrankungen den Hauptbereich dar, während Lungenparenchymerkrankungen mit der sog. High Resolution CT, bei der die Schichtdicke 1 mm beträgt, zunehmend diagnostizierbar werden. Mit der sog. Angio-Computertomographie bzw. dynamischen Angio-Computertomographie, bei der Röntgenkontrastmittel intravaskulär verabreicht wird, kann man perfundierte Prozesse von anderen unterscheiden bzw. die Art der Perfusion klären.

6.3.4 Angiographie

Die Angiographie stellt unverändert die erste Untersuchungsmethode zur Gefäßdarstellung dar, insbesondere im Hinblick auf operative Maßnahmen, zur Klärung von Aneurysmen und vaskulären Malformationen und auch bei Verschlüssen im Bereich der Pulmonalarterien, wobei hier die computerisierte Form, die digitale Subtraktionsangiographie, auch DSA genannt, eine noch bessere Aussage gestattet (BARGON u. ALART 1985). Besondere Methoden der Angiographie wie z. B. die Ventrikulographie und die Koronarangiographie zählen zu invasiven kardiologischen Untersuchungsverfahren. Ebenfalls eine Sonderform der Angiographie stellt die Lymphangiographie dar, von der man gegebenenfalls persistierende Röntgenkontrastmittelreste im Bereich des Thorax finden kann, während sie zur Diagnostik von abdominalen Prozessen durchgeführt wird.

6.3.5 Magnetresonanz-Tomographie

Die Magnetresonanz-Tomographie beruht auf der Anwendung von Magnetfeldern; sie wird auch als MRT oder Kernspintomographie bezeichnet. Mit ihr können ohne und mit Kontrastmittelanwendung vor allem Veränderungen der Thoraxwand (BITTNER u. Mitarb. 1989) und in zunehmendem Maß auch Herzerkrankungen exakt diagnostiziert werden, wobei durch EKG-Triggerung Funktionsbeurteilungen von sehr hoher Aussagekraft möglich sind (ZEITLER u. Mitarb. 1984).

6.3.6 Nuklearmedizinische Untersuchungen

Durch die außerordentlich dynamische Entwicklung der Nuklearmedizin können Erkrankungen von Thoraxorganen nicht nur im Bereich der Schilddrüse, des Skeletts und der Lunge in Form von statischen Bildern nachgewiesen werden, sondern auch Funktionen erkrankter Organe wie die eines myokardinfarzierten Herzens. Dabei kann man mit der Singlephoton-Emissionscomputertomographie und der Positronen-Emissionscomputertomographie Stoffwechselvorgänge erfassen und topographisch determinierten Bereichen zuordnen. Unabhängig hiervon stellt die Skelettszintigraphie das vorrangige Verfahren zum frühestmöglichen Erkennen von Läsionen dar.

6.3.7 Interventionelle Verfahren

Interventionelle Verfahren sind primär diagnostische Verfahren aus dem Gesamtbereich der Radiologie, die andere diagnostische Maßnahmen wie z. B. Gewebsentnahmen oder insbesondere therapeutische Eingriffe wie beispielsweise Abszeßableitungen zeitgleich einschließen oder denen sich diese unmittelbar anschließen. Diese Verfahren sind zwar nicht im eigentlichen Sinn zu den weiterführenden Untersuchungen zu zählen, jedoch kommen sie auch bei Erkrankungen des Thorax zunehmend häufiger zur Anwendung, und dabei stellen die Röntgenaufnahmen des Thorax ihre Grundlage dar.

Da Erkrankungen der Thoraxorgane von verschiedenen medizinischen Disziplinen diagnostiziert und behandelt werden, erhalten interventionelle Verfahren und damit Röntgenaufnahmen des Thorax einen interdisziplinären Stellenwert (LISSNER u. Mitarb. 1983).

7 Befundung

7.1 Allgemeine Grundlagen der Befundung

Unter Befundung versteht man die schriftliche Abfassung des Befundberichtes. Der Befundbericht stellt das Ergebnis der Röntgenuntersuchung dar; er ist – auch juristisch gesehen – eine Urkunde. Zur exakten Durchführung der Befundung müssen bestimmte Voraussetzungen erfüllt sein; die Durchführung der Befundung erfolgt nach bestimmten Gesichtspunkten.

Bei der Befundung muß der Arzt primär davon ausgehen, daß der Befundbericht ausschließlich aufgrund der verfügbaren Daten und der vorliegenden Röntgenaufnahmen erstellt werden muß; er darf in seiner Sorgfalt nicht unter dem Gesichtspunkt nachlassen, daß Möglichkeiten zur Durchführung anderer Untersuchungen bestehen könnten. Der Arzt muß sich dabei bewußt sein, daß die Röntgenuntersuchung des Thorax sehr häufig die erste Röntgenuntersuchung darstellt und daß mit dem Befundbericht bereits Entscheidungen für ein weiteres Vorgehen gefällt werden (FRIEDMANN 1990).

7.2 Apparative Ausstattung

Die Befundung der Röntgenaufnahmen des Thorax in 2 Ebenen erfolgt mit Hilfe des Röntgenaufnahmebetrachtungsgerätes, des sog. Schaukastens. Dieses Gerät soll eine Betrachtungsfläche haben, die die Fläche von mindestens 2 entsprechenden Röntgenaufnahmen hat und von allen Seiten zu verkleinern, d. h. einzublenden ist. Außerdem soll die Helligkeit dieses Gerätes stufenlos regulierbar sein.
Zusätzlich zu diesem Röntgenaufnahmebetrachtungsgerät benötigt man eine sog. Hellicht- oder Starklichtlampe, die wegen ihrer früher spaltartigen Einblendungsvorrichtung auch Spaltlampe genannt wird; die jetzt verwendeten Hellichtlampen haben eine Irisblende. Diese Lampe, deren Helligkeit stufenlos regulierbar ist, ist häufig an dem Röntgenaufnahmebetrachtungsgerät befestigt; sie dient zur Ausschnittbetrachtung und somit besseren Erkennbarkeit von sehr schmalen und wenig dichten Strukturen in einem aufgehellten Bereich des Thorax, wie z. B. der Pleura visceralis bei einem mantelartigen Pneumothorax oder der Knochenstruktur bei einem sehr schmalen Spalt einer frischen Rippenfraktur.
Außerdem gehört zur apparativen Ausstattung bei der Befundung eine starke Lupe, und zwar in der Ausführung, die einen mehrere Zentimeter breiten Rand hat, wodurch bei der Betrachtung schmaler und wenig dichter Strukturen sowie wenig dichter Schatten indirekt eine Einblendung erfolgt.
Objektivierender Bestandteil der apparativen Ausstattung ist ein Zentimetermaß, und zwar ein Lineal von mindestens 40 cm Länge, das aus durchsichtigem Material besteht.

7.3 Durchführung der Befundung

Bei Durchführung der Befundung, d. h. der Erstellung des Befundberichtes sind zuerst besondere Daten zu überprüfen und ist zu entscheiden, welche Art eines Befundberichtes erstellt werden soll.
So müssen alle personenbezogenen Daten des Patienten, die sich aus dem Untersuchungsauftrag ergeben, mit jenen, die die Röntgenaufnahmen und gegebenenfalls vorgefertigte Befundberichtunterlagen enthalten, auf vollständige Identität überprüft werden. Liegen bei dieser Befundung frühere Röntgenaufnahmen oder auswärtige Röntgenaufnahmen vor, so besteht die Notwendigkeit zur Identitätskontrolle in besonderem Maß. Ferner müssen die entsprechenden untersuchungstechnischen Daten überprüft werden. Hierzu zählen die Übereinstimmung von angeforderter und durchgeführter Untersuchung und die Überprüfung im Hinblick auf durchgeführte Strahlenschutzmaßnahmen, die bei entsprechenden Patienten die Frage hinsichtlich einer Schwangerschaft enthalten, sowie die Überprüfung im Hinblick auf eine eventuell erforderliche Patientenaufklärung. Außerdem zählen hierzu die Überprüfung einer eventuellen Röntgenkontrastmittelapplikation oder anderer Maßnahmen. Als wesentlicher Bestandteil dieser untersuchungstechnischen Daten gilt die Überprüfung jeder der angefertigten Röntgenaufnahmen im Hinblick auf ihre Qualität (s. auch Grundlagen der Röntgenuntersuchung des Thorax/Aufnahmekriterien u. -/Qualitätssicherung). Darüberhinaus muß eine Überprüfung der jeweils angegebenen zeitlichen Daten der Anfertigung der Röntgenaufnahmen erfolgen, die bei Patienten aus den Bereichen Intensivmedizin und Anästhesiologie auch die Uhrzeit enthalten können. Schließlich ist die Fragestellung, die zur Anfertigung der Röntgenaufnahmen des Thorax führte, im Hinblick auf Vollständigkeit zu prüfen.

Vor Erstellung des Befundberichtes muß entschieden werden, ob ein Kurz-Befundbericht, ein Standard-Befundbericht oder ein sog. Gutachten-Befundbericht erstellt werden soll.
Als Kurz-Befundbericht kann man einen Befundbericht bezeichnen, dem eine begrenzte Fragestellung zugrunde liegt, die eine begrenzte Antwort ohne weitere Besonderheiten erwarten läßt. Bei einer normalen Situa-

tion enthält er nur die Beurteilung. So kann ein Kurz-Befundbericht z. B. für sog. Personalkontrolluntersuchungen von Gesunden gewählt werden.
Als Standard-Befundbericht kann man einen Befundbericht bezeichnen, dem eine besondere Fragestellung zugrunde liegt und der sich aus der Deskription pathologischer Veränderungen und Besonderheiten und der Beurteilung zusammensetzt. Als Standard-Befundberichte müssen die meisten Befundberichte ambulanter und stationärer Patienten abgefaßt werden.
Als sog. Gutachten-Befundbericht kann die eingehende Beantwortung von Fragekomplexen verstanden werden, der eine ausführliche Deskription und Beurteilung enthält. Gutachten-Befundberichte werden insbesondere für Versicherungsträger erstellt.

Da der Befundbericht eine Urkunde darstellt, muß er neben dem fachlichen Inhalt alle Merkmale einer Urkunde enthalten; dies sind Name und Ortsname des Untersuchers oder des Institutes oder der Klinik; Name, Vorname – gegebenenfalls auch Geburtsname – sowie Geburtsdatum des Untersuchten und Untersuchungsdatum, außerdem vollständiger Name und Unterschrift desjenigen, der den Befundbericht erstellt hat. Der fachliche Inhalt setzt sich aus vollständigen Angaben über die Untersuchungsart und die Patientenposition, aus der Deskription und der Beurteilung zusammen. Dabei enthält die Beurteilung eine die Fragestellung beantwortende und wertende Information bzw. Diagnose, einen eventuellen Zusatzbefund sowie eine eventuelle Zusatzinformation, z. B. über empfohlene weiterführende Untersuchungen oder über eingetretene Röntgenkontrastmittelnebenwirkungen.

7.3.1 Deskription

Das System dieser Befundung – Deskriptionsbereiche und Deskriptionsmerkmale – ist so aufgebaut, daß die erhobenen Informationen auch datenverarbeitungsgerecht ermittelt werden. Da auf diese Weise annähernd alle Prozesse, die sich auf der Röntgenaufnahme des Thorax finden können, erfaßt werden, dient dieses System bei der Deskription und Beurteilung auch von ungewöhnlichen pathologischen Veränderungen und Besonderheiten als Basis der Befundung; sich überschneidende Veränderungen müssen darauf aufbauend in einer ausführlichen Beschreibung dargestellt werden, wobei jedoch die hier verwandte Terminologie beibehalten werden sollte.

Die Beschreibung, das Lokalisieren, Aufzählen und Beschreiben von pathologischen Veränderungen und Besonderheiten muß vollständig sein und darf nicht nur unter dem Gesichtspunkt der derzeitigen Fragestellung erfolgen. Diese Beschreibung und die sich ergebende Beurteilung müssen auch pathologische Veränderungen und Besonderheiten festhalten, die keinen Bezug zur derzeitigen Fragestellung haben und denen derzeit kein Krankheitswert zukommt, die aber später, wenn dieser Befund zum Vorbefund und somit zur Ausgangsbasis wird, von entscheidender Bedeutung für das diagnostische und therapeutische Vorgehen sein können. Dies kann z. B. bei der Klärung der Frage zutreffen, ob es sich bei einem rundlichen Fleckschatten in der Lunge um eine Metastase handelt, oder ob er ein postinfektiöser verkalkter Fleckschatten, ein sog. Tuberkulom ist, das im Vorbefund beschrieben wurde. Ferner kann dadurch, nämlich bei Rückgriffsmöglichkeit auf einen vollständigen Vorbefund, häufig auf die Durchführung zusätzlicher Röntgenuntersuchungen, die eine weitere Strahlenexposition und Kostenbelastung darstellen, verzichtet werden.

Müssen die Röntgenaufnahmen mit solchen verglichen werden, die älter als ein Jahr sind oder im vergangenen Kalenderjahr angefertigt wurden, so sind bei der Befundung alle Detailbefunde, die auf jenen Röntgenaufnahmen zur Darstellung kommen, erneut in die Deskription und Beurteilung aufzunehmen, auch wenn ihnen derzeit keine Bedeutung zukommt.

Insgesamt stellt die Deskription eine wertfreie systematische Beschreibung pathologischer Veränderungen und Besonderheiten der Röntgenaufnahmen des Thorax in 2 Ebenen anhand der Deskriptionsbereiche und Deskriptionsmerkmale dar. Dabei werden die Basiselemente der Deskription und gegebenenfalls verschiedene Einteilungen der Schatten und der Fremdmaterialien verwandt.

7.3.2 Beurteilung

Die Beurteilung, die die Diagnose enthält, stellt ein Urteil dar, das in vielerlei Hinsicht von größter Bedeutung für den Patienten sein kann. In Wahrnehmung dieses Sachverhaltes muß unter Berücksichtigung der Fragestellung des Arztes, der den Untersuchungsauftrag erteilt hat, der anamnestischen Daten und gegebenenfalls eigenen physikalischen Untersuchungsbefunde sowie unter Berücksichtigung der aufnahmetechnischen Daten aus der Deskription die Beurteilung erstellt werden.

Liegen ältere oder auswärtige Röntgenaufnahmen vor, so sind die sich hieraus ergebenden Diagnosen ebenfalls zu berücksichtigen.

Die Beurteilung stellt eine Wertung dar, die auf klinischen Kenntnissen und Erfahrung beruht. In der Beurteilung muß die Fragestellung beantwortet werden, wobei differentialdiagnostische Erwägungen enthalten sein können. Dabei steht die Diagnose naturgemäß an erster Stelle. Neben der Diagnose kann oder muß die Beurteilung Zusatzinformationen z. B. über empfohlene weiterführende Untersuchungen oder eventuelle Röntgenkontrastmittelnebenwirkungen enthalten.

Bei einer Wertung der Untersuchungsergebnisse im Rahmen der Beurteilung ist größte Zurückhaltung geboten, da jegliches Maß einer Wertung den individuellen Erwartungen, Vorstellungen und Erfahrungen und damit auch unterschiedlichen Sachzusammenhängen unterliegt. Insbesondere im Hinblick auf später mögliche gutachterliche Fragestellungen ist ein sorgsames Abwägen von Qualitätsaussagen angezeigt.

So sollte man bei Befunden, denen derzeit keine Bedeutung zukommt, nicht von Nebenbefunden sprechen, sondern von Zusatzbefunden; denn mitunter kann wider Erwarten ein sog. Nebenbefund zum Hauptbefund werden, und gerade dann könnte es folgenschwer sein, wenn durch das Implizieren einer geringeren Bedeutung die erforderliche Bewertung unterbleibt.

7.4 Angewandte Befundung

Die Erstellungsmöglichkeiten, die sich bei der Befundung ergeben, können in den Kurz-Befundbericht, den Standard-Befundbericht und in den sog. Gutachten-Befundbericht eingeteilt werden. Die Entscheidung für eine dieser Befundungsarten hängt in erster Linie von der Fragestellung, die sich aus dem Untersuchungsauftrag ergibt, und von der Diagnose ab.

Befundung von Abb. 24a

Untersuchungsauftrag: 36jähr. Mann. Röntgenaufnahme des Thorax d. v. Anamnestische Daten: keine Besonderheiten, innerbetriebliche Personaluntersuchung. Fragestellung: Besonderheiten?

Kurz-Befundbericht:
21. 02... A. B. m 04. 11... Röntgenaufnahme des Thorax d. v.
Beurteilung:
Keine Besonderheiten der Thoraxorgane.

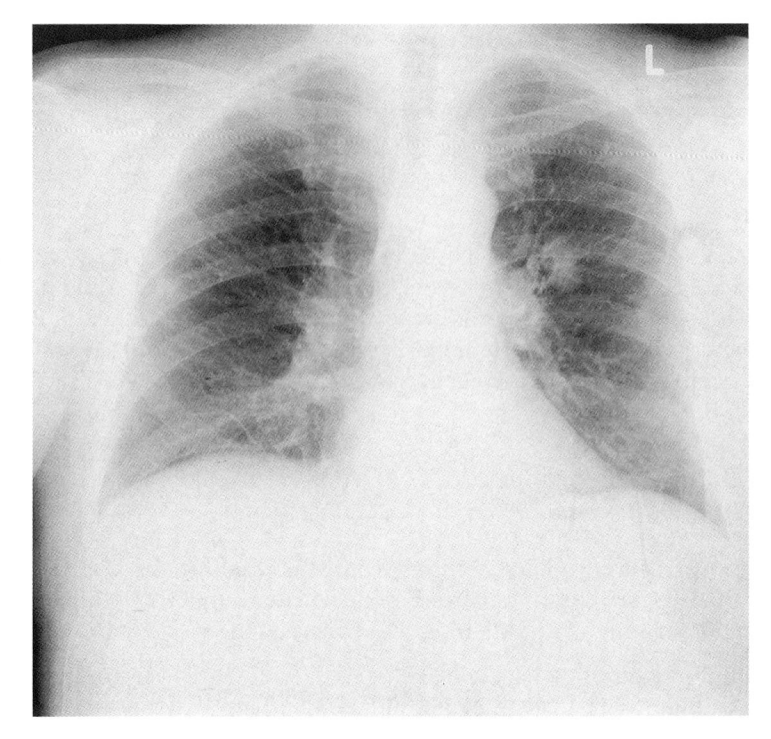

Abb. 174

Befundung von Abb. 174

Untersuchungsauftrag: 67jähr. Patient. Röntgenaufnahme des Thorax d. v. Anamnestische Daten: während der vergangenen 14 Tage ohne erkennbare Ursache 2mal geringgradig blutig tingiertes Sputum, seit 35 Jahren tägl. ca. 10 Zigaretten, sonst keine Besonderheiten. Fragestellung: Bronchialkarzinom?

Standard-Befundbericht:
10. 06... C. D. m 31. 05... Röntgenaufnahme des Thorax d. v.
Geringer Zwerchfellhochstand beidseits; im rechten lateralen Mittelfeld in Projektion auf 2 sich kreuzende Rippen kleiner mitteldichter homogener Rundschatten mit scharfem Rand (Durchmesser ca. 1 cm); sehr geringe streifige Verdichtungen in beiden Unterfeldern; geringgradig

vergrößerter rechter kaudaler Hiluspol; links parahilär mittelgroßer mitteldichter inhomogener Rundschatten mit unscharfem Rand und z. T. geringen streifigen Ausziehungen (Größe ca. 2,5 × 2,0 cm); normalgroßes Herz (14:31 cm); beidseits paratracheal dichter Weichteilschatten.
Beurteilung:
Links parahilärer Rundschatten (Größe ca. 2,5 × 2,0 cm), bei dem es sich um ein Bronchialkarzinom handeln dürfte, differentialdiagnostisch um eine Metastase; im rechten lateralen Mittelfeld weiterer Rundschatten, bei dem es sich um eine Metastase handeln dürfte; sehr geringe Pleuraschwielen in beiden Unterfeldern; normalgroßes Herz; Struma. Bronchoskopie dringend empfohlen.

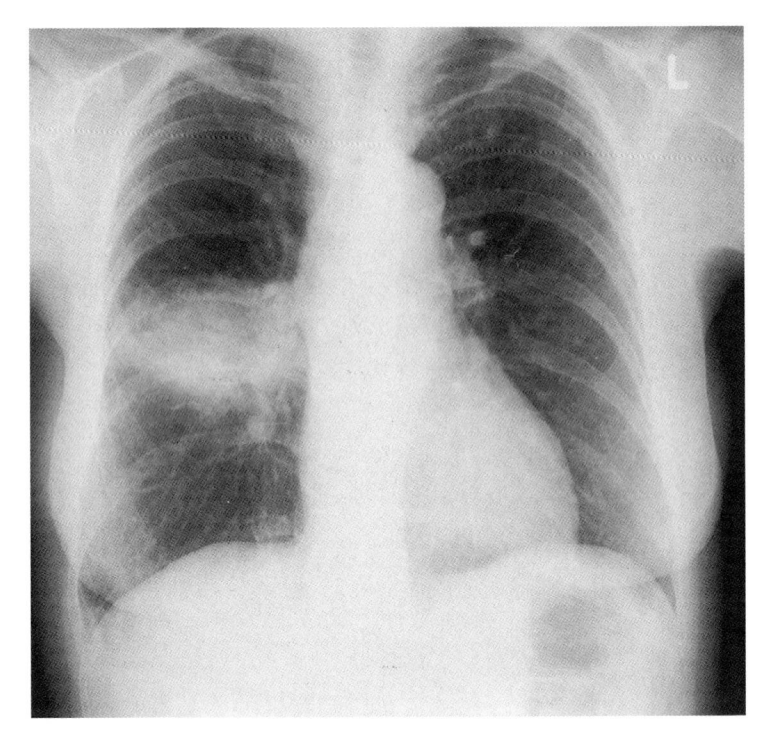

Abb. 175 a

Befundung von Abb. 175 a

Untersuchungsauftrag: 53jähr. Patientin. Röntgenaufnahmen des Thorax in 2 Ebenen*. Anamnestische Daten: Verdacht auf Pneumonie der rechten Lunge; seit ca. 7 Tagen Fieber und Mattigkeit, sonst keine Besonderheiten. Bakteriologische Sputumbefunde stehen noch aus. Fragestellung: Pneumonie der rechten Lunge, Hinweise für Tuberkulose?

---

* Die Wiedergabe der Röntgenaufnahme des Thorax im seitlichen Strahlengang ist in diesem Rahmen nicht möglich.

Standard-Befundbericht:
15. 04... E. F. f 18. 03... Röntgenaufnahmen des Thorax in 2 Ebenen*.
Sehr geringe umschriebene rechtslaterale Zwerchfellabflachung; sehr geringe wenig dichte Verschattung des rechten Sinus phrenicocostalis lateralis; im rechten Mittelfeld z. T. große dichte und z. T. homogene Verschattung mit unscharfem Rand (Größe ca. 8,0 × 4,5 cm), die in den rechten Lungenhilus übergeht; geringgradig linksgestelltes normalgroßes Herz (13:32 cm), nach rechts ausladende Aorta ascendens und prominenter Aortenbogen; beidseits paratrachealer Weichteilschatten; von der linken Kubitalvene zugeführter Kavakatheter, der sich bis in Nähe des rechten Vorhofes verfolgen läßt.
Beurteilung:
Umschriebene Pneumonie im rechten Mittelfeld (Größe ca. 8,0 × 4,5 cm) – möglicherweise 7 bis 14 Tage alt – und kleiner rechtsseitiger Pleurawinkelerguß; geringgradig linksgestelltes normalgroßes Herz mit breitem Gefäßband; Struma; als Zusatzbefund von der linken Kubitalvene zugeführter Kavakatheter, der sich bis in Nähe des rechten Vorhofes verfolgen läßt. Kein Hinweis für Lungentuberkulose, auch wenn sie nicht gänzlich ausgeschlossen werden kann. Kontrolluntersuchung in 14 Tagen empfohlen.

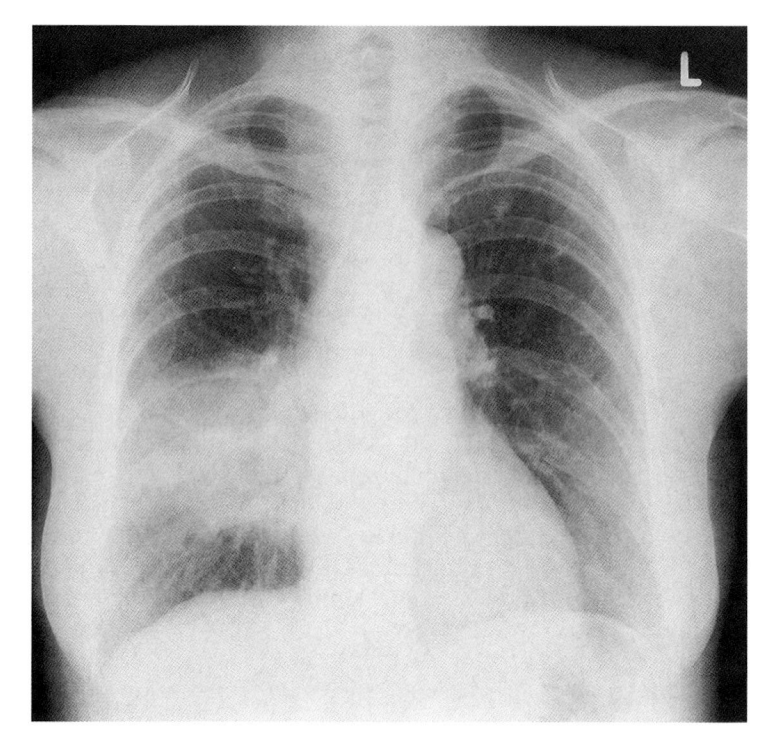

Abb. 175b

Befundung von Abb. 175b

Untersuchungsauftrag: 53jähr. Patientin. Röntgenkontrollaufnahme des Thorax d. v. Anamnestische Daten: Pneumokokken-Pneumonie der rechten Lunge. Jetzt vermehrt Fieber und auch Husten. Siehe Röntgenbefund v. 15.04... Fragestellung: Befundverschlechterung?

Kurz-Befundbericht:
17.04... E. F. f 18.03... Röntgenkontrollaufnahme des Thorax d. v.
Beurteilung:
Im Vergleich mit der Röntgenaufnahme des Thorax d. v. v. 15.04... jetzt deutliche Größenzunahme der weiterhin umschriebenen Pneumonie im rechten Mittelfeld (Größe ca. 8,5 × 8,0 cm); sonst keine wesentliche Befundänderung.

Angewandte Befundung 391

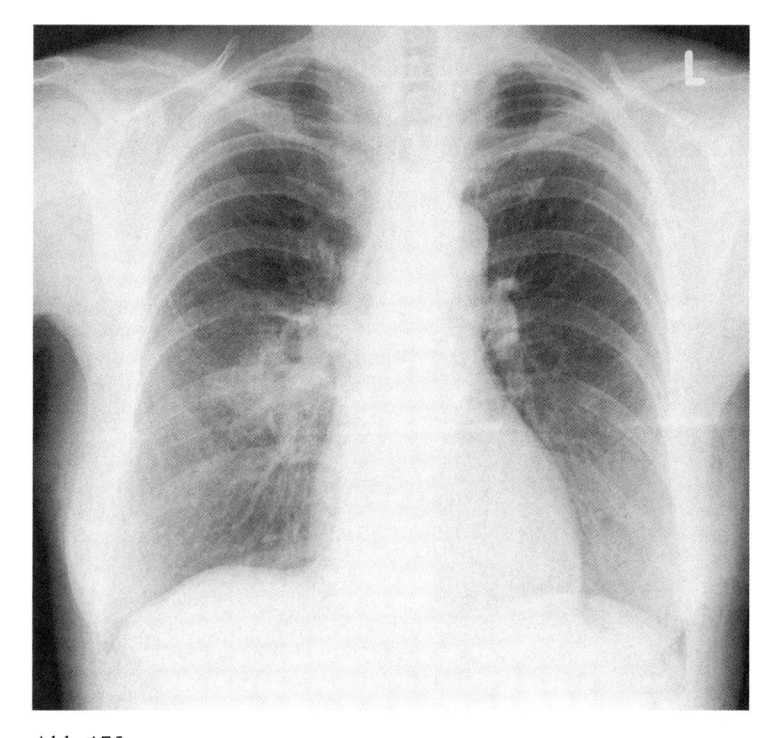

Abb. 175c

Befundung von Abb. 175c

Untersuchungsauftrag: 53jähr. Patientin. Röntgenkontrollaufnahme des Thorax d. v. Anamnestische Daten: Pneumokokken-Pneumonie der rechten Lunge. Jetzt unter Antibiotikatherapie kein Fieber und Husten mehr, allgemeine Besserung. Siehe Röntgenbefund v. 17. 04... Fragestellung: Befundbesserung?

Kurz-Befundbericht:
22. 04... E. F. f 18. 03... Röntgenkontrollaufnahme des Thorax d. v.
Beurteilung:
Im Vergleich mit der Röntgenaufnahme des Thorax d. v. v. 17. 04... jetzt deutliche Abnahme an Größe und Dichte der weiterhin umschriebenen Pneumonie im rechten Mittelfeld (Größe ca. 4,0 × 3,0 cm); gänzliche Rückbildung des rechtslateralen Pleurawinkelergusses; sonst keine wesentliche Befundänderung.

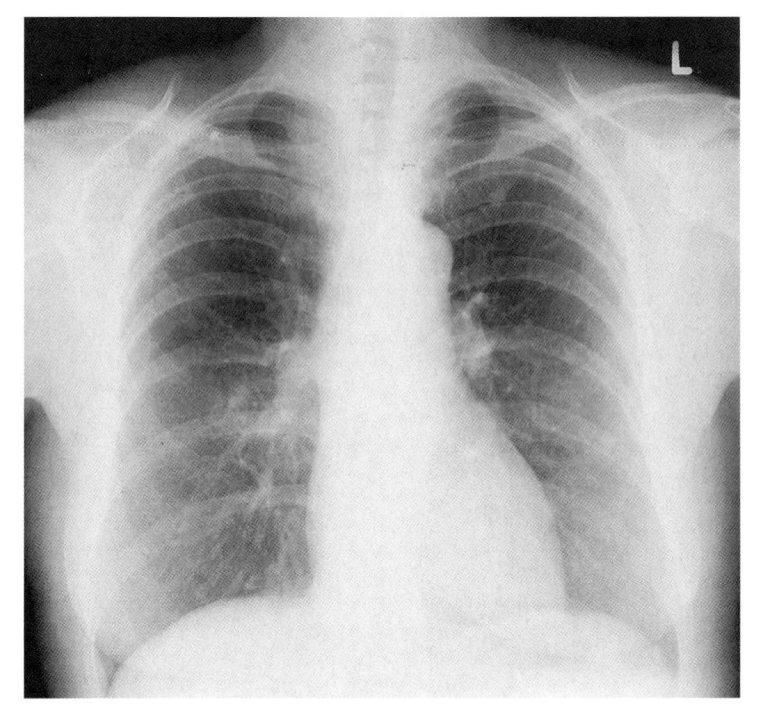

Abb. 175 d

Befundung von Abb. 175 d

Untersuchungsauftrag: 53jähr. Patientin. Röntgenkontrollaufnahmen des Thorax in 2 Ebenen*. Anamnestische Daten: Pneumokokken-Pneumonie der rechten Lunge. Klinisch jetzt gänzliche Rückbildung. Siehe Röntgenbefund v. 22. 04... Fragestellung: Gänzliche Rückbildung der Pneumonie?

Kurz-Befundbericht:
29. 04... E. F. f 18. 03... Röntgenkontrollaufnahmen des Thorax in 2 Ebenen*.
Beurteilung:
Im Vergleich mit der Röntgenaufnahme des Thorax d. v. v. 22. 04... jetzt annähernd gänzliche Rückbildung der Pneumonie im rechten Mittelfeld; der früher von der linken Kubitalvene zugeführte Kavakatheter ist entfernt.

Angewandte Befundung 393

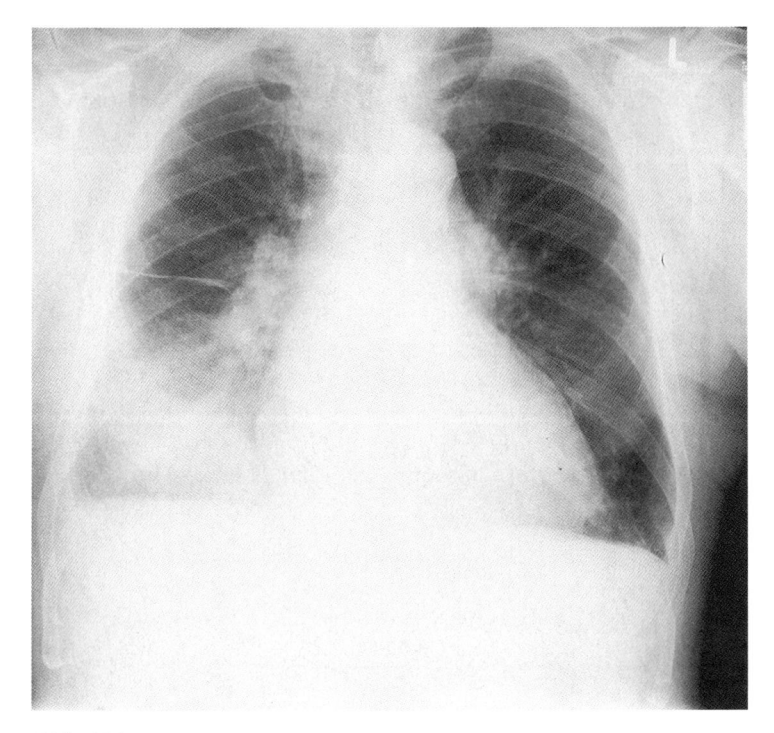

Abb. 176a

Befundung von Abb. 176a

Untersuchungsauftrag: 80jähr. Patient. Röntgenaufnahme des Thorax d.v. Anamnestische Daten: dekompensierte Herzinsuffizienz; fragliche Pneumonie der rechten Lunge. Fragestellung: kardiale Stauungszeichen; Pneumonie der rechten Lunge?

Standard-Befundbericht:
27.01... G.H. m 03.03... Röntgenaufnahme des Thorax d.v.
Zwerchfellabflachung beidseits, insbesondere rechts; geringe, lateral ansteigende dichte homogene Verschattung des rechten Sinus phrenicocostalis lateralis; sehr geringe Trübung des linken Sinus phrenicocostalis lateralis; im rechten Unterfeld dichte homogene Verschattung (Größe ca. 8,0 × 5,0 cm) mit unscharfem Rand, die nach kranial an Dichte deutlich

abnimmt, Trübung in ihrer Umgebung; deutlich verdichteter rechter Interlobärspalt; verbreiterte Lungengefäße (*1*); verbreiterter und inhomogen verdichteter rechter und linker Lungehilus, orthograd dargestelltes verbreitertes linksseitiges parahiläres Gefäß (*2*) (Durchmesser ca. 1,4 cm), beidseits verbreitertes Herz mit geringen Pleuroperikardadhäsionen an der Herzspitze (18:33 cm), prominenter Aortenbogen mit Aortensklerose; beidseits paratrachealer Weichteilschatten; beidseitige Gynäkomastie.

Beurteilung:

Dekompensierte globale Herzinsuffizienz bei beidseits verbreitertem Herz (18:33 cm) mit geringen Pleuroperikardadhäsionen an der Herzspitze, mit prominentem Aortenbogen und Aortensklerose; rechtsseitiger Pleurawinkelerguß und ausgeprägter rechtsseitiger Interlobärerguß, sehr kleiner linksseitiger Pleurawinkelerguß; perihiläre Lungenstauung; Struma; beidseitige Gynäkomastie; kein sicherer Hinweis für Pneumonie.

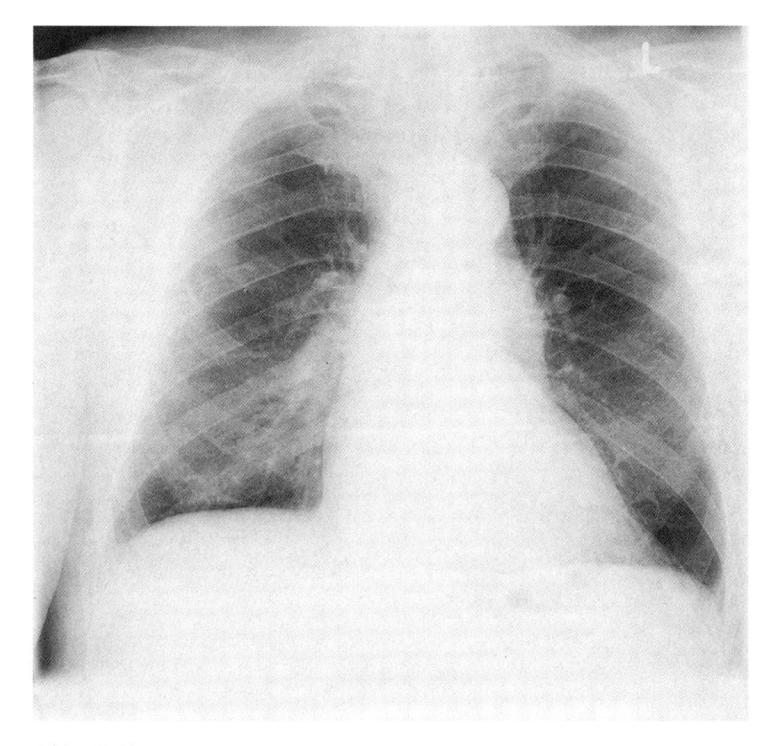

Abb. 176 b

Befundung von Abb. 176 b

Untersuchungsauftrag: 80jähr. Patient. Röntgenkontrollaufnahme des Thorax d. v. Anamnestische Daten: klinisch Rückbildung der dekompensierten Herzinsuffizienz. Siehe Röntgenbefund v. 27. 01... Fragestellung: nach Therapie (Digitalis, Diuretika) noch kardiale Stauungszeichen?
Kurz-Befundbericht:
25. 02... S. H. m 03. 03... Röntgenkontrollaufnahme des Thorax d. v.
Beurteilung:
Im Vergleich mit der Röntgenaufnahme des Thorax d. v. vom 27. 01... jetzt gänzliche Rückbildung der kardialen Dekompensation bis auf eine

sehr geringe Verschattung bzw. Trübung beider Sinus phrenicocostales laterales; normalgroßes Herz (15:33 cm) (Durchmesser des orthograd dargestellten linksseitigen parahilären Gefäßes früher 2 cm, jetzt 0,9 cm); sonst keine wesentliche Befundänderung.

Angewandte Befundung 397

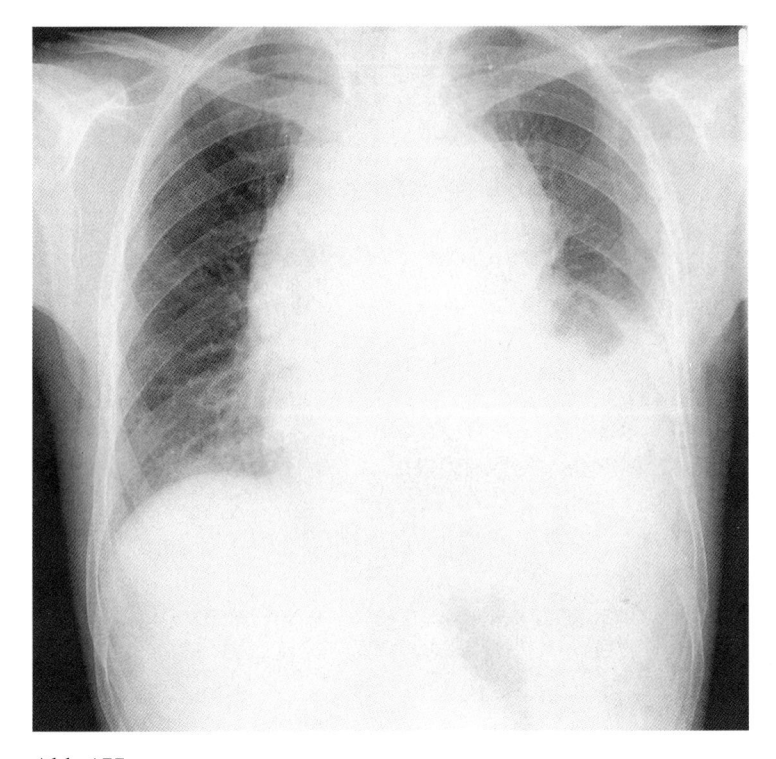

Abb. 177a

Befundung von Abb. 177a

Untersuchungsauftrag: 45jähr. Patientin. Röntgenaufnahme des Thorax d.v. Anamnestische Daten: histologisch gesicherter Morbus Hodgkin des Mediastinums seit 8 Monaten. Fragestellung: Ausmaß des Tumors?

Standard-Befundbericht:
27. 06... W. J. f 10. 02... Röntgenaufnahme des Thorax d.v.
Geringer Zwerchfellhochstand rechts, unzureichende Entfaltung des rechten Sinus phrenicocostalis lateralis; lateral ansteigende Verschattung der linken Zwerchfellhälfte mit Sinus phrenicocostalis lateralis und des linken Unterfeldes bis auf Höhe der linken 9. Rippe dorsal mit Ausdehnung in den Interlobärspalt; Verbreiterung des mittleren Mediastinums mit flachbogiger Kontur und überwiegend scharfem Rand (14,0 cm auf

Höhe der 8. Rippe dorsal); nicht abgrenzbares Herz- und Gefäßband. Röntgenkontrastmittelreste nach Lymphangiographie links paratracheal.

Beurteilung:
Ausgeprägte Tumorverbreiterung vorwiegend des mittleren Mediastinums, am ehesten durch Morbus Hodgkin (14,0 cm auf Höhe der 8. Rippe dorsal); links lateral bis auf Höhe der 9. Rippe ansteigender Pleuraerguß; im Tumorschatten nicht abgrenzbares Herz; als Zusatzbefund Röntgenkontrastmittelreste nach Lymphangiographie links paratracheal.

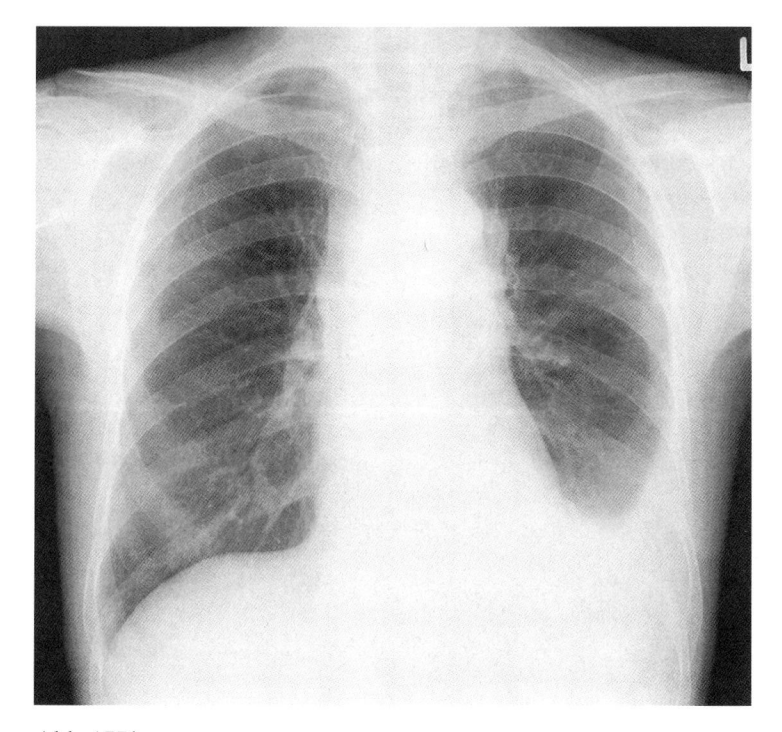

Abb. 177 b

Befundung von Abb. 177 b

Untersuchungsauftrag: 45jähr. Patientin. Röntgenkontrollaufnahme des Thorax d. v. Anamnestische Daten: histologisch gesicherter Morbus Hodgkin des Mediastinums seit 9 Monaten. Bis jetzt Strahlentherapie. Siehe Röntgenbefund des Thorax d. v. v. 27. 06... Fragestellung: Ausmaß des Tumors nach Strahlentherapie?

Kurz-Befundbericht:
Beurteilung:
Im Vergleich mit der Röntgenaufnahme des Thorax vom 27. 06... jetzt deutliche Größenabnahme des Mediastinaltumors (8,5 cm auf Höhe der 8. Rippe dorsal), dabei geringe polyzyklische Kontur beidseits mit

überwiegend scharfem Rand; deutliche Abnahme des linksseitigen Pleuraergusses bis auf einen noch geringgradig lateral ansteigenden Pleurawinkelerguß; regelrechter Zwerchfellstand rechts, gänzlich entfalteter rechter Sinus phrenicocostalis lateralis, normalgroßes Herz; als Zusatzbefund Röntgenkontrastmittelreste nach Lymphangiographie links paratracheal; sonst keine wesentliche Befundänderung.

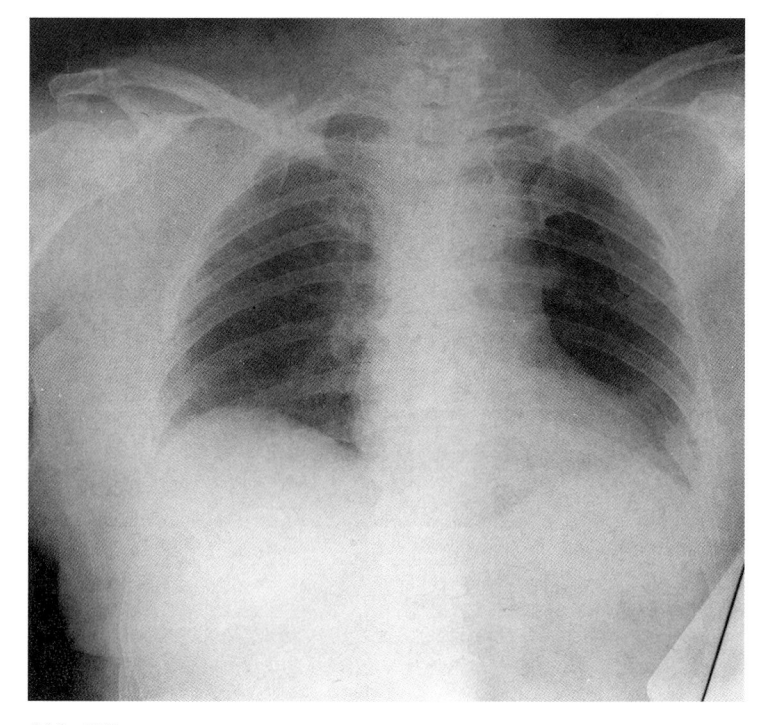

Abb. 178

Befundung von Abb. 178

Untersuchungsauftrag: 62jähr. Patientin in Rückenlage im Bett. Röntgenaufnahme des Thorax d. v. Anamnestische Daten: vor 6 Jahren (1/..) Teilresektion des Colon transversum mit End-zu-End-Anastomose wegen Karzinoms, keine andere Behandlung. Bisher keine Besonderheiten. Jetzt seit ca. 3 Monaten kontinuierlich Gewichtsabnahme und allgemeine Mattigkeit. Fragestellung: Besonderheiten der Thoraxorgane, Hinweis für Metastasen?

Standard-Befundbericht:
21. 08... I. J. f 13. 09... Röntgenaufnahme des Thorax in Rückenlage im Bett.

Vermehrte Strahlentransparenz beider Lungen; geringe inhomogene Trübung des linken Sinus phrenicocostalis lateralis; normalgroßes Herz; nicht erkennbarer mittlerer und kaudaler Bereich der rechten Skapula; geringer Tiefstand der rechten Schulter, allgemeine Osteoporose; als Zusatzbefund von der linken Kubitalvene zugeführter und in der V. subclavia endender Venenkatheter.
Beurteilung:
Ausgedehnte Osteolyse des mittleren und kaudalen Bereiches der rechten Skapula; geringer Tiefstand der rechten Schulter; fraglicher kleiner linksseitiger Pleurawinkelerguß; allgemeine Osteoporose; sonst keine Besonderheiten; als Zusatzbefund von der linken Kubitalvene zugeführter und in der V. subclavia endender Venenkatheter. Bei besserem Befinden Anfertigung einer Röntgenkontrollaufnahme im Stehen dringend angezeigt.

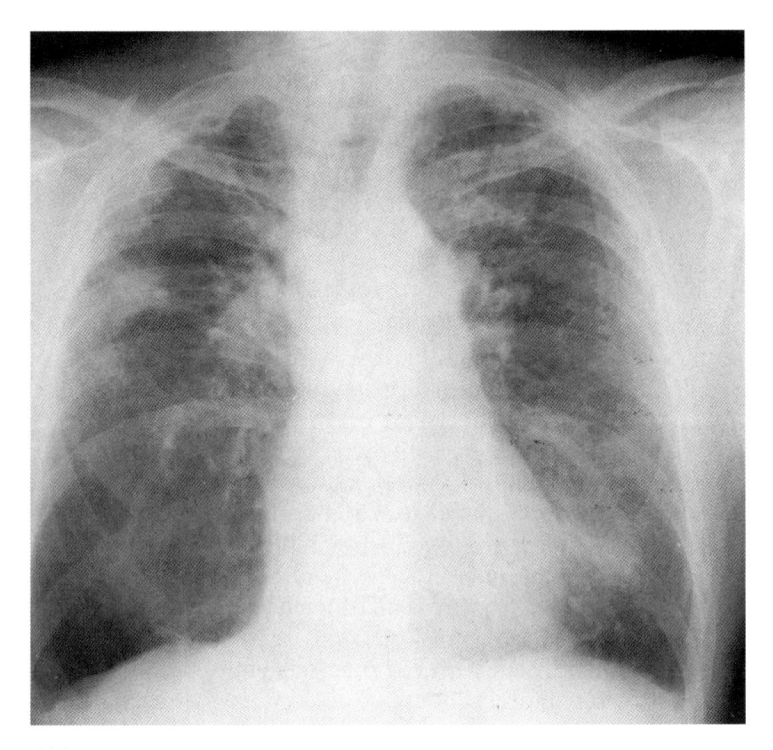

Abb. 179

Befundung von Abb. 179

Untersuchungsauftrag: 47jähr. Patient. Röntgenaufnahmen des Thorax in 2 Ebenen*. Anamnestische Daten: seit 20 Jahren nebenerwerbsmäßig bei einem Brieftaubenzüchter-Verein ohne Unterbrechung mit Säuberungsarbeiten von Taubenschlägen täglich ca. 1 1/2 Stunden beschäftigt. Dabei direkter Hautkontakt mit Tauben, Taubenmist und Einatmen von Staub der Taubenschläge. Seit ca. 10 Jahren 2 bis 3mal jährlich bronchitisartige Beschwerden, die ca. 2 Wochen bestehen und ohne besondere Therapie abklingen. Sonst keine weiteren Erkrankungen, keine weitere Exposition, kein Nikotin- und Alkoholkonsum. Als kaufmännischer Angestellter mit Büroarbeiten beschäftigt. Jetzt seit ca. 1 Jahr kontinuierlich noch erträgliche Mattigkeit, Dyspnö bei großer körperlicher Belastung und Gewichtsabnahme von 4 kg, jedoch noch Normgewicht. Klinische Befunde, insbesondere Antikörpernachweis-

tests und Lungenfunktionsprüfungs-Ergebnisse stehen noch aus. Fragestellung: Besonderheiten der Thoraxorgane? Kann es sich um Veränderungen handeln, die mit der Tätigkeit bei Brieftaubenzüchtern im Zusammenhang stehen? Gutachterliche Anfrage ohne Notwendigkeit des Zitierens von Fachliteratur.
Gutachten-Befundbericht (Gutachterliche Anfrage):
10. 06. . . K. L. m 19. 03. . . Röntgenaufnahmen des Thorax in 2 Ebenen *. Zwerchfellstand rechts auf Höhe des 12. BWK, links des 12. BWK/1. LWK; Zwerchfell beidseits abgeflacht, mit ausreichend scharfem Rand, rechts mehrfach flach gebuckelt; rechter Sinus phrenicocostalis lateralis maximal, linker unzureichend entfaltet; vermehrte Strahlentransparenz beidseits, insbesondere umschrieben im rechten und linken lateralen Unterfeld sowie in einzelnen Bezirken beider Spitzenfelder; Lungenzeichnung beidseits streifig und im linken lateralen Mittelfeld feinfleckig verstärkt; mitteldichter inhomogener Fleckschatten im rechten lateralen Mittelfeld (Größe ca. 3,0 × 2,5 cm) mit unscharfem Rand und geringen streifigen Ausziehungen zum rechten Lungenhilus; fleckige mitteldichte inhomogene Verdichtungen im linken Ober- und Unterfeld sowie beidseits parahilär; nach kranial verzogener rechter und linker Lungenhilus; vergrößerter und inhomogen verdichteter rechter Lungehilus mit unscharfem Rand; ausgedehnte, maximal ca. 2 cm breite Pleuraschwiele an der rechten kraniolateralen Thoraxwand; normalgroßes Herz (14:32 cm) mit verstrichener Herztaille, prominentem Pulmonalsegment und elongierter Aorta; geringe Pleuroperikardadhäsionen an der Herzspitze; allgemeine Osteoporose.
Beurteilung:
Unterschiedlich ausgeprägte Veränderungen beider Lungen im Sinn einer mittelgradig ausgeprägten Lungenfibrose mit gleichzeitig chronisch-infiltrativen Anteilen (schrumpfende, bullöse und chronisch-infiltrative Veränderungen) sowie mit ausgeprägter und ausgedehnter rechtsseitiger lateraler Pleuraschwiele und röntgenologischen Zeichen eines Lungenemphysems; normalgroßes Herz mit den Zeichen des chronischen Cor pulmonale; kein Hinweis für pneumonische, tumoröse und tuberkulöse Prozesse.
Insgesamt dürfte es sich um eine seit mehreren Jahren bestehende exogen-allergische Alveolitis handeln, d. h. bei entsprechender Exposition um eine sog. Vogelhalterlunge. Somit können diese Veränderungen mit der Tätigkeit des Patienten bei Taubenzüchtern in Zusammenhang stehen, vorausgesetzt, daß die Angaben zutreffen. Zur Quantifizierung der Veränderungen wird die Durchführung einer High-Resolution-Computertomographie empfohlen.

8 Informationsfluß

8.1 Allgemeine Grundlagen des Informationsflusses

Der Befundbericht stellt eine Information dar, die entsprechend dem Untersuchungsauftrag innerhalb kürzest möglicher Zeit in der Regel dem behandelnden Arzt übermittelt werden muß. Verantwortlich für einen derartigen Informationsfluß ist derjenige Arzt, der den Untersuchungsauftrag erhielt.

Aufgrund verschiedener Diagnosen oder erbetener Übermittlungsarten ergeben sich für den Informationsfluß unterschiedliche Möglichkeiten; diese kann man in eine sofortige Übermittlung, eine Standard-Übermittlung und in eine besondere Übermittlung der Information, d. h. des Befundberichtes gliedern, wozu die betriebsinterne Archivierung zu zählen ist.

8.2 Übermittlung

Die sofortige Übermittlung des Befundberichtes ist bei besonderen erstmalig gestellten Diagnosen vorzunehmen, und zwar z. B. bei den Diagnosen Freie Luft im Abdomen bei Verdacht auf Intestinaltraktperforation, Pneumothorax, Weichteilemphysem, Pathologische Fraktur und Verdacht auf Lungentuberkulose sowie gegebenenfalls bei Aortenaneurysma. Hierbei sollte die Übermittlung am besten durch den Untersucher telefonisch, und zwar an den behandelnden Arzt oder eine kompetente Assistenz erfolgen, so daß der Untersucher die Gewißheit erhält, daß seine Diagnose entsprechend ihrer Dringlichkeit aufgenommen wurde. Unmittelbar nach Übermittlung sollten im Sinn einer Aktennotiz entsprechende Aufzeichnungen auf dem Untersuchungsauftragsformular angelegt werden; diese sollten auch Name des Gesprächspartners und Uhrzeit der Übermittlung enthalten und vom Untersucher unterzeichnet werden. Der entsprechende schriftliche Befundbericht soll einen diesbezüglichen Vermerk enthalten.

Die Standard-Übermittlung stellt die übliche Übermittlung des Befundberichtes als Brief oder Telebrief dar, wobei die Übermittlung am Untersuchungstag eingeleitet werden soll.

Die besonderen Übermittlungen sind solche, bei denen der Befundbericht Dritten als Übermittler übergeben werden soll. Ist es z. B. erforderlich, Begleitpersonen oder auch dem Patienten für den behandelnden Arzt die Diagnose mitzuteilen, so sollte dies stets schriftlich in Form eines Kurz-Befundberichtes erfolgen, der auch die vollständigen Personendaten des Patienten enthalten muß. Bei einem pathologischen Befund sollte man es stets vermeiden, Worte oder Formulierungen zu wählen, die den Patienten über seinen bisherigen Kenntnisstand hinaus informieren oder ihn erschrecken, auch wenn der Kurz-Befundbericht in verschlossenem Briefumschlag mitzugeben ist. Unmittelbar nach Übermittlung sollten im Sinn einer Aktennotiz entsprechende Aufzeichnungen auf dem Untersuchungsauftragsformular angelegt werden; diese sollten auch Name des Übermittlers und Uhrzeit der Übermittlung enthalten und vom Untersucher unterzeichnet werden.

8.3 Archivierung

Die betriebsinterne Archivierung des Befundberichtes, des Untersuchungsauftragsformulares, insbesondere der Aufzeichnungen, weiterer Unterlagen und der Röntgenaufnahmen kann nach verschiedenen Gesichtspunkten vorgenommen werden. Sie muß jedoch so gehandhabt werden, daß jederzeit auch von Betriebsfremden mit Auftrag ein sofortiger Rückgriff auf jegliche dieser Unterlagen gewährleistet ist. Dabei müssen Grundsätze des Datenschutzes gewahrt sein.

9 Literaturverzeichnis

Literaturverzeichnis

Aberle DR, Gamsu G, Lynch D (1990a) Thoracic Manifestation of Wegener Granulomatosis: Diagnosis and Course. Radiology 174:711–713

Aberle DR, Hansell DM, Brown K, Tashkin DP (1990b) Lymphangiomatosis: CT, Chest Radiographic, and Functional Correlations. Radiology 176:381–387

Alexander E, Clark RA, Colley DP, Mitchell SE (1981) CT of 291 malignant pleural mesothelisma. Am J Rad 137:287–294

Arnal ML, Pychlau H (1961) Die Strahlenbelastung des Patienten bei röntgendiagnostischen Untersuchungen. Fortschr Röntgenstr 95:323–325

Atlan H, Sigal H, Hadar R, Chisin R, Cohen I, Lanir A, Soudry M, Machtey Y, Schreiber R, Benmair J (1986) Nuclear magnetic resonance proton imaging of bone pathology. J Nucl Med 27:207–211

Backer OG, Brünner S, Larsen V (1961) Radiologic Evaluation of Funnel Chest. Acta Radiologica 55:249–256

Ball F (1985) Qualitätskriterien in der Röntgendiagnostik der Thoraxorgane des Kindes. In: Stender HSt, Stieve FE (Hrsg) Qualitätssicherung in der Röntgendiagnostik. Thieme Stuttgart

Bargon G, Alart JP (1985) Indikationen zur digitalen Subtraktionsangiographie (DSA) der Pulmonalgefäße. Röfo 142:31–35

Bessler W (1989) Szintigraphie und Röntgendiagnostik bei Knochentumoren. In: Feine U, Müller-Schauenburg W (Hrsg) Skelettszintigraphie. Wachholz Nürnberg

Biebesheimer V, Buchmann F (1987) Neue Konzepte in der Thoraxradiographie. Röntgen-Ber 16:113–119

Bittner R, Schörner W, Sander B, Weiss Th, Loddenkemper R, Kaiser D, Felix R (1989) Maligne Thoraxwandinfiltration in der MR: Vergleich mit CT- und operativen Befunden. Fortschr Röntgenschr 151:590–596

Blaha H (1988) Die Lungentuberkulose. Thieme Stuttgart

Börner W, Becker W (1985) Stellenwert von Szintigraphie, Sonographie und Zytologie in der Diagnostik von Schilddrüsenkrankheiten. Braun Karlsruhe

Börner W, Reiners Ch (1985) Schilddrüsenfunktionsdiagnostik und die Diagnose von Schilddrüsenkrankheiten. Empfehlungen der Sektion Schilddrüse d Ges f Endokrinologie. Internist Welt 8:50–57 78–86

Bohndorf W, Richter E (1979) Ergebnisse nach 2-Serien-Bestrahlung des Bronchialkarzinoms. Strahlentherapie 155:596–600

Bohlig H (1970) Thorax. In: Glauner R (Hrsg) Röntgen- wie – wann? Thieme Stuttgart

Bonse G, Beck B, Kühnert A, Baum H, Sundermeyer R, Gunkel LV (1988) Erfahrungen mit der Magnetresonanz-Tomographie bei Herzkrankheiten. Röntgen-Ber 17:115–122

Braun H (1972) Fragen der Strahlenbelastung und des Strahlenschutzes in der Röntgendiagnostik. Med Klin 67:689–691

Braun H, Hofmann M (1970) Veränderungen im Röntgenbild nach Herzinfarkt. Münchn med Wschr 112:628–630

Brugger E, Kulke H (1979) Einseitiger Hilustumor. Röntgen-Ber 8:67–72

Brugger E, Schmidt M, Kulke H (1983) Klinik der interstitiellen Lungenkrankheiten. Röntgen-Ber 12:189–196

Buchanan RA, Finkelstein SI, Wickersheim KA (1972) x-ray exposure reduction using rare-earth oxy sulfide intensifying screens. Radiology 105:185–190

Canigiani G (1980) Einstelltechnik. Maudrich Wien

Cervantes-Perez P, Toto-Perez AH, Rodriguez-Jurads P (1980) Pulmonary involvement in rheumatoid arthritis. JAMA 243:1715–1719

Cohen BH, Pomerantz St, Rabinowitz JG, Rosen MJ, Train JS, Norton KJ, Mendelson DS (1984) Pulmonary Complications of AIDS: Radiologic Features. Am J Roentgenol 143:115–121

DeMarino GB, Sumkin JH, Leventhal R, Van Thiel DH (1988) Pneumatosis Intestinalis and Pneumoperitoneum After Sclerotherapy. Am J Roentgenol 151:953–954

Dihlmann W (1987 Gelenke – Wirbelverbindungen. 3. Aufl Thieme Stuttgart

Edling NPG (1953) The Radiologic Appearances of the Heart, Esophagus and Lungs in Funnel chest Deformity. Acta radiologica 39:273–280

Eilles Ch, Gaudron PJ, Börner W, Ertl G, Kochsiek K (1987) Korrelation regionaler Kontraktions- und Perfusionsstörungen bei Patienten mit subakutem Myokardinfarkt. In: Z Kardiol 76 Suppl 2 S 17 Abstr 17

Esch U, Maubach P, Feuerbach St (1983) Befall der Thorax- und Bauchwand als seltene Manifestation bei Morbus Hodgkin. Röntgen-Ber 12:38–42

Ewen Kl, Schmitt G (1975) Grundlagen des praktischen Strahlenschutzes. Enke Stuttgart

Fekete G, Vitrai J, Földes E (1981) Erfolgreich behandelte spontane Ösophagusruptur. Leber Magen Darm 11:44

Felix R (1976) Systematische Differentialdiagnose der Hilusveränderungen. Röntgen-Ber 5:123–149

Felson B (1983) Chest Roentgenology. Saunders Philadelphia

Ferlinz R (1986) Diagnostik in der Pneumonologie: Thieme Stuttgart

Francis DB, Zimmerman PV (1986) Pulmonary coin lesions. The changing patterns. Med J Aust 144:122

Fraser RG, Paré JAP, Paré PD, Fraser RS, Genereux GP (1988) Diagnosis of Disease of the Chest. 3rd Ed P I Saunders Philadelphia

Friedmann G (1990) Diskussionsbeitrag. Nürnberger Tage für Radiologische Diagnostik. Nürnberg

Frik W (1961) Hartstrahltechnik. Thieme Stuttgart

Fritz-Niggli H (1988) Strahlengefährdung – Strahlenschutz. 2. Aufl Huber Bern

Fuchs WA (1988) Bildgebende Verfahren und Organtransplantation. Radiologe 28:543–544
Fuchs WA (1988) Zum Strahlenschutz in der Schweiz. Persönl Mitt
Gedigk P, Totovic V (1986) Zell- und Gewebsschäden. In: Eder M, Gedigk P (Hrsg) Lehrbuch der Allgemeinen Pathologie und der Pathologischen Anatomie 32. Aufl Springer Berlin
Gremmel H (1974) Röntgendiagnostik im Rahmen der Kriminaltaktik und -technik. Röntgen-Ber 3:233–243
Gudden F, Oppelt A (1984) Zukunftsperspektiven der Kernspintomographie. Zentralbl Radiologie 132:571
Günther RW (1988) Perkutane Kava-Filterimplantation. In: Günter RW, Thelen M (Hrsg) Interventionelle Radiologie. Thieme Stuttgart
Gurniak W (1974) Erfahrungen und Ergebnisse röntgenologischer Personenidentifikation bei Flugzeugabstürzen. Röntgen-Ber 3:252–260
Heidbreder E, Suchardt M, Götz R, Habscheid W, Heidland A: Das pulmonale Syndrom. Dtsch med Wschr in Druck
Heidland A, Heine H (1984) Uremic pneumonitis. Contr Nephrol 41:352–366
Heinrich J, Scheppach W, Schmidt M, Kulke H, Dämmrich J (1989) Multiple Lungenrundschatten bei Lungentuberkulose. Röntgen-Ber 18:22–23
Heitzman ER (1984) The Mediastinum: Radiologic Correlations with Anatomy and Pathology. Mosby St. Louis
Heitzman ER, Ziter Jr FM, Markarian B, McClennan BL, Sherry HS (1967) Kerley's interlobar septal lines: roentgen pathologic correlation. Am J Roentgenol 100:578
Heuck FHW (1989) Morphologische Grundlagen der radiologischen Diagnostik: In: Feine U, Müller-Schauenburg W (Hrsg) Skelettszintigraphie. Wachholz Nürnberg
Hümmer N, Braun H (1980) Arteriovenöse Lungenaneurysmen. Röntgen-Ber 9:75–86
ICRP 26 (1977) International Commission on Radiological Protection. Publication No. 26: Recommendations of the International Commission on Radiological Protection. Pergamon Press Oxford
ILO (1980) International Labor Office: Classification of radiographs of pneumoconioses. ILO U/C Classification ILO Genf
Jirik FR, Henning H, Huckell VF, Ostrow DVN (1983) Diffuse alveolar damage syndrome associated with amiodarone therapy. Can med Assoc J 128:1192–1198
Kainberger F (1982) Strahlenschutz in der Röntgendiagnostik in Theorie und Praxis. Maudrich Wien
Kainberger F (1988) Zum Strahlenschutz in Österreich. Persönl Mitt
Kochsiek K, Maisch B (1982) Primäre Herztumoren. Dtsch med Wschr 107:276–276
Kochsiek K, Schanzenbächer P (1990) Herzkrankheiten. In: Schettler G, Greten H (Hrsg) Innere Medizin. 8. Aufl Bd II, Thieme, Stuttgart

Kraft A, Nahrstedt U, Widenmann L (1975) Untersuchungen an neuartigen Verstärkerfolien für die Röntgendiagnostik. Röntgenpraxis 28:264–270

Krieg R (1977) Möglichkeiten zur Gütebeurteilung von Röntgenaufnahmen. Röntgen-Ber 6:83–96

Kulke H (1986) Sinnvolle Tageslichtverarbeitung von Röntgenfilmen. Röntgen-Ber 15:59–64

Kulke H, Auer IO, Burghardt W, Braun H (1981) Röntgenologisch-endoskopische Diagnostik einer Komplikation der Sklerotherapie von Ösophagusvarizen. Röntgen-Ber 11:273–284

Kulke H, Bregulla W (1974) Die Bedeutung von Kalkschatten im Lungenhilus für die röntgenologische Personenidentifikation. Röntgen-Ber 3:295–300

Kulke H, Brugger E, Braun H (1974) Die Sarkoidose der Lunge. Röntgen-Ber 3:327–358

Kulke H, Heidbreder E, Schmidt M, Strohm D (1986) Diagnostik und Röntgensymptomatologie des Goodpasture-Syndroms. Röntgen-Ber 15:219–233

Kulke H, Riepl G, Grups J, Kasper H, Maisch B (1987) Diagnostik und besondere Therapie des Chylothorax. Röntgen-Ber 16:34–43

Ladner HA (1985) Somatische Strahlenreaktionen an Generationsorganen. In: Diethelm L, Heuck O, Olsson O, Strnad F, Vieten H, Zuppinger A (Hrsg) Handbuch der medizinischen Radiologie Bd XX Springer Berlin

Laubenberger Th (1990) Technik der medizinischen Radiologie 4. Aufl Deutscher Ärzte-Verlag Köln

Lennon EA, Simon G (1965) The height of the diaphragm in the chest radiograph of normal adults. Br J Radiol 38:937

Lissner J, Fenzl G, Gebauer A, Ingrisch H, Willich N (1983) Der Radiologe interdisziplinär mehr denn je. Röntgen-Ber 12:85–108

Lissner J, Hahn D (1987) Mediastinum und mediastinale Erkrankungen. In Schinz: Radiologische Diagnostik in Klinik und Praxis. Herausgeg v Frommhold W, Dihlmann H, Stender H-St, Thurn P Bd I/1. – Stender H-St (Hrsg) Allgemeine Grundlagen – Hals, Mediastinum, Zwerchfell, Mamma, kindlicher Thorax. Thieme Stuttgart

Lissner J, Kessler M (1976) Der Stellenwert des Interstitiums in der röntgenologischen Lungendiagnostik. Röntgen-Ber 5:105–122

Löhr E (1980) Nichtinvasive Herzdiagnostik. Radiologe 20:43–44

Lydtin H (1973) Pathophysiologische Grundlagen der röntgenologischen Erkennung einer Herzinsuffizienz. In: Braun H, Kulke H, Keim H (Hrsg) Röntgendiagnostik bei Herzkrankheiten. Wachholz Nürnberg

Maisch B, Kulke H, Marcin S, Deeg P, Braun H, Kochsiek K (1983) Röntgensymptomatologie und klinische Befunde des Cor univentriculare. Röntgen-Ber 12:43–66

Marcin St, Burghardt W, Kulke H (1985) Zur radiologischen Diagnostik des Boerhaave-Syndrom. Röntgen-Ber 14:111–118

Matthys H (1988) Pneumonologie. Springer Berlin

Maurer HJ, Goos F, Zieler E (1984) Die Röntgenverstärkerfolie. In: Physik der bildgebenden Verfahren in der Medizin. Springer Berlin
Müller-Hermelink HK (1989) Immunpathologie. In: Grundmann E (Hrsg) Einführung in die Allgemeine Pathologie. 7. Aufl. Fischer, Stuttgart
Neiss A (1974) Grundlagen der Röntgenidentifikation. Röntgen-Ber 3:227–232
Niendorf HP (1987) Gadolinium-DTPA Ein neuartiges Kontrastmittel für die bildgebende Protonenkernspintomographie. In: Gockel HP (Hrsg) (1986) Jahrbuch der Radiologie. Regensberg & Biermann Münster
Nilsson DE, Talseth T, Brocvall (1986) The Many Faces of Goodpasture's Syndrome. Acta Med Scand. 220:489–494
Nolte D (1984) Asthma. Urban und Schwarzenberg München
Olbert F, Muzika N, Schlegl A (1985) Transluminale Dilatation und Rekanalisation im Gefäßbereich. Wachholz Nürnberg
Oliva L (1976) Manuale die Ectomografia. Piccin Padua
Poretti G, Mini R, Garavglia H, Jonesco F, Ott P, Fenz J (1983) Die Strahlenbelastung der schweizerischen Bevölkerung durch Röntgenaufnahmen und Durchleuchtungen. Schweiz Ärztetg 64:2223
Rehm HJ, Schmidt Th, Ewen K (1986) Ermittlung der Strahlenqualität. In: Stender HSt, Stieve FE (Hrsg) (1986) Praxis der Qualitätskontrolle in der Röntgendiagnostik. Fischer Stuttgart
Reindell H, Wink K (1976) Röntgenologische Beurteilung des normal belasteten und des suffizienten und insuffizienten druck- und volumenbelasteten Herzens. In: Braun H, Kulke H, Keim H (Hrsg) (1976) Röntgendiagnostik bei Herzerkrankungen. Wachholz Nürnberg
Riede UN, Costabel U (1989) Lunge. In: Riede UN, Schaefer HE, Wehner H (Hrsg) Allgemeine und spezielle Pathologie. Thieme Stuttgart
Riede UN, Schaefer HE (1986) Arterien. In: Riede UN, Schaefer HE, Wehner H (Hrsg): Allgemeine und spezielle Pathologie. Thieme Stuttgart
Rienmüller R (1989) Herz. In: Lissner J, Seiderer M, (Hrsg) Klinische Kernspintomographie. 3. Aufl Enke Stuttgart
Roth J (1980) Die Bestimmung der Strahlenbelastung des Patienten in der Röntgendiagnostik und Nuklearmedizin. Schweiz Verlagsanstalt Basel
Rübesam D, Fuchs HF (1988) Thorax-Röntgenbefunde bei AIDS. Röntgen-Ber 17:1–12
Schaal KP, (1988) Die Aktinomyzeten. In: Brandis H, Pulverer G (Hrsg) Lehrbuch der Medizinischen Mikrobiologie. 6. Aufl Fischer Stuttgart
Schad N, Viviani G (1989) Die Herzsilhouette. Springer Berlin
Scheppach W, Kulke H, Liebau G, Braun H (1983) Solitärer Rundschatten der Lunge durch Lungenhämatom unter Cumarin-Therapie. Röntgen-Ber 12:143–152
Schermuly W, Janssen N, Odenwälder J (1969) Die röntgenologisch meßbaren Lungenstrukturen. Fortschr Röntgenstr 110:68–76
Schmidt M, Kroczek U (1986) Die Bedeutung der Allergieanamnese für den Umgang mit intravenösen Röntgenkontrastmitteln. Röntgen-Ber 15:203–206

Schmidt Th (1986) Erhebungen und Messungen zum derzeitigen Standard von Röntgendiagnostikanlagen im Raum Mittelfranken. Röntgen Ber 15:109–122

Schmidt Th, Zeitler E (1983) Die Strahlenexposition der Bevölkerung durch Untersuchung der Thoraxorgane. Fortschr Röntgenstr 138:422–426

Schmitt W, Braun H (1972) Ultraschallkardiographie. Thieme Stuttgart

Schopka HJ (1986) Prüfkörper zur Konstanzprüfung. In: Stender HSt, Stieve FE (Hrsg) Praxis der Qualitätskontrolle in der Röntgendiagnostik. Fischer Stuttgart

Schulze W (1983) Stellenwert, Leitmerkmale und Informationsgrenzen des Röntgenbefundes beim inzipienten Bronchialkarzinom. Röntgen-Ber 12:251–174

Schweisfurth H, Kulke H, Braun H, Meesmann M (1983) Zur Diagnostik des malignen Pleuramesothelioms. Röntgen-Ber 12:231–240

Seeliger HPR, Schröter G (1990) Medizinische Mikrobiologie. 2. Aufl. Urban & Schwarzenberg, München

Seifert G (1986) Atmungorgane. In: Eder M, Gedigk P (Hrsg) Lehrbuch der Allgemeinen Pathologie und der Pathologischen Anatomie. 32. Aufl Springer Berlin

Siegelman SS, Zerhouni EA, Leo D (1980) CT of the solitary pulmonary nodule. Am J Roentgenol 135:1

Sielaff HJ (1964) Lungenarterien und Lungenvenen. In: Diethelm L, Heuck F, Olsson O, Ranninger K, Strnad F, Vieten H, Zuppinger A (Hrsg) Handbuch der medizinischen Radiologie. Bd X Springer Berlin

Sivit CJ, Schwartz AM, Rockoff SD (1987) Kaposi's Sarcoma of the Lung in AIDS: Radiologic-Pathologic Analysis. Am J Roentgenol 148:25

Stender HSt (1986) Physikalische und physiologische Kriterien der Bildqualität. In: Stender HSt, Stieve FE Praxis der Qualitätskontrolle in der Röntgendiagnostik. Fischer Stuttgart

Stender HSt (1988) Das normale Thoraxbild. In: Schinz H Radiologische Diagnostik in Klinik und Praxis. Von: Frommhold W, Dihlmann W, Stender HSt, Thurn P (Hrsg) Lunge, Pleura, Thoraxwand. Bd 1 2. T. Thieme Stuttgart

Stender HSt, Sauer D (1982) Röntgenuntersuchungstechnik der Lunge. Röntgenbl 45:158–160

Stieve FE (1986) Übersicht über Ausstattung und Ausrüstung von Röntgenanlagen in der Bundesrepublik Deutschland – Ergebnisse in Bayern. In: Stender HSt, Stieve FE (Hrsg) Praxis der Qualitätskontrolle in der Röntgendiagnostik. Fischer Stuttgart

Stieve FE, Widenmann L (1982) Strahlenschutz des Patienten. In: Strahlenschutzkurs für Ärzte. 1. T 4. Aufl Hoffmann Berlin

Thurlbeck WM (1988) Chronic airflow obstruction in lung disease. Saunders Philadelphia

Toomes H, Delphendahl DA, Manke E (1983) The coin lesions of the lung: a review of 955 resected coin lesions. Cancer 51:534

UICC (1972) TNM Tumor Staging Systems. Unio internationalis contra cancrum. New York

UICC (1980) Cincinnati-Classification of the Radiographic Appearance of Pneumoconiosis. A cooperative Study by the UICC-Committee. New York

Ulmer WT (1989) Krankheiten der Atmungsorgane. In: Kühn HA, Schirmeister J (Hrsg): Innere Medizin 5. Aufl Springer Berlin

Vogel H, Düring A (1986) Intravenöse Kontrastmittelgabe. In: Vogel H (Hrsg) Risiken der Röntgendiagnostik. Urban & Schwarzenberg München

Vogel H, Oesterreich FU, Sakowski U (1986) Gastrointestinale Kontrastmitteldiagnostik. In: Vogel H (Hrsg) Risiken der Röntgendiagnostik. Urban & Schwarzenberg München

Waldeyer A, Mayet A (1987) Anatomie des Menschen. 11. Aufl 2. T de Gryter Berlin

Wenz W, Reinbold WD (1982) Angiographie beim stumpfen Bauchtrauma. Radiologe 22:117–121

Wernecke K, Galanski M, Peters PE, Hansen J (1987) Pneumothorax: evaluation by ultrasound – preliminary results. J Thorac Imag 2:76–78

Whitwell F, Rawcliffe RM (1971) Diffuse malignant pleural mesothelioma and asbestos exposure. Thorax 26:6–12

Wilhelm Th, Kulke H, Heidbreder E, van Aerssen M, Braun H (1986) Lungennokardiose und deren radiologisches Erscheinungsbild. Röntgen-Ber 15:24–38

Wilms Kl (1986) Vor- und Frühstadien maligner Lymphome. Verh Dtsch Ges f Innere Medizin 92:89–98

Zeitler E, Schuierer G, Wojtowycz, Reichenberger H, Wirth A, Stetter E, von Wulfen H (1984) EKG-getriggerte NMR-Tomographie des Herzens. Fortschr Röntgenstr 140:487–493

Zimmer EA, Zimmer-Brossy M (1982) Lehrbuch der röntgendiagnostischen Einstelltechnik. 3. Aufl Springer Berlin

10 Sachverzeichnis

Sachverzeichnis

Die hier verwendeten Bezeichnungen und Vorgänge, z.B. Röntgenaufnahme, Deskriptionsbereich, Deskriptionsmerkmal sowie Röntgenuntersuchung beziehen sich in erster Linie auf den Thorax im Zusammenhang mit der Röntgenuntersuchung des Thorax. Bei Bezeichnungen des allgemeinen Sprachgebrauches wie sog. Eierschalenhilus wurde hier auf die Wiedergabe des Hinweises verzichtet.

A

Abdecktuch 362
Abdomen, akutes 346, 348
Abnahmeprüfung 34
Abszeß, kalter 241
– Leber- 347
– retroperitonealer 347
Acute/adult respiratory distress syndrome 197, 199
Adipositas 107, 337
Aerobilie s. Pneumatie der Gallenwege
Aerocholie s. Pneumatie der Gallenwege
Ärztliche Kunst s. Kunst, ärztliche
– Stelle s. Stelle, ärztliche
AIDS s. Immun-Defekt-Syndrom, erworbenes
Alveolitis 206
Amiodaron 207
Amputation, Oberarm- 332
Amyloidose des Herzens 261
Angiographie 36, 173, 188, 297, 349
– Subtraktions- 188, 297
Anomalie 89
Antibiotikakugel-Kette 358
Aorta thoracalis 294ff
– Dextroposition 298
Aortenaneurysma 294ff
– Stadieneinteilung 294
Aortenbogen, prominenter 298
Aortendilatation 294
Aortenektasie 294
Aortenelongation 258, 298
Aortenisthmusstenose 279, 309
Aortenklappeninsuffizienz 272, 298
Aortenklappenstenose 271f, 298
Aortenklappenverkalkung 272
Aortensklerose 258
Aortenverdichtung 301
Aortenverkalkung 301
Aortenverlagerung 298
Aortenverschmälerung 297
Aortographie 16
Arrhythmie, absolute 267
Artefakt 90
ARSD s. Acute/adult respiratory distress syndrome
Arteriitis, rheumatische 303
Asbestexposition 231
Asbestose 131, 225
ASD s. Vorhofseptumdefekt
Aspergillose 150f
Asthma bronchiale 116, 145, 260
Atelektase 125, 156, 181
Atherosklerose 292, 298
Aufhellungen 92f
Aufzeichnungen 31f
– Aufbewahrungspflicht 31f
Ausbrecherkarzinom s. Pancoast-Tumor
Autoantikörpererkrankung 166

Axillarlymphknoten
  s. Lymphknoten

B

Ballonkatheter s. Katheter
Ballungsherd, silikotischer s. Silikose
Bambusstabwirbelsäule 313
Bandscheibenverkalkung 321
Befundung 379
– allgemeine Grundlagen 379
– Ausstattung, apparative 380
– Durchführung 381
– – Beurteilung 383 f
– – Deskription 382 f
– – Gutachten-Befundbericht 381
– – Kurz-Befundbericht 381
– – Standard-Befundbericht 381
– angewandte 385 ff
Begutachtungsuntersuchung 3
Belichtungsautomatik 20
Berufstauglichkeit 3
Besonderheiten 89 f
Besteckteil 365
Bewegungsunschärfe 20
Bifurcatio tracheae s. Karinawinkel
Bildmerkmal 34
Biomaterial 351
Biopsie, transbronchiale 4
Bocksbeutelherz 264
Boerhaave-Syndrom 148
Bolzen 362
Bronchialkarzinom 145, 149, 166, 169 f, 177, 191, 193, 218, 220 ff
Bronchiektasen 166, 171
Bronchographie 364
Bülau-Drainage s. Drainage
Bulla 152 f

C

Chilaiditi-Syndrom 340
Choledochoduodenostomie 340
Chondrom 166
Chylothorax 126

Computertomographie 15 ff, 25, 36, 218, 232, 245, 265, 328, 349
– Dünnschicht- 218
Cor bovinum 258
Cor pulmonale 260
– akutes 260
– chronisches 260
Cor univentriculare 282 f
CT s. Computertomographie
C-Zellkarzinom der Schilddrüse 170

D

Darmspiegel 348
– Dick- 348
– Dünn- 348
Deckenstativgerät 20
Deskription 41 ff, 91 ff
– Basiselemente 91 ff
– – Aufhellungen 92 f
– – Form- und Lage-
    veränderungen 93 f
– – Kontur 104
– – Rand 104
– – Strukturveränderungen 93
– – Verlauf 104
– – Verschattungen 93
Deskriptionsbereiche 41 ff
– Fremdmaterialien 73 ff, 350 ff
– Gefäße, große 51 ff, 294 ff
– Herz 51 f, 245 ff
– Lunge 45 f, 138 ff, 143 ff
– Lungenhilus 46, 218 ff
– Mediastinum 51 f, 233 ff
– Pleura 46 f, 224 ff
– Sinus phrenicocostalis 44 f, 138 ff
– Skelettanteile 64 ff, 304 ff
– umgebende Weichteile 71 f, 329 ff
– Zwerchfell 43 ff, 107 ff
Deskriptionsmerkmale 87 ff
Divertikel 346
– Dickdarm- 346
– perforation 346
– Zenkersches 193
Divertikulitis, Dickdarm- 346

Sachverzeichnis 423

Drahtmaterial, chirurgisches 359
Drahtteil 365
Drainage 4, 356 f
– Bülau- 357, 366
Ductus Botalli, offener 278
Durchleuchtung s. Röntgendurchleuchtung

E

Ebstein-Anomalie 274 f, 279
Echinokokkose 150
Echinokokkuszyste 166, 170
Echokardiographie 285, 287
Eierschalenhilus 213, 220
Einblendung 31
Einblutung in die Lunge 166, 171
Elektrodenbruch s. Herzschrittmacher
Embolie, arterielle 267
Embolisation 4
Embolisationsblock 4, 359
Embolisationsmaterial 4
Entwicklungsmaschine s. Röntgenfilmentwicklungsmaschine
Erkrankung, exogen-allergische 188, 205
Exostose 307
Exsudat 14

F

Fallot-Tetralogie 281
Farmerlunge 207
Feldgröße 22, 31
Fettbürzel 43, 134
Fibrom 329, 333
Fistel, biliokolische 340
Fistulographie 36
Fluid lung 197, 199
Fokus-Film-Abstand 20
Folie s. Röntgenfilmverstärkerfolie
Foramen ovale, offenes 279
Form- und Lageveränderungen 93 f
Fraktur 307
– frische 323 f

– pathologische 325
– Rippenserien- 308
Fremdmaterialien 4, 37, 41, 73 ff, 90, 350 ff
– besondere Materialien 73 ff, 350 ff
– Biomaterialien 351
– Fremdkörper 73 ff, 350 ff
– Materialgruppen 350
Fusionierung 315 s. auch Wirbelkörper

G

Gadolinium-DTPA-Dimeglumin 35
Gas 35
Gelenkprothese s. Prothese
Gibbus 311, 317
Glomerulonephritis 216
Gonadenschutz 22, 31
Goodpasture-Syndrom 215 f
Granatsplitter s. Splitter
Granulom, eosinophiles 173
Gynäkomastie 73, 335

H

Haarlinie 156
Hämangiomwirbel s. Wirbelkörper
Hämatom 329
Hämatothorax 126
Hämodialyse-Therapie 356
Hämosiderose 211, 253
Hamartom 166
Hamman-Rich-Syndrom 205
Hartstrahltechnik 19
Hepatikojejunostomie 340
Hepato-Splenomegalie 107, 339
Herd, indurierter s. Schwiele, posttuberkulöse
Herz 15 ff
– achse, Rotation 248
– bogen 55 f
– bucht 55 f
– buckel 278, 311
– erkrankung/-heit 248

Herz
- – entzündliche 248
- – koronare 248
- – rheumatische 248
- – toxische 248
- größenbestimmung 59f
- insuffizienz 119, 126, 249ff, 260f
- – dekompensierte 249ff
- – Global- 249ff
- – kompensierte 249ff
- – Links- 249ff
- – Rechts- 249ff
- klappenfehler 248
- klappenprothese 359f
- – Bio- 359
- – Björk-Shiley- 360
- – Cross-Jones- 359f
- – Starr-Edwards- 359f
- klappenverkalkung 290
- kontusion 287
- krankheit, koronare s. Herzerkrankung
- operation 289f
- schlankes 153, 247, 260
- schrittmacher 4, 74f, 254, 351, 363, 366
- – elektrode 74f
- – – Bruch 74, 367
- – – Fragment 74
- Sportler- 248, 262
- tumor 285
- verbreiterung 245, 248f
- wandaneurysma s. Myokardinfarkt
- zwerchfellwinkel 43
Hiatushernie 153, 242
Hilus s. Lungenhilus
Hilusamputation 208, 223
Hiluskalk s. Hiluslymphknoten, verkalkter
Hiluslymphknoten, verkalkter 160
HIV-Infektion 238
Histiozytose-X 173
Hodentumor 169
Holzknechtsches Feld s. Retrokardialraum

Holzschuhform des Herzens 272f
Honigwabenmuster 202
Hühnerbrust 68, 311
Hustenversuch 236
Hypernephrom 169
Hypersensitivity pneumonitis s. Pneumonitis
Hypertonie 208
- arterielle 248, 256ff, 298, 301, 303
- essentielle 257f
- pulmonale 208
- – primär vaskuläre 222, 260

I

Identifikation, röntgenologische Personen- 8, 220
Identifikationskamera 23
Infiltration der Lunge 193
Ileussymptomatik, röntgenologische 346, 348
Immun-Defekt-Syndrom 163
- angeborenes 107
- erworbenes 163, 238
Immunschwäche 162
Informationsfluß 405ff
- Archivierung 407
- Grundlagen, allgemeine 407
- Übermittlung 407
International Labor Organization 215
Internationale Staublungenklassifikation 47
Intestinaltrakthernie 348
Intestinaltraktperforation 346

J

Jod s. Röntgenkontrastmittel

K

Kachexie 330
Kalibersprung 278
Kaposi-Syndrom 173
Kardiomyopathie 254, 261
Karinawinkelbestimmung 62f

Kavaschirm 353 ff
Katheter 4, 350 ff
– Ballon- 367
– Dilatations- 355
– Gefäß- 351, 356
– Kava- 355, 368
– Magen- 357, 361
– Shaldon- 355
– Venen- 351, 355, 358
– – infizierter 329, 368
Kerley-Linien 174, 253
Knochenzyste 306, 323
Kohlendioxid 35
Kollagenose 177, 205
Koloninterposition 340
Kolonkontrasteinlauf 36
Kompaktainsel 319
Konstanzprüfung 34
Kontrolluntersuchung 25 f
Koronararterienverkalkung 292
Kunst, ärztliche 34
Kyphose 310, 317

L

Laparotomie 346
Laparoskopie 346
Leberzirrhose 119
Leberzyste 119
Linton-Nachlas-Sonde 354 f
Lobektomie 112
Lobus venae azygos 14
Loosersche Umbauzone 325
Lordose 310, 317
Luft 35
– freie in der Abdominalhöhle 344 ff
Lungen 8 ff
– Abszeß 148, 151
– dystrophie 153
– embolie 188, 260
– emphysem 116, 145, 153, 208, 260
– feld, Einteilung 45
– fibrose 107, 145, 174, 203, 205, 207, 209
– fistel, arteriovenöse 171

– gefesselte 129
– gerüst 12, 194 f
– hilus 13
– infarkt 125, 166, 170, 186, 208
– kontusion 193
– ödem 156, 195, 198 f, 253 f
– – alveoläres 195, 198 f, 253
– – interstitielles 195 f, 199, 253
– stauung 195, 198
– tuberkulose 125, 145, 149, 158 f, 163 f, 172, 178, 193, 220, 222, 225
– – exsudativ-produktive 159
– – Hiluslymphknoten- 160
– – Hiluslymphknoten, verkalkter 160
– – kavernöse 234
– – Primärkomplex, verkalkter 160
– – Prozeß, zirrhotischer 159
– – Schwiele, posttuberkulöse 159
– zyste 179
Lymphangiographie 36, 364
Lymphangiosis carcinomatosa 117, 174, 201, 205, 207
Lymphknoten 333
– Axillar-, verkalkter 333
– exstirpation 341
Lymphstau 329
Lymphsystem 12 f

M

Macleod-Syndrom s. Swyer-James-Syndrom
Magen-Duodenum-Passage 36, 242
Magenhochzugoperation 235
Magenvolvulus 112
Magnetresonanz-Tomographie 16, 35, 75, 287, 328
Mamma 18
– augmentation 341
– karzinom 177
– – des Mannes 336
– prothese 336
Mammographie 18
Mastektomie 331 f
– Axillenrevision 331

MDP s. Magen-Duodenum-Passage
Mediastinalbreitenbestimmung 52
Mediastinalemphysem 243 f
Mediastinalhernie 153
Mediastinalverbreiterung 234 f
Mediastinalverlagerung 234
Mediastinum 15 ff
Meigs-Syndrom 126
Mesaortitis luica 303
Metallclip 359
Metallsplitter s. Splitter
Metastase 166 ff
Metastasierung 166
– Ausbreitung 166
– – hämatogene 167
– – kanalikuläre 166
– – kavitäre 166
– – lymphogene 166
– Skelett- 307
– – osteoblastische 319, 325, 328
– – osteolytische 319, 325, 328
Miliartuberkulose 164, 210
Mitralklappe 211
– Fehler, kombinierter 271
– Insuffizienz 269 ff
– Stenose 211, 266 f
Mittelformattechnik 26
Mittellappensyndrom 181
Morbus Bechterew 313
Morbus Hodgkin 219 ff, 229, 231, 235
Morbus Osler 171
Morbus Paget 321
Morbus Recklinghausen 329, 333
MRT s. Magnetresonanz-Tomographie
Münze 362, 365
Mukoviszidose 217 f
Myokardaneurysma 248, 285
Myokardinfarkt 248, 282, 285
Myokardszintigraphie 285

N

Nadel 365
Nahtmaterial, chirurgisches 333

Narbe 329, 331, 334
Neurinom 166, 241
Nitrofurantoin 207
Nokardiose 163, 225, 229
Non-Hodgkin-Lymphom 166
Normaltechnik 19 f
Nuklearmedizinisches Untersuchungsverfahren 18, 188, 221, 237, 285
Nutzstrahlenbündel 22, 31

O

Ösophagusdilatation 235
Oleothorax 359
Olive 362
Operationsclips 368
Operationstuch 362
Organtransplantation 163
Osteitis 307, 368
Osteochondrosarkom 307
Osteochondrose 311
Osteomalazie 327
Osteomyelitis 307, 328
Osteomyelosklerose 321
Osteophyt 311
Osteopoikilie 319
Osteoporose 327
Osteosynthesematerial 366, 368
– Einzelschraube 359
– ermüdung 366
– fehlbelastung 366
– fehler 366
– lockerung 366
– Marknagel 359
– Metallspongiosablock 359
– Schraubenplatte 35

P

Pancoast-Tumor 230 f, 317
Panzerherz s. Pericarditis calcarea
Paraffin 359
Pathologische Veränderungen 89
Perforation des Intestinaltraktes
  s. Intestinaltrakt

Pericarditis calcarea 291
Perikard 153
– drainage 293
– emphysem 293
– erguß 248, 262 f, 265, 355
– fensterung 293, 355
– schwiele 288
– verkalkung 290 f
– zyste 153, 293
Peritonealdialyse 346
Personenidentifikation, röntgenologische 8, 220
Phrenikusparese 107, 112
Plasmozytom 37, 320, 325, 328
Pleura 14
– empyem 126, 225 f
– erguß 125 ff, 146, 181
– karzinose 229, 231
– kuppenschwiele 131, 225
– mesotheliom 125
– – benignes 125, 225, 227 f
– – malignes 229, 231, 317
– plaque 225
– schwarte 129
– schwiele 128 f, 130
– umschlagsfalte 50, 224
– verkalkung 317
Pleuritis 317
– calcarea s. Pleuropathia calcificata
– putrida 126
Pleuropathia calcificata 132, 178, 225
Pleuroperikardadhäsion 133, 288
Pneumatie der Gallenwege 340
Pneumektomie 112
Pneumokoniose 163, 205, 211, 213, 219
Pneumomediastinum 243
Pneumonia migrans 157 f
Pneumonie 125, 157, 188 ff
– Aspirations- 192 f
– generalisierte 191 f
– interstitielle 205
– karnifizierende 162, 192 f
– zentrale 190
Pneumonitis 176

– Hypersensitivity 206
– Strahlen- 176 f
– urämische 177
Pneumoperikard s. Perikardemphysem
Pneumothorax 22, 142 ff
– Chylo- 147
– Hämato- 147
– iatrogner 146
– Sero- 147
– Spontan- 144 f
Polyarthritis, chronische 317
Portsystem 358, 367
Postkardiotomie-Syndrom 290
Primärkomplex, verkalkter 160, 220
Projektil 362, 365
Prothese 74
– Gefäß- 360
– Gelenk- 360
– Herzklappen- 360
– Mamma- 360
– Ösophagus- 360
– Trachea- 360
– Zahn- 362
Prozeß, kaudaler 140
– zirrhotischer 159
Prüfverfahren 34
Pulmonalarterie, rechter Unterlappen, Durchmesserbestimmung 48
Pulmonalisangiographie 16
Pulmonalklappenstenose 278

Q

Qualitätskontrolle 34
Qualitätssicherung 33 ff

R

Rachitisfolgen, Brustkorb 310
Radiologie, interventionelle 5
Radioosteonekrose 327
Rastervertikalstativgerät 20, 22
Retrokardialraum 55 f
Rheumaknoten 173

Rippe 304 ff
- Brücken- 305
- Gabel- 304
- Hals- 304
- hyperplastische 305
- Knorpel 8
- - verkalkung 65
- obliterierte 314
- Serienfraktur 144
- Usur 281, 308 f
- Zählung 66 f
Röntgenaufnahme 3 ff, 372
- Hemithorax- 372
- Herzfern- 372
- Informationsmenge 5
- Kennzeichnung 21
- Kriterien 23 f
- Kontakt- 372
- Lungenspitzen- 372
- Patientenposition 21 f
- Projektion 25
- Schräg- 372
- Skelett- 8
- Summations- 6
- Strahlentechnik, harte 19 f, 328
- Wiederholungs- 8
Röntgendurchleuchtung 4, 30 f
Röntgenfilm 23
- entwicklungsmaschine 23
- kassette 20, 23
- verarbeitung 23
- verstärkerfolie 20
- - Seltene Erden 20
Röntgenkontrastmittel 35 ff
- bariumsulfathaltiges 36 f
- jodhaltiges 36 f
- nebenwirkung 37
- negatives 35
- positives 35 f
- rest 101, 364
Röntgentomographie 17, 116

S

Sarkoidose 156, 200 f, 205, 215, 217 ff, 238

Säulenstativgerät s. Deckenstativgerät
Schatten 98 f
- dichteeinteilung 98 f
- formeinteilung 98 f
Schilddrüse 221, 233, 235, 237, 333
- Knoten 333
- Verkalkung 239, 333
- Zyste 239
Schnupfversuch 112 f
Schocklunge 197
Schrotkugel 362
Schulter 316 ff
- hochstand 316 f
- luxation 316 f
- schiefstand 316
- tiefstand 316 f
Schwangerschaft 32, 107, 339
Schwellendosis 28
Schwiele, posttuberkulöse s. Lungentuberkulose
Scimitar-Syndrom 135
SE-Folie s. Röntgenfilmverstärkerfolie
Sengstaken-Blakemore-Sonde 354
Shaldon-Katheter s. Katheter
Shunt, ventrikulo-atrialer 352 f
Silikose 164, 211 ff, 220 ff
- Ballungsherd 163, 213
Silofüllerkrankheit 199
Situs inversus thoracalis 245
Situs inversus totalis 245
Skelettszintigraphie s. Nuklearmedizinisches Untersuchungsverfahren
Sklerodermie 330
Sklerotherapie von Ösophagusvarizen 36, 245
Skoliose 129, 310, 317
Sonographie 265, 349
Speicherkrankheit des Herzens 248, 261
Splitter 362
- Bomben- 362
- Glas- 362
- Granat- 362, 368
- Metall- 74, 362

Spondylitis 314
- ankylopoetica s. Morbus Bechterew
- bakterielle 314
- tuberkulöse 314
Spondylophyt 311
Spondylosis deformans 311
Spongiosablock 315
Sportlerherz s. Herz
Staging, Tumor- 167
- Re- 167
Staphylokokkensepsis 151, 188
Staublungenklassifikation 215
Stelle, ärztliche 34
Stent 4, 355, 360f
Sternalklammer 359
Sternovertebralabstandbestimmung 68
Sternum recurvatum 311
Strahlenanamnese 32
Strahlenexposition 28
Strahlenrisiko 28f
Strahlenschaden 27ff
- nicht stochastischer 28
- stochastischer 28
Strahlenschutz 27ff
- beauftragter 29
- gesetz 29
- grundlagen 29
- maßnahmen 30f
- verantwortlicher 29
- verordnung 29
Strahlentherapie 5, 177, 222
Strahlung 27
- künstlich erzeugte 27
- natürliche 27
Streustrahlen 27
Strukturveränderungen 93
Struma s. Schilddrüse
Subtraktionsangiographie s. Angiographie
Swyer-James-Syndrom 154, 222
Syndesmophyt 311

T

Tageslichtsystem 23
Takayashu-Erkrankung 303

Teratom 166, 239
Thieberge-Weissenbach-Syndrom 334
Thorakoplastik 234, 314
Thoraxtrauma 193, 244
Thrombose 188
Thymusdrüse 239
TNM-Klassifikation 167
Tomographie
  s. Röntgentomographie
Trachealkanüle 357
Trachealruptur 244
Trachealtubus 357, 367
Transposition der großen Gefäße 298, 300f, 281
Transsudat 14
Trichterbrust 68, 245, 311
Trikuspidalklappeninsuffizienz 250, 274, 279
- relative 274
Tubendurchblasung 346
Tuberkulom 170
Tubus 360
Tumornachsorge 166

U

Ulcus duodeni 346
Ulcus ventriculi 346
Umverteilung der Blutvolumina 253
Union internationalis contra cancrum (UICC) 167
Urämie 125
Usur s. Rippenusur

V

Vakuumphänomen der Bandscheibe 325
Vanishing lung 153
Venenkatheter s. Katheter
Ventrikelseptumdefekt 277, 311
Verordnung über Strahlenschutz 29
Verschattungen 93f
Vitium cordis, multivalvuläres 275
Vogelhalterlunge 188, 207, 404

Vorhofflimmern 267
Vorhofseptumdefekt 275, 298, 311
VSD s. Ventrikelseptumdefekt

W

Wabenlunge 209
– angeborene 152
Wegnersche Granulomatose 173
Weichteile 18
Weichteilemphysem 22, 244, 329, 341 ff
Westermarksches Zeichen 209
Wirbelkörper 305
– Block- 305
– – angeborener 305
– – erworbener 314
– destruktion 320
– Fisch- 313 f
– fusionierung 315
– Hämangiom- 314, 328
– Keil- 307, 313

Z

Zahn, aspirierter 362
– plombe 362
– prothese 362
– verschluckter 362
Zeichenschärfe 20
Zusatzuntersuchungen 371 ff
– ergänzende Untersuchungen 372 f
– weiterführende Untersuchungen 373 f
Zustandsprüfung 34
Zwerchfell 117
– abflachung 117
– buckel 117
– hernie 137
– hochstand 107
– insertiones 119
– stand, regelrechter 43
– tiefstand 107 f, 116
Zytostatikum 358

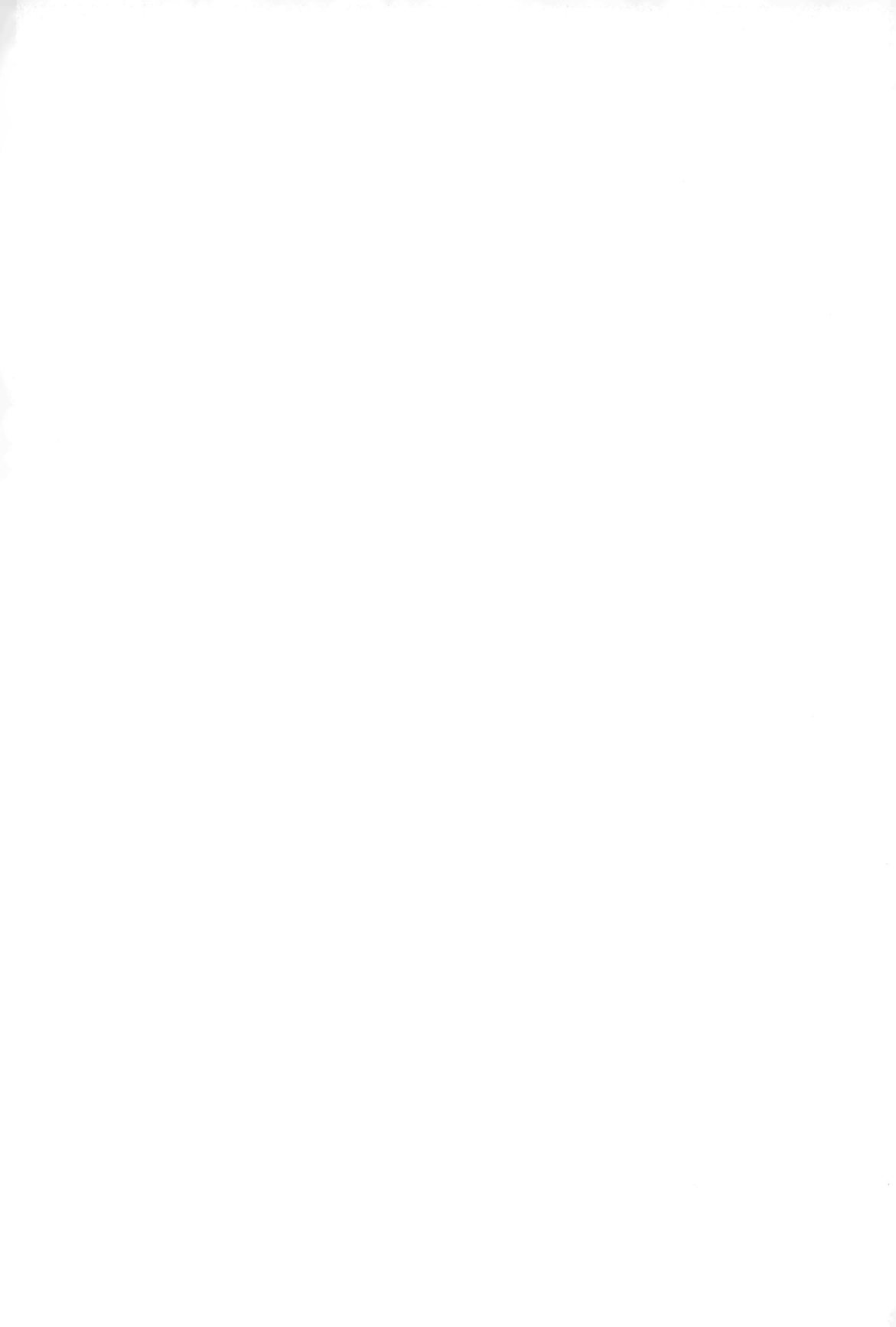